ジュール・スーリィ

中枢神経系
中世・近代篇
構造と機能
理論と学説の批判的歴史

萬年 甫・新谷昌宏訳

みすず書房

LE SYSTÈME NERVEUX CENTRAL
structure et fonctions
Histoire critique des théories et des doctrines

by

Jules Soury

First published by Georges Carré et C. Naud, 1899

中枢神経系

構造と機能

理論と学説の批判的歴史

ジュール・スーリィ

パリ大学文学部博士
ソルボンヌ高等研究院研究部門主任
(現代心理学的生理学学説史)

凡　例

凡　例

　原本には章立てはなく，見出しもごくわずかしか付けられていない．本訳書でも『古代篇』を踏襲し，第 2 巻末尾の Table analytique des matières からスーリィの意をくみ取って，訳者がいくつか項目を取り出し，本文中にそれを見出しとして掲げ，また「目次」のかたちにまとめた．ただし，「ハートリー」「ヒューム」「グラシオレ」「ミュラー」「ヴュルピアン」については，スーリィの Table analytique des matières では，前者 2 つは「ハラー」の項，後者 3 つは「ブロカ」の項の中の最後の方に置かれていて，独立した項目としてはいない．しかし本文の論述から見て訳者の判断で，項目として立てることにした．

　原本で用いられている表記について，《　》，(　) は，そのまま《　》，(　) とし，*italic* による強調表記は，訳文では圏点を付した．「　」に入れられたものはラテン語の文・語句の日本語訳で，『古代篇』ではさまざまな引用の仕方を区別する目的で漢字カタカナ交じり文にしたが，『中世・近代篇』ではそのような必要はないので，地の文と同じ漢字ひらがな交じり文とした．〈　〉に入れられた文・語句は，原本でフランス語にそれに相当するラテン語の文，語句が付されているものの日本語訳である．付されたラテン語の方は漢字カタカナ交じり文の訳を「　」に入れて示した場合もあるが適宜省略した．[　] に入れられたものは訳者による挿入である．

　本書では多くの引用がなされているが，そのうちフランス語によるものは，地の文との続きを配慮しつつ訳者が訳した．単独でラテン語のまま引用されている場合については，「中世」の部に含まれるものについては岸本良彦・明治薬科大学名誉教授のお手を煩わせた，「近代」の部では既訳のあるものはそれを用いた（訳を借用させていただいたものは「参考図書」に載せた）．長い引用については末尾に [　] に入れて訳者名を付した．少数のドイツ語，英語の語句，短い引用があるが，これはそのまま載せることとした．出典は，注の中，また本文で (　) に入れて示されている場合が多いが，示されていないものについても分かったものについては [　] に入れて示した．出典の表記については，スーリィはかなり大雑把で，極端に省略したり，引用箇所によって表記の仕方が異なっていたりするが，著作名は特に最初に示す場合には省略せずに載せた他，検索しやすいように表記を統一した．著作名は本文の中にあるものは，邦訳のないものでもその（試）訳をいれたが，注では，ギリシア，ラテンの著作家の場合には邦題を示

凡　例

し，その他のものは，原則として原題のみとして，邦訳がある場合のみ原題の後に [　] に入れて示した．

また，デカルトの著作については，引用の際の慣例となっているアダン・タンヌリ版全集，*Oeuvres de Descartes* publiées par Charles Adam et Paul Tannery, 1897-1913 の巻数，頁数を，例えば第 IX 巻，67 頁であれば，AT, IX, 67 のように表すことにした．カントの著作については，同じように，アカデミー版カント全集 *Kant's gesammelte Schriften*, herausgegeben von der Königlich-Preußischen Akademie der Wissenschaften, 1902- の巻数をローマ数字で，頁数をアラビア数字で示すのが慣例になっているので，例えば第 II 巻，338 頁であれば，スーリィが用いている刊本と区別する意味で Ak の文字を冠し，Ak-II338 のように表記した．

注は頁ごとに脚注のかたちで載せられているが，場合によっては頁のかなりのスペースを占め，さらには一つの注だけで複数頁にまたがる場合もいくつかあるなど，現代の読者には本文の通読の妨げになると思われるので，巻末にまとめ通し番号を付した．

人名は，スーリィはフランス人以外のものでも，フランス語風に直して表記している場合がいくつかあるが，本訳書では原則として生まれた，あるいは活躍した地域での呼び方を採用した（Jean Müller → ヨハンネス・ミュラーなど）．中世の学者の名前についてもラテン語名ではなく，同様に活躍した地域での呼び方を用い，名前に地域名が含まれている場合は，それを「〜の」で表した（Adélard de Bath → バースのアデラードなど）．ただしわが国で慣用になっているものについてはそれに従ったものもある（Albert le Grand → アルベルトゥス・マグヌス，Thomas d'Aquin → トマス・アクィナス）．

ラテン語の発音の日本語表記については，中世以降のラテン語，それも現代でも解剖学用語として用いられるラテン語が多いので，恣意的なものにはなるが訳者が現在一般的に医療者などに用いられている発音に近いと判断する表記とした．例えば，ce...は「セ…」（cerebrum，「セレブルム」），v...は「ヴ…」（ventriculus，「ヴェントリクルス」），ギリシア語由来の，ph...は「フ…」（phantasia，「ファンタシア」）などとした．

目　次

凡　例　iii

中　世

コンスタンティヌス・アフリカヌス 3　アヴィケンナ 14　バースのアデラード 16　コンシュのギヨーム 18　リールのアラン 22　サン゠ティエリのギヨーム 30　アルベルトゥス・マグヌス 33　トマス・アクィナス 34　グリエルモ・ダ・サリチェト 35　ランフランコ 35　ギィ・ド・ショーリアック 35　モンディーノ 36　アンリ・ド・モンドヴィル 36　テオドリコ 39　ウーゴ・デ・ルッカ 39　ニッコロ・マッサ 40　アンブロワズ・パレ 40……………………………1

近　代

ヴァロリオ……………………………………………………45
フェルネル……………………………………………………49
デカルト………………………………………………………55
スピノザ………………………………………………………87
ガッサンディ…………………………………………………92
ホッブズ………………………………………………………99
　　Ⅰ　物体，空間および時間の理論……………………99

v

目　次

　　　　II　感覚作用と表象の理論 …………………………103
　　　　III　心臓と脳 ………………………………………108
ウィリス ………………………………………………………114
マルピーギ ……………………………………………………128
ヴィユサンス …………………………………………………132
ボンテクー ……………………………………………………138
ブールハーフェ ………………………………………………140
ラ・ペロニー …………………………………………………142
ロ リ ィ ………………………………………………………144
ハ ラ ー ………………………………………………………146
ハートリー ……………………………………………………149
ヒューム ………………………………………………………150
プロハースカ …………………………………………………152
ヴィック・ダジール …………………………………………161
カバニス ………………………………………………………164
ビ シ ャ ………………………………………………………166
ゼンメリング …………………………………………………170
カ ン ト ………………………………………………………173

ガルとシュプルツハイム ……………………………………184
ローランド ……………………………………………………202
フルラーンス …………………………………………………205
マジャンディ …………………………………………………209

サルペトリエール学派 ··· 213
　ドレイ，フォヴィル，ピネル゠グランシャン，ロスタン
セ ー ル ··· 218
ルガロワ ··· 222
ラルマン ··· 230
デムーラン ··· 234
ブルダッハ ··· 237
アンドラール ·· 245
レ リ ュ ··· 247
ロンジェ ··· 256
バイヤルジェ ·· 260
パルシャップ ·· 263
ブ イ ヨ ··· 266
ブロカ ··· 287
グラシオレ ··· 295
ミュラー ··· 297
ヴュルピアン ·· 299

脳局在の発見　フリッチュとヒッツィヒ ························· 303
注 ··· 331

ジュール・スーリィ　わが生涯　381
訳者あとがき　434
参考図書　441
人名索引　444

中　世

中世

　アリストテレスとガレノスの中枢神経系に関する生理学は，本質的な変更のないまま，アラビア人たちの生理学とかスコラ学派の生理学といったはなはだ不適切な命名をされたものや 15 世紀の数多くの医学学派の生理学を潜り抜けて存続していった．いかなる重要な発見も，ギリシア人たちの伝統的な生理学に付け加えられることはなかったのである．200 年から 1500 年まで，一定数の興味深い研究がないわけではないが，何らかの独創性をもった生理学者は一人も現れることがなかった．ガレノスの学説が，アリストテレスのものよりは一般により理解され，君臨し，統治するのである．
　コンスタンティヌス・アフリカヌスは，サレルノ学派の指導者の一人であったが，とりわけイタリアにおけるギリシア医学への目覚めに貢献し，さらにその地にアラビア人の医学を知らしめた．カルタゴに生まれ，1087 年にモンテ＝カッシノの修道院で亡くなったと言われている．この僧院の『年代記』が彼の生涯について語っているのは次のようなことである．出生地であったカルタゴを去って，バビロニアに赴き，そこでカルデア人，アラビア人，ペルシア人，サラセン人，エジプト人そしてインド人のあらゆる学問を十分に学んだ．こうした研究に 39 年間を捧げた後，コンスタンティヌスはアフリカに戻った．アフリカ人たちは彼があらゆる国々の学問にきわめて深く精通しているのを見て，彼を亡きものにしようと考えるようになった．彼らの計画を知ると，コンスタンティヌスは出帆間際の船にひそかに乗り込み，サレルノに到着した．そこで彼はしばらくの間浮浪者の身なりをして正体を隠していた．しかし，サレルノにいたバビロニア人の王の兄弟に知られるところとなり，ロベール・ギスカール公爵のもとで栄光を一身に集めることとなった．こうしてコンスタンティヌス・アフリカヌスは，モンテ＝カッシノの僧院のベネディクト派修道僧になったのである．彼はこの僧院の中でさまざまな国の言語で書かれたきわめて数多くの書物を〈翻訳した〉[1]．

コンスタンティヌス・アフリカヌス

　そうした，ギリシアの主要な医師たちや哲学者たち，ヒッポクラテス，そしてとりわけガレノスの理論や学説の《翻訳》，あるいはむしろ提示は，しかしながら，確実に，オリジナルのテキストを直接に検討してなされたものではなく，ある部分はそうしたテキストのアラビア語訳をもとにしたものであり，そのアラビア語訳も，コンスタンティヌスがそれを用いる際には，西洋でもキリスト教圏の東洋でも，ギリシア語，ヘブライ語あるいはアラビア語のテキストを解釈する際に中世において一般的に行なわれていた方法に従って，それとは別の民衆語に翻訳されたものを介してはいなかった，という証拠は何もない[2]．それでもやはりこれらのコンスタンティヌス・アフリカヌスの論考は，西洋における中世の哲学者や医師たちが得る解剖学的および生理学的知識の最も豊富な源泉の一つであった．それは，どこでもいつでも，同一の伝統的な知識であって，ある学派の学者の著作から，別のある学派の学者の著作に受け継がれる，それも文字通りに受け継がれるのである．それではどうして，これらの学者が，動物についての予備的な研究を行なって，実はそうではなかったのではあるが，ガレノスが人間の身体がそなえる諸々の装置や器官の構造やはたらきを理解するのに必要と考えていた準備をしていたのだとしても，いったいどうして彼らは，彼らの言う《血管と神経》の配置について，何一つ理解することができなかったように思われるのであろうか．そのような機会にめぐり合うのに，彼らは，ガレノスの場合でもやはり同じであったが，地震が墓地をめちゃめちゃにし，洪水の水が引いていく際にどれか腐敗した死体を残すのを待たなければならなかったのである．12世紀の一人の信仰心篤いイギリス人の学者，その生涯と近東への旅はモンテ＝カッシノの『年代記』がコンスタンティヌス・アフリカヌスについて報じたことを驚くほど想起させるのであるが，そのバースのアデラードは，どのような仕方で《哲学者たち》が，人間の身体に関する解剖学的知識を獲得しなければならなかったかを，例えばこう釈明していた．大きな川の増水で流れに運ばれてきたどれかの人間の死体を繋ぎとめておいた後，その死体の皮膚や《肉》がすべて消失してしまったときには，腐敗に対してより抵抗の強い《神経》と《血管》は残っていて，それらの神経と血管の構造的な配置を復元することができたのである[3]．

　以下に示すのは，中枢神経系の特に解剖学と生理学とに関連したコンスタンティヌス・アフリカヌスのテキストで，ルネサンスに至るまで，このような知識の領域における中世の医師や哲学者のほとんどすべての伝統的見解を供給してきたものである．

「前頭部の先端は，脳室からすれば脳の舳(へさき)となっていて，ここから5つの感覚が発する諸々の神経が出ている．
　後部の先端は，脳室からすれば艫(とも)となっている．そこから出ている脊髄と神経は随意運動を作り出すものである．[(4)]
　第II巻第III章．頭部の骨について．頭蓋骨の形は前方は丸くなっているが，後方は尖っている．……頭蓋骨は相互に連結した多くの骨から成る．そうなる理由は5つある．すなわち，過剰な体気を外に排出するためであり，また静脈と動脈が脳に出入する道を得られるようにするためであり，……また舳は軟らかいのに艫は硬いからである [*Summi in Omni philosophia viri Constantini Africani Medici operum reliqua...* (注(4)参照), p. 27]．
　同第IV章．背骨について．実際，脊髄はその性質が脳と同じものである [同, p. 29]．
　同第X章．神経について．脳が随意運動と感覚の拠点だから，どんな神経でもその基盤となるのは脳である．さて，神経はすべて，脳かもしくは脳との仲立となる部位から延びている．脳との仲立となる部位は脊椎の髄だと言われるが，これは脊髄 [ヌカ, nucha] と呼ばれている……脳から延びている神経は軟らかい．脊髄から出ている神経はそれより硬い．脳舳から出ている神経は他の神経と比べると，どんなものよりも軟らかい．これは他の神経に感覚を伝えるからである．……脳艫から延びている神経は，運動に耐えられるように硬いものである．軟らかいものは，素早い運動によってすぐに壊れるからである．脳から出ている神経は7対である……[同, p. 34-35]．
　第III巻第XI章．脳のような体内の構成部位について [同, p. 55-]．
　人体の構成部位の組織は，脳から始めるのがよい．脳は他のあらゆる部位よりも称賛に値する高貴なものだからである．……さて，脳は白くて，血はないが湿っている．そうなるのは，感覚するものの性質に素早く変化するためである．ところで脳は，主として脳舳と脳艫の2つの部分に分けられる．それらの相違は，2つで対を成す脳の他の部分の場合よりも大きい．舳は艫よりも大きくて軟らかい．舳は，7対ある感覚神経がそこから伸びてゆくほどの大きさである．艫のほうが小さいのは，そこと脊髄とから出る神経が少ないからである．舳が軟らかいのは，感覚神経がそこから出ているので，神経が素早く感覚を受容するために，柔軟にならなければならなかったからである．艫が硬いのは，より容易に運動に耐えるためである [同, p. 55-56]．
　脳には脳室と呼ばれる4つの腔がある．舳に位置する2つの脳室は舳脳室と呼ばれ，鼻孔を通る空気がそこから出入りする．ある人々の説では，声は脳から出る．またこの2つの脳室では，生命精気の性質が転化して霊魂精気 [*spiritus animalis*「スピーリトゥス・アニマーリス」，以後「近代篇」でデカルトが登場するまではこの訳語を用いる．「訳者あとがき」参照] となる．さらにこの脳室からは両乳房に似た2つの頭状突起 [嗅球] が出ていて，そのおかげで臭いを嗅ぐことができる．そのために2つの脳室が具わっている必要があったので，この脳室のそれぞれから神経が一本ずつ出ている．だが，

臭いをかぐためにあるこれらの脳室は，互いにひそかに助け合うものとされる［同，p. 56］．
　爐は一つの脳室で，この脳室が爐と言われるのである．霊魂精気は舳の2つの脳室内でほんの少し転化してから，この脳室へと進んでいく．舳の脳室に孔のあいた道があるからで，霊魂精気がそこから爐の脳室に移っていくようになっている．舳の2つの脳室が爐の脳室と繋がる必要があるからである．そのためにこの道の孔が3つの脳室を繋ぐ役をしているのである．ところが，この道は爐に達する前に，途中で小さな空間に出会う．その箇所で道が広がると，第四脳室が形成される．これは，より多くの霊魂精気を受容しながら容易に損なわれないように，丸い形をしている．この脳室の始まりは腺様の物体で，その形は松果のようである［松果体．『古代篇』p. 266および注（715）も参照］．これは，そこから網状となる静脈の間の空間を満たすために必要なのである．さて，この松果は，それが固定している本来の位置までぶら下がって延びており，途中ではこの道の窪んだ所にある長い小片がぶらぶらしている．その小片は虫［小脳虫部］と呼ばれている．虫の頭部の一つは，松果の末端から始まり，もう一つの方は，離れて爐の脳室の方に来る．さて，虫の長い小片は，脳から出て側部やそれと繋がった全体の丘［nates，「臀部」を意味するがここでは「四丘体」の中で両「上丘」を指す．『古代篇』p. 266および注（715）参照］と同化する．このうち，脳室の側部は薄膜に包まれている．この薄膜は両側で，丘と接合している．虫の中身は丘と類似していない．すなわち，構成要素となっているかなり多くの小片については連鎖状に繋がっているが，微細な部分については室から成る性質をもつ．丘のほうは同一の中身から成る．ところが虫は均一ではない．その先端にある，膜の薄くなっている所が終わる脳爐との隣接部は，微細なものから成っていて，瘤状の突起があるからである．そこから徐々に広がっていき，こうしてその箇所から丘の間隙までを満たしている．こういうふうにして，虫は丘と一体になっている．そこからは虫が道の長さに沿って広がっているので，丘は完全に閉ざされる．虫にしわが寄っていると丘も露出する．虫の瘤状突起と接合した皮膜が，虫といっしょに引っ張られるからである．開口部の大きさは，虫のしわの寄り方によって決まってくる．すなわち，しわが寄ると，長さが縮まって幅が広くなり，形体が球状になる．この虫は，丘の背面で，2本の索によって繋がれる．虫が過度の運動によって本来の位置から動かないようにするために，そうなっているのである．さて，虫は，何らかの仕方で偶然に損なわれることのないように，脳よりも硬い．虫のはたらきは，爐と中脳室の間の開口部を閉ざし，霊魂精気が入ってくるときには開き，入ってきたら閉じるのを助けることである．これが脳のかたちで，この脳を脳膜［matres cerebri．文字通りの意味は「脳の母親たち」で，「母親のように」脳を包み込んで保護しているところから，そう名づけられたようである．『古代篇』p. 260参照］と呼ばれる2層の膜が取り囲む．硬膜［dura mater．「堅固にしっかりと包み込む母親」ほどの意味］と呼ばれる厚い一枚の膜は，頭蓋骨の下にあるが，中脳ではさらに厚くなる．そこでは骨のラムダの箇所

中 世

[後頭骨と左右の頭頂骨を結ぶ「ラムダ縫合」で，ギリシア文字λ（ラムダ）のかたちをしている]で終わるまで，二重になっているからである．そこから二重の膜は，2本の動脈が並んで走る箇所を通って脳内に下りていく．すなわち，この脳室からは2本の動脈が昇っていき，ラムダの箇所の脇を通って走り，ラムダの末端の軸と艫の境目となるところで分岐する．そこにはまた，脳室のもう一方の端も来ており，それを合わせると，他の箇所よりも4倍も厚くなる．そこには拍動が一遍には現れず，時間をかけて脳艫内に走っていく．これは静脈ではないけれども，中空で血を運んでいるので，動脈でありながら静脈と呼ばれる．硬膜に下る2本の動脈には腔が残っており，血を含むもので満たされているからである．そこで，解剖学者たちはそれを静脈と呼ぶのである．人が生きているときには，血がそこに受容されるが，死ぬとそれが厚くなって凝り固まるからである．それが中空なので，ヘラクリウス（ママ）[正しくは「ヘロピロス」]はこの箇所を圧搾場と呼んだ[[「ヘロピロスは，血液があらゆる部分からそこにたどり着いて，きわめて強い圧力を受けることになると考えていた（リトレ，『フランス語辞典』, *Dictionnaire le Littré*）」．現代の解剖学用語では「静脈洞交会」．『古代篇』注（675）参照]．……この圧搾場の上には二重の静脈が接続しており，分かれた後で結合して，別の圧搾場を形成するように思われる．これらはラムダの下に来る箇所に認められる．硬膜は頭蓋骨に固着していないで，むしろ浮き上がっており，頭蓋骨の開口部から外に出ていくが，あちらこちらで内側に入り込んで広がっている．皮下の膜層になっているのは，一枚だけである．さて，この硬膜は3つの必要性のために形成される．すなわち，頭蓋骨の下にある軟膜[pia mater，「柔軟に，やさしく包み込む母親」ほどの意味]を，頭蓋骨の硬さから守るためであり，また軸と艫をその膜によって区別するためであり，あるいはまた脳の上にある静脈と動脈を覆って保護し，それら相互の紐帯となり，静脈と動脈のさまざまな隙間を補完するためである．……というのも，これらの血管は相互に布地のように絡み合っているからである．そういう所で何一つとして空虚なままに止まらないようにするために，これらの隙間を非常に薄い膜が満たすのである[同, p. 56-57]．

　同様にして，頭蓋骨の外側から脳内に下り，網状の布地から外に出ていく対になった2本の静脈から成る，薄い膜が形成される．この膜には静脈どうしのあいだ隙間を満たす，後産中のものに似た層があり，そのためにこの層は後産様層と呼ばれる．さて，この軟膜は硬膜の下にあり，脳のあらゆる所で結合してそれを取り囲み，脳の窪みの全体にわたって広がっている．……わずかの隙間を隔てて硬膜とは区別されるけれども，何箇所かではそれと結合している．例えば，静脈が頭蓋骨の中に入ってくるときや，脳が広がって窮屈になっているときである．軟膜が薄くなっているのは，まず第一に，脳の静脈と動脈とを結びつけて，それらが浮き上がらないようにするとともに，両者の空隙を満たす必要があるからである．第二に，脳が壊れないように一つにまとめ，それを覆って硬膜から保護するためである．脳を硬膜そのものによって頭蓋骨の硬さから保護するのは当然のことである．第三に，その膜にある静脈を通じて脳に栄養を補給し，その

膜内に含まれている動脈を通じて脳に精気を供給するためである．2つの膜は，いっしょになって脳を覆い神経を助け，神経が膜内にある限りはそれを守っている．実際，後のほうでは神経は露出して，単独で頭蓋骨の硬い所を通過する．脳が自分にとって過剰なものをどこから排出するか，を次に述べていこう．さて，脳にとって過剰なものは，蒸発気のように希薄か，嵩張って固まっているかである．気体状の過剰なものは全身から頭のてっぺんに向かう．そのために，頭の上にある頭蓋骨には，ある種の隙間をもつ鋸歯状の骨があり，ここから過剰な蒸発気が出ていく．……すなわち，これ（霊魂精気）は他のあらゆる精気よりも希薄で，はたらきの優れたものなので，自然は［脳の中に］網［脳底部にあるとされていた「怪網」．『古代篇』注（679）参照］を作った．ここで生命精気は細分化して熟成し，微細になって，霊魂精気の性質に転化する．これが，網状の布地から出る2本の静脈を通って脳室内に入ると，そこでますます微細になってゆく［p. 57-58. 以下のパラグラフからは引用箇所は注に記載］．

脊髄は脳から外に出ると，脊椎に覆われて保護される．すなわち，脳にとって頭蓋骨がそうであるように，脊髄にとっては脊椎が覆いなのである．この他に脳の2層の膜，つまり硬膜と軟膜が脊髄を覆う．これらの膜は，脳に対してしていたと同じことを，脊髄に対して行なう．これらの膜層の上にさらに，靱帯から成り厚さと硬さが硬膜に似た2層の膜がある．……すなわち，脊髄が損傷したり切断されたりすると，それより下の部位は感覚を喪失する．そこで，脊髄が頭蓋骨と最初の脊椎の間で切断されると，それに隣接する一切の部位は感覚を失い，動かなくなる．だが，腰部の最初の脊椎が損傷すると，足ははたらかなくなるけれども，それより上の部位はもとの状態を維持する．そこから分かるのは，上の部位のどこかが傷つくと，その損傷によってそれより下の部位が使用できなくなるだろう，ということである．この点は，さまざまな症例が運動に伴って起こるものであることを述べるときに，もっとはっきりと記述することになろう(5)．

しかし心は，表象力，理性，記憶に三分されるが，その一つ一つが脳の中で独自の主要な場所を占めているように思われるので，必然的に，一つの部分だけが損なわれると，その部分は，自分のはたらきを喪失するが，他の部分は自らのはたらきを奪われることがない，ということになる．

すなわち，脳舳が損なわれると，表象力の順調なはたらきが妨げられる．そうすると，ある場合には，その全体が変化して実際には見ていないものが見えるようになる．例えば，ある医者にはそういうものが見えた．ガレノスの証言によれば，その医者には自分の家の中で歌い手やキタラ奏者を見たのである．ところが，こういう幻覚が起こっても理性は健全だったから，家族を皆外に無理矢理出してしまった．また記憶は保持されていたから，自身は訪問者が誰か分かるように思われた［医師テオピロスの症例，『古代篇』p. 284 参照］．

脳の中間部が損なわれると，ある場合には，まったく理性がなくなって，識別すべきことをあらかじめ識別すべきなのに，そういう識別ができなくなる．例えば，ガレノス

中世

が述べているあの人がそうで，理性をなくしてしまったことから，その人は家の中に所有していたものを，何でも外に投げ捨ててしまったように見えた．そういうことをしても，表象力と記憶は十分健全なままに保持していたので，投げ捨てたものがそれぞれ何であったかはわかった［『古代篇』p. 284-285 参照］．またある場合には，理性の力が弱まり，はたらきが悪くなる．これは気が狂うと言われる．またある場合には，理性が常軌を逸する．これは精神異常と命名される．

脳臚が損なわれると，記憶障害になる．すなわち，ある場合には，記憶がまったくなくなって，自分のなすべきことをすべて忘れてしまう．例えば，ガレノスはそういう人について，自分で見たと証言している．彼らは，悪疫を逃れはしたものの，自分の名前と自分自身のことを忘却してしまい，自分の友人たちのことも覚えていなかった［『古代篇』p. 285 参照］．またある場合には，記憶が減退して，時間的に近いことだけしか覚えられなくなる．またある場合には，記憶が順調にはたらかなくなる．そのときには「記憶力が悪い」といわれる(6)．

精神作用の所在と基礎が脳であることは明らかである．さて，その作用には3種ある．脳はその中の一つをまったく単独で成し遂げるが，後の2つは神経を媒介として遂行する．脳だけによって行なわれるのは秩序づけであり，これは表象力，理性，記憶の3つに分けられる．感覚と随意運動は神経を媒介として行なわれる．……表象力，理性，記憶のこれら3つの作用が心と呼ばれる．我々が非理性的な動物と異なるのは，これらの作用によるが，ことに知性によって異なる．というのも，表象力と記憶の2つは知性から生じるからである．これらの作用は，あらゆる動物よりも尊厳のあることが明らかな，人間に固有のものである．実際，動物は非理性的で，何をするにしても，どんな分別もなしに自然に行なうものである．

3つともそれぞれが脳内に，自らの座となりそのはたらきの起点となる場所をもっている．すなわち，表象力の場所は脳臚（脳舳［スーリィによる訂正，「脳臚」ではなく「脳舳」が正しい］）にある脳室で，こういうはたらきを実行する霊魂精気がこの中にある．これらの作用の各々には固有のはたらきがある．すなわち，表象力は表象して形成したものを知性に送る．知性は，実際に表象力によってか，もしくは知性のみによって受容した事柄の判定者であり識別者である．手仕事を行なうために発動された霊魂精気が仕事に適応した部位を求める．こうしてその部位が随意運動を遂行する．知性の中にだけある事柄は，記憶に留められるのみである．記憶は，知性の中で設定された事柄にはっきりしたかたちを与え，それが現実の意思的なはたらきになるまで保持する(7)．

感覚作用と随意運動を……脳は神経を媒介として行なう．霊魂精気は，脳室から神経を通じて各部位まで出ていくから，神経はこれらの作用と運動の道具であることが認められる．ここからわかるのは，神経を切断すると，感覚と随意運動が，その神経のあった部位から失われるということである．ただし失われるのは，その神経の作用であったような感覚，もしくは随意運動のみである．神経論の中で述べたことだが，感覚を司る

9

神経は，軟らかさをより容易に感じ取れるように脳軸から出ており，一方，随意運動を遂行する神経は，動きのせいでたやすく壊れないように脳艫から出ている．……感覚作用には5つある．視覚，聴覚，味覚，嗅覚，触覚である[8]．……

随意運動の作用は脳から神経を通じて出ているが，その神経は主として脳からか，もしくは脊髄のような副次的なものから延びている．それらの神経を通じて運動の意図が筋肉に到達し，それによって運動が筋肉に伝えられる．筋肉が動けば，必然的に筋肉と繋がっている骨も同時に動くことになる．ところが，骨が動くと骨の全体的な連鎖が動かされて，そこから随意運動が続いて起こることになる[9]．……

そこで，精気はすべて3つに分けられる．自然精気，呼吸精気[「生命精気」に同じ]，霊魂精気である[『古代篇』p. 267-278 参照]．自然精気は肝臓で生じ，そこから静脈を通じて全身の部位に行き，身体の自然な作用を支配し補強するとともに，そのはたらきを保護する．さて，この精気は，肝臓で浄められ，すべての体液から分離されてきれいに浄化された血液の蒸発気から生じる．呼吸精気は心臓で生じ，動脈を通じて全身の部位に行きわたり，呼吸作用を強化し支配するとともに，そのはたらきを保護する．霊魂精気は脳室で生じ，神経を通じて全身の部位に向かう．こうして精神作用を支配し強化するとともに，そのはたらきを保護する．この精気は，心臓で生じた呼吸精気から産出される．すなわち，呼吸精気が幼若性動脈と呼ばれる動脈[頸動脈．幼児が泣くときに膨大するからそう名づけられたという]を通じて，心臓から脳に昇る．これらの動脈は，頭蓋骨の側の脳に達すると，脳の中枢にまで入り込む．そこで多くの支脈に分岐して頭蓋骨の下に広がり，網のようなものに織り上げられる．さらにこの網から2本の主要な動脈が出ており，それが同じ網の下を折り返して延びていく．さて，呼吸精気は，心臓からこの多重の網状布地の中にやってくると，拡散してそこに留まり絡みついて，その間に，そこで熟され浄化されて澄んだものとなり，こうして呼吸精気から霊魂精気ができる．すなわち，その網は，呼吸精気を熟して，そこから霊魂精気を産出するためにのみ織り上げられている．それは，浄化された血が，そこで乳になるために乳房が作られたのと同じである．さらにこの後で，呼吸精気は網の上を折り返す1対の動脈を通って網から出ていき，脳軸の脳室に広がっていく．そこで再び希薄になると，余分に浄化されていたものをその通路を介して，つまり口蓋と鼻孔から放出する．一方，霊魂精気自体は，中脳室と脳艫の中間の道を通って，脳艫の脳室に行く．この道はいつでも開いているわけではない．その腔にある虫に似た物体[小脳虫部]によって閉ざされているからである．だが，自然が……精気を艫に送ろうとするときは，虫に皺が寄って精気がその道を通過し，その後で虫は以前のように閉じる．さて，艫に移ってきた精気は，ここで運動と記憶を司る．軸に留まっている霊魂精気は，感覚と表象を生み出す．知性ないしは理性を司るのは中脳室の精気である．哲学者の中には，脳内のこの精気が霊魂であり，霊魂は物質的なものだと主張する者がある．だが，その精気は霊魂の道具だと主張する者もある．こういう人たちは霊魂が非物質的なものだと認める．後者の哲学者たち

中 世

の観念のほうが，前者よりも優れている．……⁽¹⁰⁾

　精気はある種の微細な物質で，人体においては心臓を起源とし，身体に生命活動を与えるべく脈動する血管の中を運ばれ，生命と呼吸と拍動のはたらきを司る．また同じく，精気は脳を起源とし，神経の中を運ばれ，感覚と運動を司る⁽¹¹⁾．そして，生物の心臓に外科手術を施したことのある著名な医者たちや哲学者たちの中には，心臓に2つの空間つまり心室があるが，その一つは心臓の右側に，もう一つは左側にあって，2つの心室には血液と精気が含まれている，と考えた者がある．しかし右心室には精気よりも血液のほうが多く，左心室には血液よりも精気のほうが多い．また，右心室からは2本の静脈が出ている．その中の一本は肺に行く．この静脈を介して心臓の呼吸が行なわれる．……もう一本の静脈はアラビア語でアラバルと呼ばれる．この静脈は，心臓にあるもともとの始まりの所で2本に分岐する．その中の一本は，心臓の上の方に向かって上昇する．そして，その静脈から枝分かれしたものが，胸部から頭部の先端まで延びており，身体のこの部位は，これらの静脈によって生命活動を付与される．もう一本の静脈は，身体下部に向かい，足の先端まで下降する．……そこで今や，心室にある精気が，生命と呼吸と拍動の原因であることは明らかである．以上が生命精気についてである．一方，脳から出て身体の他の部位に伝わる精気は，霊魂精気と呼ばれる．この精気の糧もしくは給養となるのは，心室内でできる精気である．心臓から身体の上部に送られる，[アラビア語で]アラバチャルと呼ばれる分脈は，どれもすべて頭骨に到達してその中に入り込むと，相互に結びつき組み合わさって，網状の織物のようなものを織り上げるが，その織り上げられた分脈自体から，脳の下で，霊魂精気を受容することのできる脳の下部に向かう，ある部分が延びており，それが先に心室内にあると言った生命精気からの精気を脳に伝えるからである［注（11）にあげられた刊本, p. 308-309］．

　さて，脳は2つの区画に分けられる．その一つは前脳で，こちらのほうが大きく，もう一つは後脳である．前脳には，中脳にある共通の空間への入り口をもつ脳室がある．後脳には，前脳にある両方の脳室に共通する，上述の空間への道となる脳室が一つある．脳の下にある網から脳の内部に送られる微細な脈は，前脳にある脳室のいずれかに到達するときに，そこに生命精気を導いてくる．生命精気はそこからもう一つの脳室に伝わり，ここでさらに微細なものになって浄化され，霊魂の作用を受容する準備をする．生命精気に起こる以上のことは，いわば生命精気を熟していっそう微細で澄んだ精気に転化するようなものである．次いでこの精気は，それらの脳室から先の空間に移り，その空間から脳の後ろの脳室に移動する．中脳にある共通の空間から後脳に行くときには通路を通るが，その通り道，つまり精気が通っていく入り口には，脳の本体の一部をなす虫に似た部分があって，これがその道の途中で上がったり下がったりする．この部分が上がると，脳室を繋ぐ共通の空間と後脳の脳室との間にある開口部が開き，下がると，開口部が閉まる［同, p. 309-310］．

　そこで，開口部が開くと，精気が前脳から後脳へと伝わる．これが行なわれるのは，

11

伝えられたのに忘れてしまった事柄をどうしても思い出さなければならないとき，つまり過去に対する思索がなされるときだけである。一方，開口部が開かないと，精気が後脳に伝わらず，人もものを思い出せず，尋ねられたことに対する答えも思い浮かばないだろう。だが，虫に似たその物体が上に上がることによって行なわれる開口部の開放は，人によって遅速さまざまである。すなわち，これの行なわれるのがかなり遅い人々がいる。そこで彼らは記憶をたどるのが遅く，答えるべきことに対する観念のはたらきも遅くなり，ずっとものを考え込む。したがって，ある事柄を思い出そうとする人は，頭を大きく傾け，あるいは頭を傾けて後に回し，目を据えたまま上を見つめるようなことをしたりする。こうして，この姿勢もしくは格好が，その人にとっていわば上述の開口部を開く助けとなり，結果としてその物体［虫］を上に移動させることができる［同，p. 310］。

ところが，知性，つまり表象力ないし思索や予測，認識は，前脳にある2つの脳室によって共有される，脳室内にある精気を介して行なわれる。そこで，人がものを考えたり予測したりするときには，前頭部にある2つの脳室を繋ぐ共通の空間と，後頭部にある脳室との間にある通路，つまり開口部は，言うまでもなく，共通の空間にある精気が滞留できるようにするために，どうしても閉じていなければならない。こうして精気が強化され，これが，思索や理解や予測や認識においてより強力なものとなるための，精気にとってのいわばものを考え理解する力の増強となる［同，p. 310］。

そこで，ものを考える人は，頭を地面に垂れてずっと地面を見つめ，書き物をするか書き物に図を書き写すかのように，身を屈めるようなことをしたりする。こうして，これがいわば，精気が後方に移っていくその流れの開口部の上に来る，先に虫に似ていると言ったあの物体が，下に下がるのを助ける手段となる。だが，その空間つまり中脳室にある精気は，人によってさまざまである。すなわち，ある人々の場合は，この精気が微細で澄んでいる。こういう人は，理性的で，思慮深く，几帳面で，優れた認識力をもっている。ところが，ある人々の場合は，それとは逆になる。このような人は，頭が変で，非理性的であり，軽率で，愚かになるであろう［同，p. 310］。

前脳の脳室からは，対になった神経が延びている。その中の1対，つまり分脈は前脳室から来て，眼に繋がる。これが視覚を司る。……2対目の神経は眼の被い，つまり眼瞼に繋がる。3対目は舌に繋がり，味覚を司る。4対目は口蓋に繋がる。5対目は鼓膜に繋がり，聴覚を司る。6対目は内臓へと下降し，内臓に感覚をもたらすが，その一部は戻ってきて一つになり，上方に集まるためにさらに進んでいく。7対目は舌に繋がり，舌を動かす［脳神経についての記述で，ガレノスにならっている。脳神経は実際には12対ある。『古代篇』p. 263 および注（702）参照］。そして，これらの神経は同じように，脳からこれらの部位まで神経の中を伝わる精気によって，そのはたらきを行なう。こういうことの証拠は，何らかの急変事故が起こると，あらゆる神経の通路の精気が遮断され，精気の部位への到達が妨げられて，その部位がまったくはたらかなくなることであ

る．……例えば，混合物つまり悪い体液や蒸気が，精気と鼓膜の間を閉塞し切り離したり，あるいは嗅覚器，味覚器，触覚器に対してそういうことをしたりすると，聴力障害とか味覚や触覚，嗅覚の消滅を引き起こす．そして薬物によってか，もしくは病気と闘う自然治癒力の指導によって，通路自体が開くと，その部位はもとに戻り健全で本来の状態と同じものになる［同，p. 310-311］．

　また，脳の一部は，そこから延びて首の骨を通りながら，あらゆる［アラビア語で］アルフェタルつまり脊椎に下り，そこから対になった多くの神経が，各アルフェタルの間を走っている．すなわち，神経の1対は［アラビア語で］ハアラダルへと通過していく．このハアラダルというのは，静脈に接したある種の肉のことで，これがさまざまな部位の動きを司る．この動きを通じて手足やさらには全身の運動が行なわれることになる．こういうことの証拠は，いったんこれらの神経のあるものが損なわれると，その神経の中の流れがまったくなくなり，流れの行く先だった部位の運動が不随になったり消滅したりすることである．その起こり方は，その神経の受けた障害の程度による．実際，我々は，萎えた人の手が健全でまったく損なわれていないのを見る．そして，その手には何らかの障害の原因となるものが現れていないのに，手の感覚がまったくなくて動かない．ところが，このような類の病気を，脳の流れを開放することのできるような何らかの薬物によって治療すると，薬物が部位の流れを浄化して閉塞を開くものなので，当の部位に感覚や運動が戻る．……またおそらくは，すべての脳室かその一部にある精気にも，悪い体質か悪い蒸気の混合から，何らかの障害が起こるのであろう．そしてこれによって，当の部位のはたらきが消滅する［同，p. 311］．

　例えば，前脳室にある精気が，何らかの障害もしくは変質を被ると，それによって感覚の消滅が生ずる．……また……前脳室……にある精気に蒸気が結合してしまうと視覚がぼやけてものが見えなくなったり，また聴覚や他の感覚に同様の異常が起こる［同，p. 311-312］．

　例えば，障害が脳の中間部にあって，脳の他の部分は健全な場合，思索と認識の能力だけが消滅し，感覚や運動は本来の状態と同じままに止まることになる．憂鬱症で起こることがそういう例で，これは理性の混乱ないしは攪乱と，認識の消滅なのである［同，p. 312］．

　また，障害が脳の上部もしくは後部にあると，記憶だけが消滅し，人間の他のはたらきは本来の状態と同じまま，つまり正常であろう［同，p. 312］．

　一方，障害が脳室の中の2つもしくは3つにあって脳全体を占めると，障害が認識や感覚や運動の全体にわたって起こるだろう．癲癇やこれに似た病気で起こることがそういう例である［同，p. 312］．

　そこで，我々が述べたことによって非常に確実に証明されるのは，前脳室にある精気が，感覚つまり視覚，聴覚，味覚，嗅覚，触覚を司る，ということである．またこの脳室で［アラビア語で］アタギル，ギリシア語でいう「ファンタシア［表象］」が行なわ

れる。そして中脳室にある精気が、思索、認識、予測、記憶、運動を司る[同、p. 312]。
　したがって、以上のすべてのことから人体には2種（の精気）があることが明らかになる。一つは生命精気と呼ばれるもので、その糧もしくは給養となるのは空気であり、その精気は心臓から活力を得て、拍動により人体の残る箇所に送られ、生命、脈拍、呼吸を司る。もう一つ、魂［「アニマ」］に因んで霊魂精気［「スピーリトゥス・アニマーリス」］と言われる精気があり、これは直接に脳内ではたらく。その糧となるのは生命精気であり、この精気は脳から流出し、脳自体においては思索と記憶と予測を司る。また脳から神経を通じて他の部位に送られ、こうして感覚と運動を司る［同、p. 312］］［岸本良彦訳］。

　ガレノスは、ヘロピロス、エラシストラスそしてエウデモスの記述によることなしには、そして、おそらくは脳の外科的手術を実践することなしには、人間の脳にある脳室を知ることはなかったが、アラビア人の医師たちの方は、ギリシア人の医師たちにならって、そうした脳内の腔所のさまざまな領域に精神機能が位置づけられていることについて思弁をめぐらしはしたが、この点について、いささかの学問的好奇心も起こすことができなかったようなのである。彼らの思い浮かべた諸々の夢想は、それでも、中世の医師、外科医そして哲学者たちの、当のこの問題についてのテキストや学説を理解するのに役には立つ。宗教的信条によって、古代の大部分の医師たちが社会的偏見によってそうされていたように、解剖という重要な技術から遠ざけられていたために、アラビア人の医師たちは、神経系の解剖学と生理学の積年の成果に、何も寄与することがなかったのである。
　アヴィケンナ（980-1037）は、その多数の著作が12世紀末以前にラテン語に翻訳されていたが、彼は、表象や感覚作用の座が脳および前部脳室の中にあるとする、ポセイドニオスとメネシオスの不正確な解釈に基づいた仮説を、一つの教義大全の中にまとめて総合し、感覚を知覚する始原（「センスス・コンムーニス［共通感覚］」）そして諸々の〈知覚〉（「ファンタシア」）を表象というかたちで保存する始原を、彼が〈前部脳室〉（「アンテリオル・セレブリー・ヴェントリクルス」）と名づけるものの中に位置づけている。「イマーギナーティオ［表象力］」と「コーギターティオ［思考力］」は〈中間脳室〉（「ヴェントリクルス・セレブリー・メディウス」）に、そして〈記憶力〉（「ヴィルトゥース・コンセルヴァーティヴァ・エト・メモリアーリス［保持および記憶の力］」）は〈後部脳室〉（「ポステリオル・セレブリー・ヴェントリクルス」））に位置づけられている(12)。

14

正誤表

ジュール・スーリィ『中枢神経系 古代篇』萬年甫・新谷昌宏訳 第1刷において、次の誤りがございました。謹んでお詫び申し上げ、ここに訂正いたします。

頁・行		誤	正
3頁	15行目	感情と運動の	感覚と運動の
123頁	31行目	867］	867]
171頁	2行目	形相	形態
244頁	23行目	『ギリシア哲学者列伝』II, V	『ギリシア哲学者列伝』V, II
267頁	5行目	「スプリトゥス・アニマーリス(spritus animalis)」	「スピーリトゥス・アニマーリス(spritus animalis)」
284頁	11行目	前者はラテン語	前者はラテン語由来の医学用語
356頁	4-5行目	紀元前4世紀以後のギリシア人である、	紀元前4世紀以後のギリシア人の、
356頁	33行目	ヴァンデルヴァシ	ヴァンデルベシ
464頁	29行目(左)	認めることもあった．[擬プルタルコス]	認めることもあった．[擬プルタルコス]
357頁	10行目	素材〈質量〉	素材〈質料〉
375頁	8行目	視床下部と松果体	視床下部と下垂体
403頁	1行目	[Darenberg, I, 563]	(削除)
408頁	28行目	; III, VI	; III, VI [Kühn, V, 333]
409頁	13-14行目	ラテン語	(削除)
414頁	37行目	『ナショナリスト・キャンペーン』1894-1901』	『ナショナリスト・キャンペーン』1899-1901』
著者略歴	22行目		

このようなことはたんなる想像力の遊びにすぎず，それは，脳への位置づけとしては，ガレノスの理論の，きわめて弱い，きわめて遠い木霊とみなすことさえできないだろう．ガレノスは，くり返しておくが，いかなる精神機能も脳室の中に位置づけることはなかったのであり，これらの脳室は，脳髄の本体の中，大脳および小脳の中，また，これらから派生して感覚や運動を感覚器官や筋肉にもたらす諸々の神経の中に広がっている，精神的プネウマのたんなる蒸留所なのである．脳の前部が被った侵襲が，交感によって，側脳室あるいは中間脳室に波及するとしても，それによってひき起こされる感覚および運動障害の始原はやはり，本来の意味での脳の中，すなわち《脳の本体》の中にあるのであって，脳の腔所の中にあるわけではない．ポセイドニオスもやはり表象の座を前部の脳の中に置いているのであって，前部の脳室の中に置いているわけではない．この脳室にはネメシオスが感覚作用を知覚する座をあててはいるが，ガレノスはそのようなことは語っておらず，知性の精神的機能より前にあるものとして感覚能力と運動の精神的機能に言及してはいても，感覚作用の座は脳の中に位置づけているのである．したがって，さまざまな精神的機能を脳室の中に位置づける学説を，ガレノスまで遡らせることほど真理に反することはない．これらの機能を，彼は常に脳の本体の中に位置づけていた．したがって，シリア人やアラビア人たちが脳の諸々の機能の座について思い浮かべる夢想や，当の同じ問題について中世や近代の医師や哲学者が犯す伝統的な錯誤は，寄生生物のようにして，ガレノスの膨大な業績の陰の下で生まれたというものでさえないのである．

　ペルガモンの医師ガレノスのうち立てた，諸々の脳室についての比較生理学および病理学は，少なくとも症候論の観点からは，そして精神的プネウマが神経系の腔所の脳脊髄液というものに置き換えられた，ということを特に強調しないのであれば，ほとんど同じままだったということになる．ガレノスは，彼が患者や動物できわめてよく観察し記載していた，大脳の圧迫によって起こる現象が，大脳の貧血の現象にすぎないことを知らなかったし，大脳のどこかある部分を圧迫すると，それが脳室にまで伝播し，それによってただちに脳脊髄液の流体静力学的圧力が腔所全体で上昇して，脳循環が緩徐となり，あるいは停止するのだ，ということを知らなかった．それでも彼は少なくとも，近代のすべての生理学者と同じように，大脳の圧迫によって起こる主要な症状には，感覚と随意運動の完全な消失とともに，意識の消失，そして，昏迷，昏睡あるいは深い半睡状態（昏眠），つまり，死眠［「カロス」，重篤な意識障害で，感覚能力と運動能力が失われるが，てんかんや卒中のようにはけいれんや呼吸困難は見られな

いとされていた.『古代篇』p. 254, 292, 318 等参照］を定義するのに用いられる,諸々の状態などがあることを理解していたのである. これらの現象も, ガレノスにとっては, てんかん様の全身けいれんや, それに伴う循環と呼吸の変化を陰に隠してしまうというようなものではけっしてなかった. これらの事実を, ガレノスは患者の臥す病床に臨んで見ていたし, 何度となく, 実験動物が括りつけられた生体解剖の台上でひき起こしてみせていたのである. アラビア人の医師たちの誰一人として, 中世の哲学者の誰一人として, こうした事実を確かめてみることさえしなかった. これらのことが再検討され, とりわけ理解されたとなると, ボローニャ学派の指導者であり, (マルゲーニュが評するところの) 近代ヨーロッパが誇る最初の外科医である, ウーゴ・デ・ルッカ (1258 年頃死去), テオドリコ, グリエルモ・ダ・サリチェト, ランフランコ, 外科の優れた技術を学ぶためにやはりイタリアに来ていたアンリ・ド・モンドヴィルやギィ・ド・ショーリアックらの, 外科病院でのことでしかなかったのである.

我々は先に, 12 世紀の一人の信仰心篤いイギリス人**バースのアデラード**が, 特に彼の近東への旅や南イタリア滞在によって, コンスタンティヌス・アフリカヌスの驚くべき境涯を想起させると述べておいた. トゥールおよびランの学校にしばしば足を運んでそこで教えた後, アデラードはたしかにスペイン, 北アフリカを経て, ギリシアおよび小アジアをくまなく巡った. 例えば, 彼は覚え書の中で, タルソス, キリキアに行ったことを証言しているが, その覚え書は後に, フランスへ戻ってから『自然の諸問題』と題して書いた対話の章の一部を編集するのに用いられた. 彼は同じくエジプトやアラビアでも生活したようである. 彼がシラクサとサレルノを訪ねたのは確かで, シチリアのノルマン王国にしばらくの間滞在した. この大旅行は 7 年の間続けられたようである. コンスタンティヌス・アフリカヌスと同じように, 彼は自分がアラビア人たちに負っている知識を特に強調している. しかし, 彼が何らかのアラビア語の著作を直接に翻訳したことを示すものも何もなく, ギリシア語のものとなるとなおさらである. 我々は別の場所で, エルネスト・ルナンに従って, こうした点でも他の多くの点でも, 伝承というものがもつ意義について示しておいた.

以下に掲げるバースのアデラードのテキストは, コンスタンティヌス・アフリカヌスが用いたものと共通ではないとしても, 少なくともそれに類似した典拠に由来するものであるが, そのテキストが脳の諸々の機能に関する学問の歴史に及ぼした影響の大きさ, フランスではこの論考の写本が比較的まれであること, 『自然の諸問題』の印刷されたテキストには重大な誤りのあることから, 我々は, 国立図書館所蔵の 3 つの写本によって, この対話集の XVII および

XVIII章の一部をここに転載したいと思う．

「第XVII章．なぜ，優れた知性をもつ者には記憶力が欠如し，またその逆であるか．
……精神が身体において何を行なうにしても，それはこのような類のものなので，何かによって身体の助けとなることを行なう．言うまでもなく，その何かは，脳におけるものと，心臓におけるものとその他の部位におけるものとでは異なる．すなわち脳においては精神は，表象力，つまり理解力や，理性つまり判断力の発動，さらには記憶の発動つまりものを覚え思い出すはたらきを用いる．実際，まず理解し，次に理解したことを判断し，三番目に判断したことに恒常性をもたせる．しかし，それらの一々を別々のものによって行なう．というのも，知性は湿り気によって，記憶は乾きによって活力を得るからである．すなわち，湿ったものは何であれ，任意の小像の痕跡によって簡単に印が付くが，その湿り気の不安定な性質によって，より簡単に消える．ところが乾いたものは，たしかにかたちの痕跡を容易に受け入れないが，いったんそれを受け入れるや，簡単には変わらない．そこで，湿った脳をもつ者は，たしかに知性には恵まれるが，記憶力は弱い．一方，乾いた脳をもつ者は，記憶力は旺盛だが，知性はあまりない．

第XVIII章．脳内の表象力と理性と記憶の行なわれる場所はどういう推論によって把握されたか．

ネポス：さて，我々の議論は脳の基本をなす要素についてだから，できるなら表象力と理性と記憶の行なわれる場所を，哲学者たちはどういう推論によって把握したか，明らかにしていただきたい．というのも，アリストテレスも自然学において，他の哲学者もそれぞれの論文において，こういう区別をして表象力は前脳部で，理性は中脳で，記憶は後頭部で行なわれると述べているからである．そこから彼らは脳内の3つの小部屋に，表象室，理性室，記憶室という名称をあてた．脳の特に小さな各領域自体も各領域のそういうはたらきも感覚では識別できないのに，その領域に異なるさまざまな作用をあてるほどに，精神のはたらきを場所によって彼らは区別した．これはどんな術策によって明らかにされたのか．

アデラルドゥス：初めて脳の小部屋を区別したのが誰であろうと，その人は感覚の検証によって学習したのだと思う．すなわち，さまざまなものの形をよく表象によって思い出していた人があった．その人は前頭部に損傷を受けて，そのために表象能力を失ってしまったが，理性と記憶はなくならなかった．そこから哲学者がこれに留意するようになった．脳の他の部分の損傷によって精神の他の作用が妨げられた場合も同様である．また脳の各部屋においてそれぞれの作用が行なわれることが確実なこととして認められた．さらに脳の各部屋自体も，微細な線つまりある種のごく小さな隙間によって区別されていた．そこで，こうして外部から認められる事柄から，感覚では捉えられない知的な精神のはたらきが発見されたのである．実際，精神自体も，本質は非物質的で，どんな感覚にも従属しないが，身体において感覚に関わる作用をすることから，同じく身体

にあることは疑いない．実際，身体で行なわれることに同意されるのに，身体自身の所有できない動きがあり，そういう動きから身体に何かしら非物質的なもののあることが証明される」[岸本良彦訳]．

コンシュのギヨーム（1080-1150 または 1154）が学問的に活動した時期は，12世紀の前半にまで遡る．彼は自然哲学について多くの著作を残しているが，その哲学の精神は純粋にプラトン的であり，その広がりや，いくつかの観点の独立性などから見ても，なおほとんど古代的なものである．サン゠ヴィクトルのゴーティエはコンシュのギヨームを，デモクリトスとエピクロスの原子論を復活させ，万物の生成を原子の集合によって説明したとして，断固として非難しさえした．《「さて，粉末の非常に小さな，ほとんど目に見えない断片がこのことばで呼ばれているのであり，それをおそらくデモクリトスは後継者のエピクロスと共に原子と称している．そこでコンシュのギヨームは，万物が原子つまり非常に小さな物体の集合から生成すると考えている」》[出典が明示されていないが，*Contra quatuor labyrinthos Francae* の中の文章で，Du Boulay, *Historia universitatis Parisiensis*, Tome II, p. 659 に引用されている]．サン゠ヴィクトルのゴーティエ以前に，サン゠ベルナールの門弟で友人でもあったサン゠ティエリのギヨームは，神学者の敬神の念からくる憎悪によってピエール・アベラールを責め立てたが，コンシュのギヨームに対しては，彼が人間の創造について，たんに《哲学者》としてだけでなく《自然学者》としても論じ，人間の身体は《神によってではなく，自然によって》作り出された，としたことで，なお一層激しく敵愾心を煽り立てられた．コンシュのギヨームは〈明らかにマニ教徒〉だったのである．というのも，彼は〈人間の魂は善い神が作り給うたのだとしても，身体は暗闇の帝王（悪魔）の所業である〉と信じていたのだから．彼は，傲慢にも，「自然学的意味から」解釈して，女性がアダムの肋骨から創られたという物語を嘲笑しさえしたのである．いずれにせよコンシュのギヨームにとっては，このサン゠ティエリの大修道院長が書き記していたところでは，〈物体と物体的なもの以外には何も存在しない〉のである．《神そのものが，この世界においては，基本要素の集まり合ったものにすぎない》のであり，世界の中での神の存在，魂は物体の中でそうした存在にあたるのである．コンシュのギヨームの主著は失われてしまったらしい．『小哲学』，*Philosophia minor* なるものは，おそらくギヨームの大著からの抜粋であり，これは，ベーダ・ヴェネラビリスの著作の中に，『教えについて，あるいは哲学の基本原理について全4巻』，περὶ διδάξεων sive *Elementorum philosophiae* libri IV と題されて含まれて

いる論著と同じものである．⁽¹⁵⁾

〈肝臓が静脈の始原であり，心臓が動脈の始原，脳が神経の始原である〉．「スピーリトゥス・ナトゥーラリス［自然精気］」の座が肝臓であり，「スピーリトゥス・スピリトゥアーリス［呼吸精気］[生命精気（「スピーリトゥス・ヴィーターリス」）に同じ．このあたりは『古代篇』pp. 267-268, 275-276 参照］」の座が心臓であるとすれば，「スピーリトゥス・アニマーリス［霊魂精気］」は，脳のさまざまな部分にあって，魂の多様な機能に役立てられている．「ヴィルトゥース・スピーリトゥアーリス［呼吸能力］」は本来的には呼吸する機能，すなわち，生体の中に新鮮な空気を取り入れ，熱した空気を追い出して，身体内部の熱の温度を下げる機能であって，その座は，くり返しておくが，心臓，つまり，身体の中心にあり，こうした点では下部領域における肝臓と同じ役割をもつ器官なのである．あらゆる生物学的な能力の中で最も高貴なものは，「ヴィルトゥーテス・アニマーレス［諸々の霊魂的能力］」であって，霊魂精気は，肝臓から心臓へ，そして心臓から脳へと昇ってくる微細な蒸気で，脳では細い血管網の中を循環する．「スピーリトゥス・セレブリー［脳の精気］」が，コンシュのギヨームにとっては，魂の思考活動の道具なのである．

ギヨームは次のように言っている．《「神の智は，人間に智があることを望んだが，その智を完全なものにする3つの力がある．すばやく理解する力，理解したことを識別する力，記憶に留める力である．さらにまた，人間の頭には3つの脳室がある．軸に一つ，爐にもう一つ，中間に第3の脳室がある」》［出典不詳であるが，注（16）にあげられている写本の中の文なのであろう］．このような理論を，コンシュのギヨームはコンスタンティヌス・アフリカヌスの中から，直接取ってきたように思われる（ヴェルナー［Karl Werner, *Die Kosmologie und Naturlehre des scholastischen Mittelalters mit specieller Beziehung auf Wilhelm von Conches.* 注（15）参照］pp. 386-387［p. 386 の注2］［本書 p. 5 以下参照］．次に，彼がそれを『哲学の基本原理』，*Elementa philosophae*（XI-XII.［デ・カピテ［頭部について］］）の中でどのように論じているかをあげておく．

《「さて，頭はほぼ2横指分前後に押し出したような球体で……脳がそれによってより容易にはたらけるようになっている．角張っていたとしたら体内の過剰なものが角に残ってそれを損なっただろうが，そうなることのないようにしているのである．前後に押し出されているのは，そこから延びている神経のためで，神経の中で，前方のものは五官（感）に奉仕し，後方のは随意運動を発動する．……その外側にはさまざまな骨から組み立てられた頭蓋骨がある」》．

《「頭蓋骨の下には，哲学者たちがミリンゲ［*miringe*, 文脈上明らかに「髄膜」を表す語であり，おそらくギリシア語「メーニンクス」の複数形「メーニンゲス」*meninges* の崩れた語形なのであろう］と称した2層の膜がある．その中で頭蓋骨に近いほうの部分は，より硬くて乾いている．哲学者たちは，これを硬膜［*dura mater*, 文字通りには

「硬い母親」，本書p. 6参照］といい，頭蓋骨から遠い軟らかいほうの膜を軟膜［*pia mater*,「軟らかい母親」，本書p. 7参照］という．人体のすべての神経はここから生じている．そこで，この膜を母親［mater］というのである．さて，軟膜からは，感覚の道具となる神経が生じていて，頭舳に向かい，そこで瘤状の塊を形成する．硬膜からは，随意運動の道具となる神経が生じており，頭艫に向かい，そこである種の瘤状の塊を形成する．だが，どのようにして，先に述べた神経が感覚の窓口へと向かい，もう一方の神経が随意運動を行なう部位へと向かうか，ということは，以下に続く考察で扱う」》[岸本良彦訳]．

　頭部は，コンシュのギヨームにとって，「ヴィルトゥース・アニマーリス［霊魂的能力］」に備わる諸々の機能の中枢であり，これには「インテリゲンティア［知性］」「ラティオー［理性］」「メモリア［記憶］」「センスス・コンムーニス［共通感覚］」「ヴォルンターリウス・モートゥス［随意運動］」の5つが含まれている．これらの機能の最初の3つが脳のどの部分に位置づけられるかということは先に述べたばかりであるが，最後の2つの基体は感覚神経と運動神経で，それらの起始も同じように脳の中にある．

　「コンシュのギヨーム師の第二哲学が述べられている書［*Dragmaticonn Philosophiae* のこと．注（16）参照］では以下の数章が初めに来る．
　XVI．以上のようなもの［髄膜］の下に脳があるが，それについて次のような記述がコンスタンティヌスによって与えられている．
　脳について．脳の本体は白く流動性で血液を欠いている．連続的な運動と身体の熱によって干からびないように，自然本性上冷たくて湿っている．
　弟子：つい先ほど，ある人々は胆汁性の脳をもっているから白髪にならない，とあなたは言われました．胆汁性のものがどのようにして冷たくて湿っていることになるのでしょうか．
　哲学者：それぞれの部位は人間が違えば相異なる性質をもっているものである．すなわち，自然の状態では脳は全体として冷たくて湿ってはいるが，ある人々は他の人々よりもより温かくて湿り気が少ない．こういう人々が胆汁性の脳をもつと言われる．またある人々の場合は温かさが少なくて湿り気が多い．こういう人々は粘液性の脳をもつと言われる．またある人々の場合にはより冷たいが湿り気は少ない．こういう人々は黒胆汁性の脳をもつと言われる．さらにある人々の場合にはより温かくて湿り気も多い．こういう人々は血液性の脳をもつと．同様にして，あらゆる部位は4つの基本性質の組み合わせををもつ．そのことは，自然学の知識のある思慮深い読者なら，行動と外見，さらにはそれぞれの感情の様相，程度，性質からも商量することができる．

中世

XVII. 頭部の小部屋について．

　頭部には3つの小部屋がある．一つは脳軸に，もう一つは脳艫に，3つ目はその中間にある．すなわち，第一の小部屋は表象室つまり視覚室という．魂はここでものを見て理解する．この部分の脳は温かくて乾いている．引き寄せる性質をもつ乾いた温かさによって外界の形と色を自ら統合する自ら統合するためである．

　中間の小部屋は推論室つまり理性室という．その部分では，魂は見たものを識別する．すなわち表象の能力がうちに引き入れた形と色を推論の力が自らの方に引き寄せ，ここで物を相互に区別する．実際，ここで魂が見た物の形と色からそれがどんなものか認知する．この小部屋の部分の脳は温冷乾湿の釣り合いが取れている．その釣り合いが程よく取れていれば理性のはたらきを妨げることがないからである．

　最後の小部屋は記憶室という．その部分で魂は記憶力を働かせるからである．すなわち魂は，第一の小部屋が引き寄せたものを中間の部分で識別し，中間の小部屋との間にある，ある種の開口部を通じて伝えていく．この開口部は女性の乳房に似た肉塊によって遮断されている．魂が何か新しいことを記憶しようとしたり，古いことを記憶に呼び戻そうとしたりするとき，この肉塊がずれて開口部が開き，こうしてこれらのことが呼び戻されるまで出ていくが，開口部は再び遮断される．最後の小部屋の脳は冷たく乾いている．緊縮と保持が冷と乾の性質だからである．だが脳のそういう性質が変化するとこういう作用も弱くなる．実際，最後の小部屋の脳が湿っていると，湿気が流れ出るので形と色が混乱し，そういう人の記憶力は悪くなる．そこで，著述家たちは記憶力の悪いのを記憶が湿気ていると言っている．中間の小部屋の脳がすっかり釣り合いを失うと，理性をなくして正気を失う．若干釣り合いを失うと理性のはたらきが不完全になる．釣り合いの喪失の程度がひどくなるほど理性のはたらきも弱くなる．また釣り合いがよく保たれるほど理性のはたらきもよくなる．最初の小部屋についても同様のことがいえる．すなわち，その部分の脳が非常に冷たいと人は愚かで表象構成力がない．冷たくなればなるほどその人の表象構成力も遅鈍になる．冷たくなければないほど表象構成力は鋭敏になる．

　弟子──それは何によって証明できるのでしょうか．

　哲学者──その部分が被った傷害によってである」[岸本良彦訳]．[18]

　以下は，ガレノスによって，そして，ガレノス以降は伝承によって集められた，いくつかの臨床的および解剖・病理学的症例観察で，それらを後にコンシュのギヨームが報告しているものである．注目されるのは，ここで問題にされている脳の機能的な位置づけの3つの領分は，その他の2つを除いて，各々が厳密に一つの特殊な器官に割りあてられていて，《脳》のこれらさまざまな脳室を侵襲する外傷によって生じた精神疾患の症候学は，これらの著者の意見によれば，さまざまな病変部位に正確に対応していなければならないということ

21

である．

　例えば，ある患者は，脳の第一の小部屋に固有の機能を並外れて備えていた．医師たちが確認したとおり，この脳室の病変により，患者はものを表象する能力を失ったが，こうしたことがあってもこの男は理性や記憶は保持していたのである．ガレノスが，頭部の外傷に続いて精神異常を呈したが，以前に知っていたことの記憶や対象の識別は保持していた男について語っていることは，そうしたことがあるということを雄弁に立証するものであった．もう一人の患者は，脳の最後の小部屋，すなわち後頭領域に外傷を受けていたが，まさに記憶は失ったが，知覚と理性は保持していた．ソリヌスは彼の『博識家』，*Polyhistor* の中で，コンシュのギヨームが書いているところでは，おそらくこれと同じ領域の外傷の後，自分自身の名前を忘れるほど深刻な健忘の状態に陥った男について述べている．最後に，もう一人の患者では，中間の小部屋の病変で理性は失われたが，記憶と表象力は保持されていたのである．[19]

　幼年期は青年期のようには勉学に適さない．《「というのも，その年代は温かくそして湿っているので，直ちに食物を消化し，別のものを欲しがる……濃密で粗野な体気が生ずる．それが，精神が識別と理解のはたらきを行なう脳に向かい，脳をかき乱す」》．それに対して，青年期は温かくそして乾いている．《「人が母親の子宮から集めた体液は涸れてしまっている．すなわち，それほど濃密な体気は生じないし，内奥の混乱もそれほどではない．そしてそのときに，適切な学説の松明が点火されると，人は完全にものごとを識別するのに相応しいものになる」》．次いで〈老年期〉が来る．「それは冷たくそして乾いている」．《「というのも，自然の熱が消えているからで，そのために，この年代では記憶がよくはたらくが，体力はなくなる．ものごとに脈絡を付けることは冷たさと乾燥の性質に関わっており，記憶はこの冷たさと乾燥から成るものであるのに対して，攻撃を加えることは熱の性質に関わっており，体力はこの熱から成るものだからである．最後の老衰期は冷たくて湿っている．そこで，その年代では記憶が湿りがちになり，人は衰弱する．自然の熱が消えてしまい，人は生きることを止める」》．[20]

　リールのアランもまた，プラトン派，それも 12 世紀末の（1202 年没）キリスト教的なプラトン派であり，彼は，一つの時代，すなわち，その時代の思想は，ほぼ究め尽くされているが，西洋にアリストテレスの支配が到来して人間精神の刷新が起こることなどまだほとんど予感していない，そのような時代の，諸々の思想と学説を，モザイク作品のような様式で，手玉に取るかのようにやすやすと結びつけて報告している．[21]

中世

　プラトンは，リールのアランにとっても依然として，スコトゥス・エリウゲナ，バースのアデラード，コンシュのギヨームにとって，そしてアベラールにとってそうであるのと同じように，世界最高の哲学的権威である．それはまさに，後にアリストテレスがそう呼ばれることになるような，《哲学者そのもの》なのである．しかしプラトンについてアランが知っていたのは，カルキディウスが翻訳した『ティマイオス』の断片にすぎない．『パイドン』については，ほとんど名前しか知ってはいない．アリストテレスは彼にとっては，あいかわらず難解さをもって知られた，論理学の一教師にすぎない．エレアのゼノンその人については，アランの弟子で『アンティクラウディアヌス』[アランの著作]の注解者であったロンシャンのラウルが，運動の実在性を反駁する議論を引用しているが，このリールの哲学者にとっては，アリストテレスよりはずっと明快に見えるという．こうした難解さに対する非難は，10，11 および 12 世紀の何人かの著述者たちでもくり返されるが，時代をさらに遡るものであった，カルキディウスはアリストテレスを暗い人［難解な人］ヘラクレイトスになぞらえていたし，ボエティウスは彼を指すのにすでに《トゥルバートル・ヴェルボールム［言語攪乱者］》という語を用いており，アランもこれを書き写していた．ところで，13 世紀までは，ボエティウスがほとんどもっぱらアリストテレス主義の源泉である．アベラールがボエティウスを呼んで言う《ラテン世界の最大の哲学者》，そのようなボエティウスの著作の中，このローマ人の行なった諸々の翻訳と注解の中に，また彼の『哲学の慰め』『算術教程』，そしてとりわけ彼の諸々の神学論の中にこそ，アランは主要な基本概念，それも，彼の哲学の礎石のようなものを見出したのである．アランはアリストテレスの心理学については何も知らない．彼が魂を身体の形相とみなす学説について語るのは，それを攻撃し退けるためでしかない．『命題論』『カテゴリー論』および『分析論後書』［いずれもアリストテレスの著作］はたんに言及されるだけである．アランの著述の中に『形而上学』の痕跡を見出すことは不可能である．12 世紀中期以後，何人かの西洋のキリスト教指導者の哲学にユダヤ・アラビア・アリストテレス的な諸々の要素を浸透させていった，スペインに発する運動は，リールのアランにまでは及んでいなかった．というのも，『原因論』，liber de causis ［当時アリストテレスの著述として広く知られていたもの．12 世紀末にスペインのトレドにそのラテン語版が現れた］は，この著述家の学説に何らの影響も及ぼしていないからで，このことはバルデンヒューワーが立証した後，オレオーが彼の『スコラ哲学の歴史』，Hauréau, Histoire de la philosophie scolastique の第 2 版 (1872) の中で確認したとおりである．

リールのアラン

　リールのアランは古い学派の最後の代表者の一人であり，依然として，教父たちやローマ・カトリック教会の博士たちの伝統的教義によって吟味を受け正式に認められたテキストによって，議論し論証しているにすぎない．彼は《2つの時代の境い目に》いるのであり，そのことこそまさに彼の哲学が歴史的に大きな興味を引く点である．

　きわめて本質的に正統的であったこのキリスト教徒は，究極の事柄，すなわち信仰と理性という最も高次元の問題をどのように考えていたのであろうか．人は理性や知識によって神を知るのではない，アランはそう言った．人は信仰の行為によって神を信ずるのだ，と．〈信仰と知識とはまったく異なるものである〉（『アンティクラウディアヌス』，*Anticlaudianus*, Liber VI, caput I, versus 23 [Migne, *Patrologia latina*, 210, 539D]）．〈信仰とは《思いこみ》であり，信仰に十分な理性も，知識にとって十分というわけではない〉（『カトリック信仰論』，*Ars fidei catholicae*, Liber I. caput XVII, Migne, *Patrologia latina*, 210, 601C-D）．〈我々が神を理解するのは，ひとえに信仰によるのであり，知識によるのではない〉．もう一度くり返すと，〈理性が，神は存在する，と我々に推測し想定するように仕向けることはたしかにあるが，それはいつも思いこみという仕方である．我々は神を知るのではない，信じるのである〉．たしかに〈知性によって知ることができなかったものは，何も知っていることにはなりえない〉．ところが〈神は，本質上，知識あるいは知性の条件そのものから逃れている〉のである（国立図書館，パリ写本，6569, s. X111, fol. 153ᵛ による）．

　中世の初めの数世紀の間は，魂と身体との関係は，ある種の外的，偶発的な結びつきの結果として生じると認められていた．それでも，カルキディウスによって，魂を身体の形相とみなす，アリストテレスの学説や定義は知られてはいた．しかし，この『ティマイオス』の注釈者は，アリストテレスはこの点では誤っていると考えていたのである．魂は，彼によれば，身体の形相ないしエンテレケイアではありえない．なぜなら，形相の始原は，物体の中，そして物体とともにしか存在することはないからで，それは身体とともに生まれ，身体とともに滅びるのであり，さらにこのような始原はその他の無生物の中にも見出される．それゆえ，魂が人間の身体の形相になったというのは，たんなる偶発的な出来事としてそうなったということになる．これはまさに『世界の構成について』，*De mundi coelestis terrestrisque constitutione* の著者［リールのアラン］が，ほかならぬアリストテレスに反論したことであり，これもベーダの著作の中で読むことができる [Migne, *Patrologia latina*, 90, 881C-910A]．すなわち，魂は，当時この語で理解されていた意味において，一つの特性，一つの形相というも

のではなくて，実体的な始原である，というのでなければならなかった．ということでリールのアランは，魂は一つの特性でもなければ一つの形相というのでもなく，一つの単純実体であると明言している．身体と魂とは，彼にとっては，あらゆる点において独立し，対立する自然本性をもった，2つの実体なのである．魂は，身体を組織する始原ではない．たしかに，自然がその最も純粋な基本要素で身体を構成し，それに思慮を与えたとき，要するに，そのようにして人間という，そこに宿るべき名高い由緒をもった住人を受け入れるよう準備された組織体を作ったときに限って，魂はそれに生気を与えるのに応じるのである．ということは，しかしながら，身体もまた一つの実体であって，魂とは独立して存在し組織されている，ということになる．

　これらの2つの実体はどのようにして影響し合うのであろうか．〈配偶者同士〉(「コンユーンゲス」)のように，とリールのアランは答える．この魂と身体の結合を，「コンユギウム」「コーンヌービウム」「コープラ・マリーターリス」［いずれも結合，合一，結婚などを意味する］と，彼は呼んでいる．身体と魂の間の和合を保証するのは，数と調和である．数に関するピュタゴラス的そしてプラトン的思弁が，アランの人間学や心理学の中でも，宇宙論の中でと同じように，ある役割を演じているのである．シャルトルのベルナールやサン＝ヴィクトルのフーゴーはさらに，同じような詩的フィクションに訴えている．しかし，リールのアランは，この結合について，はるかにより哲学的な別の解釈を提示した．すなわち，魂と身体とを結びつけるものは，空気よりも希薄で火ほど敏捷でない，ある微細な物質であって，魂とは微細さと運動性を共有し，身体とは物体性を共有するもので，一言で言えば，それは「スピーリトゥス・フュシクス，セド・ナトゥラーリス［物質的精気ないし自然精気］」ということになるだろう（『異端者駁論』, *Contra Haereticos*, Liber I, caput XXVIII, Migne, Patrologia latina, 210, 329D).　すでにイサアク・デ・ステラは，魂の最も低次のはたらき，すなわち表象力から，物質的な生体の最も微細な部分，すなわち「スピーリトゥス・コルポレウス［物体的精気］」に移り変わるのを可能にするような転移の存在を指摘していた．もう一つ，カンブレーのオドンとサン＝ヴィクトルのリシャールに従って，アランは，相反する自然本性をもつにもかかわらず，理性的な魂と肉は，人間の中で人格の単一性によって一つになっていると考えるのである（同, Liber III, caput XIV, 414 B. *Theologicae Regulae*, Reg. C, 675A 参照)．

　獣類の魂についての諸々の考えも，12世紀には，多くの論者の議論にのぼらずにはいなかった．

　バースのアデラードの証言によれば，庶民が躊躇せず否定したことを，哲学

者たちはより躊躇することなく肯定していた．彼の『自然の諸問題』，Quaestiones naturales の第 XIII 章は「獣類は精神をもっているか」と題されているが，彼はこう答えている．《「実際のところ，それは現代の人間にとってもはっきりしない．一般の人々は躊躇なく否定するが，それと同じ程度に哲学者は確実に肯定する．すなわち，野獣は精神をもっており，私ももっていると主張する》．感覚作用とそれが動物にひき起こす本能的傾向とが存在すること，対象の識別と随意運動とが存在することは，バースのアデラードによれば，精神的始原が現にそこに存在していることを意味するのである．この学者は，結局のところ，生命と知性の機能を考察することから出発し，そこから，そうした機能の始原が存在するということを結論としてひき出していたのである．この問題は今日でもこれよりうまく提出することはできないであろう．コンシュのギヨームもまた，獣類の魂を身体とは別の実在として区別していたように思われる．ピエール・アベラールは，逆に，植物や動物の魂を，基本要素の中のより微細なかたちのものとしかみなさなかった．リールのアランは，バースのアデラードやコンシュのギヨームのような《自然学者》ではなかったので，アベラールの唯物論的見地につき従った．アベラールをこうした考え方にはっきりと導いたのは，カタリ派との論争であった．

これらの異端者たちは，たしかに獣類の魂の自然本性を主題にした討論の中で，『コヘレトの言葉』の有名な一節（III, 18-21）を引用せずにはいなかった．《人の子らに関しては，わたしはこうつぶやいた．神が人間を試されるのは，人間に，自分も動物にすぎないということを見極めさせるためだ，と．人間に臨むことは動物にも臨み，これも死に，あれも死ぬ．同じ霊をもっているにすぎず，人間は動物に何らまさるところはない．すべては空しく，すべてはひとつのところに行く．すべては塵から成った．すべては塵に返る．人間の霊は上に昇り，動物の霊は地の下に降ると誰が言えよう》［新共同訳］．リールのアランの，我々には主著と思われる著作，『異端者駁論』，Contra haereticos（Liber I, caput XXVI-XXVIII）を開いてみよう．《「獣の霊魂精気は物質的であるか非物質的であるかである．人間の精気のように非物質的だとすれば，それはどういうわけで身体と一緒に失われ，人間の精気はそうではないのか．獣の魂よりもむしろ，人間の魂のほうが身体に保持されるのは，一体どういうわけなのか，またどういう力によるのだろうか……［Migne, Patrologia latina, 210, 328D］．しかし，人間の魂もまた，身体とともに滅ぶことが証明される．獣の死後には，魂のどんな痕跡も現れないように，人間の死後にも魂のどんな痕跡も残らない」》［同，329C］．たんに異端者たちだけでなく，アランの時代には，《〈多くの偽キリスト

教徒もまた〉，結局のところ復活を否定していた．というのも，彼らが言うには，〈魂は身体とともに滅ぶ〉からである》［同，328B］．死後に魂が苦しむという苦悩と罰の学説は，アランがあげている『ティマイオス』の中ではなく『パイドン』の中に見出される．この著作も彼はあげていて，その場合は間違っているわけではないが，しかし彼は確実にその名前と全般的な主題だけを，おそらくクラウディアヌス・マメルトゥスの『魂の様態について』，*De statu animae* の中に挿入されたこのプラトンの対話篇の一節によって知っているにすぎない．アランが援用する他の権威には，ウェルギリウス，キケロ，ア̇ス̇ク̇レ̇ピ̇オ̇ス̇，そして『原因論』，*Liber de causis* がある．この本は，知られているように，プロクロスの『神学綱要』，στοικείωσις θεολογική [［ストイケイオーシス・テオロギケー］］のアラビア語版からの抜粋で，《こうして初めて，スコラ学の哲学文献の中に，リールのアランによって，『最高善の本質についての箴言』，*Aphorismi de essentia summae bonitatis* という題のものとに，紹介された》．アランは彼の論証を，彼が魂の実体に帰属させる諸々の特性の上に基礎づけている．彼は，とりわけ，バウムガルトナーがかなり奇異で特異なものと評する，ある議論を，一人の哲学者と討論する一人の宗教者が口にすることの中で展開しているが，この議論は，アランは貨幣の表裏を当てる遊びにまで言及したわけではないが，我々にパスカルの論じる懐疑論的な迷いを思い出させる［パスカルの神の存在と賭けをめぐる議論が『パンセ』，ラフュマ版では断章418，ブランシュヴィック版では断章233，岩波文庫版では断章418（塩川徹也訳『パンセ（中）』，岩波書店，2015）にある］．——人は魂の不死を信じることで何を失うだろうか．否定すれば，不都合な事態をひき起こすことになりかねないのである．2つの可能な事態があって，一方は結果として悪を，他方は善をもたらすことになるだろう，というのであれば，その中からは，悪が生じるものよりも，むしろ善がひき起こされるものを選ばなければならない．「つまり，アリストテレスが二命題の選択についての書で言うように，その結果は悪く，あの結果はよいというのであれば，その結果が悪い他のものよりも，その結果がよいあのもののほうを選ぶべきである」（『異端者駁論』，Liber I, caput XXXI, Migne, *Patrologia latina*, 210, 334B）——ここでは，アランはアリストテレスの権威にすがっていて，『二命題の選択について』，*De eligendis duobus propositis* なる書物を，断固としてそのアリストテレスのものとしている．我々は，バウムガルトナーの意見には反対で，偽アリストテレス文書の中にそもそもそのような痕跡さえ見出されるとは考えない（ここに表明されている考えが，アリストテレスに存在しているのだとしても）．

カタリ派の心理学的学説に対する反論の中で，リールのアランは，ある区別

を特に強調している．すなわち，獣類の魂はたしかに，異端者たちがそう望むように，「スピーリトゥス［精気］」と呼ぶことはできる．しかし，「スピーリトゥス・フュシクス［物質的精気］」（「ナトゥラーリス［自然（精気）］」「アニマーリス［霊魂（精気）］」）と「スピーリトゥス・ラティオナーリス［理性的精気］」を混同してはならない．後者は非物体的であるが，前者はそうではない．《「獣の霊魂精気は物体的である」》［同，330A］．魂は一つの特性でもなければ，一つの形相でもなく，それは単純実体で，一つのものであり，分割できない．アランはそれを次のように定義している．すなわち，「身体とともに人間を構成することになる理性的精気が，本来は魂と言われる」［*Distinctiones dictionum theologicalium*, Migne, *Patrologia latina*, 210, 699D］．このような人間の魂の起源に関して，アランはすでに決定的に霊魂創造説信奉者である．彼は，聖アウグスティヌスや，アルクィンやラバヌス・マウルスの時代［8-9世紀］のように，霊魂伝移説と霊魂創造説の間で躊躇することはなかった．カンブレーのオドン（1113年没）は，アランの時代に，まだこう書いていた．《「けれども，身体のように魂も，媒介物から生成し，身体の種子とともに魂の力も発現するとしたがる人々が多い」》［*De Peccato originali*, Liber. II, Migne, *Patrologia latina*, 160, p. 1077B］．そして彼は，そうした見解の人々のあげる理由を，論ずるに値しないものとはけっして思っていなかったのである（「それらの人たちの論拠はまったく遠ざけられるべきだというわけではない」［同，1077C］）．『アンティクラウディアヌス』の著者にとって，自然は基本要素で身体を作るにとどまり，魂の方は自然の法則や力を免れているのである．ピエール・コメストルの『スコラ学の歴史』，*Historia scholastica* の中に書かれていること——「人間の身体が媒介物から成る，つまり他のものに由来する」［*Distinctiones dictionum theologicalium*, Migne, *Patrologia latina*, 210, 978D］というのは，人間の魂については真実ではない．なぜなら，自然の中では，いかなる単純実体も自身から何かを生みだすことはありえないからである．したがって，「魂は魂を生じないし，精気も精気を生じない」（『異端者駁論』, Liber III, caput II, Migne, 同，403 A）．とりわけ聖トマス以後正統なものとなった伝統において，それぞれの魂は，それが身体の中に入ると同時に起こる創造の特別のはたらきの結果生じるとされているように，「むしろ［そのはたらきが］日々魂を創造し，創造することによって水やりをし，水やりをすることによって創造するのである」［*Distinctiones dictionum theologicalium*, Migne, *Patrologia latina*, 210, 751C］．

さらに，人間の中には，実を言うと，もう一つの精気，すなわち「スピーリトゥス・フュシクス・シヴェ・ナトゥラーリス［物質的精気ないし自然精気］」が

存在する．この精気は《空気よりも微細で，火ほど希薄ではない，ある物体である》[*Theologicae regulae, Migne, Patrologia latina*, 210, 676C] と言われていた．それは，肝臓に座をもつ第2の〈消化〉(「ディゲスティオ」)あるいは加熱の結果として生じるもので，この消化から生まれる〈軽い蒸気〉(「テヌイス・フームス」) にすぎない．アランは，コンスタンティヌス・アフリカヌスに従って，それらの器官的な起源については，「肝臓における自然精気」「心臓における生命精気」「頭部における霊魂精気」を列挙している．「物質的精気」は，先にも見たように，理性的魂とも身体とも，何らかの親和性をそなえているのでなければならない．この精気がそうした相反するものの対立する自然本性を分かちもつからこそ，この両者をある実体的な結びつきという在り方で一つに結びつけているということでなければならないように思われるのである．

「スピーリトゥス・ラティオーナリス [理性的精気]」ないし「スピーリトゥス・インコルポレウス [非物体的精気]」には，『精気および魂について』，*De spiritu et anima*（この書をアランは『ペリーシケン，すなわち魂について』，*Perisichen, id est, de anima* と呼び，聖アウグスティヌスに帰している）に従うと，5つのはたらき，すなわち「センスス [感覚能力]」「イマーギナーティオ [表象力]」「ラティオー [理性]」「インテレクトゥス [理解力]」および「インテリゲンティア [認識]」が属す．諸々の動物は，そのうちの2つ，すなわち感覚能力および表象力しかそなえていない．最も古い写本はこうした言葉に関する議論を先行させている．「ギリシア人もやはりゾーア [zoa, ギリシア語 ζῷον ないし ζωή の複数形 ζῷα で，「生き物，動物」ないし「生命，生存」を意味する] とシューケア [sychea, ギリシア語 ψυχή「プシューケー」の複数形 ψυχαί「プシューカイ」の崩れた形．これも「生命」を意味するが，さらに「生命の根源としての魂，精神」も意味する] を区別する」（国立図書館，パリ写本，Codex Paris., Biblioth. nat. 16525, s. XIII, ベルン写本，le Codex Bernensis, s. XII では「oza」と書かれている）．「その中にある精気が，身体とともに滅ぶ生き物 [「アニマーリア」, animalia. 「アニマーリス」, animalis (「アニマ」, anima (魂，ギリシア語「プシューケー」に相当) をもったもの) の複数形] をゾーアと呼び，身体が滅んでもその中にある精気が存続するあの精神的なもの [「アニマーリア」] をシューケアと呼ぶのである」．これらの機能の脳の中への位置づけは当然，リールのアランでも，バースのアデラード，コンシュのギヨーム，ソールズベリーのジョン，サン゠ティエリのギヨームなどでも，同一である．ガレノス以後のすべての著者に共通の，このような脳局在論は，部分的にはこうしたスコラ学派の哲学者たちによって，コンスタンティヌス・アフリカヌスの著作の中から，汲みとられたということができる．

アランの語っている「タラミ [「タラムス（部屋，寝室）」の複数形．ここでは脳室の意味で用いられているが，現代の解剖学用語では「視床」を指す〕」は，通常それらに帰せられている機能とともに，脳の前部，中間および後部の3つの脳室に対応している．《「すなわち，頭部にある城砦には指揮官である知恵が休息しており，結局，他の神的能力も半神的な能力もそれに従う．実際，理解力も，推理力も，過去の事柄を記憶に留める力も，頭部のさまざまな部屋に座を占めており，指揮官への服従によって沸き立つ．一方，人の住む都市の中心部におけるように，心臓には高潔さが自身の住居を定めた．これは賢明さの主導権の下でその軍役を業とし，その命令を熟慮するかぎりにおいてはたらくのである．さて，腰はいわば郭外で，体の末端の部位を放埓な欲望に委ねる．だが，それは高潔さの命令にあえて逆らわず，その意思に従う」》〔岸本良彦訳〕．他の箇所で，アランの場合，魂のプラトン的な三部分は，「ラティオーナービリタース〔理性〕」「イーラスキビリタース〔激情〕」および「コンキュピスキビリタース〔貪欲〕」という名前が与えられている．

『精神および魂について』，*De spiritu et anima* の分類の中では，人がものの形相や不可視のものを知るのは「インテレクトゥス〔理解力〕」によってである．〈人間はそのようにして精神となる〉のである（『神学の諸規則』，*Theologicae Regulae*, Regula XCIX 〔, *Migne, Patrologiae latinae*, CCX, 674A〕）．〈理性を鍛錬することによって，人間となる〉．しかし，「インテリゲンティア（インテレクトゥアーリタス）〔認識〕」によって，人間は忘我の状態を通じて，神性の直観，神格化，神化にまで高められることができる，すなわち人間は神となるのである．これは，偽ディオニュシオスおよびその解釈者であるヨハネス・スコトゥス・エリウゲナからのひどく遠くて希薄な木霊であり（最も古い写本と呼ばれているものがそう望んでいるように），そこには，「テイオーシス」「デイフィカーティオー」〔いずれも「神化」という意味，前者はギリシア語，後者はラテン語〕という表現がしばしばくり返されている．

12世紀のラテン語著作者における，魂のさまざまな部分を脳の前部，中間および後部脳室に位置づける解剖学的および生理学的理論や学説の検討を終えるにあたり，この世紀の前半を生きた，ランスに近い**サン゠ティエリの大修道院長，ギヨーム**から何頁かあげておこう．

「さて，頭蓋骨は，脳の座つまり頭の容器であり，その中に脳そのものが収容されている．だが，これは多くの骨から構成されている．それは，ひとつには体気の放散のため，つまり精気が骨どうしの接合部の間の孔を通って外に出ていく道をもつようにする

ためであり，ひとつには静脈と動脈を内部に受け入れるためである［*Patrologiae latinae*, CLXXX, 701D（注（29）参照）］．

　生命精気を運ぶ幼若性動脈［頸動脈］は，頭蓋骨の中に入り込んで脳の座にまで至り，脳のすぐ下で網状に多重に広がる．その網の加熱の下で精気は再度消化される．すなわち，呼吸精気はここに留まって消化されることにより純化される．この消化から霊魂精気が作られる．その後で，霊魂精気は網の上を折り返した2本の動脈を通じて出ていき，舳脳室へと拡散していく．ここで再び微細なものになって浄化され，その浄化によってできたものを，口蓋と鼻孔の通路を通じて排出する．これが精気の第3の消化である．さて，霊魂精気そのものは，舳と艫の真ん中にある道を通って艫脳室へと移っていき，舳脳で表象と感覚を司るように，艫脳では記憶と運動を司る．さて，前脳部の舳は頭の前の部分に位置し，後脳部の艫は頭の後部に位置している．だが，両方ともいわば自身に固有の住居たる脳室をもっており，そこに各自の力が内包されている．2つの脳室の間にある中脳室には，理性と理解力が内包されている．中脳室にある理性は，女王で支配者のようなもので，我々はそれによって禽獣と区別される．［……］さらに理性は，舳にある表象と艫にある記憶を自ら司り，動物と共通する力，つまり舳の感覚と艫の運動とを，一方は五感を介して，他方は艫から延びている神経を介して司る．さて，理性が自ら司ると我々が主張するもの，つまり記憶と表象については，理性のない動物にも，感覚や運動と同様に，表象と記憶もあるように思われる（さもなければ，犬も自分の主人を見分けられず，鳥も自分の巣に戻れないだろう）．けれども，動物には記憶も表象も具わっておらず，むしろ，その体に完全に魂が付与され結合していたとしても，動物の精神が理性と無縁であればあるほど，動物にはそれだけ大きな感覚の力ないしは感覚作用の行使力が具わることになる，と知るべきである．……だからこそ，その運動の仕方もいっそう活発で，部位を自身の運動のために行使する仕方もより機敏なのである［同，701D-702B］．

　さて，魂を物質的なものとしたがる哲学者たちは，この呼吸精気が魂だと主張した．しかしそれは誤りである［同，702C］．……呼吸精気は脳の後の艫に移っていって，そこで記憶と運動とを営むので，記憶はそれ自体で，運動はそのための僕たる神経を介して行なわれる．脳の前の舳において，表象がそれ自体で，感覚が五感というそのための僕を介して行なわれるのと同様である．これが我々の主張だった．だが，精気の呼吸に関わる作用について論じるのは難しい．……さて，まず運動について取り上げると，脳内に生起した動力がそれ自体で，隣接する部位を動かす．実際，自然は用意周到で，脳内に7対の神経を創り上げた．それらの神経が，頭と頸部の周囲や内部にある適切な通路を通って出ていき，横隔膜つまり内臓の真ん中にまで至り，ある場合にはそれ自体で，またある場合にはそこから延びて分岐する別の神経を介して，動かすべき部位を動かし，奉仕すべき部位に仕える．すなわち，神経はそれぞれの動きをもつ五官と各官特有の能力に奉仕する．同様に，脳や舌，喉その他先に述べたような部位や，さらには横隔膜に

サン=ティエリのギヨーム

対してもそうである［同，703A-B］．……したがって，神経は……最上位から最下端にまで広がっており，その長さのために容易に中断することがありうるので，中断の起こったのがアラビア語でヌカ［nucha，脊髄］と呼ばれる，脳と臚の末尾から背中の椎骨つまり脊柱の骨を通って下方に下がっている神経［脊髄］ならば，感覚も運動も鈍麻することになろう［同，703C-D］．

　そこから脊髄も，背もしくは脊柱の脳という名称を得ている．脳と同じく脊髄も，ある種の加熱用の素材と糧とに取り囲まれ覆われているからである．すなわち，脳は頭蓋骨に閉じ込められ，脳と硬い頭蓋骨の間に介在する 2 層の膜をもつ．一層は保温のためのもので，非常に軟らかく滑らかで，そこから医師たちはこれを軟膜［pia mater 本書 p. 7 参照］と呼んでいる．もう一層は頭蓋骨の硬さから脳を保護するためのもので，より丈夫であり，そこから硬膜［dura mater，本書 p. 6 参照］と呼ばれている．同様にして，背の脳である脊髄にも軟膜と硬膜がある．その上さらに，靭帯から成る別の膜が 2 層あり，脊髄はこれによって保護され覆われている．……脊髄が損傷を受けたり切断されたりすると，それより上方の部位は，もとの状態のままに留まっても，下方の部位は，すべて感覚と運動を失う．頭蓋骨の後に来る最初の椎骨で脊髄が切断されると，近接する部位や下方の部位のすべてが感覚と運動をなくすほどにまでなる．したがって，この脊髄が，あちらこちらへと出ていく神経を介して，下方や周囲にあるすべての身体部分の感覚と運動とを司っている．このようにして，脳から全身へと随意運動が生ずる．だが，運動の起源となる臚は，軸よりも小さい．軸のはたらきのほうが称賛に値する広大なもので，軸は臚よりも，はたらきを行なう道具をたくさん内包しているからである．さらに，軸は臚よりも軟らかい．臚はよりやすく運動に耐えるために，より硬くなくてはならなかったし，軸はそこから出ていく感覚神経がすばやく感覚を受容するために，より軟らかくなければならなかったからである．実際，臚からは，感覚と運動を司る神経は少ししか出ていかないのに，軸から出ていく神経は 7 対ある．さて，自然はこれらを含めた脳から出ていくすべての神経に，運動と感覚とを委ねたが，運動のほうはよりすばやく，感覚はより鋭敏で，一層称賛に値するものにした．しかし，臚の神経と脊髄といわれる臚の仲介者の神経からは，身体のあの全体的な運動と感覚とが生起するので，特に臚に運動と感覚とが当てられた［同，703D-704B］．……脳から視るはたらきを伝える眼の器官ないし道具は視神経である．［眼には］湿り気があり膜がある．……視神経は軟膜の下の脳そのものから延びており，そこで生じ育まれてから，軟らかいので外に出ていくときに頭蓋骨を構成する骨に傷つけられないように，軟膜の層に包まれて延びていき，眼まで延びていくと眼の視力を司り，水晶体包の真ん中に接合する［同，704C-D］．……鼻孔については，2 つの理由から，鼻孔の道が 2 本必要である．主たる理由は，呼吸する気と臭いとを引き寄せるためであり，もう一つは，脳から来る大量の余剰物を放出するためである．鼻孔のこれらの道は脳軸に臭いを送るが，臭いを司るわけではない．というのも，嗅覚の道具は乳房に非常によく似た 2 つの小片だからである．

……臭いを放つ物体の蒸発気が四散して大気と混合し，鼻孔の開口部を通り，その乳房状の道具によって運ばれて脳にまで伝えられる．脳室に引き寄せられたその蒸発気を，脳室が自らの本性に変える．この変化を心が感知し，こうして嗅覚が生ずる［同，706A-B］．……聴覚を司るのは，脳から延びて耳の中へと広がる一対の神経である．……心は入ってきた音声の本性を識別し，こうして聴覚が生ずる［706C-D，同］．……脳から来る神経が舌全体にわたって分散し，舌に味覚を与える．味覚はこうして生ずる．……触覚も他の感覚と似ている．触れた事物の本質に変わるからである．この変化が神経を介して心に伝えられ，こうして心はその変化を感知する．だが，他の感覚がすべて固有の部位をもつのに対して，触覚は別である．というのも，触覚は全身にあるものだからである．ただし，毛や爪のような神経のない部分は除く．この感覚も神経がないと生じないので，神経が繋がっている箇所でのみ感知される．感覚については要するに，体は感知されないもののどんな作用も被らないし，神経の支配下に入らないどんなものも感知されない［同，707A-B］」［岸本良彦訳］．

　アルベルトゥス・マグヌス（1280年没）は，諸々の精神的機能を脳のさまざまな領域に位置づけていたと言われている．実のところは，この博士は，魂のさまざまなはたらきの座を脳の前部と後部および中間脳室の中に位置づける，ということについては，アリストテレス，ガレノスおよびアラビア人たちに従ったにすぎない（『魂について』, *De anima*, Liber I, Tractatus II, caput XV; Liber II, Tractatus IV, caput VII [Opera Omnia, Volumen Quintum, cura ac labore Augusti Borgnet, Paris, 1890 ではそれぞれ p. 182-, p. 302-]）．認識する魂，欲望する魂，植物的および運動的魂のさまざまな座が，〈脳〉（「セレブルム」），肝臓，生殖器官，後頭部，《運動神経が出ている》項部および脊椎，の中にあることや，ピュタゴラスに帰せられる類のポリゾーイスム［生物群体説］（「さまざまな生命体——肝臓，子宮，心臓，脳——が一つの生命体の中に集合したもの，と彼は述べた」），およびプラトンのモノゾーイスム［生物単体説］と呼ぶことのできるようなもの（「というのも，彼は，これらのすべては位置と本質とによっては相異なる実体だが，一つの生命であり，したがって，一つの生命体を構成する，と述べたからである」）に言及した［同，p. 184］後に，アルベルトゥス・マグヌスは，我々が示したテキストの中で，〈共通感覚〉（「センスス・コンムーニス」），すなわち，感覚作用の共通の座ないし「センソーリウム・コンムーネ［共通感覚器官］」を，《脳の前部，五感の感覚神経が中心に集まるようにして一つに集合し集中するところ，髄で満たされ湿った場所》の中に位置づけたのは，ペリパトス派［アリストテレス学派］である，とはっきり述べている．さらに後方は，脳の冷たさのために器官が硬さが増しているが，この部分を彼ら

は，形相の宝庫，あるいはまた，「アニマ・イマーギナーティヴァ・エト・フォルマーリス［表象的および形相的魂］」［同, p. 304 では「テーサウルス・イマーギナーティヴァ・ヴェル・フォルマーリス［表象的ないし形相的宝庫］」］，すなわち，諸々の形相が保存される場所と呼んでいた．彼らは，《〈諸々の精気の運動のために〉熱くなっている中間脳室の最初の部分には，〈評価するもの〉（「アエスティマーティーヴァ」）を置いた》．《〈記憶〉（「メモリア」）については，彼らは，脳の後部，そこから運動神経が出るため乾いている場所に置いた．そのことを示しているのは，この部分の病変によって，あらゆる動物で記憶の喪失ないしは変化が起こるということである》．〈表象ないし心像〉（「ファンタシア」）の座については，彼らは，《形相の宝庫と記憶の間の，中間脳室の中央に》位置づけた．〈中間脳室の病変〉は，動物における生命活動の調和全体を障害し，その動物は狂暴になる［同, p. 304］．ここでアルベルトゥス・マグヌスが，脳の後部の病変によって生じる記憶の喪失について述べていることは，ネメシオスから借りてきたもののように思われる（『人間の本性について』, De natura hominis, caput XIII. De memoria）．アルベルトゥス・マグヌスのテキストそのものについて言えば，表現が一貫性を欠き曖昧であり，そこには，さらに彼がひき合いに出す伝統的な学説は認めがたく，このドミニコ会修道士を，ガルやシュプルツハイムの先駆者とみなすことは確実に許されない．フランスで，ブルセ，ド・ブランヴィル，ド・ジェランドーやプーシェがこのことについて主張したことはどれも誤りであり，事実や学説の皮相的な見方に基づいたものでしかない．

　トマス・アクィナスは，医師たちが，彼が「ラティオー・パルティクラーリス［個別的理性］」と呼ぶもの，すなわち感覚を通して知覚されたものを互いに比較する理性に，ある〈定められた器官〉，すなわち〈頭部の中間の部分〉，中間脳室と解すべきものを，割りあてた，と簡潔に証言している[30]．さらに『精神の諸力について』, de Potentiis animae ［, caput IV］の中では，次のように述べられている．《「したがって，すべての固有の感覚がそこから派生し，それらの印象がすべてそこに伝えられ，一切の感覚がそこで結合する，共通感覚というものがある．実際，この共通感覚の器官が第一の脳室であって，個々の感覚に関わる神経はそこから生ずる」》．

　脳と脳室の機能局在論は，13 世紀と 14 世紀の外科医たちの場合でも，中世の哲学者たちの場合と同様に，さまざまに異なっていた．前者，13 世紀の外科医たちは，一般的に，ギリシアの医師たちの伝統的学説，そしてとりわけアヴィケンナの学説に従っている．後者，14 世紀の外科医たちの場合は，運動

機能を脳の後部に割りあてるという，アウグスティヌスによってすでにあらためて取り上げられていた学説を，好んで再びまた取り上げていた．これはそもそもの初めはガレノスのものであった考え方で，硬い神経すなわち運動神経の起始は小脳すなわち傍脳にあるとする学説に要約される．さらに，いく人かの人々は脳室というものを，もはや脳室の腔所ばかりでなく，これらの腔所の上に広がる脳の本体そのものの一定の領域をも意味するとしていて，そこが霊魂精気の本拠であり居所ということになるのである．

　以上のことは，とりわけ，13世紀の大外科医の一人，**グリエルモ・ダ・サリチェト**（1210-1277）が述べていることで，彼は1275年にボローニャとヴェローナで『外科学』を執筆したが，それはガレノスやアラビア人たちに従ったものである．脳室は3つというわけではなく，彼の言うところでは，時に4つ数えられ，最も大きい前部のものが2つに分割される．第一の脳室の最初の部分に，「センスス・コンムーニス［共通感覚］」と「ファンタシア［知覚］」が，同じ脳室の第二の部分には「イマーギナーティオ［表象力］」が，中間脳室には「コーギターティオ［思考力］」が，この脳室の中央には「エクシスティマーティオ［判断力］」が，最後に，後部脳室には記憶が，座を占める(31)．

　グリエルモ・ダ・サリチェトの弟子で，1295年にはパリで教えていた，イタリアの外科医**ランフランコ**［・ダ・ミラノ］は，心理学者として，《最も大きくて最も霊魂精気に満ちている》，そして2つの部分に分かれている，前部脳室の中に位置づけられる魂の3つのはたらきが依存関係にあることを示すのに専心している．また彼は，正中部が膨大し，先が尖っている，後部脳室の《硬さ》について語っている(32)．

　14世紀の著名な外科医**ギィ・ド・ショーリアック**の場合は，ガレノスとアヴィケンナからの影響が明白であるにしても，少なくとも大脳の自然本性に関しては，アリストテレスからの影響もやはり感じられる．例えば彼は《大脳は冷たくて湿っている》と書いている(33)．《大脳には縦に並んで3つの脳室があり，それぞれの腔には2つの部分があり，そしてそれぞれの部分の中では一つの力が自らのための器官をもつ．前部脳室の第一の部分には共通感覚が，第二の部分には表象力が割りあてられ，中央の脳室には思考と理性が，最後の脳室には記憶と回想が座を占める．ところで目で見てわかることは次のようなことである，これらの脳室の中で，前部のものが最大で，中央のものはより小さく，後部のものは中位である．また，それぞれの間には〈導管〉（「メアトゥス」）があるが，そこを精気が通過する．また，前部のものには，乳頭様付属体［現在の解剖学用語では「嗅球」］があって，そこには嗅覚の基礎が置かれている．また，

そこから，大部分で，7つの感覚〈神経の対〉が生じ，これらは眼や耳に，舌に，胃や他の体の部分に向かっていく（これから述べていく通りである）》[*La grande chirurgie* de Guy de Chauliac (注 (33) 参照), p. 43]．ギィは《怪網，これは，たんに心臓から来る動脈が作り上げる組織であるが，ここで生命精気が〈沸騰によって〉霊魂精気になる》[同, p. 43] と記載している [『古代篇』p. 275 また同, p. 399, 注 (679) 参照]．続いて彼は，どのように脊髄が《傍脳，すなわち脳の後部》に起始をもつのかを示している．ボローニャでは，モンディーノ（1326年没）が教えていたが，彼は西洋の解剖学の創始者の一人である．彼は死体を解剖しはしたが，その記述はガレノスのものに似ており，例えば，彼は依然として肝臓には5つの葉があるとしていて，これはギィ・ド・ショーリアックも同様である．このことについて，ギィの『外科学』の最近の校訂者エドゥアール・ニケーズ氏は，眼はいったい何の役に立っているのか，と問うた．というのも，19世紀になってさえ，同じように奇妙な解剖学的誤りが後を絶たないからである．このフランスの外科医は機知を効かせてこう答えていた．《あまり驚かないようにしよう．なぜなら，網膜の眼の後ろに，我々は皆，脳の眼をもっていて，これが指図するのだから》[*La Grande Chirurgie de Guy de Chauriac*, Paris, 1890, Introduction, p. XLVI]．

このことは少なくともすべての外科医にあてはまるものではなかった．アンリ・ド・モンドヴィルが証人である．このフィリップ端麗王 [フィリップ4世] 付きの外科医は，骨片を手に，アリストテレスその人に反対して，この哲学者が，女性の頭蓋は男性のものとは縫合の数が異なるとする，ひどい誤りを犯したこと [『古代篇』p. 121-122 参照] を論証せずにはおかない．その他のすべてについては，すなわち中枢神経系の解剖学と生理学については，アンリ・ド・モンドヴィルは，アリストテレスおよびガレノス正統の懐の中にとどまったままでいる．しかしそれは抽象的な学説であり伝統的な信念の分野の場合である．それに対して事実の分野が問題になる，例えば頭蓋の縫合の数が問題になるとすると，何世紀もの間けっして間違いを犯さないとされてきた権威，アリストテレスあるいはガレノスの権威も失墜の憂き目を見ることになる．男や女の頭蓋の縫合については，アリストテレスがその数を知ることに専念したりはしなかったのは確実である．しかし，ガレノスの方は，彼が調べた四足動物では，胸骨には骨片が7つあると正しく数えていた．彼が間違えたのは，ただこれらの哺乳類から人間に結論を移したことにある．ところが彼には，このような推論の正しさを立証することが許されていなかったのである．ヴェサリウスがこの点について真実を世界に示したのであるが，それは彼が人間の胸骨の骨片を

自分の眼で見，自分の手で触れたからである．それでも彼はシルヴィウスを納得させることはできなかった．

《ここで注意しておかなければならないことは，いかに世間の人々が女と男の頭部の骨と接合には違いがあると主張し，またいかに大哲学者［アリストテレス］が『動物誌』の第1巻，第4章［現行の版では第7章］の冒頭で，頭蓋の解剖学について語って，それは円い骨で，女では頭部の周囲に継ぎ目は一つしかないが，男では3つで，それらは他の大部分と同じように一つに合すると述べているとしても［『古代篇』p. 121 および注（330）参照］，——さて注意しておかなければならないこととは，純然たる真実は，10万個の頭蓋骨のあるパリの聖イノサン教会の前庭で確認されるように［これらの頭蓋骨が後に現在のパリのカタコンブに移された］，両者の間にはまったく何の違いもないということである》［*Chirurgie* de maître Henri de Mondeville...（注（35）参照），p. 34］．

《……動脈と静脈は大脳の実質の中に入り，これに肝臓から栄養を，心臓から生命と精気をもたらす．この精気は大脳そのものの中で新たな消化作用によって消化され，そこで〈魂の精気〉（「スピーリトゥス・アニマーリス」）となる》［同，p. 35］．

《……前部脳室……は他よりも大きくて広く，多くの精気に安らぎの場所を与える．たしかに，そこは多くのものを受け入れる．すなわち，そこには表象のはたらきがあり，それが共通感覚から，感覚されるものの諸々の現れを受け取る，その感覚されるものというのはこの脳室が自ら外界から受け取ったもので，そこには諸々の特殊な器官によって運ばれてくる．大脳全体は冷たくて湿っていると考えられるが［同，p. 35-36］……第一の脳室は，他と比べて，熱くて乾いていると考えられる．中間脳室は，他よりもはるかに小さいが，そこには評価のはたらきがあり，そこで提示されたものについての判別，熟考，そして判断が行なわれる．この脳室は，他と比較して熱くて湿っていると言われる．次いで第三の脳室が目に入ってくるが，その中には記憶のはたらきが宿っている．この脳室は中間脳室よりは大きく，第一の脳室よりは小さい．他のものと比べて，冷たくて乾いていると考えられる．これは，思考と知覚を受け取り貯蔵する（そしてこれは記憶を保持し，それに提示された，他と脳室からきた（ママ）［原文は「des autres et ventrels (sic)」，「des autres ventrels」すなわち「他の脳室からきた」の間違いとスーリィは判断したのであろう］ものごとについての裁定を貯蔵する［この括弧の中の文は，原著でこの箇所に付された注に載せられた別ヴァージョンの一部をスーリィがさらに引用しているものである］）．その後下部から，脊髄が，後頭孔および脳底孔を通って出ていく……》［同，p. 35-36］．

《大脳は，精液性の，主要な，職務的な，部分であって，冷たく湿った性質をもち，白く，弛緩し，軟らかく，中程度に粘性で，3つの脳室を擁している．それが精液性であるというのは，たしかに2つの精液から形成されたものだからである．主要というのは，唯一それは主要な3つの基本要素で形成されているからである．職務的というのは，

それが感覚と運動の職務を遂行するからである．冷たく湿っているのには次の2つの理由がある．1°　その冷たさと湿り気によって，心臓の極端な熱と乾燥を和らげ減少させるため．2°　大脳の運動によって発生する過剰な熱が大脳を過熱させ，燃え上がらせないようにするため．それが白い理由は，白紙状態のように，あらゆる印象に中立であるためである．それが弛緩している理由は，受け取られたものが容易に通っていくことができるためである．それが軟らかい理由は，諸々のはたらきが作り出す運動に従い，役立つためである．……それが複数の脳室に分かれている理由は2つある．1°　精気があらたな消化に十分な時間そこに留められるため，2°　各々のはたらきが，受け取られたものに十分その作用を及ぼすことができた後に，それらのものが脳室から脳室へと移っていくようにするためである．ところが，このようなことはたちまちのうちにできるわけではないのである》［同，p. 36-37］．(35)

　要するに，ガレノスによって，一般および特殊感覚能力の機能そして運動性の機能の次にくる，第三のものとして，大脳の本体の中の明確な位置づけはないとしても，脳室ではなくて大脳の中にあると，きわめて曖昧に示された，3つの主要な高等精神機能，表象，理解力ないし思考，そして記憶が，アヴィケンナや13世紀と14世紀のイタリアやフランスの医師および外科医の，はっきりと区別される脳室の中に座をもった，感覚能力および知的能力の5ないし6つの機能となったのである．これらはすでに，エドゥアルト・アルベルトが指摘するように，相応の大脳の機能的中枢となっている．臨床観察はさらに，こうした大脳への位置づけの真実性を確証しているように思われた．(36)

　ギィ・ド・ショーリアックは，頭部の外傷について，大脳が切り込まれたときの諸々の徴候を語るようになっていて，そうした機能に生じる病変を主題にして，こう意見を表明している．《というのも，外傷が頭部の前方の部分にあれば，〈理性〉(「ラティオー」)が失われ，後方の部分だと記憶が失われる．そして前述の事態とともに，〈感覚の驚愕状態〉(「ストゥポル」)，そして〈より重大な錯乱〉(「デーシピエンティア・マーヨル」)が起こる》．このギィ・ド・ショーリアックの一節のかたわらには，ランフランコのテキストを置いてもよいだろう．そこには大脳とそれを取り囲む膜の病変の中に，感覚能力および随意運動のあらゆる変化ばかりでなく，精神的心像ないし表象，理性，記憶の変化も列挙されているのである（Lanfranco da Milano, *Practica magistri*, Tractatus II, capitulum I, *Ars chirurgica*, Guidonis Cauliaci, p. 218）．13世紀と14世紀の外科医たちの間で多少評判になった一症例を見ると，これらの医師たちの間に《いかに大脳の機能局在学説が深く根づいていたか》がよりよく理解されるだろう．(37)

テオドリコの『外科学』の中には，彼の師である**ウーゴ・デ・ルッカ**のようなボローニャ学派について報告されていて，この症例観察においてこの師のことが話題にされているのである．テオドリコが証言するところによれば，彼の師の手で治癒した一人の男を見たが，その男の〈脳室の一つは完全になくなっていた〉．ところで，この脳室というのは，第四すなわち後部脳室，記憶の座であった．テオドリコは次のように語っている．《私は，師のウーゴがその事実にこの上もなく驚くのを見た．患者は以前と同じように記憶をもっていたのだから．たしかにその患者は〈鞍の製造人であったが，自分の仕事を忘れるようなことはなかったのである〉》(*Chirurgia*, Liber II, capitulum II. 同，p. 145)．この症例は，当時の外科医たちにとってはひどく異常な，あるいはむしろひどく真実に反することのように見えたので，彼らは徹底した懐疑的態度をもってしか受け入れることはなかった．ランフランコはたぶん，そしてギィ・ド・ショーリアックは確実にそうであった．後者はたしかに，《大脳の後部》の《外傷》のために《わずかばかりの大脳の実質》がとび出してしまい，その外傷の主要症状として《記憶の障害》が明らかであった一人の患者で，記憶が回復するのを見たと報告しているのであるが，彼はただちにこう付け加えているからである．《しかしながら，テオドリコが一つの〈貯蔵庫〉(cellarius)について語っているように，一つの小部屋[「脳室」のこと]全体がとび出してしまっていたとしたら，その人が生きているなどとは私は言わない》(ウーゴ・デ・ルッカの鞍製造人はギィ・ド・ショーリアックでは居酒屋の主人ということになっていた) (*Chirurgia*, Tractatus III, doctorina I, capitulum I. 同，p. 25. Guy de Chauriac, *la Grande Chirurgie*..., p. 201 [直前の括弧の中でスーリィが述べているのは，校訂者のNicaiseがこの箇所の注の中で，ラテン語原文の「De illo cellario (「貯蔵庫について」となっている部分)」について，「cellario」を「cellarium」ではなく，「cellarius」ないし「celerier」として，すなわち「食事係 (sommelier) について」ないし「軽食堂の経営者 (buvétier) について」とする解釈があることを述べているのをことさら取り上げて，「居酒屋の主人 (cabaretier)」としているにすぎず，論旨に影響するようなものではない])．

　記憶喪失を伴わない第四脳室破壊の一症例を前にした，ウーゴ・デ・ルッカの深刻な驚き，彼の同業者たちが似たような事態を受け入れる際に見せた疑念と皮肉，これらはすべて，当時の外科医や医師たちが，大脳のはっきりと区別された領域の中への精神機能局在学説を信じていたことの証言となっている．13世紀および14世紀においても，それに続く数世紀においても，また，厳格な無菌法と，頭蓋・大脳の局所地図についての正確な知識のおかげで，脳外科学が古代に握っていた覇権を奪回した現代においてはとりわけ，人間の大脳の

ウーゴ・デ・ルッカ／ニッコロ・マッサ／アンブロワズ・パレ

主要な機能の知識は，外科医たちが彼らの脳への手術の途中で観察したり誘発したりした事実からもたらされたものである．脳髄の中に陥没した骨片による脳の局所的圧迫で観察されることは，ほとんど常に，生理学にとって教えられることが多大である．例えば，**ニッコロ・マッサ**（1564年あるいは1569年没）に，外傷性失語症の，非常に明白できわめて印象的な一症例がある．頭蓋骨折（矛槍による打撃）で，髄膜と脳の実質が《脳底骨まで》破壊され，患者が話し言葉を失ってしまった一例で，マッサは骨片がないのに気づいた．患者の治療に当たっていた医師たちもそれを見ていなかった．マッサは，この《声の喪失》は，この骨片が大脳の中に入り込んだことによってひき起こされたものであることをもはや疑わず，助手の一人の手から用具を取り上げて，傷からそれを取り出した．ただちに患者は話しはじめ，医師たちは大いに驚き，立ち会ったものたちは大いに拍手喝采した．[38]

言語的構音の座の病変の他に，中でも**アンブロワズ・パレ**（1517-1590）に，側頭領域の病変による獲得性聴覚障害の，先のものに劣らず明白な一症例がある．

1538年，トリノで，モンジャン元帥の近習の一人が，石の一撃を受け，それにより，右（《右側部分》）で，頭頂骨を骨折した．傷からおおよそ《西洋ハシバミの実の半分ほどの大きさの》大脳の実質がとび出した．一人の若い医師がいきなりやって来て，それが大脳の小片であることを否定し，脂肪であると主張した．先に言ってしまえば，近習は治ってはいるが，一生涯聴覚障害が残ったのである．このことに劣らず，大脳の機能の研究にとって大きな意義をもつのは，アンブロワズ・パレが，多数の貴族や他の助手たちを前にして，パレの言うところによれば，彼の反対者の誤りを立証するために行なった，《理性と経験による》証明である．このことのために，彼が拠りどころとするのは，《死体の解剖》ではなく，《その場合にも，けっして大脳の中に脂肪が見つかることはない》のであるが，むしろ《頭蓋》の中で脂肪が産出されるのが，いわば「ア・プリオリ」に不可能であるということ，なのである．このことは，《その部分は冷たい》としても，というのは，大脳は《粘り気があり，湿っていて，水分に富む》からなのであるが，そうだとしても，変わりはない，とアンブロワズ・パレは書いていて，ここでは彼はヒッポクラテスとアリストテレスの弟子であり，ガレノスの弟子ではない．しかし，ガレノスの霊魂精気の学説がすぐに出てきて，アリストテレスの学説と混じり合う．というのも，大脳の中で《脂肪がつくられることはありえない》とすれば，それは，《そこには大量の霊魂精気が存在し，これが非常に熱くて微細であって，全身から頭部に昇ってきた大量の蒸気に加わって，それらのものが脂肪の発生を妨げる》からだとしているからである．[39]

これらのガレノス流の《精気》とアリストテレス流の《蒸気》は，アンブロワズ・パレ自身にとって，すなわち 16 世紀の最も力強い天才の一人にとっては，一つの学問的討論の中で論拠にすることのできる，存在であり物体であった．精神的機能の自然本性とメカニズムに関する，ヒッポクラテス，アリストテレスおよびガレノスの伝統的な教義が真実であるという信念，大脳の区別され決まった諸々の領域の中にそれら諸々の機能が位置づけられるということ，要するに大脳の機能局在の学説，への全幅の信頼は，したがって，すでに受け入れられていて，解剖学的および臨床的研究の西洋における再生以後，生物学者たちや，特に医師や外科医たちによって，事実として論じられていたのである．

近 代

近　代

ヴァロリオ

　16世紀の偉大な解剖学者たち，シルヴィウス，シャルル・エティエンヌ，ヴェサリウス，ファロッピオ，セルベトらが行なった仕事や発見は，高い独創性を示している．しかし，中枢神経系の生理学は依然としてヘロピロスやガレノスのものでしかなかった．ハーヴィその人でさえ，神経系の機能については，ペルガモンの医師ガレノスと別の考えをもっているわけではないのである．ボローニャの**ヴァロリオ**（1543-1575）は，それに対しヒッポクラテスの熱烈な弟子であった．

　ヴァロリオは，たしかに最初に原則を立てていて，人間の精神は《非生体的で非物体的》なものであるとし，プラトンもガレノスも精神に〈身体の中の特定の座を割りあてている〉[*Anatomiae sive de resolutione corporis humani, ..., Liber* I（注（40）参照）, cap. II, p. 4] 場合には信用してはならないとしている．というのも，そうであれば，必然的に，大脳をもつあらゆる動物がまた知性ももつという，恥ずべき低劣な説を主張するか，あるいは，動物が無用の大脳の部分をもつという，神の業に帰すことも自然の業に帰すこともできなくなるようなことを受け入れるように，導かれてしまうからである．しかしながら，人間の魂は，自分の外にある物質的な対象を，何らかの物質的な器官，すなわち，種々の感覚可能なものがシンボルのかたちで伝えられてくるような器官を介することなしには，知覚することはできないということを認めるのには何の困難もない．あらゆる哲学者がたしかにこう主張しているのである．「知性の中には，前もって感覚の中になかったようなものは何一つとしてない」．ヴァロリオも同意見である．この器官とは，〈第一〉（「プリームム」）もしくは〈共通〉（コンムーネ）〈感覚器官〉（センソーリウム）[同, cap. III, p. 5] である．その座とは何であろうか．プラトン，ガレノス，そしてあらゆる医師たちが，それは大

45

脳であると信じている．しかし，ペリパトス学派［アリストテレス学派］の人たちは，それが〈心臓そのもの〉なのだと主張する．アリストテレスとガレノスは，「プリームム・センソーリウム［第一感覚器官］」が神経の起始でなければならない，ということでは意見が一致している．しかしガレノスが，経験によって，この件では勝ちを得る．たしかに解剖が，大脳こそが神経の始原である（そして心臓ではない）ことを教えているのである．したがって「プリームム・センソーリウム」は大脳だということになり，大脳こそが，感覚可能な像を，それを支える物質なしに，受け取るのである．

〈感覚することは，被ることである〉ので，大脳は軟らかくて，湿った，水分に富む実体で作られている．しかしながら，その軟らかさにはいく分かの粘り気に欠けておらず，そのために諸々の印象がそこに持続し，保存されることになる．(40) 彼は，大脳が白色であるのを，それが他の諸々の感覚可能なものに対して，一つの純粋な可能態であることに帰している．それが，彼が述べるところでは，大脳が白く見えることの理由であるが，これには，ある膜（軟膜）に含まれる血管を通して血液が到達する部分は除かれる．そこでは血液が，大脳や小脳の外側だけでなく，その形がいつも腸の形に比較される，脳回の窪みの底にまで，循環しているのである．このことこそが，脳回がそうした形を呈することの唯一の理由そのものである．他の理由はない．そのような形がこの器官の栄養摂取を利する．それがすべてである．

しかしどのような栄養摂取であれ，そこには排泄物の分離ということが前提とされる．そのようなものは生体の外に排出しなければならない．ところで，これらの〈排泄物〉の集積所ないしは《汚水溜》の役を果たすのが，大脳の脳室である．それらの腔所に吊り下がる小腺は，《《スポンジ》》のようなもので，この器官に由来する排泄物質を集めている．ヴァロリオが書いているところでは，《これらの小腺の房こそは，私以前のすべての解剖学者たちが，きわめて不正確に，網様叢と呼んでいたものである［『古代篇』p. 275, p. 319 参照］．しかし，眼を開けて見さえすれば，これらが腺であって，動脈ではないことを知るには十分である》［同．cap. III. p. 9］．ヒッポクラテスはヴァロリオがその学説を援用しているが，(41) 彼が教えていたのは，《人間は4つの体液で構成されるということであり，その各々に一つの場所を，すなわち血液および精気は心臓に，黄胆汁は肝臓に，黒胆汁は脾臓に，そして粘液は大脳に，割りあてている．ところで，粘液の場所が大脳の中にあるのだとすれば，心臓の心室，肝臓の胆囊，脾臓のスポンジ状の孔の場合がそうであるように，粘液を収容することの可能な何らかの腔所がそこで用いられていると主張しなければならない》．ヴァロ

リオは，4つの脳室を論じる古典的な理論を退けていて，彼が指示する2つの脳室［側脳室］を除外すると，大脳の中には，大きいものも小さいものも，他に腔所は存在しない．《したがって（ヒッポクラテスを嘘つきとして非難するのでない限りは），大脳の脳室は粘液のための場所を意味するものと認めなければならない．粘液が大脳から分泌されて，「漏斗部」［第三脳室の下壁に位置する視床下部と下垂体を結ぶ細い茎状の部分］を通って口蓋に下降していくことは誰にも知られていることであり，粘液が通る部分の配置に注意すれば，それがまず最初に脳室の中に集められることは容易に認められるであろう》[42]．このように，そのあとで速やかに排出されるのが可能なように排泄物を集めるために，特別の場所を割りあてるというのが，自然の目的なのである．粘液の場合もまさにそれに該当し，《我々が毎日の経験によって知っているとおりである．というのは，我々が痰を吐くことなく7〜8時間眠ったときには，目が覚めるとすぐに，多量の痰を吐くからである．「先に述べた痰が，あらかじめ脳室のどこかに集められ，それだけの時間全体にわたって留められていた，という他に，我々は何を言うことができようか」》［注（40）にあげられている刊本，p.10］．こうして，大脳の栄養として役立つ血液から分離された，生体の外へ排泄される前の，老廃物は，脳室に集められた後，「漏斗部」を通って下降していき，《「コーナリウム［松果腺］」と呼ばれる腺》を通過して，最後に口蓋まで達するのである［注（42）参照］．この体液は，「ウヴラ［口蓋帆］」［軟口蓋の後方部分］によって口蓋，喉咽頭そして舌に分配され，これらを滑らかにする．大脳によって分泌される粘液の中の，粘液性の性質としてより粗雑な部分は，口や鼻孔から排出される．大脳の脳室では，その腔所を覆う小腺を介さない限り，何も起こらない．脳室は，「漏斗部」と下垂体［同, p.9］によってしか構成上他の部分と交通しないのである．以上が，ヴァロリオによれば，《脳室と呼ばれる脳の2つの大きな腔所》の役割である．第三脳室と第四脳室は，一般に認められている見解によれば，霊魂精気を脊髄に伝えるものとされるが，これは，〈大脳の不十分な解剖から生じた錯覚である〉．

　それでも，ヴァロリオはやはり《精気》に大脳が行なう高等なはたらきを帰している．霊魂精気の座は何なのであろうか．彼は，〈霊魂精気は大脳そのものの軟らかい実体の中に宿り，脳室の腔所を必要としない〉と答えている．「というのも，大脳の最善の仕事が遂行される際に用いられる精気は，大脳の軟らかな実質の中にあるのであって，脳室にはないからである」[43]．

　ヴァロリオが新たなものと主張する，大脳を脳底から解剖する方法によって，彼は諸々の神経の起始に関する特別な研究を創設することになった．彼は，視

神経と聴神経の起始を，脳の中の本質的に異なる2つの領分，すなわち大脳と小脳の中に発見したと考えていた．大脳は，彼の言っていたところによれば，とりわけ視覚のために，小脳は聴覚のために，作られているのである．というのも，とりわけ優れた感覚作用，すなわち「センサーティオ・プリンセプス」は，伝統的なアリストテレスの学説に従うなら，彼の表現によれば，知性の中でも最高位を占めるものであるが，そのようなものが視覚およびその現実態である視覚作用なのであって，それは，眼球そのものがそうであるように，軟らかくて，水の自然本性をもつ器官を必要としている．音と聴覚作用は，これとは逆に，もっと硬くて，もっと乾いた器官を欲しており，それが小脳なのである．「小脳は聴覚の第一の始原である」．小脳からは，2本の〈聴神経〉（「ネルヴィー・アウディートーリー」）が出て，頭部の両側を通り，聴覚の末梢器官に行ってそこに根を下ろす．しかし，これらの神経が《姿を現す》のは，本来は，ヴァロリオが〈小脳橋〉（「ポンス・セレベッリー」）と呼ぶものからである．彼は，聴神経が，視神経のように一つに合するという考えを嫌うことはないと明言している．すなわち，そのような仮説に立つなら，この橋の中で，そうした聴神経の交叉の様式が実現されていると思われ，それによって，起始が2つであるにもかかわらず，音の感覚作用が一つになっていることが説明されるであろう．ということで，2本の聴神経が橋の外側から出るのであるが，橋の中央では2本の聴神経にはさまれて，味覚神経が出てくる．というのも，大脳が視覚［原本では「audition（聴覚）」となっているのを訂正］と嗅覚の始原であるように，小脳は聴覚と味覚の始原だからである．そして，大脳と小脳は同時に，感覚作用の第五の領域，触覚の混成の始原である．しかし触覚は，感触という繊細な機能を実行するという限りでは，一つの「パッシオー［受動的作用］」であるので，それは小脳よりは大脳の方により属している．運動は，それに対して，「アクティオ―［能動的作用］」である限り，大脳よりは，むしろ小脳の方から発する．「というのも，軟らかなものほど作用を受けるのがたやすく，硬いものほど運動するのに優れることになるからである」．ところで，感覚する部分は，動かされる部分よりも数が多いので，その結果，大脳は小脳と比べると，ずっと体積が大きいのである．ヴァロリオはまた，なぜ大脳という，とりわけ優れた視覚器官が，聴覚器官である小脳よりも上位に位置しなければならなかったか，ということについても論証している．

先にも述べたように，味覚神経，すなわち，舌という〈味覚の器官〉に向かっていく神経は，聴覚神経にはさまれて［小脳の］橋から出る．このことによって，ヴァロリオが書いているところでは，なぜ発話障害者は聴覚障害者であ

るのかが説明できるだろう．そのわけは，耳の神経と舌の神経とは同じ起始から生じているからなのである．もっとも，彼がすぐに付け加えて言うところでは，生まれつきの聴覚障害者は，舌の神経に病変が存在していなくても発話障害者のままにとどまっている，ということも認めるべきであるのは当然で，数多くの発話障害者が，まったく言葉を発しないにもかかわらず，非常によく味を知覚し，あらゆる方向に舌を容易に動かすのであるから，なおさらそうである．これは，聴覚の感覚なしには，ある言い回しを習得したり，新たな言い回しを作りあげたりすることが不可能だからなのである．ということで小脳に，味は舌の神経を介して到達し，そこで音と同じように知覚されるのである．

フェルネル

ジャン・フェルネル（1485-1588）は，その思想と表現が真に古典的な明解さと簡潔さを備えており，まさにアンリ二世の宮廷に迷い込んだプラトンとエラシストラトスの弟子といったところである．3つの魂は，やはり肝臓，心臓および脳に宿っていて，脳は感覚作用の共通の始原となっている．「感覚する魂に固有の座であり，固有の道具であるのは，脳である」．脊髄が脳の後部から，幹が根から出るようにして生じ，脊椎管を通って下降する．諸々の神経が，枝のように脊髄から出て，四肢に向かっていき運動をひき起こす．運動という至高の能力は，脳，とりわけその後方の領域の中にその座があるが，これをギリシア人たちは「パレンケパリス」すなわち小脳と呼んでいた．この部分からは，脊髄も〈運動神経〉（「モヴェンテス・ネルヴィー」），すなわち硬い神経も出てくるが，脳の前方の部分から発するいくつかの神経はそれとは別である．というのも，その部分は感覚する魂とそのあらゆる能力が住まう《居住地》なのであり，そこから，〈感覚神経〉（「センティエンテス・ネルヴィー」），すなわち軟らかい神経が出て，これは感覚器官に向かっていく，触覚の神経は，特殊感覚神経よりも少し硬い．［彼の著書『医学の自然的部分について』，*De naturali parte medicinae*，(注（45）参照）の］第 V 巻の第 IX 章には，あらゆる時代のあらゆる解剖学者，生理学者および臨床家たちの，常に変わらぬ関心事であったこと，すなわち，脳の中に高次神経支配のさまざまな機能を位置づける，ということをよく示す表題が付けられている．すなわち，「感覚する魂の個々の機能がどのように座をもち，……」［同書, p. 370］.

脳の軟らかい実質も硬い実質も，フェルネルによれば，記憶の座であり，も

のから出る像を受容したり知覚したりするための〈道具〉(「インストゥルーメントゥム」)ないし器官の役割を果たす．運動神経について語っている際に，私は注記しておくが，フェルネルはきわめてはっきりと，これらの神経は，その名にもかかわらず，随意運動を作り出しているわけではないと考えている．それらは，運動をひき起こす実効的で現実的な力を，筋肉に伝達しているにすぎない．したがって筋肉だけが，我々も今日，マイネルトに従って，そう教示するように，随意運動の固有の器官と呼ばれるに値するのである．「随意運動に固有の器官は筋肉である」[同，p. 376]．脳から出ている神経の中で，なぜあるものは運動に役立てられ，また別のものは感覚能力に役立てられるのであろうか．これらは同じ起源をもち，しかもそれらの中には同じ霊魂精気が循環しているというのに．ガレノスとともに，くり返し言われることは，運動神経は硬く，感覚神経は軟らかいということである．しかし，《6対目》の神経，迷走神経[ガレノスに従った数え方，現代の解剖学では迷走神経は第X脳神経である]は，眼の運動神経すなわち《2対目》の神経[同じく現代の解剖学では，眼球を動かす神経は，第III脳神経(動眼神経)，第IV脳神経(滑車神経)，第VI脳神経(外転神経)であり，第II脳神経は視覚を司る視神経である]よりも，はるかに硬い，そうフェルネルは指摘している．したがって，こうした理由，さらにはその他の理由からも彼は，神経の機能的多様性は，硬いか軟らかいかというようなことにではなく，彼がそれらの構成と呼ぶものに関連づけるべきであると確信しているのである．次に，彼がこのことについてどのようなことを述べているかをあげておく．《脳は絶え間のない運動で揺すられているが，いかなる触覚の能力も付与されていない[46]．これに対して，それを取り巻く髄膜は自分自身の力で動くことはない．とりわけ硬膜はそうである．〈しかし最も卓越した触覚〉に恵まれている》[同，374]．たんにガレノスがそう言っているというだけではない．フェルネルは，外傷で頭蓋が開かれてしまった脳を扱う中で，このことを確かめることができた．さらに，錯乱のような脳の疾患には，この器官に属する痛みは存在しないが，髄膜に，刺激的な蒸気あるいは体液によって，少しでも病変が生じると，激しい痛みが起こる．このことで，脳と髄膜の自然本性の違いが明らかにされる．ところで，ここでフェルネルはエラシストラトスの学説を後代に伝えていて，運動神経が出てくるのは脳からで，《その後部が運動の始原とその座であり》，また，前部が感覚の始原であって，感覚神経が出てくるのは大部分が髄膜からである，とする．フェルネルはまた，彼の言うところによれば，アラビア人に由来する《馬鹿げた見解》，記憶を第四脳室に，思考と表象力を前部脳室に置くことに異を唱えている．回想と心像は同じ本質から成り，

近　　代

ただ一つの同じ座しかもっていない，すなわち脳［の実質］である．
　ヒッポクラテスとガレノスの学説が混合していくことは，16世紀末と17世紀初頭には，きわめて進んでいたので，フェルネル，アンドレ・デュ・ローランスおよびリオランの書いた本が読まれていた諸々の医学学派の中で，そうした学説の起源にまで確実に遡るのは，しばしば困難になっていた．ヒッポクラテスによって与えられた諸々の部分の区分について話すとき，学派の中では，《推進的な部分，ないしは努力する部分》とは，ディエップの町の医師テオフィル・ジュレが，アンドレ・デュ・ローランスとリオランの教えが要約されている一種のマニュアルの中で表現しているように，《あらゆる部分の中を，信じられないほどの速さで，走り回る》諸々の精気という意味であった．[47]

　3つの高貴な部分の中で，《脳は霊魂的な能力を［霊魂精気とともに，］神経によって身体全体に送り，それに感覚と運動を与えている》[Theophile Gelée, *L'Anatomie françoise en forme d'Abrégé*, (注（47）参照) p. 22]．神経はまた，それが精液から生成されるために精液性の部分とも呼ばれるが［本書p. 37および注（35）参照］，2つの実質で構成され，内側のものは髄状で，もう一つの外側のものは膜状である．これは脳や脊髄と同じであって，神経はこれらから生じており，その自然本性を保持しているのである．《というのも，脳や脊髄の髄が軟膜と硬膜で覆われているように，神経の髄質も，それが流れ出たり傷つけられたりしないように，2枚の膜で包まれているからである．そして，神経が何本もの索で作り上げられている場合も，2枚の膜はそれらを束ね，全体を包み込む．髄は神経の主要部であり，これによって神経は，感覚し運動する能力を担う．それというのも，神経は感覚能力のある腔所をもっているわけではないとしても，霊魂精気が，そのとびぬけた微細さのために，その多孔性の実質を通過して，諸々の部分に絶えず移動しているからである》[同 p. 156-157]．神経が，諸々の部分に感覚と運動とを《伝達》するのである．例えば，眼には視覚という感覚を，筋肉には屈曲，収縮，伸展を伝達する．それらが分布している部分，すなわち霊魂的器官（眼，耳，鼻，舌，皮膚）あるいは筋肉，自然的部分（胃，肝臓，脾臓など），生命的部分（心臓，肺など），の自然本性に従って，神経は感覚あるいは運動を作り出している．したがって，感覚能力の神経と運動の神経との間で区別するのは正しいとは言えない．神経は，その起始（脳か脊髄か）によって，その用途（感覚か運動か）によって，あるいは，神経は起始から離れれば離れるほど硬く，そこに近ければ近いほど軟らかいのだから，その走行によって，軟らかいか硬いかなのである．神経，《これを無理強いにヘロピロスは通孔と呼んでいた，その理由はそれらに目立った腔所があるからというのである》［「通孔」は，『古代篇』の各所で論じられた「ポロイ」である．またこのようにヘロピロスが論じているという神経は視神経である．『古代篇』p. 293も参照］と**シャルル・エティエン**

51

ヌは述べていた（『人体諸部分の解剖』，*La dissection des parties du corps humain*, Paris, 1546, in-fol., p. 267）が，それらの神経は，脳の後部あるいは脊髄の起始から出ている．

　7対の神経のうち，最も太く最も軟らかい視神経は，脳の後部を起始としている．これらの神経は，ほぼその行程の半ばで左右一つに合するが，《交叉しているのでもなく，またたんに接触しているというのでもなく，その髄が入り交じっている》のであり，その結果，これらの神経が増強されるだけでなく，このことによって《視覚の精気が瞬時に一方の眼からもう一方の眼に移動して，完全な視覚を作り出すことができる》［同，161］ようにもなっているのである．こうして入り交じった後，これらの神経は分離し，内部の実質，髄質から，網状の膜すなわち網膜を作り上げる．外側のものは，軟膜と硬膜から構成されるが，そこからは，ブドウ膜と角膜を作り上げる．そうして《視覚の精気》は瞬時に《視覚を作り上げるために》瞳にまで運ばれるのである．神経の第2の対は眼と眼瞼の運動に用いられる．第3のものは味覚の主要器官である舌の膜に入り込むが，その前に多数の枝を眼，前額部，側頭部，顔面のいくつかの筋肉，そして鼻孔と歯根に送っている．第4のものも味覚に用いられ，口蓋，舌の下部に，そして**リオラン**によれば眼にも向かっていく．第5のものは2つの枝に分かれ，太いものは耳道［内耳道］を経て耳の鼓膜に達して，そこに終わる．細い方は下降し，喉頭，鼻孔，頬，歯根そして舌に達する．第6のものは《ほとんどすべての内臓に延びていく》．そして《反回性，肋骨性，胃性》と名づけられた3つの枝に分配される．最後の第7のものは，最も硬く，脊髄のすぐ近くで脳から出て2本の枝に分かれる．太い方は舌の筋肉すべてに枝を与え，細い方は咽頭の筋肉に行く．これら7つの対に，現代の人々はまた別のものを付け加えた．嗅覚の主要器官である乳頭様突起すなわち嗅神経についていえば，《それらは神経の中に数えられてはいない．なぜなら頭蓋の外に出ることがなく，また髄膜に包まれることもないからである》［現代の解剖学では，脳神経は第1対から順に「嗅神経」「視神経」「動眼神経」「滑車神経」「三叉神経」「外転神経」「顔面神経」「内耳神経」「舌咽神経」「迷走神経」「副神経」「舌下神経」の12対である．「脳神経」を7対とするのはガレノスにならうものである．『古代篇』p. 263, 注（702）も参照．このパラグラフはGelée 同書, Libre IV, chapitre XI. Des Nerfs du Cerveau. p. 160-164 が典拠］．

　脊髄は脳から作り出されたものであるが，《根から出る幹のようであり，脳に対して代官や補佐官のような役をはたしており，長い脊椎管を下降していき，きわめて確実に，神経をすべての部分に送り出している》．そうした神経は《数限りない》が，解剖学者たちは30の対，すなわち頚部に7対，背部に12対，腰部に5対，そして仙骨部に6対，を数えている［現代の解剖学では，脊髄神経は，頚神経が8対，胸神経が12対，腰神経が5対，仙骨神経が5対，尾骨神経1対とされる］．他に28対しか数えない人もいる［同, chapitre XII. Des Nerfs de la moelle de l'espine, p. 165-166］．

　脳の外形は，《それを入れている殻のかたちに似ている》．その大きさは，一人の人間

の脳が一頭の牛のものの6倍あり（リオラン），《重さでは商売上の重さで3リーブル［1リーブルは500g程度］で，これは医学研究で用いるもの［牛の脳か］の4つ分に相当する，という程度である．ということで，脳はその機能の多様性と完成度に相応した大きさをもっているのである》．脳の実体は，髄状で，白く，軟らかく，精液の最良で最も純粋な部分と精気から生じたものである．それが白いのは精液性だからであり，軟らかいのは対象の像の刻印をより速やかに受け入れるためである．その釣り合い［原本では「tempérament」，現代では「気質，体質」と訳される語であるが，古代ギリシア以来の医学では，身体を構成する基本要素や体液の混和（ギリシア語で「クラーシス」）の釣り合い，という意味合いで用いられてきたラテン語由来の語である．『古代篇』p. 218 また p. 32 も参照］は冷たくそして湿ったものである．フレネジー［本来，古代ギリシア語で，横隔膜を指すとともに，知性，思慮を意味していた「プレーン」に生じた病的な状態というほどの意味で，状態像としては急性の，発熱，錯覚，幻覚を伴うせん妄状態を指している．「フレニティス」に同じ．これについては『古代篇』注（747）も参照］患者で起こるように，この器官が絶え間のない表象像に占拠されて，限度を超えて熱くなり，さらに激しい運動に駆り立てられ，感覚が錯乱してしまうのを防ぐために，そうでなければならなかったのである．その用途は次にあげる通りである．霊魂精気を生み出すこと，そして，《知性的，運動的，感覚的》，すべての霊魂的機能を作り出すことである．その運動は，一部はそれに固有なもので，霊魂精気の生成，除去および再生のためのものであるが，一部は動脈に由来するもので，脳は拡張したり収縮したりする．脳が拡張するときは，怪網から生命精気を，鼻孔から空気を引き入れ，収縮するときは霊魂精気を，2つの上部（前部）脳室から，第三脳室と第四脳室そしてまた諸々の感覚器官へと追い出す．脳は能動的に感覚するが，《すべての感覚を作り出した張本人であっても，感情はもっていない》．なぜか．脳は《共通感覚の座であり，すべての感覚の審判者だからである．しかるに，審判者というものは，ひき起こされる情念の一切を取り去らなければならないのである》》（p. 425）［同，chapitre VIII. Du cerveau. p. 424-425］．

　リオランは，《脳の大きな本体》を上部，中間，下部の3つの領域に分割した．すなわち，1° 上部の領域には《溝［脳溝］》《鎌［大脳鎌］》および胼胝体［脳梁］が含まれる．2° 中間には，4つの脳室，第三脳室から第四脳室に向かっていく管を取り囲む隆起，脈絡網および小脳が含まれる．3° 下部には，漏斗部，乳頭体突起，7対の神経および脊髄の根が含まれる．脳の上面および外側面は灰色で，《小腸》の溝に似た数限りない脳溝によって分断されているが，それは軟膜がより深く下降して，栄養物をこの臓器を作る実質のすべてに分かち与えるのを可能にするためであった．脳梁は，実質が白くて硬いが，これによって脳のすべての部分が連続している．連続的に割を入れてみると，2つの前部脳室が見つかるが，それらはきわめて薄い透明な隔壁（「セープトゥム・ルーキドゥム［透明中隔］」「スペクルム・ルーキドゥム［「透明な鏡」の意］」）で分けられている．これら2つの側脳室は，すべての脳室の中で最も大きい．《なぜなら，粗雑で

まだ精製されていない霊魂精気を含んでいるからである》．それには３つの用途がある．1° 霊魂精気の調製，2° 脳の呼吸，3° 嗅覚である．脈絡網ないし脈絡叢は，霊魂精気の一次的な作成と調製のために作り出されたものである．乳頭様突起［嗅球］は《脳の延長》のようなもので，前部脳室から《篩》骨まで向かっていき，空気と臭いを吸収し，呼気によって《煤けた排泄物，そして，それとともに粘液を，鼻孔を通して》外に追い出す．穹窿体［脳弓］は３本の柱で支えられている．その用途は穹窿［ドーム］と同じである．というのは，それが脳の重い塊を支え保持して，脳が第三脳室を押しつぶしてしまわないようにしているのである．この第三脳室からは，２本の管が出ている．一本は，入り口にあり，脳の排泄物を漏斗部に運び，それを漏斗部が下垂体に放出し，この下垂体が今度は口蓋を介して口の中に排出する．もう一本の管は，一直線に第四脳室に入り込む．この最後の腔所の入口には，松の実にきわめてよく似た尖った腺（コーナリオン［松果腺］）が見られる．ある人々によると，これは他の腺と同様に，もっぱら脈絡網の静脈や動脈を強固にするのに役立つだけのものであるが，また別の人々によると，弁もしくは門番の役をする，すなわちそれは第三脳室から第四脳室に向かっていく通路を開閉する．つまり，シャルル・エティエンヌが述べていたように，《脳の最初の脳室でまだ十分に精製され作り上げられていない精気が，小脳に必要とされる以前に，移送ないし運搬されないように，よく見て守っている》(48)のである．管の長軸方向に沿って，両側に丘のように盛り上がった小さな隆起がある．最初の２つはより大きく（「ナテス［「ナティス」の複数形，「臀部」の意．わが国の解剖学用語では「上丘」］」），《ガレノスの言うことを信じるなら，視神経のために作られたものである》が，リオランの言うことを聞き入れるなら，《乳頭様突起の始まりの部分である》．これに続く２つ（「テステス［「テスティス」の複数形，「睾丸」の意．わが国の解剖学用語では「下丘」，「上丘」と「下丘」を合わせたものが「四丘体」である］」）はより小さく，一本の裂（「アヌス［「肛門」の意］」）がこれらを分けている［このあたりは『古代篇』p. 266 また注（715）も参照．古代ギリシアのガレノス以来の医学では，脳のこのあたりの部位を人間の下腹部に見立てた命名を行なっていたのである］．コーナリオンの下から第四脳室が始まる．入口には，小さな芋虫のような形態の虫様瘤［小脳虫部］が見られる．第四脳室は先の尖った裂け目として終わり，脊髄の中に切り込んでいて，その外形が羽ペンと似ている（ヘロピロスの「カラムス［筆記に用いる葦，わが国解剖学用語では「筆尖」，『古代篇』p. 266 および注（675）参照］」）．この第四脳室は小脳の下に位置し，すべての脳室の中で最も小さく，最も堅固である．ここで霊魂精気が完成され，ここから次に脳と脊髄の髄に送られ，脊髄を介して神経へと送られる．脊髄は，《脳の産出物ないしは延長》であるが，固く乾いている度合いが大きいこと，《室や腔所を欠き》，脈や拍動がないことなどで，脳とは異なっている．とはいっても，その実質は脳と類似のものであって，その用途もほとんど異なることはない．たしかに，それは霊魂精気を含み，精製し，さらに完成させているのであって，これが，諸々の部分に分配され，感覚と随意運動を作り

出すことになる［同, chapitre IX. Des parties d Cerveau, chapitre X. Du Cerebelle, chapitre XI. De la Medule Spinale, p. 426-434］.

デカルト

デカルトにおいても，またウィリスにおいても，中枢神経系の諸々の機能を説明するものは，相変わらずガレノスの学説である．しかし，アリストテレスの例がよく証明してくれているが，脳の構造に関するきわめて誤った考えによっても，この器官の諸々の機能について非常に奥深い研究を行なうことができるのである．デカルトの場合もそれに妥当する．彼の強靭な天才は，生物学的諸科学においても，人間精神についての他の諸々の学問の場合に劣らず深い足跡を残した．この博識の人は，物質と運動の量はこの世界で不変でありつづけるのだから，魂ができることといえば，諸々の運動の方向を決定することにすぎず，運動の総量を増やすことも減らすこともできないということを理解していた．衝突と圧迫の機械的法則という，あらゆる現象の十分な説明となるものによって，宇宙の諸々の運動のみならず，植物や動物の運動もまた演繹しようと試みてもいた．諸々のもの同士の関係の機械的解釈，すなわち科学が認めることのできる唯一の解釈に常に忠実で，諸々の想念の起源およびそれらの連合を，感覚の変様の結果として脳が被る物質的変化に還元してもいた．中枢神経系の基本的，原初的で，単純なはたらき，すなわち反射的作用を認識し，このような運動を他の運動から区別してもいた．情念の自然本性と生理学的な諸々の条件を研究して，感覚的知覚の理論の全体を創り出し，諸々の発見をして生理学的音響学や光学を豊かなものにしてもいたのである．それほど博識の人にして，《精神の座》について，アリストテレスと同程度に間違うということがありえたのである．とはいえ彼が感覚作用，情念および知性の理論のために為したことは，いかなる時代の最も厳密な解剖学者や生理学者たちよりも，大きかった．

デカルトには，生物は機械とみなされるべきであるという，本質的な見解さえあればそれでよかったのだ．生理学的心理学はその創始者の一人としてデカルトにその見解を求めなければならないであろうから．シャルル・リシェは，現代の科学はデカルトが予感していたことを証明したということをあげて，次のように書いていた．《生物はまぎれもない機械である．その機械は，極度に繊細で複雑ではあるが，要するに機械なのであって，不変の法則に従って，外

からの諸々の力に反応するように作り上げられているのである．そのような，自分を刺激する変化に対する生物の必然的な反応であるなら，高等生物の見かけの自発性も，刺激反応性の一様式にすぎないことになる．というのも，生きている機械が力を作り出しているように見えるとしても，それは自発的に作り出しているわけではなく，外からの刺激に応えているという以上のことはけっしてしていないからである．その活動は応答の活動にすぎない．しかし，生体の中に応力としての諸々の化学的な力が蓄積されるおかげで，外からの刺激によって作り出された力の放出は巨大で，外からの刺激とはまったく比較を超えたものになる．とりわけ神経細胞は極端な潜在的エネルギーを備えている．しかし，これも神経や筋肉と同じ法則に従って刺激に答えているのである》．(49) 要するに，今日ではよく知られているように，デカルトは正しかった．すなわち，あらゆる生物は機械でしかないのであるが，たしかに感覚のない機械ではなく，むしろさまざまな程度に感覚をもち意識を備えた機械なのである．デカルトの誤りは，無数に存在する下等な仲間たちから人間を抜き出してしまったことであった．無意識的であろうと意識的であろうと，精神的過程とは常に反射的ないしは自動的な発現なのである．意識は，存在するとしても，これらの過程に何も付け加えることはない．影が，それが寄り添っているものに何も付け加えないのと同じである．(50) 仮に感覚作用と知性，この知性は感覚装置と精神的器官が出現したときに感覚作用から生じるものであるが，この両者も，それらを用いて定義される生命そのものと同じように，自然というものがもつ諸々の力というにすぎないのだとすれば，それらが普遍的機械論の法則から逃れているということはありえないであろう．しかし，おそらく誰一人として，世界と生命に関する，機械論的な，したがってまた厳密に科学的な考え方のために，デカルト以上のことをした人はいない．

　感覚作用，情念および知性との関連における脳の構造と機能に関するデカルト（1596-1650）の考えは，くり返しておくと，アリストテレスより以上に誤っているというわけではない．そうした考えが，この主題に関する古い時代や同時代の諸々の考え方を反映しているのは当然のことである．我々の考えるところでは，諸々の学説の歴史のためだけでなく，神経系の解剖学や生理学の諸々の事実を理解するためにも，そのようなことを考慮に入れなければならないのである．

　松果腺に「センソーリウム・コンムーネ［共通感覚器官］」を位置づけることは，デカルトに特異なことではなかった．この哲学者と同時代人のディーメルブレック（1609-1674）は，ユトレヒト大学で医学と解剖学を教えていた人であ

るが，彼は，彼の時代には，このような見解が《多くの人々によって強く執拗に支持される一方で，別の多くの人々によって反対されていた》と証言している．『情念論』，Les Passion de l'âme の出版（パリ，1649，アムステルダム，1650）以前に，ましてや，『人間論』，L'Homme および『胎児の形成について』，De la formation du foelus [『人体の記述』，La Description du corps humain] の出版（パリ，1664）よりはるか以前に，ある学位論文が，ジャン・クーザンという名前の受験出願者によって，1641年に，「コーナリオン［松果腺，原本ギリシア語］に共通感覚の座はあるか」という表題で，提出された．その著者は，《冷たいものと湿ったもの》や《諸々の霊魂的な能力の座》といった，脳の自然本性に関するアリストテレスとガレノスの考えを，ある種の折衷論の中に混ぜ入れた後で，脳の中で区別される諸々の部分の中に「コーナリオン」と呼ばれる一つの腺が存在し，これは諸々の脳室の間の中央に位置し，外界からの感覚がそれに向かって《円周から中心に向けて引かれた線のように》集中する，と書いている．その腺は，唯一つしかなく，脈絡叢に支えられ，そこで精製された精気で常に膨れているが，その中では，眼や耳によって集められた二重のもの（像）が一つに合することができ，またそうなることになっている．したがって，この出願者の言うところでは，アリストテレスが共通感覚を心臓に位置づけたのは誤りであった，アラビア人たちがこれを脳の前部に位置づけ，観額術をあやつる者たちが額とそのしわに位置づけているのは迷妄だったというわけではないのである．この学位論文の結論はこうである．「それゆえコーナリオンに共通感覚の座はある」．

同じ年（1641）に出版された『第一哲学についての省察』，Meditations de prima philosophia の中で，デカルトは，名指しはせずに，松果腺をたんに指示しているだけである．《次に私が気がついていることは，精神は，身体のあらゆる部分の印象を直接に受け取るのではなく，〈ただ脳からのみ，あるいはおそらく，さらにその中のごく小さい部分〉，すなわち〈共通感覚〉（「センスス・コンムーニス」）が宿っていると言われている部分からのみ受け取る，ということである（「第VI省察」「第III省察」とあるのを訂正）[AT, IX, 69. オリジナルのラテン語版で該当する箇所はAT, VII, 86. これらの表記については注（50）参照])》．『屈折光学』，La dioptrique は，周知のように，『方法序説』，Le Discours de la Méthode（ライデン，1637）に続いて，『気象学』，Les Météores と『幾何学』，La Géométrie と合わせてフランス語で出版されたものであるが，その中で，デカルトは，脳室から筋肉の中に動物精気［les esprits animaux, 対応するラテン語は spiritus animalis,「スピーリトゥス・アニマーリス」でここまでは「霊魂精気」と訳してきた．

以後は原則として「動物精気」の訳語を用いる．「訳者あとがき」参照］が下降すると
している（第IV講,『感覚一般について』）．彼は,『哲学の原理』, *Principia philo-
sophiae*（アムステルダム, 1644）の中でもさらに松果腺を名指しせず，たんに
《この共通感覚の座がある脳の場所》について語っているだけである（第IV部.
§189-196［引用句は AT, IX-2, 310. ただしこの仏語版の語句に対応すると思われるデ
カルトのラテン語原文は「脳の中の魂（anima）の座」（AT, VIII-1, 316）である］）．こ
の腺についてはっきりと言及がなされるには，1649年になってやっとパリで
出版された『情念論』（第I部. XXXI以下）までたどりつかなければならない．
したがって，私が見出した上述の医師の学位論文は，デカルト以前に，ないし
は彼と同時に，彼の同時代人のいく人かが，すでに公然とこうした仮説を主張
していて，とうとう彼もそれを支持すると表明するに至った，ということを明
らかにしているのである．

　松果腺を記載した解剖学者たちは，ほとんど意見が一致しておらず，一方が
（シルヴィウス，ウォートン）コーナリオン［松果腺］の構造の中の神経と考え
ていたものを，他方は小動脈とみなしていた．さらに大部分の人々は，この腺
の中に砂，小石，小結石を見出したと証言していた．フロレント・スホイル
［デカルトの『人間論』のラテン語版の訳者］は,『人間論』（第2版，パリ, 1677,
in-4°, 401 ［-402. 以下の典拠］）のために彼が書いた序文の中で，一度, 2人の弟
子がいる前で,《腺の半分以上を占める小さな石》を見出したことを認め，そ
れは《著名な解剖学者ホールン氏の珍品陳列室の中に》あってもおかしくなか
った，と付け加えている．ところで，この腺はいわば絶えずその職責を果たし
つづけてきていた．《したがって，この人物の死をもたらしたであろうものは，
この石ではないし，それがこの人を死なせることができるなどということはけ
っしてありえなかっただろう．ひょっとして，それがひどく大きくなっていて，
精気に必要な通路を妨げたり塞いだりするということがなかったとすれば，で
あるが》．スホイルは，脳のこの部分を《あらゆる身体運動を操る梶棒ないし
は舵》に譬えている．この腺は，ただ一つであり孤立しており,《脳の実質の
真ん中に隠されているが，そこにあらゆる神経が向かっていて，あたかも心臓
のようである》．そこには，動脈と静脈，生命精気と動物精気が，一つに集ま
り一致協力しているように見え，心臓が脳に向けて送っている血液と生命精気
の持続的な流れが，同じ血液の心臓に向かう逆の流れ，そして，脳から，涸れ
ることのない泉のように，あらゆる部分に向かって絶えずあふれ出ていく動物
精気の流出に，引き継がれているのである．──この腺は,《そこに魂が居処
を定めていて，巣の中央にいるクモを思わせる》．レギウスやL.ドラフォルジ

ュのような，デカルトの他の弟子たちも，同じように確信していた．しかし，解剖学者たちは，私は相変わらず懐疑的であったとは言わないが，容易に信じるということはないままであった．というのも，フランシスクス・ド・ル・ボエ・シルヴィウスは，この腺の中で，未知の自然本性や役割をもった何らかの体液が精製されている可能性があると推測していたと思えば，ウォートンは，この腺の用途について《きわめて根拠の薄い》仮説を立てていたし，またディオニス（『人間の解剖』, *Anatomie de l'homme, suivant la circulation du sang.* Genève 1690）は，《この腺が小さければ小さいほど，精気はますます活発になる．というのも小さい物体の方が大きいものよりは動かすのに容易だからである》[前掲書，p. 532]と考えたりしていたのだから．この植物園付属研究所の著名な解剖学教授は，このことを理由にして，身体の釣り合いを考慮に入れれば，脳の他の部分は動物のものよりも大きいのに，人間のもっている松果腺は最も小さいのだと納得していた．ディーメルブレックは，これに対して，この腺の用途はまだ未知であり，まったくの臆測か不確かな推理によるのでない限り，何も言うことはできないことを認めていた．

しかし，たしかに，特に脳室の中，視床脳の天井から出る脳の膨出部の中，第三脳室から第四脳室に通じる導管の入り口に，魂の座を位置づけたことで，デカルトは，結局のところ，全般的な位置づけに関しては，当時のほとんどすべての哲学者や医師たちと意見を同じくしていたのである．そして彼がこれらの学者と意見を同じくしていたのは，彼らがガレノスと意見を同じくしていたからである．これらの解剖学者や生理学者は，中枢神経系の諸々の機能は，我々が大脳の皮質ないし灰白質の組織がもつ特性と呼んでいるものであるなどとは考えていなかった．これらの《霊魂的［動物的］なはたらき》は脳の直接の機能ではなかったのであり，それらは，もっぱらその中で生成される動物精気によって作り出されるものであった．魂が諸々の器官の中で自らの活動を行使するのは，動物精気を介することによっていたのである．脳と脊髄は，動物精気が創出される工場にすぎず，そこから，動物精気が神経の導管を通って，身体のあらゆる部分に流れていくのであった．心臓で生成される生命精気に由来するとはいっても，動物精気は，少なくとも一部の医師にとっては，それとは種類が，《パンが乳糜と，乳糜が血液と，血液が諸々の身体部分の実質と異なる》のと同じくらいに異なるものであった．動物精気が生命精気に対してそうした特殊性をもつとは考えていなかったデカルトは，医師たちからの嘲弄を招くことになった．したがって，すべての人が脳に，ガレノスにならって，動物精気を生成し作り上げる職務を割りあてていたのである．しかし，ある人々

は，動物精気が大脳鎌の静脈洞の中で生成されると考えていた（D. ゼンネルト）かと思えば，他の人々は，それは脳室の中で，脈絡叢から発する最も熱い動脈血から作成されるとみなしていた（A. デュ・ローランス，息子の方のリオラン，L. メルカトゥス）し，さらに別の人々は，大脳や小脳の表面を走り回る動脈の中で形成された後に，この精気は，これらの動脈から大脳や小脳の灰白色の皮質の中に，そしてそこから白質の中にまで浸透すると主張していた（Fr. ド・ル・ボエ・シルヴィウス，ディーメルブレック）．しかし，霊魂的［動物的］な能力は，スコラ学派の中では，感覚的なもの，欲求的なもの，運動的なものに区分されていて，脳のどの部分の中にそれらの座があるかが探し求められていたのである．

　デカルトの同時代人たち，そしてこの偉大な哲学者自身は，動物精気をどのように思い描いていたのであろうか．デカルトは次のように述べている．《脳にまで浸透してくる血液の粒子［原本では「des parties」であるが，『デカルト著作集4』白水社，2001 所収，伊東俊太郎・塩川徹也訳『人間論』，訳注（6）に従って適宜「粒子」と訳す］というものについて言うなら，それらはそこで脳の実質に栄養を与えそれを維持するのに役立つだけでなく，主にまた，そこにきわめて微細なある種の風，あるいはむしろきわめて生き生きとしまたきわめて純粋な炎を作り出すのにも役立っており，これが動物精気と呼ばれるものなのである．というのも，知っておかなければならないのであるが，心臓からそうした血液の粒子を運ぶ動脈は，無数の小さい枝に分かれ，脳の腔所の底につづれ織のように広がる小さな組織（脈絡叢）を構成した後に，脳の実質のほぼ中央，その腔所のすぐ入り口のところに位置する，ある種の小さな腺の周囲に再び集まるが，その場所では，数多くの小さな孔をもち，それらの孔を通って，動脈に含まれていた血液の中の最も微細な粒子がこの腺の中に流れ入ることが可能になる．ただし，この孔は非常に狭いので，より粗大なものは通すことがないのである［……］．以上のことから，次のことは容易に考えつく．すなわち，より粗大なものは，脳の外表面に向かって真っすぐに昇っていって，その実質への栄養補給に役立つが，その際に，より小さくてより活発なものが向きを変えてすべてこの腺に入り込んでいく原因ともなるのである．この腺は非常に水量豊かな泉のように想像されるべきもので，ここから，この腺に入り込んだものがあらゆる方向に向かって，脳の諸々の腔所の中に同時に流れていく．こうして，それらがより粗大なものから分離されて，心臓の熱がそれらに与えた極端な速さをまだ保持していさえすれば，他に何の加工も変化もなしに，血液という形式をもつことをやめて，動物精気と呼ばれることになるのである》（『人間論』[AT,

XI, 129-130])．そういうわけで，デカルトによれば，動物精気は脳室の中で生成されるものではない．脈絡叢の小動脈のきわめて微細な孔から松果腺の中へと流れ込む動脈血の最も微細な粒子から精製されるのである．この腺から，この精気は脳室の中に広がり，そこから脳の実質の諸々の通孔の中に，そしてそれらの通孔から神経の中に移行し，そこで，これらの神経が《入り込んでいる》《筋肉の外形》を変え，それによって，四肢を運動させる力をもつのである．したがって，動物精気は，心臓から脳にやって来る生命精気と種類が異なるものではない．別の言い方をすれば，より微細な粒子というにすぎないのである(51)．

　動物精気の自然本性に関するデカルトの仮説は，見ての通り，まったく古代的な簡潔さで提示されている．きわめて微細な風，あるいはむしろ心臓の熱から受け取った極端な速さを備えた，きわめて生き生きとしまたきわめて純粋な炎というわけである．このような想像は，結局のところ，どのような点で昔の古代ギリシアの思想家たちのものと異なるのであろうか．彼らにとっても，魂は，空気あるいは火，目に見えない原子，あるいは血液であったのだから．そうした空気，またそうした火によって，我々は生きている．感覚作用，記憶，思考と意思，理性や知識に，それ以外の始原はない，というのである．Fl. スホイルは，［デカルトの］『人間論』［ラテン語版］の序文で次のように述べている．《生命は，心臓が脳や身体の他の部分に向けて送っている血液と生命精気の持続的な流れと，同じ血液の心臓に向かう逆の流れ，そして，脳から，涸れることのない泉のように，心臓や他の部分に向かって絶えずあふれ出ていく動物精気の流出とで，成り立っている》[l'Homme de René Descartes, ... 2nde Edition, Paris, 1677, p. 402]．あらゆる医師もまた，動物精気がたんに，ガレノスのあげていた諸々の自然的なはたらきだけでなく，とりわけ霊魂的［動物的］なはたらき，すなわち表象力，判断，記憶，感覚作用，筋肉運動（胎児自身の場合でも）にも役立てられることを認めていて，その結果，やはりガレノスに従って，彼らは，こうした動物精気の運動の欠陥ないしは変調から，神経系の病気や障害が出てくるものとした．卒中，淫夢［フランス語原文では「incube」で，元来は「眠っている女性を犯すという夢魔」を意味する］，マニー［現代の精神医学用語では「躁病」を意味するが，ここでは「狂気」一般を表しているとしてよい］，けいれん，フレネジー［本書p. 53参照］のようなものである．

　動物精気と呼ばれる，このような目に見えない，きわめて微細で，またきわめて揮発性の発散物は血液，すなわちデカルトの同時代の生理学者たちの考えによれば，硫黄と塩を含んだ漿液性の体液に由来するものとして，その化学的

組成の中に，塩と硫黄の粒子を含むものと思われていた．ガレノスにならって，ヴェサリウス，デュ・ローランス，コロンボ，ゼンネルト，フラカッサートゥスは，血液の他に，空気もまた動物精気の生成に寄与すると考えていて，その空気は，一般的な見解に従って，篩骨の孔を通って，前部脳室の中に入り込むとされた．動脈血の塩を含む部分が，硫黄を含む部分と分離するのは，脳の実質，とりわけ，動脈血が極端に細い無数の血管によって注ぎ込まれる，皮質にある諸々の《腺》の特性に帰されていた．塩の粒子，すなわち，きわめて気化したある種の塩からなるきわめて微細な精気が，神経の目に見えない通孔に自由に入り込むということになっていたのである．動物精気が行なう作用の多様性については，この精気は組成が均一なのであるから，そのさまざまに異なる自然本性からではなくて，それが感覚や運動をもたらす部分の自然本性から生じるとされた．すなわち，動物精気が，皮膚，粘膜，眼，耳，あるいは筋肉に分配されるのに応じて，触覚，視覚，聴覚，あるいは運動が現れるのであった．言い換えれば，そして今日我々が言う言い方をするなら，感覚と運動の末梢装置の自然本性が，それらに対応する中枢の諸々の器官の機能の自然本性を決定するとされたのである．

　さらにその上，動物精気は，たんに感覚と運動の産出に役立つだけでなく，栄養摂取にも役立っているものであった．よりしばしば用いられる部分（右腕，健脚者の脚）は，より強くより丈夫であるが．これは，そこでは動物精気の流れが豊富で連続的だからである（ディーメルブレック）．麻痺した手足では，それに対して，動脈が依然としてそこに血液をもたらしていても，筋肉の軟化，浮腫，萎縮などが見られる．たしかにこれらの部分の萎縮は，直接に脳の障害のためであった．例えば，この器官が負傷すると，精気の過剰な消費，あるいは不十分な産生，あるいはまた脳の腺の分泌の質的な変化によって，マルピーギが観察したところでは，《極端な痩せ》による致命的な終末を迎える．要するに，ある神経が外傷によって切断され，あるいは破壊されて，動物精気をもはやある部分に分配しなくなると，その部分は痩せ細ってしまうのである．というわけで，解剖学者たち，生理学者たち，医者たちは概して，動物精気が脳に位置していることを疑うことはなかった．彼らが，松果腺に関するデカルトの仮説に好意的な態度をほとんど見せなかったとすれば，それは，診療実践の場や解剖の場では，このようなまったく根拠のない推測とは矛盾する病理的症例をしばしば観察していたからである．その当時も今日と同じように，脳室浮腫［水頭症］の症例で，松果腺が必然的に強く圧迫されるが，感覚や知性の機能は，生きている間に変化していなければならないと予測されるほど変化する

ことのなかった例が，まれではなかったのである．神学者の方では，神によって授けられた非物体的な魂が，脳の奥まった辺鄙な領域，前部脳室の精気が第四脳室の精気と連絡する管の上に吊るされたほとんど目に見えない小さな腺の中に閉じ込められているのを認めることは，それほど容易なことではなかった．このような位置づけは，教会の一部の人々にとっては，ひどく怒りを覚えることでさえあった．彼らは《理性ある魂の座》が，人間では魂のない動物のものの三分の一という小ささの小腺の中に置かれている，と考えるなどとても受け入れられるものではなかったのである．

　ルネ・デカルトはさらに，魂の座が心臓にあるとする理論を論じて，これを，脳に位置づける理論に対立させている．彼によれば，諸々の感覚器官が関連づけられるのはたしかに脳であるが，情念の器官は心臓であるように見えるというわけである．両者を注意深く検討した後で，彼が述べるところでは，彼には，《魂が直接その機能を行使する身体の部分は，けっして心臓ではなく，また脳の全体というわけでもなく，それらの諸々の部分の最も奥まったところにあるものにすぎず，それは脳の実質の中央に位置するきわめて小さなある種の腺であり，脳の前部の腔所にある精気が後部にあるものと連絡する管の上にぶら下がっていて，その腺の中に生じているごくわずかの運動でも，そうした精気の流れを大いに変化させることができ，そして逆に，精気の流れに起こるごくわずかの変化でも，この腺の運動を大いに変化させることができるようになっている，ということが明らかに認識された》[注(52)参照]ように思われる，というのである．いったいどのような理由で，この《腺》がデカルトに魂の主要な座であるように思われたのであろうか．というのも，魂は，彼によれば，身体全体に結合しているものなのである（『哲学の原理』，第4部，§186）．なぜなら，脳の他の部分は2つ対になっている，それらは外的感覚諸器官と同じように2つ対になっている．ところが，我々は一つの同じものについて同時にただ一つの想念しかもつことがない．したがって，ただ一つの対象によってひき起こされた2つの印象，また2つの眼，2つの耳，2つの手等々を介してやって来る2つの像が，魂に到達する前に《一つに合することができる》何らかの場所が存在しているのでなければならないからである．さもなければ，一つではなく，2つの対象が魂に対して提示されることになるだろう．以上が，これらの像あるいはその他の印象が，脳室を満たしている精気を介して，この単一の腺の中で一つに合するのでなければならない，という理由なのである．(52)

　この小さな腺を，デカルトはガレノスと同じように，「コーナリウム」と呼び（『胎児の形成について』[*La Description du corps humain*, AT, XI, 270, 188），それ

について正常および病理解剖，さらには比較解剖も行なっていた(53)．彼の言うところでは，その素材は非常に軟らかく，脳の実質と結びついているのではなく，かなり弛緩し弾力性のある小さな《動脈》につなぎ留められているにすぎない．それは，心臓の熱がそれに向けて押し出す血液の力によって，天秤のようにして支えられているのである．この不安定な平衡のおかげで，それはわずかなことでも，ある時は一方の側へ，ある時は他方の側へ傾き，そのようにして，そこから出ていく精気のその後の流れに，脳室から通孔へ，その通孔から対応する神経や筋肉へと，何らかの方向性を与えるのである．

デカルトは次のように書いていた．《「コーナリウム」という腺が，嗜眠症患者の解剖で腐敗していたとしても，私は不思議とは思いません．この腺は他のどのような人においても，同様にきわめて速やかに腐敗するからです．3年前，ライデンで，解剖されたある女性でそれを見たいと思い，きわめて念入りに探したにもかかわらず，それも，さしたる困難もなくいつも殺したての動物で見つけ出していたので，それが何処にあるはずかよく知っていたにもかかわらず，ついにそれを認めることは不可能でした．この解剖を行なったヴァルシェールという名の老教授は，自分はどんな人体にもそうしたものは一度も見たことがないと告白しました．これは，私が思うに，彼らが腸や他の部分を見るために通常数日を費やし，それから後で頭部を開くからなのでしょう．この腺が可動性のものであることについては，私はその位置以外の証拠はいらないと思います．というのも，周囲を取り囲む小さな動脈に支えられているだけなのですから，それを動かすのにごくわずかなことしか必要ないのは確かだからです．しかしだからといって，この腺があちこち大きく動き回ることが可能であるとは考えておりません》(54)．

神経の中には，デカルトが区別するところでは，3つのものがある（『屈折光学』第4講［AT, VI, 110］）．1°　神経を包む皮膜ないし被膜で，脳を包むそうしたものに起源をもっている．これらのものは，彼が言うには，小さな管のようになっていて，そこかしこに膜全体で広がっていき，すっかり静脈や動脈のようである．2°　神経の内部の実質，すなわち脳から身体の末端に向かっていく細糸．3°　動物精気，きわめて微細なある種の空気ないしは風で，脳室から出て，これらの同じ管を通って筋肉の中に流れ込む．デカルトは，神経には2種類があり，一つは感覚のための神経，もう一つは運動のための神経であるという《解剖学者たちや医師たち》に認められていたことを，認めていない．彼は，《どのようなものであれ運動の役に立って，何らかの感覚にも役に立たないような神経をかつて誰が見分けることができたであろうか》とまで書くことにな

る．事実彼は，神経は混合性であると主張しているのである．その主張は次のようである．彼の語っていた，神経の《皮膜》ないし外側の鞘と，その軸をなす《細糸》との間を，常に精気が流れていて，それが筋肉に入り込んで，《脳がそれらを分配する多様な仕方にしたがって》それらを多少とも膨らませ，そうすることで身体のさまざまな部分の運動をひき起こすのである．精気は，したがって，神経の中では運動の基本要素ということになる．これに対して，神経の内部を構成する軸をなす細糸は《感覚の役に立っている》のである．別の箇所で，デカルトははっきりと，《[これらの感覚が多様であるのは，……] 各々の神経の中に，多様な運動がある [からである]》と述べている（『哲学の原理』，*Principia philosophiae*, IVᵉ Partie, §190[原本 §192 とあるのを訂正. *Oeuvres de Descartes* publiées par Victor Cousin, tome III, p. 501, AT, IX-2, 311, AT, VIII-1, 316（ラテン語版）]）．彼は感覚神経が《枝分かれ》によって分布する様式を，局所的なものと想像していた．病変が一本の神経に限局している場合は，《たんに，この神経が枝を送っている部分で感覚が消失するだけで》，その他の部分の感覚能力は《少しも減少しない》からである [*La Dioptrique*, discours IV, AT, VI, 109]．

デカルトは，《この機械の中に見出される》，すなわち人間や動物の身体の中に見出される，ということであるが，そのようなあらゆる感覚を論じる際に，神経について次のように述べている．《したがって，まず第一に知ってもらいたいのは，多数の小さな細糸が存在していて，……それらはすべて一つ一つ，起始である脳の内表面から分離しはじめ，そこからそれ以外の身体の全体に広がっていき，そこで触覚のための器官として役立っている，ということである．……そして注意してもらいたいのは，私が話している細糸はきわめてほっそりとしたものではあっても，脳から，そこから最も離れた肢体に至るまで，しっかりと通じていて，これらの肢体が数限りない多様な仕方で折れ曲がっても，両者の間には細糸を断ち切り，それらに圧迫を加えて作用を妨げるものは何もないのであって，このことは，細糸が筋肉の中に動物精気を運んでいく当の同じ小さな管に包み込まれており，そうした精気がこれらの管をほんの少し膨らませて，細糸が圧迫されるのを妨げ，さらには，それらが出てくる脳から，停止する場所まで引っ張っていることによって，できる限り常に緊張させているからだ，ということである》[AT, XI, 142-143]．

《ところで，私は次のように言おうと思う．神が理性的な魂をこのような機械と一つに結びつけようとするときには，……神はその主要な座を脳の中に与え，この脳の内表面にある通孔の入口が諸々の神経を介して開かれる多様な仕方に応じて，多様な感覚をもつような自然本性を備えるようにその魂をつくるであろう，と》[AT, XI, 143]．

《まず第一に，これらの神経の髄を構成する小さな細糸が強い力で引っ張られて切れ，

《それが結びついていた部分から分離し、その結果、機械全体の構造が何らかの仕方で完全なものではなくなるような場合、それらの細糸が脳の中にひき起こすであろう運動は、魂にとってはその住処とする場所が無事に保たれることが重要なのであるから、魂に痛みの感覚をもつきっかけを与えるであろう。そして、細糸が前のものとほとんど同じ大きな力で引っ張られても、切れることなく、それが結合している部分からまったく分離することがない場合にも、脳の中にある運動をひき起こすであろうが、その運動は、他の肢体の構成が良好であることの証拠をもたらしてくれているのだから、魂にくすぐったさと名づけられているある種の身体的な快感を感じるきっかけを与えるであろう。そして、この感覚は、わかる通り、その原因からすると痛みの感覚にきわめて近いが、結果からすると魂にとって正反対のものなのである。また、これらの小さな細糸の多数が一緒に均等に引っ張られる場合、それらの細糸は魂に、それらが終わる肢体に接触している物体の表面が滑らかであると感じさせるであろう。そして不均等に引っ張られる場合には、魂に表面が不均一で、それがざらざらしていると感じさせるであろう。細糸が、心臓が他の肢体に伝えている熱により、持続的に揺すぶられている場合のように、一つ一つやや分離して揺すぶられるにすぎない場合には、魂はどのような感覚ももつことがないであろう。普通に起こっている他のすべての作用も同様である。しかし、この運動が、何らかの普通でない原因によって増大ないし減少する場合には、増大は魂に熱さの感覚を、減少は冷たさの感覚をもたせるであろう。そしてもう一つ、細糸が動かされる他の多様な仕方に応じて、その細糸は魂に触覚全般に属する他のあらゆる質、湿り気、乾き、重さ等々のような質を感じさせるであろう。ただ注意しなければならないのは、細糸はきわめてほっそりとして、きわめて動かされ易いものではあっても、自然界に存在するきわめて小さい作用のすべてを脳に伝えることができるほどのものではなく、細糸が脳に伝える最小のものも、土でできている物体の最も粗大な部分のものだということである……》〔AT, XI, 143-145〕。

《しかし、舌の神経の髄を構成し、この機械の味覚のための器官として役立っている細糸は、触覚一般のためにしか役立たないものに比べれば、より小さな作用で動かされることが可能である。これは、その細糸がより少しほっそりしており、また、それを包む皮膜がより柔らかいためである。こう考えてもらいたい。例えば、これらの細糸は、私がその大きさと外形を説明しておいた、塩、酸味のある液、通常の水そしてアルコール液の粒子によって、4通りの異なった仕方で動かされることが可能で、そのようにして魂に4種類の別々の味覚を感じさせることができるのである。これは、塩の粒子は唾液の作用によって、一つ一つ分離され、揺り動かされて、先端から折れ曲がることなく、舌の皮膜にある通孔に入り込んでいき、〔以下他の3種類の味覚の成立についても論じられていく〕……からなのである》〔AT, XI, 145-146〕。

《嗅覚もまた、脳の底部から鼻に向かって、解剖学者たちが女性の乳頭に比較した、ともに内腔をもつ2つの小さな部分の下を通って進んでいく、多数の細糸によって生じ

るものである．これらの細糸は，脳全体を収める頭部の腔所から外には出ていないということ，また，より少しほっそりしており，またこれらを動かす対象がより直接に接触しているために，舌の神経の場合よりもさらに小さい，土でできた粒子によって動かされることが可能であるということを除けば，触覚や味覚に役立つ神経と何ら違いはない……》[AT, XI, 147-148]．

《聴覚の器官として役立っている細糸について言えば，これらの細糸はこれまで述べてきたものほどほっそりしたものである必要はないが，耳の腔所の奥に以下のような仕方で配置されていると考えればそれで十分である．すなわち，それらの細糸は，外部の空気が耳の腔所の入り口に張られたきわめて薄い皮膜を圧迫する際の小さな振動によって，全体が一緒に，同じ仕方で容易に動かされることが可能であるが，この皮膜の下にある空気以外のいかなる対象にも触れられることができないようになっている．というのも，この小さな振動が，これらの神経を介して脳にまで伝わって，諸々の音の想念を懐くきっかけを魂に与えることになるからである．そして，留意してもらいたいのは，そうした振動の中の一つだけでは，魂には，一瞬伝わる判然としない雑音以外のものは聞かせることはできないであろうということで，そこには，耳が刺激される程度に応じた大きさであるという以外には，どのような多様性も存在しないであろう．しかし，多数の振動が次々に続く場合には，弦や鐘が音を立てているときに振動するのが目に見えるように，これらの小さな振動は音響を構成することになり，それを魂は，それらの振動が均等であるか不均等であるかに応じて，心地よいあるいは耳障りだと判断するであろうし，振動のくり返しが急速であるかまたは緩慢であるかに応じて，高音あるいは低音と判断するであろう．そのようにして，振動のくり返しが，半分，あるいは三分の一，あるいは四分の一，あるいはまた五分の一等々分だけ，その都度他より速くなっているとすれば，それらの振動は，魂がそれぞれ，1オクターヴ，あるいは5度，あるいは4度，あるいはまた長3度だけ高いと判断する音響を構成することになるであろう，等々》[AT, XI, 149-150]．

《この感覚（視覚）もまたこの機械においては2つの神経によって生じるものであるが，それらの神経はおそらく，可能な限り最もほっそりして最も容易に動く多数の小さな細糸によって構成されているに違いない．というのは，これらの細糸は，第2の基本要素[デカルトは，宇宙を構成する第1の基本要素は火，第2のものが空気，そして第3が土と考えている．したがってここで指示されているのは「空気」である．『宇宙論』第5章参照]からなる粒子のもつ多様な作用を脳に伝えるのにあてられたものだからで，……そうした作用が，魂に，この機械と一つに結びつけられるとき，色と光についての多様な想念を懐くきっかけを与えることになるのである》[AT, XI, 151]．

デカルトはつづいて，《魂が，位置，外形，距離，大きさ，およびその他類似の，特にただ一つの感覚に結びつけられるわけではない特性を感じる》ようにする，諸々の条件を列挙している．これらの特性は，これまで彼が語ってきたものとは違い，《触覚と

視覚とに共有され，さらには何らかの仕方で他の諸々の感覚にも共有されるものである》[AT, XI, 159].

　外部感覚の他にデカルトは，2つの内部感覚を区別している．すなわち，《自然欲求》と《情念》である．これらの内部感覚の中の第一のものには，飢え，渇き，および他のすべての自然欲求が含まれ，これらの感覚は，言うならば，胃，食道，喉およびその他のこれらと緊密に関係する部分を支配する神経の運動によって，魂の中にひき起こされるものである．第二の内部感覚には，喜び，悲しみ，愛情，憎しみおよび他のすべての情念（「魂［ラテン語原文は「animus」］の興奮もしくは受動や情動のすべて」）が含まれるが，この感覚は，心臓および心臓を取り囲む諸々の部分に向かっていく，小さな神経（「ネルヴリー［「ネルヴルス」の複数形］」）によって生じるものである．例えば，喜びの感覚はどのようにして作り出されるのであろうか．《我々の血液がきわめて純粋であり，よく調整されて，普段よりも容易にそして大きく心臓の中で膨張していくようなことが起こると，それが心臓の出入り口に分布している小さな神経を拡張させて，この神経をある特定の仕方で動かすが，このことが脳の中にまで応答をもたらし，そこで〈我々の魂［フランス語原文は「âme」であるが，ラテン語原文では「mens」］を刺激して自然に喜びを感じさせる〉．そして，これらの同じ神経が同じ仕方で動かされるたびに，たとえそれが他の原因によるものだとしても，これらの神経によって刺激されて我々の魂には同じ喜びの感覚がひき起こされるのである．したがって，我々が何らかの善から喜びを受け取ることを考えているときには，〈この喜びの享受の想像〉（「何らかの善の享受を想像すること」）には，それ自体としては，〈喜びの感覚〉は含まれてはいないが，この想像によって，動物精気が脳からこれらの小さな神経が入り込んでいる筋肉の中に伝わることになり．そして，このことで心臓の出入り口が拡大され，さらにまた，これらの小さな神経が，喜びの感覚が生じるはずの仕方で動くようになるのである》．デカルトは，純粋に知的なあるいは精神的な喜びを，喜びを伴う身体の情動からは独立したものとして区別している．そのような知的な喜びが，脳の動物精気の流れを心臓を取り囲む筋肉に向かわせ，そこでその小さな神経の動きをひき起こすというのは，この喜びが〈想像の中に出てくる場合〉にすぎないのである．心臓の方は，脳に逆に作用して，そこに刺激を与えて，魂に喜びの感覚を与える運動をひき起こす．悲しみの場合は，血液はきわめて〈粗く〉なっているので，心室の中をうまく流れず，わずかしか膨張していかない．そうすると，心窩部領域の小さな神経の中にひき起こされる運動は，

先のものとはまったく異なったもので，この運動の脳への伝播は，魂に悲しみの感覚を与えるものとなる．もっともこの際にはしばしば魂はなぜ自分が悲しいのかわからずにいるのではあるが．これらの神経を同じような仕方で動かす他のすべての原因が，魂に対応する感覚を起こさせる．魂の他の情念や感情，例えば愛，憎しみ，恐れ，怒り等のようなものについても同じで，つまりは，これらは混乱した思考であり，魂が自分自身だけでもつようなことはないものなのであって，魂と身体とが密接に結びついていることによって，魂が，身体を揺り動かす諸々の運動からの刻印を受け取るようになるのである〔『哲学の原理』第IV部, cxc, *Oeuvres de Descartes* publiées par Victor Cousin, tome III, p. 501-503, AT, IX-2, 311-312（ただしスーリィはこの仏訳版にさらにいくつか変更を加えている），AT, VIII-1, p. 316-317（デカルトのラテン語原文）〕．

どのような流れに従って，動物精気は脳の腔所や通孔の中で動いているのか，そして，そこから生じるものである諸々の機能とはどのようなものなのであろうか．

デカルトは次のように述べている．《もしかつて教会のオルガンを間近で見るという好奇心をもったことがあるのであれば，どのようにしてふいごが空気を，この場合たしか送風管と呼ばれていると思う容器の中に送り込むか，またどのようにしてこの空気がそこから，オルガン奏者が指を鍵盤上で動かすさまざまな仕方に従って，あるいはこのパイプ，あるいはまた別のパイプの中へと入っていくのかがわかっていることであろう．さてここで，次のように考えることができる．動物精気を我々の機械の脳の腔所の中に圧し入れる心臓と動脈は，送風管の中に風を圧し入れているオルガンのふいごのようなものであり，外部の対象は，それが動かす神経によって，これらの腔所の中に含まれる精気をそこから通孔のどれかの中に入り込むようにさせているわけであり，これはちょうど，押し方によって，空気が送風管からどれかのパイプの中に入り込むようにするオルガン奏者の指のようなものである．そして，オルガンの響かせるハーモニーは，外から見えるパイプの配列からでも，送風管の形やその他の部分の形からでもなく，もっぱら3つのこと，すなわちふいごから入ってくる空気，音を出すパイプ，そしてパイプの中へのその空気の分配，から生じるものということになるが，このようにして私が知ってもらいたいと思うのは，ここで問題になっている機能は，解剖学者たちが脳の実質の中に区別する目で見える部分の外形からでも，そこにある腔所の外形からでもなく，もっぱら心臓から来る精気，それが通っていく脳の通孔，そしてそのような精気がこれらの通孔の中へ分配される，そのされ方から生じるものである，ということである》．[57]

動物精気は，1° 豊富さに多寡があり，2° その粒子に大小があり，3° 揺れ

動く激しさに強弱があり，4°　それぞれそのつどの均等性に違いがある．《我々の中にあるさまざまな気質ないし自然な性向のすべては（少なくともそれらが脳の組織から生じるものでも，魂の特別な様態から生じるものでもない限りは），これらの4種の相違によって，この機械の中に表現されているのである》．もしこれらの精気が通常よりもっと豊富にあれば，《それらは，我々の中に善意，気前のよさ，愛といったものがあることの証となるものとまったく同様の，諸々の運動を，この機械にひき起こすのに適す》．それらの粒子が，より強力ないしより粗大であれば，自信ないしは大胆，それとともに，形，力，大きさにおいて均等であれば，忠実，より激しく揺れ動くならば，敏捷，熱心，欲望，揺れ動くのが均等であれば，精神の平静といったもの，ということになる．《逆に，同じ精気でも，同じこれらの性質が欠けていれば，我々の中に悪意，臆病，移り気，鈍重，不安といったものがあることの証となるものとまったく同様の，諸々の運動をこの機械にひき起こすのに適す，ということになる》［『人間論』，AT, XI, 166-167］．

　さて他の気質ないしは自然な性向のすべても，これらから生じるものである．陽気な気質は，機敏さと精神の平静から構成され，善意と自信はそれをより完全なものにするのに役立つ．沈んだ気質は鈍重と不安から構成され，悪意と臆病によって増大されることがある．怒り易い気質は，機敏さと不安から構成される，等々である．《当のこれらの気質，あるいは少なくともそれらが抱かせる情念もまた，大いに大脳の実質の中に作り出される諸々の印象から生じるものなのである》［AT, XI, 167］．

　精気の諸々の違いはどこからくるのであろうか．デカルトはその原因を，アリストテレスと同じように，心臓が脳へ送り込む血液の自然本性に帰す．すなわち，その粒子が，肉汁に混じり合ったばかりのものであるか，当の血液が，何度も心臓の中をくり返し通過してより微細なものになっているかによって，違いが出るというわけである．また呼吸する空気の自然本性に帰してもいる．そのような空気もまた血液と混じり合ってから，心臓の左の腔所の中に入り，その結果《そこで強く燃え上がり，精気を作り出すが，その空気が乾いているときの方が，湿っているときよりも，より活発でより激しく揺れ動く精気になる》．さらにまた心臓に向かっていく血液の肝臓の中での精製や胆汁のもつ機能にも帰している．この胆汁は《血液から，心臓の中ですっかり燃え上がるのに最も適した粒子を取り除くのにあてられている》．最後にもう一つ，脾臓のもつこれとはまったく逆の機能に帰してもいる．《血液の中に何らかの変化を起こすことのありえるものはすべてまた精気にも変化を起こすことがありえ

る》［AT, XI, 167-169］.

　脳の通孔については,《それらは何かの織物の細糸と細糸の間にある隙間のようなものと異なるように考えてはならない. というのも, たしかに, 脳全体がある特定の仕方で構成されている一つの織物と異なるものではないからである》. そこに含まれる腔所に向かう脳の表面は,《網状組織［原本では「réseuil」, リトレ, 『フランス語辞典』, Dictionnaire le Littréの「réseau（網状組織）」の項に,「デカルトは「réseuil」と言っていたが, それは古形である」とあり, 『人間論』のまさにこの箇所が例に挙げてある］ないしは網の目》のようなものとみなすべきで, そこにあるすべての網目は, 動物精気が通過して入っていくことができる小さな管なのであり, それらは《この精気が出ていく腺の方に常に向いていて, この腺のさまざまな点に向かってあちこちと容易に向きを変えることができるのである》. この《網状組織》の各部分から, あるものは長く, またあるものは短い, 多数の神経の細糸が出ていく. さまざまに絡み合った後, これらの下行していく束の中の最も長いものが《神経の髄を構成して肢体全体に広がっていく》. これらの細糸すなわち神経は, それらに触れる精気の力だけで, あらゆる仕方で折り曲げられることが可能であるばかりでなく,《あたかも鉛か蠟でできているかのように》, 最後に受けた折れ曲がりを保持することも可能である. 通孔, すなわち細糸と細糸の間にある間隙は, その中に入ってくる精気の力によってさまざまに拡大したり縮小したりすることが可能である.

　脳の実質は柔らかくて折れ曲がり易い.《そこに含まれる腔所は, 仮にもしその中に精気が何も入っていかなかったら, 死んだ人の脳の中で見られるように, きわめて狭くて, ほとんど閉じてしまっているだろう》. 動物精気は, 脳室の中に豊富に入り込んで,《まわりを取り囲む物質を周囲に圧し広げ, 膨らませ, そのような仕方で, そこに来ている神経の小さな細糸すべてを張り詰めさせる力をもつことがあるが. これはちょうど, 風がやや強いときに, 船の帆を膨らませ, 帆に結びつけられている綱すべてを張り詰めさせるのと同じであって, その場合には, この機械は, 諸々の精気のもつあらゆる作用に従うように整備されていて, 覚醒している人間の身体を表している. あるいはまた, 少なくともそのように圧し広げてはいるが, いくつかの部分は張り詰めさせる力をもってはいても, 一方で他の部分は自由で弛緩したままになっているということになると, これはちょうど, 風がある帆をいっぱいに膨らますのにはやや力が弱すぎるときに, その帆に結びつけられている部分がそうなっているのと同じであって, その場合は, この機械は, 眠っており, 眠りながらもさまざまな夢を見ている人間の身体を表している（図版VII, 図2および3［Oeuvres de

Descartes publiées par Victor Cousin, tome IV における表記. Adam et Tannery 版全集第 XI 巻では Fig. 28, 29])》［AT, XI, 173］.

　あらゆる形象，すなわち，対象のもつ線と表面の位置を表すもの，あるいは魂に，運動，大きさ，距離，色，音，匂い等を感じさせる《きっかけ》を与えることができるもの，さらには，魂に，くすぐったさ，痛み，飢え，渇き，喜び，悲しみ等々を感じさせることができるであろうものさえそうであるが，それらすべての形象の中にあっても，《外部の感覚器官の中あるいは脳の内部表面の中に刻印されるものではなく，もっぱら，表象力や共通感覚の座である，この腺の表面上にある精気に痕跡を残すものだけが，想念として，すなわち理性的な魂が，この機械に一つに結びつけられて何らかの対象を表象したり感覚したりするようになる場合に，直接考慮に入れるような，形相ないし心像とみなされなければならない》［AT, XI, 176-177］.

　デカルトの，きわめてしばしば正しく理解されずにいる，真実の考えをとらえることが重要なのは，生得観念の問題についてである．生得観念ということでデカルトが言わんとしていたのは，外界の対象によって現実的な存在へと呼び出される以前に，精神の中に潜在的に存在しているような何らかのもの（本能，遺伝疾患，先祖代々の道徳的および知的性格のような）なのである．《精神に，自らのもっている思考する能力とは異なる何らかのものというような，生来的な観念が必要であるなどと，私はかつて書いたこともなければ，そう判断したこともなかった．しかしなるほどたしかに，外界の対象から起こるのでもなく，私の意思の決定から起こるのでもなくて，もっぱら私のもっている思考する能力だけから起こる一定の思考が存在していることは認め，そうした思考の形式である諸々の想念や観念の間のいくつかの違いを明らかにし，そして他の，外来のとか作為的な，などと呼ぶことのできるものとは区別するために，私はこれらを，生来的な，と呼んだ．しかし私がそう述べたのは，我々が，例えば，気前の良さがいくつかの家族には生来のものだとか，あるいはまた痛風や腎結石のようないくつかの疾患がまた別の家族で生来のものだとか言うのとまったく同じ意味でであって，それも，そのような家族の中に生を受ける子供たちが，母親の胎内でこうした疾患に侵されるというようなことではなくて，彼らがそうした疾患にかかる傾向ないしは可能性をもって生まれるから，ということなのである》．[60]

　デカルトは《記憶の座》を，『人間論』の図版にあげられた図［Adam et Tannery 版全集第 XI 巻では Fig. 29］で B と記された脳の内部，すなわち脳の実質の内部に位置づけている．松果腺から出ていく際に，そこで精気は何らかの

想念の刻印を受け取り，その後，小さな菅を通って，脳のこの部分（B）を構成する小さな神経の細糸同士の間に存在する通孔ないし間隙に入り込む．そこでは精気はすこしばかりこれらの網目を圧し広げたり，折り曲げたり，さまざまに配置する力をもつ．《その結果，精気は対象の形象に関連する諸々の形象をそこにも痕跡として残すことになるのである．ただしそれは，腺の上での場合ほど，最初の一度で，容易に，完璧にというわけにはいかず，精気の作用が強いかどうか，長く持続するかどうか，あるいは何度もくり返されるかどうかによって，少しずつ，徐々に行なわれる．このことが原因で，これらの形象がもはやそれほど容易に消えることなく保存されて，その結果，このようなものを介して，かつてこの腺にあった想念が，それらの想念に関連する対象が現に存在することが必要とされずに，長い間を経た後でもそこに形成されるというようなことが起こりえる．そしてこのようにして記憶が構成されるのである》（『人間論』）［AT, XI, 178］．

　コーナリオンという名の小さな腺は，魂の主要な座であり，我々の思考のすべてが作り出される場所である．デカルトは次のように言っている．《私がこのように信じる理由は，脳全体の中で，この部分以外に，2つ対になっていないような部分はどこにも見出すことがないからです．ところで，我々は2つの眼で一つの同じものしか見ることはなく，2つの耳で一つの同じ声しか聞くこともなく，そして最終的に，同時に一つの考えしかけっしてもつことはないのですから，必然的に，2つの眼あるいは2つの耳を通して入ってくる形象は，魂によって考慮されるようになるために，いずれかの場所に行って一つに合するのでなければなりません．ところで，そのような場所は，この腺以外には，頭部全体の中でどこにも見出すことが不可能なのです．そうでなくとも，この腺はこうしたことのために可能な限り最も適した位置にあるのです．すなわち，すべての腔所の間の中央に位置するのです．そして，精気を脳の中に運んでくる，頸動脈の小さな枝に支えられまた取り囲まれているのです．しかし，記憶の中に保存されている形象については，私はこれらが，紙がいったん折り曲げられた後にそこに保存されている折り目のようなものとは別のものであるとは思いません．ですから私は，そうしたものは主に脳の実質全体の中に納められているものと考えています．もっとも，それらがまた何らかの仕方でこの腺の中に存在することがありえることを否定するものではありません．それはとりわけきわめて精神の鈍い人の場合です．というのも，非常にすぐれ非常に繊細な精神の人の場合には，私が考えるところでは，まったく自由に動き，非常に可動性の高いこの腺をもっていなければなりませんし，我々はまた，人間では

デカルト

この腺は獣類の場合よりも小さく，脳の別の部分とはまったく逆であることを知ってもいるからです．私はまた，記憶に役立ついくつかの形象は，身体の他のさまざまな部分にも存在することが可能だとも考えています．リュート奏者が習慣的にしていることは，たんに頭の中だけでなく，部分的に手の筋肉の中にも存在する等々というようなことです．しかし，狂犬病の犬に噛まれた人の尿に現れると言われている小さな犬のかたちをしたものについては，あなたには打ち明けておきますが，私はそれが作り話であろうとずっと思ってきましたし，仮にあなたが，きわめてはっきりとした，またきわめてかたちの整ったものを見たことがあると私に保証されるとしても，私はやはり今のところそれを信じるのは困難でしょう．もっとも，仮にそのようなものが目に見えるのが本当であるとするなら，その原因となるものを何らかの仕方でもたらすことはできるでしょう．子供が受ける母親の欲求の刻印といったような原因です》[61]．

《……記憶に役立てられる諸々の形象についてですが，私はそうしたものが一部「コーナリウム」と呼ばれる腺の中にも存在することがありえるというのを完全に否定するわけではありません．それは主として野獣，そして粗野な精神をもつ人の場合です．というのも，それ以外の人々の場合には，そうした人々が，私が思うところ，彼らが現にもっている，自分がかつて見たこともない数限りないことを想像する能力をもつようなことは，仮に彼らの魂が，あらゆる種類の新たな刻印を受け入れることの方に適していて，その結果そうした刻印を保存するのにはきわめて不適当になる，脳の何らかの部分に結びつくことがないとしたら起こりえないことです．ところで，魂がそのようにして結びつくことができるのは，この腺の他には存在しないのです．なぜなら，頭部全体の中で2つ対をなしていないのは，この腺の他には存在しないからです．しかし，私は，最も記憶に役立つのは，脳のその他すべて，主にその内部であると考えているのです．さらにまた，すべての神経や筋肉もそれに役立つことがありえるとさえ考えています．ですから，例えばリュート奏者は，彼の記憶の一部を自分の手にもっています．というのも，彼はいともたやすくさまざまな仕方で自分の指を折り曲げたり配置したりしますが，それを習慣によって身につけており，そのことが，指を配置すべき諸々の演奏の一節を保持しておく [原文は「soutenir」で，スーリィは *Oeuvres de Descartes* publiées par Victor Cousin, tome VIII, 1824 に依拠しているが，*Oeuvres de Descartes* publiées par Charles Adam et Paul Tannery, tome III, 1896 では「faire souvenir」すなわち「思い出させる」である] 援けになっているのです》．デカルトは2種類の記憶，すなわち知的記憶と局所記憶を区別しているのである．後者は身体によるものであり，前者は魂に

しかよることのないものである.

　眠っている人間では, 脳から諸々の神経の中に入り込こんでいく小さな神経の細糸は弛緩するので,《外部の対象の作用は大部分, 脳にまで伝わってそこで感覚されるのを妨げられ, 脳の中にある精気も外部の肢体にまで伝わってそれらを動かすのを妨げられる. これらが睡眠の 2 つの主要な効果である》. 夢は, 覚醒していて夢想する人の想像力の中に時に形づくられる想念と何ら違いはない. ただそれは,《次の点を除けばということで, 睡眠中に形づくられる心像の方が, 覚醒時に形づくられるものよりもはるかにずっと鮮明でずっと生き生きしているのである》. そしてデカルトは, その理由として, 同じ力がはたらいても, 脳のある地点でこれらの心像を形づくるのに役立てられる小さな管や通孔が, 脳のそうした器官を取り囲む部分が弛緩して緊張をなくしているときの方が, すっかり緊張しているときよりも, より大きく開くことができるということをあげている [『人間論』AT, XI, 197-198].

　《それと同じ理由によってまた, 仮に睡眠中に感覚に触れる何らかの対象の作用が脳にまで伝わることがあるとしても, その作用はそこで覚醒時とは同じ想念を形づくることはなく, 別のいくつかのもっと目だって, もっとはっきり感じられる想念を形づくるであろうことが明らかになる. 例えばときにあるように, 我々が眠っているときに虫に刺されると, 剣の一撃を受けている夢を見るし, 十分毛布をかぶっていないと真裸だと思い込み, 少し厚く毛布をかけすぎると山に押しつぶされるように考えてしまう, といったことである》. 睡眠中には,《休息している脳の実質は, その外表面に見られる小さな静脈あるいは動脈に含まれている血液に潤されて, 栄養を取り, もとの状態に回復する余裕をもつ》. 覚醒時には, 精気の絶え間のない作用によって, 脳の実質は乾き, その通孔は少しずつ拡大していく(62) [『人間論』AT, XI, 198-199].

　デカルトは『人間論』の末尾に次のように書いている.《私が願うのは, その後で, 次のように考えてもらうことである. 私がこの機械に付与したすべての機能, 例えば, 食物の消化, 心臓と動脈の拍動, 肢体の栄養摂取と成長, 呼吸, 覚醒と睡眠, 光, 音, 臭い, 味, 熱およびそのような外部感覚における他の諸々の性質の呼吸(ママ) [原文は「respiration(sic)」で Oeuvres de Descartes publiées par Victor Cousin, tome VIII に依拠している. Oeuvres de Descartes publiées par Charles Adam et Paul Tannery, tome III では「reception」すなわち「受容」である], それらに関する想念の共通感覚と表象力の器官の中への刻印, そうした想念の記憶の中への保持ないし刻み込み, 欲求や情念の内部運動, そしてもう一つが, すべての肢体の行なう外部運動, そうした運動は, 感

デカルト

覚に現れる対象の作用にも記憶の中に見出される情念や印象にもきわめて適切に従うので，可能な限り最も完璧に本物の人間の運動を模倣している．私が願うのは，私は言っておくが，これらの機能が，この機械の中でまったく自然に，それが備える諸々の器官のたんなる配置だけに従って行なわれている，と考えていただくことである．これは，時計ないしは他の自動装置の動きが，それが備える歯車や分銅に従って行なわれるのとまったく違いがない．したがって，そうしたものには，それが備える血液と，心臓の中で持続的に燃えている，非生物的な物体の中にある諸々の火と自然本性に違いのない，そのような火の熱によって揺り動かされる精気の他に，他のどのような植物的魂も感覚的魂も，他のどのような運動と生命の始原も，その中に想定すべきではないのである》．(63)

生きている身体と死んだ身体との間にはいかなる違いがあるのか．
《……死が訪れるのはけっして魂が欠如することによってではなく，たんに身体の主要な部分のいずれかが損なわれるからだと考えることにしよう．そして，生きている人間の身体が死んだ人間の身体と違うのは，時計ないしは他の自動装置（すなわち，他の自分自身で動く機械）が，ゼンマイを巻かれていて，それが作られた目的の運動を起こす物体的始原を，その作動に必要とされるすべてのものとともに自らのうちにもっている場合と，同じ時計ないしは他の機械が，動きが止まっていて，その運動を起こす始原がはたらかなくなっている場合とが違っているのと同じである，と判断することにしよう》．(64)
《この生命が尽きた後の魂の状態がどのようなものであるかについて，私はディグビー氏ほどの知識をもっておりません．というのも，私は告白いたしますが，信仰がそうしたことについて我々に教えてくれることは別にして，もっぱら自然な理性だけによって，たしかに我々は，自分に都合がよいように多くの推測をし，美しい期待［『古代篇』p. 227 参照］をもつことはできますが，それでもどのような確信ももつことはできないのですから》．(65)
《魂が身体と一つに結びついている間は，魂は，感覚がその上に作り出している諸々の印象から自らの思考をそらすことはどのようにしてもできないと言うことは，きわめて正しいと，私には思われます．その間魂は，外部のものにせよ，内部のものにせよ，それらの印象のもととなる対象によって強い力で刺激されているのですから．また付け加えておきますと，子供の場合のような，湿りすぎ軟らかすぎる脳と結合しているときにも，魂はそれらから解放されることができません．あるいはまた，嗜眠症患者，卒中患者，錯乱患者の場合のような，組成が異なり構成の不十分な脳に結合しているとき，さらにはまた，通常我々の脳の場合でも，深い眠りに陥っているときにもそうなのです……》．(66)

我々は，どのようにして我々の魂が動物精気を神経の中に送り込むのかを知らない，それでも魂は神経を動かしている．《ところで，精神は，非物体的なものでありながら，物体である身体を動かすことができる，ということを我々に教えることができるような，推論も，他の事柄からひき出されてくる比較も存在しません．しかしそれでも，あまりに確実であまりに明白な経験が，日ごとに明白なかたちでこのことを知らせている以上，我々はこれを疑うことはできません．……仮に物体的ということで我々が言わんとするのが，物体に属しているものであるが，それとは別の自然本性を備えたものであってもなおかつそうである，というのであれば，魂もまた，身体と一つに結びつくのにふさわしいものである限りで，物体的と言うことはできます》．
　5つの外部感覚に関しては，デカルトは，感覚作用について，さらには硬さ，重さ，熱さ，湿り気等などについて，純粋に主観的な性格を明らかにした．接触によって，皮膚に終わる神経に影響を及ぼす物体は，これらの質のいずれももっているわけではない．これらの物体の中に存在するのは，ただ《我々の神経が，硬さ，重さ，熱さ等々の感覚を我々の魂の中にひき起こすようにさせるのに必要とされるもの》にすぎない．神経によって魂の中にひき起こされる多様な感覚あるいは感覚的知覚は，感覚装置に影響を及ぼす外界の物体によって神経の末端に伝達されて呼び起こされあるいは抑制される，運動の諸々の形式と関係しているのである．例えば，形，大きさ，運動において違いがあるのに従って，唾液の中に浮遊している物体の粒子は，舌やその付近の神経の末端をさまざまに揺り動かし，それが魂に及ぼす結果が，さまざまな味の感覚作用となる．仮に神経が通常よりも少し強く動かされているが，身体には何の損傷も起こらないという場合，その結果として，デカルトがくすぐったさと呼ぶ感覚が生じ，当然それは魂には快いものとなる．《なぜなら，それは魂が密接に結合している身体の力を実証しているからである》．仮に運動の強さが大きくて，何らかの仕方で我々の身体を傷つけるほどであれば，魂は〈痛みの感覚を被る〉（『哲学の原理』第4部，§191 [*Oeuvres de Descartes* publiées par Victor Cousin, tome III, p. 504-505, AT, IX-2, 312-313（ただしここではスーリィはこの仏訳をすべてそのまま用いてはいない），AT, VIII-1, 318（デカルトによるラテン語原文）]）．したがってわかることは，苦痛と快楽とは我々にとって正反対の感覚であるとしても，一方は他方から派生するのであり，それらの原因は同一の本性のものだということである．そうした感覚作用が体験されるのは，脳の中，もっぱら脳の中である．その証拠となるのが，四肢切断者の錯覚である（同，§196）．この場合，痛みは，当の障害者が嘆くように，もはや存在してはいない四肢ないし四肢の

一部にあるものとしては，感覚されることは不可能である，したがって，それは脳の中でしか感覚されることはないのである．
　デカルトが脳の中に作り出されるもの以外の感覚作用を認めないのに驚いたフロモンドゥスの諸々の反論に応じて，この偉大な人デカルトは彼に次のように答えている．《しかし，すべての医者たち，そしてすべての外科医たちが，私の期待するように，私を支援して，彼にこのことを納得させてくれるでしょう．というのも，彼らは，すこし前にどれかの手足を切断された人々が，しばしば，もはや彼らがもっていない部分になおも痛みを感じるように考えるということを知っているからです．私はかつて一人の娘を知っておりましたが，その娘は，手に患っていた病気のために外科医が包帯を巻きにくるたびに，その光景が耐えられないというので，目隠しをしてもらう習いになっていたのです．そして壊疽がその病気に進行してきて，腕の半分のところまで切断せざるをえなくなったのですが，彼女を悲しませたくないので，このことは彼女には知らせずに行なわれました．そして切断された場所には一つ一つ結び合わせてたくさんの布がじつに巧みに当てがわれたために，彼女は長い間そのことを知らずにおりました．そして，この点で注目すべきことですが，彼女はなおかつ大きな痛みを，もはやなくしてしまっているのに，ある時は指に，ある時は中手に，またある時は肘に感じずにはいられなかったのです．これは，そのときには腕にまできて終わっていても，かつては脳からこれらの部分にまで降りてきていた彼女の手および腕の神経がそこで，かつて彼女の指の先端その他のところで動かされて，魂に同じような痛みの感覚をもたせたに違いない，その同じ仕方で，動かされたからなのです．仮に痛みの感覚，あるいは彼の言うような，感覚作用が手の中に，あるいは脳の中以外の何らかの部分に作り出されるのだとしたら，このようなことは疑う余地もなく起こることはなかったでしょう》『書簡集』，Lettres, [Oeuvres de Descartes publiées par Victor Cousin, tome] VI, p. 347 [AT, I, 420（原典はラテン語）．当時のルーヴァン大学哲学教授フロモンドゥスが，教え子であり，またデカルトの知人でもあるアムステルダムの医師プレンピウス宛てに1637年9月13日，18項目をあげてデカルトへの反論をしたため，それをプレンピウスがデカルトに送ったが，それに対して，デカルトがプレンピウス宛てに1637年10月3日，一つ一つ応答した内容の書簡を送ったのである]．
　松果腺の中に位置づけられる，魂の諸々の知覚の数と質は，この腺の多様な運動と関係している．そのようにして，魂と身体は，わかる通り，直接にではなくて，「コーナリオン[松果腺]」を介して，相互にはたらきかけるのである．ということは，知性の高等な作用の本性は，生体の構造に依存するものだとい

うことになる．例えば，我々が一匹の動物が自分たちの方に向かってくるのを見るとする．この動物の身体から反射した光は，我々の網膜の各々にその2つの像を描く．そして，視神経によって，これらの2つの像は最終的に《腔所［脳室］に面した脳の内面に》投射される．ここから，これらの腔所を満たしている動物精気を介して，これらの像はこの小さな腺に向かって伝播するが，その際，《2つの像の一方の各点を構成する運動が向かっていくこの腺の中の一点は，もう一方の像のそれに対応する点の運動が向かっていく一点と同一の点であり，これら2つの点の各々は，その動物の同じ部分を表している》．その結果，2つの像は腺の上で唯一の像しか構成せず，今度はこの腺が魂にはたらきかけて，魂に与える視覚は一匹の動物のものでしかなくなるのである［『情念論』第1部, 35, AT, XI, 355-356］．以上が，魂が，我々が末梢および中枢神経系と呼ぶものを介して，外界を認識することができるようになる，魂と外界との関係の中での松果腺の役割である．それでは，魂の身体への作用はどのようにして行なわれるのであろうか．《魂の及ぼすすべての作用は，魂が何らかのことを意志するというただそれだけのことで，魂は，自らが密接に結びついている，かの小さな腺が我々の［デカルトの原典では「我々の」，notreではなく「その」，cetteである］意志に一致する効果を作り出すのに必要とされる仕方で動くようにする，ということにある》［『情念論』第1部, 41, AT, XI, 360］．魂が，自らの注意がいくらかの時間ある対象を注視するように意思する場合，魂はその時間松果腺を一つの同じ方向に保持する．人が歩こうとか，身体を動かそうとか意思する場合，この腺は収縮すべき諸々の筋肉の中に精気を押しやるのである［『情念論』第1部, 43, AT, XI, 361］．

《動物の運動については(67)，次のことに注意しなければならない．動物精気は，身体の中にいかなる運動もひき起こしていなくても，常に一定の速さで運動しているのであって，身体のすべての運動が起こるのは，動物精気が他の側でなくある一つの側に動くためである．ところで，ごくわずかな力を加えればそれで精気にしかじかの運動を伝えるには十分である．例えば，重りEが中心Aの上で釣り合いを保っている場合に，ごくわずかの力を加えればこの重りはBかCの方に落ちることになる．この重りに筋肉Dが結びつけられていると想像していただきたい［原典には図がありそれにA, B……などの記号が付されているのである］．ごくわずかの力を加えればそれでこの筋肉に，ある時は一方へ，ある時は反対の方向へ，強い衝動を与えるには十分であろう．このような比較は，それほど突飛なものではない．というのも，重さのもつ力とはまた，動物精気のような物体の素材を作る粒子の揺れ動きだからである．

デカルト

　我々は獣類があれほど多様な仕方で動くのを見ているのだから，獣類の脳の中に一定数の多様な配置があることに驚いてはならない．彼らのすべての運動には2つの始原がある．すなわち，部分的なものもあれば，全体的なものもあるが，快感と苦痛である．例えば，諸々の感覚がその動物全体に及ぶ快感を与えると，ただちにその感覚作用を作り出している運動が，同時に他の肢体の中に，この快感を享受するために必要なすべての運動を作り出す．しかし，感覚がただ一つの部分だけに快感を与え，他の部分には苦痛しか示さない場合には，この感覚作用は動物精気に，前者では示されている快感を享受するために，後者では苦痛を避けるために，可能なすべての運動を作り出すようにさせるのである．
　それゆえ，獣類が不都合なことをしでかすことはありえず，それゆえまた，彼らは多くの仕事を我々と比べてさえ，より完璧に行なうのである．ちょうどミツバチがその巣を，鳥がその巣を作る場合のように．一方で，我々には容易である多くのことにおいて，彼らの本能は不十分である．これは，彼らは，そうした場合にしなければならないようなことには，感覚ないしは本性に由来し彼らの中に感覚の場合と同じ効果を作り出すような，どのような衝動によっても，仕向けられることがないからである．
　彼らは，我々と同じように，物質的対象の記憶をもっている[68]．しかし彼らは身体の中に，感覚のもたらす衝動に反する運動を作り出すような思考も，知性ももってはいないのである[69]．カキやカイメンその他のような植虫類では，石が肝臓の代わりになり，水や空気が肺の代わりになって，生命の火をともす．そうしたわけで，彼らがもつのは，ただ心臓と肉のみ，そしておそらくはまた脳で，これは，カキの中では，自らを閉じるための神経である．彼らは前進運動をすることができない．というのも，そうすると，肝臓や肺を置き去りにすることになり，それにより，当然死ぬことになるだろうからである．しかし波によって運ばれるということはできる．例えば，殻をもっているカキがそうで，殻はカキが付着する石にあたるのであり，また，どのような場所に運ばれようと，水は至る所に見つかるからである．
　獣類は，快感や苦痛についてはいかなる観念ももってはいないが，母胎の中で過ごす間じゅう，一定の印象を受け取り，それによって彼らは成長し，一定の運動をするように仕向けられていた．そのために，彼らは類似の何らかのものを感じるたびに，いつも同じ運動を行なうのである》．

　彼の『方法序説』『屈折光学』および『気象学』に対するフロモンドゥスのいくつかの反論に応じて，デカルトは次のように，動物の視覚が人間のものとどのように違うかを説明している．《彼は，私が，獣類は我々とまったく同じように，すなわち，自分が見ていることを感じあるいは考えながらものを見る，と考えていると想定しています．この意見はエピクロスのものであったと信じられており，今日においてさえ，万人によってほとんど受け入れられ，認めら

れております．しかしそれでも，……そのすべての部分において，私は十分明白に示しているのですが，私の意見は，獣類は，自分がものを見ているのを感じているときの我々のように，ものを見ているのではなくて，彼らは，自分の精神が注意をそらされて強く他のことに向けられているときの我々のように，ものを見ているにすぎない，というものです．そのとき外部の対象の像は網膜に描かれており，おそらくはまた視神経の中に作り出されている印象によって我々の肢体にさまざまな運動がひき起こされているとしても，それでも我々はそうしたことについては何一つ感じているわけではないのであって，この場合我々は自動装置と別の仕方で運動しているわけではありません．そのような装置で，自然の熱がそこで行なわれるあらゆる運動をひき起こすのに不十分だ，などとは誰も言わないでしょう》『書簡集』[*Oeuvres de Descartes* publiées par Victor Cousin, tome] VI, p. 339 [AT, I, 413-414（原典はラテン語）]．

　生理学的心理学や脳および中枢神経系の機能の研究では，記憶と認識，活動全般の抑制とメカニズムに関するデカルトの諸々の理論は常に重視していかなければならないであろう．こうしてデカルトは，器質的と考えることのできるような，いくつかの精神状態を分離することが可能であると思い至った．言い換えれば，腺によるものにせよ，動物精気によるものにせよ，魂にある一定の対象を表示する運動は，魂の中に一定の情念をひき起こす運動と本性によって結びつけられているとしても，《分離されて，きわめて異なった別のものと結合される》ことも可能なのである［『情念論』第1部, 50, AT, XI, 369］．イヌはヤマウズラを見ると，本性に従って，それに襲いかかろうとするし，銃声を聞くと，その音ですぐに逃げようとする．しかし，猟犬は調教されて，ヤマウズラを見るとそこにとどまり，銃声がした後でその鳥を探しに飛び出すようになる．デカルトは次のように言う．《すこし知恵をしぼれば，理性を欠く動物でも，脳の運動を変化させることができるのだから，人間ではこれをより一層うまくやることができるのは明らかである》．ここであげられている調教は，わかる通り，そっくりそのまま教育ということになっている．獣類は，理性をもたず，おそらく思考さえもってはいない．そうデカルトは評価している．ということは彼は，ここでは抽象的なはたらきを具体的なものにし，学校で教えられる事柄を貶めて扱っているのである．しかし，我々にとって重要なこと，それは，この哲学者にとっては，動物精気による，また松果腺による運動で，我々の中に情念をひき起こすものはすべて，動物にもやはり存在しており，そこでは，我々の場合のように情念ではなく，通常情念に伴いそれを外に表すのに役立っている神経や筋肉の運動の方をひき起こしているのだ，ということである．

我々は今日，動物は我々と同じように，さまざまな程度に感覚能力をもち，意識を備えていると考えている．彼らはそれでもやはり機械的に行動している．彼らの感覚作用，思考，欲求，随意的反応は，彼らの機械装置の配列の結果なのである．ハクスリーの述べていたところでは，《現代科学における見地からすると，動物は意識を備えた自動装置である》．当然，動物で正しいことは人間の全体においてまた正しい．シャルル・リシェが書いていたところでは，《現代生理学はすべて機械論的である．そしてこの意味で，我々はすべて多少ともデカルト主義者である》[Charles Richet, *Physiologie des Muscleset des Nerfs*, 1882, p. 506]．ということは，生命現象も，また他のすべての宇宙現象も，我々にとって力学の法則に還元可能と思われるものであったということであり，生物学の研究は，そのすべての部分において，物理学と化学の知識の存在を前提にしているということになる．もちろん，デカルトは，ハーヴィが血液循環のために行なったのと同等のことを，神経系の知識のために行なったのだ，と主張するのはいくぶん言い過ぎである．彼が知っていたのは彼の時代の解剖学と生理学なのである．

　《私は医学の勉強を始めるつもりです》[Adam et Tannery 版全集に載せるものでは「私は解剖学の勉強を始めたいのです」となっている]とデカルトは，メルセンヌ宛てにアムステルダムから，1629年12月18日の日付で，手紙を書いている（『書簡集』，[*Oeuvres de Descartes* publiées par Victor Cousin, tome] VI, p. 87 [AT, I, 102]）．1630年の初めには次のように書いている（同，p. 88 [AT, I, 105-106]）．《私は，あなたの丹毒とM氏の病気を遺憾に思います．せめて，現在私が探し求めているものである，絶対に間違いのない証明に基づくような医学を見出す方法があるかどうか，私にわかるまでは，お体を大事にしていただくようお願いいたします》．バイエの書いているところによれば，彼はアムステルダムに居を定めとすぐに（1629年），彼の目指す哲学の目的を忘れることができずに，医学を真剣に勉強し，《特に解剖学と化学に専念する》決心を固めた．《このような信念のもとに，彼は自らの計画を実行に移すのに，まず解剖学の勉強から着手することにして，それにアムステルダムで過ごす一冬をあてた．彼がメルセンヌ神父に証言しているところによれば，この学問に対する熱意に燃えて，彼はほとんど毎日肉屋に出かけていって獣類が屠殺されるのを見て，さらにそこから，そうした動物のもっと時間をかけて解剖したいと思う部分を彼の住まいまで届けさせたのである．彼は，その後移り住んだいずれの場所でも，非常にしばしば同じやり方をしたが，彼の信念では，そこには自分にとって恥ずべきことは何もなく，それ自体きわめて汚れのない，そして結果においてきわめ

て有益になりえる実践に，彼のおかれた立場にふさわしくないようなことは何もなかったのである．そのようなわけで，彼の評判を貶めて笑いものにするつもりで，このことで彼を罪に陥れようと努め，村々に出かけていっては豚が屠殺されるのを見ているとして彼を告発した，彼を妬む人々の中でも何人かの悪意をもった連中からの非難を彼は意に介さなかった．もっとも村々に関することでは，事実はまったく誤りだったのであるが．彼が当時あまり本を読まず，書くことはさらに少なかったということは認めなければならない．それでも彼は，ヴェサリウスや他の最も経験に富んだ何人かの著者たちが解剖学について書いたものに目を通すことをなおざりにしていたわけではなかった．しかし彼は，自分自身でさまざまに異なる種類の動物の解剖を行なうことによって，もっとずっと確実なやり方で学んだのである．そして，彼は自らの経験によって，これらのすべての著者たちが書物の中で報告したことよりも，もっと独自の多くのことを発見した．彼はこのような実践を何年も続けた……彼の厳密さは，動物の身体のきわめて小さな部分の検討においてずば抜けていて，専門の医師の誰一人として，彼よりもさらに細かい注意を払ったと自慢することはできなかった》．

フローニンゲン訴訟に勝訴した後，自らの大きな計画を実行に移そうと思い，彼はあらたな熱意をもって解剖活動を再開した．《この一年間（1645年），彼はあらゆる出費とあらゆる能力をそれだけに限っていた．6月の終わりから7月の始めにかけてライデンとハーグへ数週間行っていた一度の旅を除けば，エフモントの家を出ることはなく，そこへアルクメールや他の近隣の場所から，解剖に適するあらゆる種類の動物を届けさせた．こうしたことに専念している間にも，ド・ソルビエール氏の友人の一人の貴族が，ボレル氏が考えているようにアルクメールではなく，エフモントに，彼を訪ねてきて，彼に書斎を見せてほしいと頼み，彼が最も評価し普段最もよく読んでいる自然学の書物とはどんなものか教えてくれと請うた．デカルト氏はその貴族の好奇心を満足させるために，彼の住まいの裏手に案内した．そこには，中庭に面した陳列室のようなものがあり，彼はカーテンを引いてその貴族に解剖をやりかけていた子牛を見せ，こう言った．《これが私の書斎です．これが私が現在最も打ち込んでいる研究です》．……獣類に関する知識から，デカルト氏は，同じように解剖やそのほかの諸々の経験の援けを借りて，人間の身体に関する知識へと進んでいった．そしてその年の秋から，個別の『人間論』，さらに『胎児の形成について』『人体の記述』も書きはじめたが，『動物論』Les Animaux は完成されなかった》．

デカルトは1639年2月20日にメルセンヌ宛てにこう書いている――

デカルト

《……私は，ヴェサリウスや他の人々が解剖学について書いていることだけでなく，彼らが書いていることよりも独自の，私自身がさまざまな動物を解剖して気づいた数多くのこともまた考察いたしました．これは私が11年前からしばしば専念してきた実践であり，私ほど綿密な検討を行なった医者はほとんどいないと思います．しかし私が，自然の原因でとりわけその形成が説明できると考えないものは何も見つかりませんでした．このことは，私が『気象学』の中で塩の粒や雪の小さな結晶の形成を説明したのと同じことなのです．それに，『宇宙論』では，私はすっかり形成された動物の身体を想定して，その諸々の機能を示すことに満足していたのですが，仮にこれをもう一度やり直すべきであるとするなら，その形成と誕生の原因もまた議論に加えることを企てるでしょう．しかし，だからといって私には一つの熱病を治すことができるだけの知識もありません．というのも，私は動物を一般としては知っていると思うのですが，そうしたことはこの場合けっして問題とされるのではなく，特に取り上げて人間ということになると，私はまだ知っているとはいえず，そのことがここでは問題とされているからです》『書簡集』，[Oeuvres de Descartes publiées par Victor Cousin, tome] VIII, p. 100 [AT, II, 525]．

デカルトはレギウスに宛てて次のように書いていた（1640年5月22日 [Adam et Tannery版全集第III巻では，5月24日]）．《私は，乳糜静脈 [乳糜管，小腸の絨毛にあるリンパ管で，食物の消化の際に吸収された脂肪滴により中のリンパ液が白濁している] については何も定義することをしません．というのも，私はまだそれを見たことがないからです．しかし，私はここで，学識に富んでいるように見える2人の若い医師，シルヴィウス氏とシャーゲン氏を知りましたが，彼らは何度も観察したと保証してくれています．そして，そこにある弁が液体が腸の方へ逆流するのを防いでいるのだということです．……私としては，非常に彼らの方に考えが傾いています．そこから私は，乳糜静脈は，腸間膜とは，いかなる動脈とも接合しないという点で異なるだけのものだと考えております．このため，その中では肉汁は白色ですが，他方では，動脈を通って循環してきた血液と混じり合うために，すぐに赤くなるわけです．機会があり次第，生きているイヌで，一緒に探してみることにいたしましょう》『書簡集』[Oeuvres de Descartes publiées par Victor Cousin, tome] VIII, p. 227 [AT, III, 69, 原典ラテン語]．

デカルトは，特に魚類で行なっていた実験について語って，次のように言っている．《その心臓は，切り出された後で，陸棲動物のものよりもずっと長く拍動する》．彼は，このような運動を《拍動が起こる部分にいくらか血液が残っていた》ことに帰している．彼は，このような現象を一種の器質性の記憶と

関係づけている．彼は次のように述べているのである．《我々の手は，一定の運動をするよう習慣をつけられたおかげで，よりその運動にかなうものになっていきますが，まさにそれと同じように，心臓はその形成の最初の瞬間から，絶えず膨らんだり縮んだりしていたので，そうした運動を続けさせるのにほとんど何も必要がないのです》．彼は，心臓の運動が《魂の何らかの能力から生じる》と考えている人々の意見に反対の声をあげている．《というのは，どうか答えていただきたいのですが，どうして，このような運動が魂から生じるものであることになるのでしょうか．それも，とりわけ切り離された後の心臓の部分に見られる運動なのです．というのも，理性的な魂は不可分のものであり，それに結合する他のどのような感覚的ないし植物的魂も存在しないと信じるべきであることはわかっているのですから》．『動脈の中に血液が含まれるか否か』という著書の最後に述べられているガレノスの実験について，デカルトは，その実験を十分に時間をとって行なわなかったとここで弁明までしている．それでも彼は，そのようなことがきわめて必要だなどと考えているわけではない．というのも《機械論，すなわち彼の自然学の法則》で，このことを，そうした点で十分に構築することができるからである．彼は，ともかくガレノスの権威にこだわっていてはならないと考えていた．なぜなら，彼の書いているところでは，《その権威は，十分な回数見てきた，きわめて確実なある実験によって覆すことができる》からで，《もう一度くり返し見たというのも腹立たしくはなかった》のである．《それがどのようなものであるかは，以下に示す通りです．生きているウサギの胸を開き，肋骨を両側に寄せて，心臓と大動脈の幹が見やすいようにした後，私は，心臓から十分離れたところで大動脈を糸で結び，それに接しているすべてのものから分離しました．これは，精気や血液が心臓以外の他の場所からそこに入ってくるかもしれないと疑われないようにするためです．次に私は，心臓と結紮部との間で，大動脈をランセットで開きました．そして私は，動脈が拡張すると同時に，その切り口から血液が吹き出し，収縮してしまうとそこから一滴も出ないことをはっきりと認めました．仮にガレノスの見解が正しいのだとすれば，この動脈は，拡張した全期間を通じて，切り口から空気を吸い込んでいるのでなければならなかったでしょうし，収縮した期間にしか血液を出すことはできなかったことになるでしょう．そうなることは誰も疑うことができない，そう私には思われるのです．この生きている動物の解剖を続けて，私は心尖と呼ばれている心臓の部分を切り落としてみました．ところが，この部が心臓の底部から分離した瞬間から，私はそれが一度たりとも拍動するのを認めませんでした．……最後にもう一つ，心尖が取り除か

れた後でも，心臓の底部は，諸々の血管から垂れ下がったままになっていて，十分長い間拍動しておりました．そして私は，心室と名づけられている２つの腔所は，拡張したとき（すなわちそれらが血液を送り出すとき）にはより広くなり，収縮したとき（すなわちそれらが血液を受け入れるとき）にはより狭くなるのを明白に認めました．この実験は，心臓の運動に関するハーヴィの見解を完全に打ち砕くものです．なぜなら彼はまったく反対のこと，すなわち心室は収縮したときには拡大して血液を受け入れ，拡張したときには縮小して血液を動脈内に追い出すと断言しているからです．これが，私がまさにここに掲げて，私のものに反する見解を考えつくことなどできないということをあなたに示したいと思ったことで，この私の見解は，きわめて確実な何らかの実験によって覆されるというようなことはないでしょう［Adam et Tannery 版全集では以下は削除されている］．注意していただきたいのですが，この実験を適切に行なうためには，心尖の末端をただ切り取るのではなく，心臓全体の半分さらにはそれ以上を切り取らなければなりません．そして，この実験は，臆病な動物である飼ウサギで行ない，イヌで行なってはならないのです．なぜなら，イヌでは心室には多くの襞と小さな屈曲があり，その個々の腔所が血液の拡大のために膨らむと，各々の心室でそうしたものをすべて含む腔所は，そのためにより狭くなるように見えるからです．おそらくこうしたことで，拡張したときには心臓は縮小するというようなことを考えている人々は勘違いしたのでしょう．しかし，触ってみさえすれば，心臓がその間拡大していることを確かめることができるのです．というのも，それを手に取ってみれば，それが収縮しているときよりも拡張しているときの方がはるかにより硬く感じられるからです》．[73]

　結局のところ，感覚作用と知性の研究で，デカルトの論述の４分の３の素材を提供したのは，やはりガレノスであり，アレキサンドリア学派の偉大な解剖学者たち，ギリシアの生理学者たちである．このことは今日でもやはり同様である．というのも，動物のあらゆる精神的生命活動の基本的なプロセスを示すために語られているのが，動物精気か，神経エネルギーか，インパルスないし神経流か，さらには神経波なのか，というようなことは，当然のことながらほとんど重要ではないからである．諸々の高次神経支配機能が，脳室に，松果腺に，あるいはまた脳の前部の皮質に位置づけられるということは，おそらく，諸々の学説の真実性にとっては，どうでもよいというわけにはいかないであろうが，ともあれ，諸々の機能は諸々の器官の中に位置づけられるという原則は存続し，諸々の誤りを潜り抜けて生きながらえているのである．誤りという，あらゆる真理の後に続きつき従うこの影も，真理を引き留めたりはしない．エ

ラシストラトスは，心臓の弁を発見し，血液循環説の基礎を築いたが，その彼が，動脈には血液がなく，空気が充満していると信じていた．これに反してガレノスは，静脈とまったく同様に，動脈も生きている間は血液で満たされていることを明らかにした．しかし，この事実を実験的に証明することは，心臓の構造とその弁のメカニズムについての知識がなければ不可能だったであろう．ということは，松果腺と動物精気との相互関係に関するデカルトの理論も，彼の脳生理学の中にある真実で奥深いものを損なうということはけっしてないのである．我々の感覚作用や我々の思考のもつ主観性を説く学説も，生体の自動的で反射的な行動を論じる学説も，これまで述べてきたことによってもわかったように，17世紀に生まれたというわけではない．デカルトは，同時代の学識あるすべての医師たちとともに，神経系が意識も意思もなしに，さらにはしばしばそれに反して，機械的に作用を及ぼすことができるということを，くり返し述べた．しかし，彼はこうしたスコラ哲学的な実体の分析をそれほど先に推し進めたというわけではないし，批判という点に関して，彼の才能は，彼の拠って立つ形而上学的二元論とキリスト教的唯心論のために，スピノザに備わっていた広がりと徹底性をもつことにおいて，遠く及ばなかった．さらにそれに加えて，デカルトは，ギリシア人たちと比べる場合には，世界と生命についての超自然的考え方を信じる時代の代表者なのであり，そのような考え方こそが，この惑星上の人間の理性の進歩を妨げ，デモクリトス，アリストテレス，ガレノスその人と，ガリレオ，ラヴォワジエ，ラプラス，ビシャとの間に暗黒の深淵を穿ったのである．

スピノザ

　スピノザは，詳細にわたって，それも，デカルトの用いた用語にならって，魂と松果腺，かの《脳の中央に吊り下げられているために，動かすのに動物精気のごくわずかな動きだけで十分な腺》との関係に関する解剖学的および生理学的理論を提示した後に，強烈な皮肉を欠かさず，次のように続ける．《以上が，私が彼自身の言葉によって理解することができる限りでの，かの著名な人の学説なのである．そして，仮にこの学説がもっと創意工夫が凝らされていないものであったとしたら，このようなものがかくも偉大な人によって唱えられたというので驚くことであろう．ところが私は，この哲学者，すなわち，それ自身によって明らかな原理からでなければ結論を導くことはしない．そして，

明瞭で判明な知覚をもっているのでなければ何ごとも主張しない，そうしたことを原則にしてきていて，曖昧なことを隠された性質によって説明しているとして，スコラ学者たちをあのようにしばしば非難していた人が，〈どのような隠された性質よりもさらに隠された仮説〉を受け入れているということに，驚きを止められずにいるのである．私は質して言う，〈いったい彼は，魂と身体との結合をどのように理解しているのか．あるわずかの延長の部分［松果腺］と密接に結合している一つの思考というものについて，彼はどのような明瞭で判明な観念をもつことができるというのか〉．私としては少なくとも，彼がこの結合をそれに近接する原因によって説明しておいてくれればよかったと思っている．しかし，彼は，精神を身体からきわめて判明に区別されるものと考えていたので，この結合に対しても，魂そのものに対しても，一つの定まった原因を帰すということができずに，必然的に，森羅万象の原因，すなわち神に頼らなければならなくなったのであろう．ついで私が知りたいと思っているのは，どれほどの程度の運動を，精神はこの小さな松果腺に与えることができるのか，そして，どのような力によって，この腺を吊り下げられたままにしておくことができるのかということである．というのも，私には，魂がこの腺に伝える運動が，動物精気からこの腺にもたらされる運動と比べて，よりゆっくりしたものなのか，それともより速やかなものであるのか，そして，我々が揺るぎない判断に密接に結びつけておいた情念の運動というものが，諸々の物体的な原因によってそこから分離されるというようなことはありえないのか，といったこともわからないからである．そうだとすると，たとえ魂によって危険に立ち向かう決断がなされ，そしてこの決断と大胆という運動との間に結合が起こったとしても，この腺が，危険に直面して，逃げること以外のことを考えられない状態のような類の吊り下がり方になるということもありえることになってしまうであろう．そして確実に，意思と運動との間には何の関係もないのだから，精神がもつ能力あるいは力と身体がもつそれらとの間では何の比較もなされないのである．ということは，身体の力が精神の力によって決定されるということはありえないということである．これに加えて，この腺は，多くのさまざまな刺激を容易に受け入れるような様態で脳の中央に位置しているわけではないし，また，〈すべての神経が脳の腔所（脳室）にまで達しているわけではない〉のである．最後に，私は意志とその自由について彼が主張するすべてのことを省略する．なぜなら，私はこの点についての彼の学説のすべての誤りを十分過ぎるほどに証明したからである……》

スピノザには，生物の実験的研究に専念する好みもなければ時間的余裕もな

かったのであり，この点で彼をデカルトといかなる程度においても比較することはできないであろうが，それでもデカルトの《魂の器官》の仮説に対するこのスピノザの批判は，事実上でも学説上でも根拠をもったものである．スピノザはまさに，脳の中の神経分布に関してあらゆる点で正確な，純解剖学的な事実を援用して，わずかの言葉を用い，しかもいともたやすく，デカルトにとっては，人間の死体や解剖台に向かって幾晩も徹夜し系的研究を積み重ねた末でなければ打ちたてられなかった，解剖学的および生理学的理論を打ち砕いているのである．スピノザの著作のどのような一節をとってみても，知性の機能局在論についての批判的歴史にとって，これほど重要な部分を備えているものはない．それでも，正確な専門的知識は欠いているが，スピノザの偉大な《生理学的センス》の新たないくつかの証拠となるものは，デメンチア［現代の医学用語では「認知症」を指すが，ここでは理性，正常な精神活動の脱落した状態の意味で用いられている］および夢の現象の本性について，意志および自由意志の錯覚について，機械的説明に対立する生体の目的論的説明の空しさについてなされた，後にあげる2つの観察の中にも見出される．最後に，魂の，我々によるなら，唯一の正確で正しい定義は，それを一定の法則に従って活動する霊的自動装置のようにみなすものであるが，これはスピノザによるものである．

　彼の言うところによれば，古代の人々は《私の知る限りでは，我々がここでしたように，〈魂を一定の法則に従って活動する何らかの霊的自動装置のように思い描くことはけっしてなかった〉》のである．

　スピノザは，人間の身体の死を，身体の諸々の部分の運動と休止の新たな関係ができ，新たな配置になることだと理解していた．《というのも，人間の身体は，血液の循環やその他の生命の条件ないし徴候が保持されていても，〈現にもっているものとはきわめて異なった別のある本性をそなえることがありえる〉ということを，私はあえて否定しないからである．〈身体は，死体に変化しているのでなければ，死んではいない，とあえて私が認めなければならないという理由は何もない．経験からは我々は，それとは逆のことを信じるべきであるようにさえ思われるのだから〉．時々一人の人間が，大きな変化を被り，同一の人間とはほとんど言うことができないまでになるということが起こる．私は，あるスペインの詩人について，次のようなことが語られるのを聞いたことがある．その詩人はある病気におかされていたが，治癒したにもかかわらず，自分の過去の生活をすっかり忘れたままになり，自分の書いた物語や悲劇が自分のものであることもわからなくなってしまったのだという．それもたしかに，仮に彼が母国語の記憶も失っていたとすれば，年を取った子供とみなすことも

できたというのである．そして，このようなことは信じがたいように見えるとしても，それではいったい子供について我々はどのように言うことになるだろうか．年をとった人間は，そうした子供の本性が現にある自分の本性とはあまりに異なっていて，他の理由で確かなことが得られなければ，自分がかつては子供であったとことに納得することができないように思うのだから》[『エティカ』第 IV 部，定理 XXXIX，注解]．

　スピノザは，自分の子供が，そのときは健康であったのに，以前病気をしていたと同じように呻くのを，眠っている間に聞いたと思い込んでいる彼の友人に向けて，一つの事例について言及しているが，その例に，彼は，睡眠中に現れるような《「解放され自由な表象」》は夢の感覚作用により多くの力と活発さを与える，という事実の確証を見出している．

　《「或る明け方のこと空が白みかけて来た頃，私は或る重苦しい夢から醒めました．すると夢の中で見た影像がとても生き生きと，まるで実在するもののように私の眼前に残っているのです．しかもそれは，私が以前に見たこともない，色の黒い癩病病みのブラジル人の像でした．この像は，私が気をそらそうとして目を本や他の物にじっと注いだ時大部分消失しました．しかし，再び目をそうした物から離して漫然と何かの上へ置くと，その黒人の像はまたもとのように生き生きと，しかも再三現れ，そしてついにはだんだん視野から消え去って行きました．つまり私に対して視野の内に起こったと同じことが，あなたの聴覚に起こったのだと思います」》．スピノザがこうした現象に与えている解釈は次のようなものである．《「我々の表象力の現れは，身体の状態からも生じ，また精神の状態からも生じます……我々は熱やその他身体の障害が妄想の原因になること，また濃い血を持つ者はとかく争闘・迫害・虐殺その他そうしたものを表象しがちなことを知っています．さらに我々は，表象力が単に精神［anima,「アニマ（魂）」］の状態のみによっても生ずることを知っています……知性が認識するほとんどすべてのことについて表象力は直ちに何らかの表象像を形成する有様です．以上にもとづき私はこう考えます．身体的原因から生ずる表象力のすべての現れはけっして未来の物の前兆とはなり得ません．そうした現れの原因は何ら未来の物を含まないからです．これに反して精神［mens,「メンス」］の状態から生ずる表象力の現れ即ち表象像は，未来の物の前兆となり得ます．精神［「メンス」］は未来に起こる何らかの事柄を漠然とながら予感し得るからです．だから人はそうした物を恰もそれが実際に現存しているかのようにはっきり生き生きと表象することが出来るのです．今（あなたの場合にあてはまる例を挙げることにしまして），ここに一人の父がその息子を非常に愛し，父と愛する子とは言わば一体になっているとします．ところで……息子の本質の諸状態及びそれから生ずる事柄について必然的に或る観念が存在せばなりませんし，一方また父は息子との一体関係の

ゆえにその息子の一部分であるのですから，父の精神［「アニマ」］は必然的に息子の観念的本質とその諸状態並びにそれから生ずる事柄に関与せねばなりません．……さて父の精神［「アニマ」］が息子の本質から生ずる事柄に観念的に関与するのですから，父は時折（すでに述べたように）息子の本質から生ずる事柄の中の或るものを，それが恰も現在するかのように生き生きと表象することが出来るのです……》（『書簡集』書簡XVII（旧XXX）［畠中尚志訳］

　デカルトと彼の追従者たちは，観念と意思，知性と意志を区別することで，間違ってしまったのである．《魂の中には，意志したり意志しなかったりする，いかなる絶対的能力も存在しない．たんに，これこれの肯定，これこれの否定といった個々の意思が存在するにすぎない》．《〈意志と知性とはただ一つの同じものである〉》．《観念とはある絵画の上に描かれた物言わぬ像なのではない．このような偏見が，あらゆる観念は観念として肯定および否定を含む，ということを認めるのを妨げているのである》．《魂の中には，絶対的な，あるいは自由な意志というものは存在しない．むしろ魂は，これないしあれを意志するように，ある原因によって決定され，この原因自身も別の原因によって決定され，さらにその原因もまた別の原因によって決定され，以下同様に進むのである》．《したがって，知性とこれこれの観念，これこれの意志との関係は，石一般とこれこれの石，あるいは，人間一般とペテロやパウロとの関係と同じである》．《意志は自由原因と呼ばれるようなものではありえず，たんに必然的なものでしかありえない．［証明．］意志とは，知性と同じように，たんに思考のある様態に他ならない》．《〈人間は自分を自由であると考えているが，その理由は，自分の意思や自分の欲望について意識をもっているが，自分を欲望させ意志させるように仕向ける諸々の原因にはけっして考えがおよばないからである〉》．《同じようにまた人間は，〈人間の身体の解剖学的構造〉（「コルポリス・フーマーニー・ファブリカ」［このラテン語の中に「解剖学的」に相当する語はない．あるいは，スーリィは『デ・フーマーニー・コルポリス・ファブリカ（人体の構造）』が16世紀の著名な解剖学者ヴェサリウスの主著のタイトルであることを示唆しているのかもしれない］）を見るとき，驚嘆し茫然自失に陥り，そして，かくも偉大な技の原因がわからないので，彼らは，機械的な作業などではなく，神的で超自然的な手腕によってこそ，このような作品は作り上げられたのであり，そうした手腕によってその部分同士が互いに他を害することがないように配置されたのだと結論するのである》．例えば《これまで人間の情念や行為について書いてきた人々は，あたかも，それらが宇宙の一般法則によって支配されるものごとで

スピノザ／ガッサンディ

はなくて，自然の領域の外に位置づけられるものごとであるかのように論じてきた．彼らは，自然の中にいる人間を，帝国の中にある別のもう一つの帝国のように考えていたようである．彼らが考えているところでは，人間は宇宙の秩序の一部をなすというよりは，むしろそれを混乱させるものであり，自らの行動に対する絶対的な権力をもっていて，決断するのにも，自分自身以外の何ものにも頼ることはないのである．……かの著名なデカルトが，魂は自らの行動に対して絶対的な力をもつと信じていたというのに，諸々の人間的な情念をそれらの第一原因によって説明し，そして，魂が諸々の情念に対する絶対的な支配権に至ることのできる道筋を示すのに努めたということを，私は確かに知っている．しかし，少なくとも私の見解では，これから示すように，〈彼は自らの優れた才能の明敏さを示すのに成功したにすぎない〉のである》．[84]

ガッサンディ

17世紀の哲学者，さらには神学者でさえ大部分がそうであったように[注(85)では，ボシュエとマルブランシュが長い引用とともに論じられている]，**ピエール・ガッサンディ**（1592-1655）も，青年期から老年期に至るまで，たえず解剖学の研究に専念していた．動物の死体の解剖を行なって一連の脊椎動物の一つの器官について比較的に見た構造を知ることを学んだほかに，彼はペイレスクとともに処刑者の死体解剖も行なった．ブージュレルの言うところによれば，《ガッサンディは，若い頃に解剖学の勉強に没頭した．大学で行なわれていた解剖供覧にもきわめて几帳面に出席していた．彼はまた彼個人として，またペイレスクとともに，多くの解剖を行なった》．彼はこの学問を《最期の日に至るまで熱心に》育んでいったのである．[86]彼がエクスでペイレスクとともに行なった解剖学的観察は，数多くの動物の眼に関するものであったが，その動物の中にはイルカ，ウシ，ヒツジ，ウマ，イヌ，ネコ，《モリフクロウ》，ニワトリおよびナイチンゲールといったものが含まれていた．ガッサンディが語っているところでは《ペイレスクは議会に絞首刑を宣告された犯罪者の死体を要求したが，彼は最初はそうした死体の眼を観察することしか目論んでいなかった．しかし，何事もなおざりにしない人なので，彼はハーヴィの発見以後医師たちの関心をかき立てていた乳糜静脈［乳糜管］を探すことを思いついた．そのために彼は，判決が宣告される前に犯罪者には十分に食べさせるように看守に依頼しておいた．死体は公開解剖講堂に運ばれ，我々，ペイレスクと私は，その

ような静脈の探索を行ない，そしてきわめて幸いなことに，まずこれらを発見し，長い時間をかけて検討したのであった．……》

　ガッサンディは，脳の構造と機能に関する彼の知識を活用して，いかに知性というものがその器官の諸々の条件に依存しているかを示した．それを裏づけるために，ガッサンディは精神病理学的事実を示すこともした．以下にあげるのは，彼がいつもの皮肉をこめて，デカルトへの反論として主張する論証の一つである．《脳が思考の能力に影響を及ぼしていないのだから，嗜眠状態においては，魂は，脳がそのときその作用に影響を及ぼしていない分だけ，いっそう完璧な思考をもつことになると考えるのは自然なことである．だから魂はそのとき，自分自身を享受し，自らを虜にしている粗野な肉体から解放されて，幸福な状況にあることになるだろう．自分の知る対象を，混乱もなくかげりもなく，また感覚から立ち上がる粗野な蒸気によって曇らされることもなく熟考することができるのである．このような自由な状態を，どれほど魂は望むべきであろうか．私としては，失神においても事情が同じかどうかについて決定するのは，私よりももっと明敏な人々にお任せすることにする》．[87]

　外部の感覚がその対象を知覚する際には，感覚されるものの特質をとらえる外部感覚器官の中でも，また神経の起始（または終止）となる場所である脳の内部でも，一定の刺激を受け取るが，さらにこのようなことは，精気で充満して膨らんだ神経に沿って続いていく一定の運動によっても起こる．ある一定の名残りが脳の中に持続していると，結果としてそうしたものは，同じ感覚器官の次にくる第二の刺激の影響のもとで，再認識されるというだけでなく，また，残された名残りが原因となって認識されつづけるということにもなる．感覚されるものが不在であっても，認識する魂に対してそこに再現されている，そのような心像を知覚する能力，それが想像力ないし空想である．これをどこに位置づけるべきであろうか．

　ペリパトス学派［アリストテレス学派］は，この空想を心臓の中に位置づけていた．ガッサンディの言うところによれば，むしろそれは，諸々の神経がそこに終わっていて，それを理由にして，感覚する能力を位置づけるべきであると考えられていた，脳の領域の中に位置づけられるべきであるように思われる．《というのも，感覚する能力があるべきところは，精気が，外部器官の中でひき起こされた刺激が元となって，そこで〈跳ね返る脳の場所〉であるのと同様に，〈想像する能力〉があるべきところは，〈このような衝撃の名残りが脳に刻印されて残っている場所〉であるように思われるからである．そして，この名残りはそれが作り出される場所にしかありつづけられないのであるから，感覚

ガッサンディ

する能力のある場所，当のその場所に，想像する能力があるということになるからである》．

　どのようにして，脳の中において知覚の後にも存続している，この名残りが再現されるのであろうか．このようにして存続しているものは，外からの刺激によりひき起こされた動物精気の激しい動揺が《軟らかい実質》の上に受け取られたものであることからすると，〈ある種の脳の襞〉とみなすことができる．とすれば，脳の中のあちこちを流れる精気がこの襞に入り込むたびに，その精気は再び同じ運動をひき起こし，同じように呼びさまされた能力は，〈同じように感覚し，あるいは感覚していると想像するであろう〉．この襞が実際にはある種の名残りになるのであろう．それはさらにはある一定の型，ないしは，ある一定の実体的な刻印ともなっているのであろう．というのも，何らかのかたちで刻み込まれることによって生じたものだからである．この襞が，刻み込まれることによって残り，魂が想像することをしていないときでも存続している状態にあるとき，これをガッサンディは刻印的 [*impresse*] と名づけた．表出的 [*expresse*] なあり方とは，当の同じこの襞が直観，想像力，思考のはたらきが生じている状態にあることである．したがって表出的なあり方だけが，本来の言い方での，《心像》であり，刻印的なあり方はその原因ないし《契機》にすぎない．(88)

　記憶や想像力が残した諸々の印象の，持続および再生の順序を説明するために，ガッサンディは脳の襞形成という同じ仮説を援用している．彼は次のように述べているのである．《熟練した布や紙の折たたみ職人は，このことについて何がしかの考え方を提供してくれる》．あるいはまた，〈コナダニ〉は，どのように小さく，さらには感覚されなくとも，数えきれないほど膨大な数の物質粒子によって構成されているのでなければならない，というのが真実であるならば，《〈空想が宿っている脳のこの小さな領域〉》，それは《精気の跳ね返り》に打ちあたることが可能な場所でもあるが，この領域もまた無数の粒子によって構成されているということ，そして，想像することができる限りで最も微細なものである動物精気の衝撃のもとで，この領域が，脳の軟らかい実質の中にできた無数の襞および襞の連なりで形づくられる，ということを，疑うことはできないであろう．

　ガッサンディは，意志，理性的欲求を，空想ないしは想像力そして記憶とともに脳の中に位置づけていたが，非理性的欲求については，それが想像力だけによって動かされるのであれば，胸部ないしは心臓に，接触によって動かされるのであれば，触覚に割りあてられた部分に位置づけていた．それは知覚や感情が脳の中では起こらない，というようなことではなく，感覚はその当の部分に位置している，ということなのである．ガッサンディの言っていたところに

よれば，脳に宿っている空想が，精気と神経を介することによって，頭部からはるかに遠く離れていても，手や足の末端に運動をひき起こすのだとすれば，空想が，同じ手段によって，胸部の中や心臓の中に感情を引き起こすことができるということに，驚くべきではないのである (*Opera omnia*, Tomus II, p. 474). 彼は，ある種の魂，知覚，感覚が切断された昆虫にもあることを認めるのと同様に，例えば，足は，動かされる際に，接触が荒々しいかていねいであるかによって，快感あるいは苦痛を実際に感覚していることを認めるのである．ガッサンディは，脊髄の神経は，延長した脳そのもの以外の何ものでもないのだから，脳に起始をもつと考えていた．(89)

《しかし，脳の中に存在する能力が注意力を欠き，あるいは無気力であったり，あるいは神経が縛りつけられていたり塞がったりしている場合には，苦痛は作用を受けている部分の中には感覚されない，あるいはよりはっきりと言うなら，作用を受けている部分は苦痛を感覚しない，これはいったいどうしてなのか，そう言われるであろうか．私は次のように答える．もしもそのとき作用を受けている部分が感覚しないのだとすれば，それは，その部分が感覚するのに必要なすべての条件をそなえていて実際に感覚しないというのではなくて，これらの条件のうちの主要なものがそこに欠けているということなのである．すなわち，そこに脳から当然来ていなければならない精気の放散が欠けているのである．私が言う精気とは，そこに絶えず脳から運ばれてきて，そこを緊張させたり暖めたり，活気づけたりするもので，一言で言えば，そこを感覚することができるようにするものである．というのも，私は，このことは，作用を受ける部分でも，例えば，眼でも，手や足でも，脳そのものと同様である，と主張するからである．卒中のときに起きるように，もし脳がはたらきを及ぼすことがなくなるとしても，それは，脳が自らの力で感覚する能力をもたなくなっているというようなことではなくて，そのときには，精気が，通常の場合のように，脳にはたらきを及ぼすこともなければ，緊張もさせず，活気づけることもなくなっている，ということなのである．一言で言えば，それは，感覚するためには，精気の通常の活動に存在する主要な必要条件が脳に欠けているからなのである．作用を受けている部分に関しても同じことを言っておこう．そして，ルクレティウスとともに次のように結論することにしよう．(90) 眼が見ていない，耳が聞いていない，焼かれたり針で刺されたりした足が感覚していないと言うのは馬鹿げていると思われる．そしてたしかに，もし我々が，磁石，精子，植物，四つ裂きにされて一時間以上後でも感覚し，針の先で刺されると身を縮める海亀の心臓，そして，身体全体から切り離された昆虫の一部分といったものに，ある種の感覚を与えるべきだと考えているならば，完全な動物の諸々の部分に，特にそれらがまだ身体全体と結合していて，精気によって活気づけられて，自然の状態にあるときに，どうして感覚を与えずにいるで

あろうか．次のような経験が報告されており，また我々の聞くところでも，手足のいずれか，例えば足が切断された人々は，依然として足に，あるいは足にであるかのように，疼痛を感覚するということである．私は，壊疽が生じることを恐れて，少し前に手足のいずれかを切除された人々に関しては，次のように答えるのである．切除が行なわれて，疼痛が続いている部分は，最初に損傷を受けた部分と通常それほど隔たっていないので，手足を切除された人の想像力は，それらの疼痛を，何らかの類似があることで，またそれらの場所を，近接していることで，少なくともしばらくの間は，容易に混同するのである．しかし，傷が時間をかけて想像力とともに回復したという人々が問題の場合には，私は，自分が幸いにも診察した手足を切除された多数の人々の報告そのものからして，彼らが足に疼痛を感覚するというのは真実ではないと主張する．ということは，ある程度時が変わっても，彼らがちくちく刺されるような痛みを感覚していて，深く考えることなくそれを足に関連づけているとしても，それは，精気の跳ね返り方がほとんど同じために，（しばしば睡眠中に起こるように）自分のしていることに十分の注意を払わない想像力の，ある種の習慣性によるものにすぎないということなのである》．[91]

　苦痛は，身体の何らかの部分の断絶，自然状態から切り離された何らかの部分の障害によって生じ，快感とは，侵襲を受けた部分のこの自然状態への回復である．したがって，最初にある情念は苦痛ということになり，快感とはその後に生じる情念にすぎない．〈快楽は先行する何らかの苦痛なしには存在しない〉のである．ガッサンディは次のように言っていた．《プラトンはこれを味覚と触覚には認めているが，視覚，聴覚，嗅覚には認めていないように思われる．あたかも，何らかの色，何らかの音，そして何らかの匂いの快さは，いかなる苦痛もこれらの感覚作用の器官で前もって作り出されることなしに，感覚されることが可能であるかのように，である．しかしアリストテレスは，これと逆のことを主張し，仮にこれらの感覚では我々にそのように思われているとすれば，それは習慣性によるのであり，それがこれらの感覚が苦痛にさいなまれていることを我々が感覚しないようにしているにすぎない，と述べている．アリストテレスは次のように言っているのである．《というのも，見ること，そして聞くことさえ，それは苦痛なことである．しかし習慣が，我々がそれに気づくのを妨げてしまうのである》．[92] 快感は，生体にその欲求（空腹感など）を満足させるように仕向けているのであり，その主要な目的とは，したがって，もっぱらただ苦痛から免れるということなのである．この目標が達成されるやいなや，快感は消失し，生体は再び無気力と呼ばれる状態に陥る．

　ガッサンディは，脳には固有の自律的運動が存在することを認めていて，それに動物精気の作成に基づいた独自の理論を結びつけた．彼の言うところでは，

脳の運動はある種の拡張と収縮である．この運動は古代の人々はほとんど知らなかったようであるが，ガレノスは気づいていて，それは連続的なもので，拡大と縮小からなり，精気の冷却や栄養に，さらに余剰物の排出にも役立てられるものである，と指摘していた．近代の人々も，この運動を《頭蓋の前部がまだきわめて軟らかい新生児の場合》や，頭部損傷の場合で見て，観察していた．彼らはさらに，この運動が髄膜の一部を取り去った後でも持続することも観察していた．したがって，それは，一部の人々が考えていたように，髄膜からではなくて，脳の実質そのものから生じていることになる．この運動は，ガッサンディも頭部外傷で《頬骨離断術》を施行した人の一例で直接に観察していたが，呼吸運動より頻繁であっても，脈拍運動ほどではなかった．さらに，彼はこの運動が《自然本性的》であり，《随意的》でないと確信していたが，それは，その人がこれを速くしたり遅くしたりすることができなかったからである．ということで脳の運動はこの器官に固有かつ独自なものであり，〈動脈によって心臓に伝えられるのだとしても，心臓には依存しない〉ものでなければならない．このことは，脳の中に，そこで拍動する小動脈が存在しないというのではなく，それらが当の運動をひき起こすものではありえないだろう，ということである．動脈の小ささと比較して，脳全体が〈髄の本性〉をもち容量が大きいことが，そのようなこととはまったく矛盾するのである．《心臓や横隔膜，あるいは肺であっても，各々が自然本性の，また独自の，運動能力をもつのと同じように，脳も自らの運動能力をもつというのはすっかり理に適っている》云々．《用途》については，この運動は《動物精気の生成》にあてられているように思われる．しかし，それはどのようにして，またどの部分で行なわれるのであろうか．これは，ガッサンディが《きわめてわかりにくいこと》と考えることである．彼の言うところによれば，通俗的見解では，精気の生成は，脳室，それも主として《上部の》脳室で，拡張によって拡大され，そして収縮によって縮小されるようにして行なわれる．そして，《生命精気》が心臓の左心室の中で静脈から汲み出された血液から作り出され，この精気はついで動脈の中に伝達されるが，ちょうどそれと同じように《動物精気》もこれらの脳室の中で，脈絡叢の動脈の中に含まれている生命精気と，鼻孔を通して脳の中に入り込んだ空気の一部とから作り出され，この動物精気はそこから第三脳室と第四脳室に，そして最後に神経の中に伝達される，ということになっている．(93)

　しかし，ガッサンディは諸々の疑問点をあげ，このような一般的な考え方に対して数多くの反論を行なっている．彼は次のように問うている，どのようなことがあれば，精気のような，きわめて微細，きわめて純粋，そしてきわめて

動きの激しいものが，分泌性の体液でいっぱいになっている脳室の中で，生成されるというようなことがありえるのであろうか．というのも，最終的には人が鼻孔を通して排出する粘液は上部脳室以外の場所から漏れ出てくることはなく，それは，唾液や痰が第三脳室や第四脳室から漏れ出てくる場合も同じだからである．たしかに仮に脳室が乾燥している，あるいは少なくとも純粋で清潔であるとするなら，先のようなこともある意味で許容できるのかもしれない．しかし，現に脳室は湿っていて，分泌物や廃棄されたものでいっぱいになっているのであるから，こうしたことがどうして受け入れられるのかがわからない．そのような分泌物は，動脈や精気の素材からも，脳の実質そのものからも生じないとでも言うのであろうか．脳室は精気を加工するのにあてられた器官というより，むしろ脳からの分泌物の集積所であると，なぜ考えてはならないのであろうか．

ところで，今度はガッサンディが自分の方から提示している仮説を以下にあげるが，しかし，たんに疑問のかたちしかとっていない．それというのも，問題が動物精気の本性と作成の場所に関わる，より《晦渋な》事柄だからである．これらの精気が，脳室周辺の〈脳の実質そのものの中で〉，〈それも主に脳梁〉の中で準備され加工されると言うことはできないであろうか．このことは，血液と生命精気が，頸部を通る動脈や頸動脈の小さな導管を介してあらゆる方向から流れ込み，脈絡叢を形成する多数の小枝が，〈脳の中間領域に〉これらを供給するに違いないのだから，なお一層そうなのではないであろうか．つけ加えて言えば，脳ほどの大きな塊が，脳室の拡大と縮小のためだけに作られたとは思われない．その用途はたしかにむしろ，《〈新しいかたち〉を与える，あるいは別の言い方をすれば，その実質の中に受け入れた，あるいは到達した生命精気を，完全なものにすること》であったように思われるのである．このようなことに，問題の脳の拡大と縮小ないし圧縮の運動が役立てられているということもありえる．

さらにもう一つ，脳は栄養を大いに必要としていて，その結果さまざまな排泄性残遺物が生じるので，当のこれらの運動が，脳のためにそうしたものを取り除き，一部を廃棄するのに役立てられているということもありえ，その場合，より微細なものは頭蓋の縫合や耳の導管を介して蒸発によって，あるいは，水の中に濃縮させて涙として，より粗大で粘着性のものは，脳室内に集められ，鼻孔や口蓋を介して廃棄されるのである．

つけ加えて言えば，磁石や岩石に，動物がもつ感覚や意識に類似した，ある種の感覚もある種の意識も認めないというのは，ガッサンディには論理的とは

思われなかった．ガッサンディには明らかに，ものの全般，あるいはほぼ全般を生命的なものとする古代の物活論者たちの見解に，全面的に与する傾向があった．感覚することとは，存在にとっては，自分にはたらきかけてきて自分を動かす対象を知覚し，あるいは理解することなのである．鉄は自分を引きつける磁石を感覚する．つまりそれを知覚する．したがってそれを認識するのである．「しかしながら，知覚あるいは理解は，認識一般とほとんど違いがないと考えるべきなのである．さらにはこの3つが同義語とみなすことができるのと同様に，感覚することが何かを知覚すること，理解すること，認識することである限りにおいて，これらにさらにいわば第四のものとして，感覚あるいは感知も加えることができるであろう」．ところで，認識と言われるに値する，知覚ないしは理解はどれもまた，何らかのかたちで〈空想〉（「ファンタシア」）ないしは想像力である．鉄は磁石から受ける印象によって，磁石を，自分にふさわしいもの，これと一つに結合すれば自分の利益に貢献するに違いないものとして想像し，その結果，磁石と結合しない限りは──自分の諸々の部分が揺り動かされたり，興奮させられたりして──〈休息〉を見出すことがないのだ，ということを，なぜ認めないのであろうか．

ホッブズ

トマス・ホッブズの心理学，私が言いたいのは，彼の生体の自然学および彼の認識論のことであるが，それは，感覚能力の諸々の機能，《魂の運動》および知性に関する，我々の科学の現代的な体系の全体を，今なお支配している．この天才の，我々に言わせれば，比類のない揺るぎなさは，とりわけ宇宙と精神の諸々の現象を解釈するのに，実体についてのあらゆる仮説を退けた決断の中に現れている．

I 物体，空間および時間の理論

まず，物体そのものの存在について，我々は何を知っており，そして何を知ることができるのだろうか．何もない．そのようなものについては，我々はいかなる表象も作り出すことは不可能である．我々は，諸々の現象の仮説的土台となる，実在的な延長をもつ実体を前提にして，たんにそうしたものを推測し

ているにすぎないのである．このような延長をもつ実体の存在，すなわち物体の存在への信仰を救出するために，デカルトは，知られているように，神の無謬性をひき合いに出す羽目になった．この神は，欺瞞者ではないので，必然的に我々をそのような錯覚の中に生きさせるということはありえない，というわけである．ということで物体とは，トマス・ホッブズに従うなら，仮説によって，我々が宇宙と呼ぶものの，実在的な一部であるとされているものなのである．しかし，このような存在は理性の推論であり，そうでありつづける．というのも，我々は自らの感覚を介しては物質を知覚することができないからである．我々が知覚する諸々の現象は我々にとっては一つの始まりと一つの終わりをもっているが，このことは，現象の「スブストラートゥム［基体］」（「スブイェクトゥム」「スッポスィトゥム」(97)）となるべき，そして，知性が完全に表象不可能な純粋の概念として前提している実体に備わる永遠性とは相反するものである．おそらくどのような言語で書かれた自然哲学の中でも最も崇高な頁の一つが，トマス・ホッブズが「宇宙と諸星群について」と題した『物体論』，*De Corpore* の中の章の冒頭であろう．

「あらゆる感覚可能な物体ないし対象のうちで最大のものは宇宙そのものであって，これは大地と呼ばれるもののこの1点上で見回せば，私たちにとってどこからでも知覚可能である．多数の部分の1つの集合体としての宇宙そのものについては，問うことのできることは僅かしかなく，決定できることは皆無である．宇宙全体がどのくらい大きいか，どのくらい長く続いているか，いくつあるかということはたしかに問うことができるが，その他のことは何も問うことができない．なぜなら，物体の場所と時間，すなわちその大きさと持続は，（第7章で示したように，）端的な意味での表象，すなわち無限定な意味にとられた表象であるが，その他の表象はすべて，互いに区別された諸物体すなわち表象の諸対象の表象であるからである．たとえば，色は色のついたものの，音は聴かれたものの表象である，といったようにである．世界の大きさについての問題とは，世界は有限か無限か，充実しているかいないか，という問題である．世界の持続についての問題とは世界には始まりがあるか，それとも永遠なるものか，という問題である．世界の数についての問題とは，世界は一か多かという問題である．もっとも数については，世界が大きさにおいて無限であるとしたならば，いかなる論争もありえないのではあるが．また世界に始まりがあるとしたら，世界はどのような原因により，どのような材料をもって作られたのか，ということも新たな問題となるであろうし，さらにこの原因と材料についても，それらがどこから生じたのか，ということが新たな問題となって，何かある1つまたは複数の永遠な原因に達するまで問題が続くであろう．そして，問うことが可能なかぎりのものは知ることも可能であるとすれば，哲学全般を自家薬籠

中のものとしたと称する者は上の諸問題をすべて決定しなければならない．しかし，無限なものの知識は有限な問い手には近づきがたいものである．私たち人間の知っていることは何であれ，私たちの表象から学ばれたものであるが，しかし大きさにおいてであれ時間においてであれ無限なものについてのいかなる表象も存在しない．なぜなら，自分自身が無限であるような者以外は人間も他のいかなるものも，無限なもののいかなる概念も持つことはできないし，……

……それゆえ，世界の大きさと起源についての諸問題は，哲学者たちによってではなく，命じられるべき神の崇拝を合法的に司る人々によって決定されなければならない．なぜなら，至善にして至大なる神は，その民をユダヤへとお導き入れになったとき，御自身のためにとっておかれた初穂を司祭たちに許し与えられたが，これと同じように，御自身のお作りになった世界を人間たちの論争に委ねられたときにも，無限かつ永遠なものの本性——これは神御自身にのみ知られている——についての諸見解が，いわば知の初穂として，命じられるべき宗教においてその奉仕を用いようと御自身のお望みになった者たちによって判断されることを，お望みになったからである．したがって，世界の何かある起源が存在したということを自分の理性によって自然的諸事物から証明したと自分で言いふらしている連中を，称賛するわけにはいかない」[本田裕志訳]．

　トマス・ホッブズにとって，延長と時間とは端的に次のようなものの想像的，抽象的表象である．すなわち，1° 物体の仮定された延長．これは，物体が実在的にあるいは本質的にもつ偶有性とみなされる，形態と運動をともなう．2° 物体の運動の継続．「空間とは，存在するものの［，それが存在している限りでの］表象［「ファンタスマ」］である．［……］時間とは，運動の，我々が運動において前と後を，すなわち継続を想像している限りでの，表象である」．時間と空間はしたがって想像力あるいは思考の中にしか存在しない．いわんや，物体に帰属させられる，他のあらゆる《偶有性》ないしは特性も同様であるのは，「なおさら」のことである．「運動と大きさ以外の物体の偶有性はすべて，対象にではなく感覚する者に属する表象である」．たしかにホッブズは物体の現象的様態，すなわち特質ないしは属性を《偶有性》と呼んでいるのである．仮にあらゆる物体に本質的な偶有性である延長と形態，これらはロックの *primary qualities*［第一性質］になっていくのであるが，これらのものを抜きにして考えるならば，他の《偶有性》，例えば静止，外からの衝撃が伝わった結果生ずる運動への移行，持続，色などは，それらに対して，我々の感覚作用がその存在を仮定する，物体のさまざまに異なった状態ということになる．物体が相互に作用しあうのは，運動によって，特にさまざまに異なった様態の運動によってである．言い換えれば，作用するものの中にある《動力因》が《質料因》の座

である主体（「パティエーンス［受容するもの］」）に作用を及ぼすのである．あらゆる変化は運動であり，そして運動は，それが何であれ自然のあらゆる出来事の普遍的原因である．運動はけっして物体の中で生まれたり始まったりすることはなく，いつも外部から伝えられる(101)．静止している，すなわち運動が欠如する物体は，運動がそれに伝えられたのでない限り，そのままの状態に止まっている．運動している物体は，別の運動，すなわち同じように運動している別の物体が，衝撃によって速度にも方向にも変化を与えたのでない限り，そのまま同一の速度および同一方向を保って運動を続ける．「運動は（第9章［原本，そしてそれが出典とする版本でも第8章（caput VIII）となっているのを訂正］第7節において）（物体からの）運動と接触とによってしか生じることができない，［ということが示された］[*De Corpore*, Pars IV. Physica, caput XXV. *Opera Philosophica quae Latina Scripsit Omni*, Vol. I, p. 318]」．動かす物体と動かされる物体との間の接触が，直接ではなくて，中間にある物体によって伝わるということもある．引力による運動ということが語られるのは，純粋に見かけ上の効果によるものであり，実際には引力は，他のあらゆる運動と同じように，衝撃が伝播した，すなわち伝えられた結果として起こっているのである．要するに，運動というものは，ある一つの運動が起こった結果でしかありえず，そのつど，一つの運動が一つの運動を生み出していくことしかできないのである．ホッブズはそれでも，「モートゥス［運動］」から「コーナートゥス」を区別した．「コーナートゥス」とは運動のさまざまな契機の継続に関わりなく起こるような運動，ある種の自発的な運動である．「努力［「コーナートゥス」］」とは，与えられる空間・時間よりも，［言いかえれば，明示によって決定されたり数によって指定されたりする空間・時間よりも］小さい空間と時間をつうじての，［ということはつまり，点にわたっての瞬間における］運動である［*De Corpore*, Pars III, caput XV, 同，p. 177]」［本田裕志訳］等々．例えば，重力は「地球の中心に向かうコーナートゥス」［同，Pars IV. caput XXVIII, 同，p. 384］と呼ばれる．ホッブズによれば，自然界において最も広範にある運動は円運動であるというが，この見解にもやはり，アリストテレスの考えの影響が認められ，彼はこの形式の運動から諸々の自然現象の大部分をひき出し，この運動を，地球だけでなく，太陽やその他の天体およびそれらの究極的粒子にまでも付与していて，そのようにして，我々の血液の運動や生命まで説明している．この運動の源は太陽とされている．

II 感覚作用と表象の理論

　自然における他のすべての出来事と同様に，精神的な出来事，すなわち感覚作用と表象は，これらから派生するより複雑な精神的過程——感情，快感と苦痛，意志すなわち欲求と嫌悪——とともに，運動の結果として生じる．諸々の感覚作用は，感覚する身体の変化ないしは変様である．すべての変化は，変化や変様を被る主体の内部の諸々の部分の運動である．したがって，感覚作用とは，一つの運動以外の何ものでもない．感覚する主体の内部で動かされている部分とは，感覚する際に用いられる器官の部分である．感覚作用とは，対象から発せられた運動に対する器官の反作用なのである．「あらゆる感覚に際しては外的諸事物同士の相互的な作用[「アクティオー」]と反作用[「レアクティオー」]が[，言いかえれば互いに対立した2つの努力(「コーナートゥス」)が]生じる」⁽¹⁰²⁾．というわけで，外部から伝達される運動に対する内部の器官の《反作用》ないし《抵抗》なしには，感覚作用は存在しない．「すべての感覚は反作用によって起こる」．《「レシステンティア[抵抗]」》の語でホッブズが言わんとしているのは，一つの運動に対する受動的な抵抗ではなしに，生体の側からする，積極的な反作用である．「(第15章第2部において)あらゆる抵抗[「レシステンティア」]は努力[「コーナートゥス」]に対する反対の努力，言いかえれば反作用[「レアクティオー」]である[ことが示された][*De Copore*, Pars IV. caput XXV, *Opera Philosophica ...*, Vol. I, p. 318]」[本田裕志訳]．しかし，運動に反作用するものが，すべて感覚するというわけではない．感覚作用の本性は，反作用のみにあるのではない．《反作用するものが感覚していることが必要なのである》とホッブズは書いている(*Elementorum Philosophiae*[これにさらに*Sectio Prima De Corpore*，と続いたものが『物体論』，*De Corpore*の完全な標題である] Pars IV. caput XXV [ただし，この箇所にはこの文に文字通り対応するものはなく「反作用するものなら何でも感覚するということは必然的ではない」(同，p. 320)という文が見出される])．ここで，この英国の哲学者によってなされた物活論への批判を置いておかなければならない．《「すべての物体は感覚を備えている，と主張した哲学者が何人かいたこと，しかもこれらの哲学者は学識ある人々であったということを，私は知っている．またもし感覚の本性が反作用のうちにのみおかれるなら，どうすれば彼らを反駁できるのか，私にはわからない」》⁽¹⁰³⁾[本田裕志訳]．感覚作用には必然的に，前の出来事を後の出来事から，あるものを別のものから《識別》することができるようにする，〈ある種の《記憶》〉が密着している．ある一定の時間持続する

反作用からは，永続する記号，すなわち感覚作用の〈想念〉(「ファンタスマ」)が生じるが，この記号は，反作用する器官の運動が示す方向によって，我々には常に感覚する器官の外に位置する何らかのものとして現れる．知覚され保持されるのが可能であるためには，印象，すなわち我々の諸々の器官に作用する運動は，ある一定の持続と強度を備えていなければならない．この条件のもとで，判断と記憶が可能となる．伝達された運動を保持し保存する［原本ではここに (memoria aliqua) という挿入があるが，少し前の「ある種の《記憶》」の後に挿入すべきものが混入したのであろう］ために適切な器官を備えていない物体の中では，心理学的な意味での，感覚作用は存在することができない．なぜなら，このような物体には，感覚したことを覚えていることができないからである．ということで，あらゆる感覚作用には，必然的に感覚作用の対象に対するある種の判断が属すことになる．さらに，感覚作用は，それをひき起こす出来事が絶え間なく変化していることを前提にしている．「常に同じものを感覚するということと，感覚しないということとは同じことになるのである」［同，p. 321］．感覚作用はただ変化するだけであってもならず，継起するものでなければならない．〈ただ一つの感覚作用しか，一単位の時間の中で知覚されることはありえない〉(「同一時点では表象はただ1つしかない」)(104)．我々は，同時に，複数の対象の感覚的表象をもつことはできないのである．「さて，感覚の本性は，複数の事物が同時に感覚されることを許容しない．なぜなら，感覚の本性は運動に存するので，感覚器官が何かある1つの対象によって占められているときには，この対象による運動と他の対象による運動の両方によって両対象のそれぞれ1つの真なる表象が生じるような具合に，この器官が他の対象によって動かされることはできないからである．それゆえ，2つの対象の2つの表象が生じるのではなく，両対象の作用がいっしょになって引き起こした1つの表象が生じるであろう」(105)［本田裕志訳］．というわけで，複数の対象から発した運動は，我々の器官の中では，分離して同時に存在することはできないであろう．この場合，それらの運動は融合して，対象として一つの表象を生み出すことになる．ここで，それと意識せず思い浮かぶのは，ライプニッツの無意識の基本的感覚作用のことで，これらが全体として一つに融合して意識的な感覚作用になるというものである．

　かくしてホッブズは精神的表象を次のように定義する．「したがって，表象像［「イマーギナーティオー」］とは，消えてゆく感覚［「センスス」］ないし薄まり弱まっている心像［「ファンタスマ」］に他ならず，人間と他のほとんどすべての動物に，目覚めていても眠っていても，共通してあるものである」(106)．動いている

物体は，対立する運動に活気づけられた物体に妨げられない間は，そのまま運動している，という法則によって，要するに，物体の運動の持続と惰性によって，外部の対象からの直接（あるいは間接）の影響のもとで感覚器官に生じた運動は，対象とともに消え去るということはない．例えば，視神経によって外部から伝達された運動に応答して脳に起こる抵抗ないし反作用から生じた内部の運動というかたちで，持続するのである．《たしかに，我々の感覚がこの世界の中に存在するものとして我々に示す，あらゆる偶有性，すなわちあらゆる特性は，実際にはそこに存在してはいないのであって，〈現れ〉としてしかみなされるべきではない．この世界に，我々を除いて，実際に存在しているのは，こうした現れを作り出す諸々の〈運動〉だけなのである》．経験とは，同じように表象というものをもつ以上人間でも動物でも，覚醒時でも睡眠時でも，程度の差はあれ多数の対象によって我々の器官の中にひき起こされた，感覚作用に由来する心像を複製したものに他ならず，それは，記憶によってある一定の決められた順序で記録され固定された諸々の経験に正比例して大きくなる．だから，表象することと想起することとで違いがあるのは，想起することには流れ去った時間が含まれているということでしかない．そうしたことは表象することにはあてはまらないのである．こうして，対象が遠ざかり，目を閉じても，我々はすでに見た対象の心像をもちつづけ保存している．しかしこの心像はより鮮明でない状態で残存している．これが「イマーゴ」であって，これによって，それに対応する能力に名前が与えられたのである．すなわち，「イマーギナーティオー［表象力］」である．

「それゆえ，表象像（想像）とは実のところ，対象が遠ざかったせいで力を失っている，つまり弱くなった感覚以外の何物でもない．さてそこで，この弱さの原因はいったいどういう原因でありうるだろうか．対象が遠ざかると運動が弱くなるのか．もしそうだとしたら，想像している者の表象が感覚の場合よりも不明瞭になりもするであろうし，しかも常に必ずそうなるはずであるが，このようなことは真ではない．なぜなら，夢の中でも（しかして夢は眠っている者の想像である）表象は感覚の場合より不明瞭になりはしないからである．もっとも，目覚めている者の過去の物事についての表象は，現在の物事の表象よりも不明瞭であるが，それは現前している諸対象によって同時に揺り動かされた諸器官のせいで，過去の事物についての表象が他の表象を圧倒する度合いが小さくなるからである．これに対して夢の場合には，外部からの作用はそのアクセスが閉ざされているために内部の運動に何の妨害もしないのである．……
　眠っている人々の表象は夢である．……［夢は］目覚めている人々の，感覚以外の，

想像よりも強いが，明晰さの点では諸感覚そのものに等しい．……夢の中で見たり感じたりしているように思われる物事が，感覚そのものの場合と同じほどに明瞭であるという，このことの原因は2つのことに存する．そのうちの1つは，外的感覚は止んでも表象の生じてくる元である運動は現にあるものとして主たる役割を果しているから，ということであるが，今1つの原因は，諸表象の部分部分が時間のたつにつれて減損し，それらが他の虚構された諸部分によって補塡されるということである．最後に，夢を見ているときに私たちが諸事物のそれまで知られていなかったような場所や形姿にも驚かされないのは，驚くということのためには新しくて尋常ならざるものが見えるということが要求され，このことはそれ以前の形姿を思い出している人々にしか起こりえないことであるのに，夢の中ではあらゆることが現在のこととして見えるからである」[本田裕志訳]．[110]

　ということは，現にそこにある対象によって作られる強い感覚作用から見て，精神的な心像が弱まっているのは，時間があいてしまったことや対象が不在であること，すなわち，知覚された感覚作用のある種の反響である，持続している運動の強度が弱まった結果であるというよりは，むしろ覚醒時に感覚器官に降りかかり，いわば雑音の波の下にこの我々の諸々の記憶の反響を，《日中の喧騒によって人の声がそうなるように》かき消してしまう，数限りない感覚作用のため，ということになるであろう．生体にとってはまったく外的なこうした状況によって，心像が弱まっていると言われるのが説明される，ということの，ホッブズによれば，証拠となるのは，仮に実際に心像が弱まっているのであるとすれば，その弱まりは常に必然的に続いていくことになり，心像は最初の強さと鮮やかさで再現することはけっしてないことになるだろう，ということである．ところが，そうではない．それを夢が証明しているのである．こうした外界の雑音が感覚器官にまではもう到達しないか，あるいは少なくとも知覚されるのが止むことになればそれだけで，眠っている人の諸々の心像は，あの鮮やかさと強さとを取り戻し，それはしばしば，覚醒している人の心像や表象に，強度においていささかも劣ることなく，あるいはさらに上回ることさえあるのである．そうした夢の心像がもつ幻覚的な状態は，たしかに実際に存在するように思われ，発熱や，断食や，瀕死者の脳貧血の場合などでも観察される．この点におけるトマス・ホッブズの学説は，さらにカントによって，もっとも彼はデイヴィッド・ヒュームとともに彼の最も偉大な先駆者の一人のこのテキストを知っていたという証言はしていないのではあるが，確認され発展させられていて．我々には，たんなる正確な観察であるだけにとどまらないよう

近　代

に思われる，それは数々の生理学的心理学の問題を提起しており，少なくともその科学的な基本原理は本書の最後の部，『同時代篇』[本書の原本 Le système nerveux central, p. 632 以下 Époque contemporaine と題された部] の中にまとめられているのが見つかるであろう．この主題に関してここに，我々がトマス・ホッブズの言葉に近づくのに有益と考える，カントからの一節をあげておく．

　カントの言っていたところでは，精神の世界についての諸々の表象がどんなに明瞭で直観的でありえようとも，人間は，人間である限り，それを意識することはできない．そして彼は，魂そのものに備わっている，現世での生活に関してのある種の《二重の人格》によってこのことを説明することができると考えていた．何人かの哲学者は，深い睡眠状態をひき合いに出して，不明瞭な表象が現実に存在するものであるのを示すことができると考えている．しかしこの点で言うことができるすべてのことは，覚醒したときには我々は，深い睡眠の中ではおそらくもっていたであろう表象をもはや覚えていない，ということでしかない．ここから端的に結論されるのは，そうした表象は覚醒時には明瞭に表象されることはなかったということだけで，それらが，我々が睡眠していたときに明瞭でなかったということではない．《私はもっと進んで，これらの表象は，覚醒時の状態で最も明瞭なものと比べてさえ，より明瞭でより広がりのあるものであったと考えたいのである．このことは，外部の感覚が完全に休止している場合，魂のようなきわめて活動的な存在には期待すべきことなのである．しかしながら，人間の身体がそのときには感覚されていなかったという事実のために，この身体の想念は覚醒時には欠如しているのであるが，まさにこの身体の想念こそは，諸々の思考の先行する状態に属していて，ただ一つの同一の人格であるという意識を実現するのに役立つことができるようなものなのである．ある種の夢遊病者は，時にこのような状態の中で，覚醒時には何も想起できないとはいえ，他の場合よりも知性を発揮するということがあり，彼らの行動は深い睡眠に関する私の推測が可能性のあることを裏づけている．これに対して，夢，すなわち眠っていた人が覚醒時に覚えている諸々の表象は，このような場合には含まれない．というのもそのとき，その人は完全に眠っているのではないのであり，ある程度の明瞭さとともに感覚していて，一つの織物のように，自らの知的な操作を外部の感覚の印象に混入させているのである．したがってその人は部分的にそれらを想起してはいるが，彼がそこに見出すのは，必然的にそうならざるをえないこととして，かたちのまとまらない不合理な異形のものでしかない．というのも，想像力（Phantasie）の想念と外部からの感覚作用の想念とがそこでは一つに混じり合っているからである》(111)．真実と夢（Traum）との間の違いは，カントが別のところで書いていたところでは，対象に関連づけられる表象の本性によって（durch die Beschaffenheit der Vorstellungen）決定されるわけではない．というのもそうした表象は両者で同一のものなのだから（denn die sind in beiden einerlei）．この違いは諸々の表象の結合（die Verknüpfung）

によって決定されるのであり，そうした結合は，ある対象の観念の中に諸々の表象の連なりをひき起こす規則に従っているが，それらが一つの経験の中で共存することができるかどうか，ということによっているのである。

あらゆる精神的な出来事とは，ホッブズにとっては，我々の身体の内部の運動，すなわち，必然的なこととして外界から感覚の導管によって，現象ないしは心像のかたちのもとに伝達される，したがって感覚的な起源をもつ，そのような運動を知覚することなのである．感覚作用が存在するための条件は，感覚，すなわち，視覚，聴覚，嗅覚，味覚，および神経が身体全体に分布して器官を構成している一般感覚，そうした感覚器官の中にある．ホッブズがとりわけ強調したのは，知られているように，光と色の視覚装置および機能，そしてまた光学の法則であった．《感覚作用が起こる身体の部分は，感覚器官と呼ばれる当のものである》（『物体について』，*De Corpore.* Pars. IV. caput XXV. 2, *Opera Philosophica ...,* Vol. I, p. 317]）．これらの器官が，感覚作用の主体であり，感覚的心像の座である．思考する物質から思考を分離することは不可能であり，《デカルトの「レス・コギタンス［思考するもの］」は，非物質的というよりはむしろ物質的な何らかのものである》．これには，自我あるいは思考が一方に，延長のある物体の世界が他のもう一方に，実体として存在するとする，このフランスの哲学者が異議を申し立てた．さらには，ホッブズの言う意味での物質を除いてしまうと，非物質的といったものは何一つ存在することはありえず，《非物質》という概念それ自体が矛盾を含むことになる．ホッブズは，感覚作用および思考を物質の運動によって説明し，デカルトの「スブスタンティア・スピリトゥアーリス［精神的実体］」の存在を全面的に否定するのである．どのような思考も感覚に由来するのであるから，知性に属するという諸々の想念ないし観念がそれとは異なる本性をもった心像でありえると考えるのは誤りである．「あらゆるものの起源が感覚と呼ばれる．魂がもつ概念で，すべて同時に，あるいは部分ごとに，前もって何らかの感覚の中に生じていなかったというものは，何一つないからである．これらの最初のものからさらにその後に概念としてとらえられるあらゆるものがひき出されるのである」．

III 心臓と脳

ホッブズは，血液循環に関するハーヴィの偉大な発見を知っていて，それを

認め，自然学の諸々の章の中でも最も重要な，生命科学を論じる章を開始したとして，この学者を大いに賞賛したにもかかわらず，この英国の生理学者によって断固として捨て去られた動物精気を放棄することはなかった．動物精気の微細で目に見えない物質は，血管を通って，心臓から脳に伝達され，神経の中に含まれて循環する．この気体状の物質は，脈管（「アルテーリアエ[「アルテーリア（動脈）」の複数形，語源的には「空気の通る管，空気の管」を意味する．『古代篇』注（214）も参照]）を通って心臓から脳に導かれて，頭蓋の内部に位置している神経根に到達するが，そこにはまた脊髄の起始も存在している．心臓と脳とを結ぶ脈管と心臓それ自体，これらこそあらゆる感覚に共通の器官である．感覚作用ないしは感覚的心像は，それに固有の器官や，神経を介するこの器官と脳との結合に損傷が存在している場合には，生じることはありえないであろうのと同様に，脳や心臓に向かう仲介として役立てられている器官の何らかの損傷によってこの伝達の運動が中断されるときにも，すべての感覚作用が不可能になる．言い換えるなら，すべての感覚作用が現実に効果を現す最終的な原因は心臓にある．感覚作用が現実に効果を現す中で出現する反応は，心臓から発しているのである．心臓は，生命精気と動物精気がそこから発して，脳に分配される，その源である．しかし，もしも，感覚作用をひき起こす運動によって脳および脳の諸々の動脈に伝達される衝撃が，何らかの原因のために，心臓には反響を起こしていないとすると，また《あらゆる感覚作用の起源》であるこの器官が，脳の諸々の動脈と協調して振動することがないとすると，感覚作用は存在しない．

「感覚器官とは，感覚する者の内部にあって，それが傷つけられると他の部分はいかなる傷も受けていなくても表象の発生が除去されてしまうような，感覚する者の諸部分のことである．さてこの器官は，非常に多くの動物にあっては精気と膜であって，この膜は脳の柔膜［軟膜］から発してすべての神経を被っていることがわかる．また同じく，脳そのものと脳内の動脈もこの器官をなしていて，これらが揺動させられるとあらゆる感覚の源である心臓もまた揺動させられるのがわかる．なぜなら，対象の作用が感覚する者の身体に到着するときにはいつでも，この作用はどれかある神経を通って脳へと伝わるからであり――それゆえ脳へと導く神経が傷つけられるか遮断されるかして，運動がそこから先に伝わることができなくなった場合には，いかなる感覚も続いて生じないのである――，また同様に，同じ運動が脳と心臓の間で，この運動を運ぶ何かある器官の疲労によって遮られた場合にも，対象のいかなる感覚も存在しないだろうからである」[本田裕志訳].

ホッブズ

あらゆる認識の土台である感覚作用と心像の他に，ホッブズは諸々の〈情念〉(「パッシオーネス・アニミー」)を論じたが，これらはすべて〈欲求〉(「アッペティーティオー」)と〈忌避〉(「フガ」)およびそれらの自然な結果に要約される．感覚作用によってひき起こされた運動が生命の座である心臓にまで伝播したときには，生命の過程は必然的にそうした運動の影響を受け入れなくてはならない．ということで，その結果生じた運動(「血液の生命的運動」)が有利なものであるか不利なものであるかに応じて，その運動は我々の中に快感あるいは苦痛の感覚を作り出すのである．(119) 諸々の原因の中で，破壊的損傷以外に，外部の対象から発した諸々の感覚の運動が内部の知覚器官へ接近するのを妨げることができるものとしてホッブズは，そうした対象が，連続的な仕方で日中感覚に及ぼす作用の結果として生じる疲労をあげているが，そうした作用には，当のそれら諸々の器官の反作用，とりわけ〈精気の反作用〉が常に後にひきつづいて起こるのである．そうなると器官の諸々の部分(ないし器官)は，もはや何らかの苦痛なしには精気によって運動を起こすことができなくなり，《神経は弛緩して精気が空になるので，感覚器官はその源の方へ退却してしまうことになるであろう》．その源とは，〈脳の腔所に位置するものであることも，心臓の腔所に位置するものであることもある〉．したがって諸々の神経の活動から生じる作用は中断されるであろう．諸々の器官から起こる反作用，すなわち感覚作用は，生体が休息によって回復し，精気が十分な量に再形成されることで，再び蘇った後でなければ，再開されることはないであろう．

ホッブズによれば，少なくとも何らかの異常な原因，病気や発熱，が突然生じて，〈その熱〉(「インテルヌス・アルドル［内的な熱］」)で精気および生体の他の部分に通常と異なる運動がひき起こされるというようなことがなければ，事態は一般にこのように推移しなければならない．ホッブズは，すべての外部の感覚が眠りこんだときに，どのようにして，夢の心像，夢想が蘇ることができるのか，すでに説明していた．彼はここではある種の生理学的な解釈を提示することを試みている．軟膜に衝撃を刻印するに至るものはすべて，〈脳の中でなお運動している〉部分に属す何らかの心像をひき起こす．夢想というのは，この膜，すなわち軟膜だけが心臓の内部の運動によって揺り動かされている場合に，強さが他よりまさっている運動がもたらす結果および帰結として生じるものなのである．ところで，そうした心臓の運動は，欲求から生じたものであったり，忌避から生じたものであったりする．心臓が脳および精神的心像に及ぼすこのような作用を説明するために，ホッブズは次のようにつけ加えている．

「さて，諸表象から欲求と忌避が生じるのと同様に，欲求と忌避からあべこべに諸表象が生じる．たとえば，怒りと闘争から心臓内に熱が生み出されるが，逆に何から生じた熱であれ心臓内の熱から，夢の中では怒りと敵の姿が呼び起こされる．また愛と美しいものの姿はあるいくつかの器官のうちに熱を生じさせるが，それと同じくこれらの器官内の熱は，たとえ外から来た熱であっても，時として欲求と，抗いがたい美しいものの姿とを呼び起こす [*De Corpore*. Pars. IV. caput XXV, 9, *Opera Philosophica* ..., Vol. I, p. 326-327]」[本田裕志訳]．要するに，ホッブズは，心臓と脳との間に相互的な運動が存在し，これらの2つの器官が相互に影響を及ぼし合っていることを認めていたのである．「このようなわけで，心臓の運動と脳の運動とは相互に因ともなり果ともなる関係にある」[同, p. 327, 同, p. 445]．

　すべての動物精気は，心臓から動脈を介して脳に運ばれてより純粋になった生命精気にすぎず，神経根に入り込む前に，神経の起始の近くに位置するある種の集積所の中に合流しなければならない．諸々の器官の深部にまで伝達された外部の対象の作用は，必然的に《頭部の中に座を占める神経根に》到達しなければならないが，これは心臓からでる動脈の導管を介して行なわれ，それらの動脈は叢状の網の目を呈するものになったり，それとは別の〈脳の実質の中に入り込むもの〉になったりする．トマス・ホッブズが視神経について述べていることは，聴神経，嗅神経など，すべての神経にもあてはまる．感覚能力や，動物的運動すなわち〈感覚作用から生じる運動〉の機能は，常に動脈の脈管を介し，心臓の関与とともに達成されるのであり，神経を介してではない．それは強化のための補助器官なのである．さらにとりわけ心臓の作用に，ホッブズによれば，感覚，感情，愛着，情念の起源を結びつけるべきなのである．たんに，外界に対して心臓が起こす反作用の結果として生じ，それが原因で，外に現れる心像とは違い，愛着といったものは，心臓に向けて，連続的に作用する，内部の器官の「コーナートゥス」の帰結として生じているのである．このことによって苦痛と快楽が内部に位置づけられることが説明される．

　「この運動は，感覚可能な諸対象の作用によって引き起こされた運動によって妨げられた場合には，身体の諸部分の曲げ伸ばしによって再び回復されるであろう．それはすなわち，可能なかぎりあらゆる苦しみが除去されるまで，精気がときにはこちらの，ときにはあちらの神経へと衝き動かされることによってである．けれども，感覚による運動によって生命運動が促進される場合には，器官の諸部分は，感覚による運動が可能なかぎり神経の助力によって保存され増幅されるように精気をコントロールするために配

置される.そしてこれは動物的運動の場合にはたしかに第一の努力［「コーナートゥス」］であって，胎児のうちにも見出される.胎児は苦しいことがある場合にはそれを忌避して，もしくは安楽さを求めて，母親の子宮の中で自分の四肢を随意運動によって動かすからである.さてこの第一の努力は，経験によって知られている安楽さへと向けられているかぎりでは欲求，言いかえれば接近，と言われ，苦しみを避けるかぎりでは嫌悪とも忌避とも言われる.……かくて欲求と，忌避すなわち心の嫌悪とは，動物的運動の最初の努力である.最初の努力に続いてさらに，動物精気，その何らかの容器ないし場所が諸神経の根源のほぼ近くにあるということは必然的であり，その諸神経に対する衝撃が起こり，さらに続いてその反作用が起こる.そしてこの運動ないし努力に続いて，筋肉の膨張と弛緩が必然的に生じ，そしてそれに続いて最後に四肢の収縮と拡張が生じるが，この収縮・拡張が動物的運動である」［本田裕志訳］.

　ホッブズは，この表現の先に与えられた意味における「セリエース・コーギターティオーヌム［思考の連続］」［注（108）参照］によって，同じものを自分にとって有益と考えるか，あるいは有害と考えるかで，ある時はそれを欲求しある時はそれ忌避する動物の熟慮を，見事に定義している.この《先在する熟慮》がなければ，欲求も忌避も，そうした名（「アッペティートゥス」と「フガ」）をもった，運動性の反作用という以外の何ものでもない.しかし，熟慮が先行する場合には，その最終段階である行為は，その本性に応じて，ある場合は意志とか意思，またある場合は無意志といった名が与えられることになるだろう.ところで，人間が何らかのことを意志するときに，その人間の中で起こっていることは，そのようなときに他の動物の中で起こっていることと異なるわけではない.ホッブズは次のようにはっきりと言っている.《〈そして，意志するか意志しないかの自由は，他の動物たちの場合よりも人間の場合の方がより大きいというわけではない〉.というのも，欲望する存在においては，欲望する原因はすべてにおいて先行していたのであって，結果として欲望（ないしは欲求）がその後に付随して生じないことはありえなかったのである.したがって，それは必然的に生じたのである.〈必然性を免れるというような自由は，人間の意志にも，獣類の意志にも適合しない〉.自由意志というものが存在することはありえない.［……］ところで，〈魂のあらゆる情念は，欲求と忌避の中にあるのである〉》.

　感覚作用，記憶，覚醒時や夢の中に現れる心像は，すでに見たように，人間とその他の動物に共通のものである.〈人間を獣類から本質的に区別するのは，〉観察の正確さでもなければ，用心深さでもなく，〈慎重さでもない.生まれて

数カ月の幼い動物でも，10歳の人間の子供よりも，しばしばより多くのことに注意を向け，自分に役立ちえるものをより多くの明敏さをもって追い求める⟩(123)のである．それでは，人間を他の生物から区別するのは，いったい何であろうか．それは言語活動，「ヴォカーブラ[「ヴォカーブルム(名辞)」の複数形]」と「セルモー[発話]」であり，言語活動こそ人間に固有のもので，それが理性と知識を創造したのである．⟨子供は，話をするようになる前は，動物以上の理性をもってはいない(『リヴァイアサン』, Leviathan, Pars I, caput V [*Opera Philosophica* ..., Vol. III, p. 37])⟩．人間の理性と知性は，したがって，《獲得された》何らかのものであり，もっぱら言葉の使用から派生したものなのである．そして，⟨言語活動が人間に特有であるように思われること以外に，人間がまた知性あるいは理性を自分に固有のものとして備えていることの理由はない[同, caput IV, *Opera Philosophica* ..., Vol. III, p. 30]⟩．推論することは，計算することであり(124)，すなわち，要するに，ホッブズによれば，足すことおよび引くことなのである．すっかりそのまま人間の発明品であり，まったく恣意的なものである言葉を，ものごとを指示するものと考えるのは，完全な誤りである．それらはたんに，ものごとに関する我々の知覚，我々のもっている観念を表現するものにすぎないのである．「名辞は[……]概念の記号である[*De Corpore*. Pars. I, caput II, 5, *Opera Philosophica* ..., Vol. I, p. 15]」．一つの言葉が一つの観念あるいは精神的心像しか表現していないのと同様に，一つの言葉の組み合わせは一つの心像複合しか表現していない．したがって，精神の外では，言葉とものごととの間にはいかなる関係も存在していない．一つの言葉は，一つの思考を呼び起こすのに役立つ，一つの感覚的な記号なのであって，そうした思考を呼び起こすことは，この記号を介する以外には不可能なのである．これらの想起の記号(「ノタエ[「ノタ(目印)」の複数形]」)なしには，知識は不可能であろう．これらの「ノタエ」は，さらに，我々が我々のもつ観念を伝えようとする他の人々にとっても，「シグナ[「シグヌム(記号)」の複数形]」であるに違いない．したがって知識は，いかなる絶対的な価値ももつどころではなく，⟨それが我々に知らせてくれるのは，ものごととものごととの間の関係なのではなくて，言葉と言葉の間の関係でしかない⟩(『リヴァイアサン』, Leviathan, Pars I, caput VII [*Opera Philosophica* ..., Vol. III, p. 52])のである．

ウィリス

トマス・ウィリス（1622［1621 とされる場合が多いようである］-1675）の偉大な著書，『脳解剖学，付・神経とそのはたらきの記述』，*Cerebri Anatome, cui accessit nervorum descriptio et usus*, London, 1664，『模範・脳および神経系病理学』，*Pathologiae cerebri et nervosi generis Specimen*, Oxford, 1667，『獣類の魂について』，*De Anima brutorum*, London, 1672 は，見識の広さ，生命現象に関する真の天才的洞察，芸術家の熱意と情熱をもって，脳脊髄神経系の解剖学，生理学および病理学のすべてを提示している．脳の構造，諸々の機能あるいは諸々の疾患，とりわけ，てんかんやヒステリーのような大神経症［ここで言われる19世紀当時の「神経症（névroses）」，「ヒステリー（hystérie）」は，現代とは異なり，前者は「神経系の障害によっておこる，知覚，運動また精神の障害を呈する疾患」を指すものであり，後者もそのような観点で検討されたものである．フロイトが無意識の学説を唱えるのは20世紀になってからのことである．「大神経症（grandes névroses）」には現代の精神医学における，精神病症状を呈するてんかん，重症の神経症性障害やパーソナリティ障害，一部の統合失調症が含まれていたと考えられる］を考察するとき，事実の上でも学説の上でも，今日に至ってもなおウィリスの影響を読み取ることができないようなところは一点としてなく，この昔の巨匠の著作を読み返すと，彼の天才の生き生きとした力がなお尽きることがないのに容易に納得させられるのである．私としては，こうしたことについては，一つの事実をあげるにとどめよう．すなわち，ウィリスは，1667年，神経病理学論考の長い章の中で，てんかんとヒステリーが脳の疾患であることを明白に立証している，ということである[125]．

『脳解剖学』は，比較解剖学として構想され書き上げられている．というのも，彼の言うところによれば，日々脳を研究するにあたって，その諸々の部分の構造，位置，比較，相互依存関係を研究するにあたって，いつも人間の脳が手元にあるわけではないというだけでなく，《人間の脳が非常に大きいこと》がしばしばこの器官の探究の妨げになるからである．動物解剖がこの研究の簡略で便利な方法として用いられるのである．《人間と四足動物，さらには鳥類や魚類との間にさえ，「トゥ・エンケパルー［脳の］」［原文ギリシア語］主要部分については著しい類似が存在する》．この意味において，ウィリスは，イヌ，子ウシ，ヒツジ，ブタなどで，《脳の形態や構成は，人間のものとほとんど違いはない》と証言していて，このウィリスの主張は，結局のところ，人間のものより下等な，哺乳類やいくつかの下等な脊椎動物の脳剖学および生理学からは，何も結論することはできないとする現代の一部の臨床家たちの主張よりも，

ずっと正確である．ヴィック・ダジールは，我々がこれから引用しようと思う言葉の中で，ウィリスより一世紀以上も後になって，神経系の組成の基本的な統一性の学説の正しさを認めることになったが，この学説はさらにそれ以後に，セールによって，脊椎動物の4つの綱における脳の比較解剖学に関して，疑問の余地のないところにまで高められた．ここで考慮に入れておかなければならないのは，脳の比較解剖学を手段にして，ウィリスは，たんに，脳と脊髄の各器官の《はたらきと用途》だけではなく，感覚的魂の〈痕跡〉（「ヴェスティーギア」），影響そして《機能のひそかな様式》までも発見したと自負していた，ということである（『脳解剖学』，Cerebri Anatome, ..., p. 4）．言い換えれば，ウィリスは，比較解剖学が，諸々の部分の用途の，より完全で，より正確な生理学を成り立たせる条件であると唱えていたのである（同．p. 66, caput V, *Volucrum et Piscium Cerebra describuntur* [「鳥と魚の脳の記述」]）．

ウィリスは，大脳と小脳で，2つの実質を区別している．一つは皮質で，ここでは動脈血に由来する動物精気が生成される．もう一つは髄質で，ここから，これらの精気が生体のその他の部分に分配されて，それらの部分に感覚能力と運動とを伝達する．これらの精気は，均等で連続した流れで，あるいは間欠的な仕方で，そしていわば発作的に，あらゆる方向に，神経線維の無数の束を貫いて駆け巡る．ということは，大脳および小脳の皮質そのものの中で，動物精気が作られ，そこから精気は下っていき，大脳および小脳の〈中間領域〉（「メディトゥリア[「メディトゥリウム」の複数形]」）の中，すなわち，これらの器官の白質ないし髄質の中に集まる．ここは正真正銘の貯留槽で，ここに《精気は高等な魂の機能に役立つために大量に保存され》，その後こうした神経系の高い領域から，延髄，脊髄，神経の中へと流れ，そして筋肉，膜，内臓，要するに感覚能力の器官，随意運動および不随意運動の器官そして植物的生命活動の器官へと分配されるのである．大脳および小脳の灰白質における動物精気の作成は，まぎれもない蒸留である．精気の素材となる動脈血は，〈いわば化学的に純化される前に〉，脈管の分枝によって，脳回の頂上にも谷間にも分配される．これらの脈管は〈蒸留装置〉のようなもので，ある種の昇華によって，血液から《最も純粋で最も活動的な粒子》を分離することになっているのである．同じようにウィリスは，軟膜の血管叢を，彼の言うところでは，きわめて変化に富みかつ複雑に曲がりくねった川の蛇行，蒸留器の螺旋管と比較している（同．p. 97, p. 111）．これらの長くて狭い回路を通り抜けて，そこにその粗大な部分を沈殿させた後になってはじめて，動脈血はすっかり純化され，精練され，精気化されて出ていく．「クルオル」と呼ばれる血液の部分は静脈によって，

「セルム［血漿］」は軟膜の血管の至るところに混じりこんでいる小腺によって吸収されたのである．これらの脈管は，脳の皮質の中で吻合している．「エンケパロス［脳，ギリシア語］」の全体に血液を送りこんでいる諸々の血管は，どの動脈もただ一つの区域，ないしは，それに固有の領域に通じているとしても，お互いの間には連絡があり，……血液のいかなる部分もどの部分にも影響力を失わないようにするために複数の通路が——血管同士の吻合によって——延びている．こうして，適切な血管がたまたまその機能を失ってしまった場合は，その欠陥が隣接する他の血管によってただちに補完されるのである」（同，p. 94）．ウィリスは，わかる通り，ここでもやはり，最終的に優位に立つことになった学説，すなわち，デュレやシャルコーに対抗して皮質の動脈が吻合によって広範に広がる細網を作ることを示した学説の先駆者だったのである．そしてまたハラーよりも見事に，ウィリスは，硬膜が繊細な感覚能力を備えていることも明らかにしていた（同，p. 84）．〈本来の意味での大脳は何も運動機能をもってはいない〉が，硬膜と軟膜は感覚することも運動することもできる．頭痛はそのような髄膜のもつ感覚能力によるものである．硬膜の洞は，血液で膨らんでいて，《湯煎鍋》のようにして，精気の蒸留に必要な熱を供給する．

　大脳と小脳に〈共通な幹が延髄である〉，ということで大脳と小脳は，この髄性の索［延髄］の付属物とみなされていた．これは，ウィリスにとっては，誤りであり，大脳と小脳が動物精気の生成と供給において果たす役割が，これらの器官が延髄よりも卓越したものであることを証明しているのである．大脳は，人間では理性的な魂の座であり，動物では感覚的な魂の座であって，運動と思考の起源であり源泉である（同，p. 121）．これらの機能の中に，ウィリスはガレノスにならって，霊魂的［動物的］なものと自然的なものを区別していて，前者は大脳と直接の関係をもち，後者はたんに間接の関係をもつだけである．第一のものには，ウィリスが「イマーギナーティオー［表象力］」「メモリア［記憶］」「アッペティートゥス［欲求］」と呼ぶものが属し，第二のものは，純粋に自然的で，ある程度大脳に依存してはいても，延髄と小脳の中で達成され，あるいはそれらから生じる機能であるが，これには，感覚能力と運動，情念と本能ないし衝動が属する．

　大脳は2つの半球に分かれ，各々の半球は2つの葉，前葉と後葉に分かれているが，頸動脈の一つの枝（シルヴィウス動脈）［中大脳動脈を指す．したがって現代の解剖学用語では，先の「前葉」は前頭葉および頭頂葉，「後葉」は側頭葉および後頭葉に相当する］が《大河の流れと同様の仕方で》この2つの領域の境界になっている．大脳の全表面，すなわち《皮質》《襞》は不均一で溝が穿たれてお

り，腸のものを想起させる〈回〉（「回旋と回転」）によって構成される（同，p. 122）．大脳皮質は，これらの襞のおかげで，《もし，この表面が平らで均一であった場合と比較すれば，はるかに大きな広がりを獲得している》．血管の這いまわるこれらの脳回は〈貯蔵物用の部屋や倉庫〉にたとえることができ，その中には《〈感覚的なもの〉の心像や観念が，随時呼び起こされるように保存されている》．人間では，他のどの動物よりも，脳回ははるかに数が多くまた大きい．《その理由は，その大脳の高等な機能の多様さと数の多さにある》．しかしながら，皮質のこれらの襞は，《配置については，いかなる定まった秩序もなく，いわば偶然によってさまざまに異なり，動物的［霊魂的］機能の実行が自由で，変化を受け入れ，絶対的に定められるものではないようになっている》（同，p. 125）．これらの襞は，四足動物では，はるかに数が少ないが，それは動物が，彼らの本能や自然の欲求が彼らに想起させるもの以外の思考や記憶をもっていないからである．小型の哺乳類，鳥類および魚類では，脳の表面は，平坦で均一であり，襞も脳回も何もない．彼らはごく少数の観念，それもほとんどいつも同じものしかもってはいないので，《もののさまざまに異なる心像や観念が保存される，はっきりと区別され，仕切りのある倉庫》が備わっていないのである．

　ということで，この，動脈血が無数の動脈を介して常に流れ込んでいる，大脳の灰白皮質の中では，動物精気が，もっぱらここだけで，あるいはその大部分について，作成されるのである．大脳の髄質ないし白質には，血液は少量しか灌流しておらず，それも，おそらく，それによって，そこで動物精気を生成するというよりは，そこの熱を維持しているのである．大脳の髄質は延髄および脊髄のものに似ているが，そうした部分は，動物精気の生成にではなく，その供給と諸々の機能の実行に役立てられている．これらの髄質の部分が閉塞を起こすと，たしかに，精気の流入がなくなるので，下位に位置する脊髄の部分の機能的な《蝕》がひき起こされる．大脳と小脳のこのような髄質は，ウィリスはなお「メディトゥリウム［中間領域］」と呼んでいるが，後にヴィユサンスが卵円中心と名づけることになるもので，動物精気の製作所というよりは，ある種の「エンポリウム［交易所］」なのである（同，p. 126）．

　脳梁と呼ばれる髄質は，大脳の内表面を《アーチのようにして覆っている》ことで，《すべての脳回から髄質の細糸を受け入れている》が，その用途は《公共エンポリウム》のようなものと思われ，ここには，あらゆる方向から，作られたばかりで，いわば発生期状態の動物精気が流れ込み，多少の間そこに滞留して，その機能を現実的なかたちにして実行しはじめ，表象力に役立てら

117

れ，また〈延髄の足ないし脚部〉の中に入り込んで，脊髄や内臓の中で諸々の欲求に対応する運動を起こさせる．脳弓は，3本の柱からなるアーチないし三角の構造物で，脳梁と同じく髄質で構成されており，脳梁から出た突起にすぎないように見えるが，とりわけ次のような用途を備えているように思われる．すなわち，動物精気は脳弓を通って大脳の一方の端からもう一方の端へと移っていくのであって，それはペリカンの嘴を通るかのようにして，蒸留器の様式で蒸留釜の中を循環しているのである（同，p. 130）．松果腺についてはどうかというと，これは魂の座であるということではまったくない．古代や近代の彼の偉大なライバルたちの名前をほとんど口にしないウィリスが，デカルトの名前はたしかに引用していて，しかしそれはただ，このフランスの哲学者が松果腺に属するとみなした神経性の突起に関してだけである（同 p. 31 および p. 36）．魂の座の位置づけについては，彼はそこでそれとなく短い言及をするというだけにとどめているが，つけ加えて述べているのが，魚類や鳥類から哺乳類に至るまで，動物の全系列を通じて，多少とも発達しているのがわかる形成物なのであれば，生体に必要な用途を備えているはずであるが，それは感覚能力や知性の機能とはいかなる関係ももつものではない，ということである．表象力や記憶などが最も欠けている動物でも，たしかに，人間の場合と比べて，しばしば著しく大きい容積の松果腺をもつものがいる．したがってその機能とは，ウィリスによれば，血管叢の近く，この松果腺の場合は脈絡叢の近くということになるが，そのような位置にある他の腺のものと異ならず，《動脈血が置いていった漿液性の体液を，静脈が吸収するか，あるいはリンパ管が外へ運び去るまでの間，そこに集めて保存しておくことなのである》．

　脳の動物精気は，脈絡叢の中でも，松果腺の中でも，あるいはまた脳室の中でも生成されることはない．この動物精気には，古代や中世にはたいへん高度な機能が付与されていたが，それについては，ウィリスに言わせれば，天文学者たちが諸々の天球がかかえる空洞の中に認めていた空虚についてより以上のことは何も言うべきことはないのである．自然本性が微細で揮発性の動物精気は，そうした広い開放された空間を満たすことは不可能であろう．脳室はたんに脳から排泄された体液の汚水溜にすぎず，このような体液は〈漏斗部〉（「インフンディブルム」）および喉頭を介して外部へ捨てられるのである．コンラート・ヴィクトル・シュナイダー（1614-1680）は，解剖学的に，また臨床的に，これらの漿液成分は脳によってではなく，鼻粘膜から分泌されることを明らかにしており，この証明はカタル性疾患に関する昔からのすべての学説を根底からすっかり覆すものであったはずであるが，彼の同時代人であったにもかかわ

らずウィリスは，依然として，脳室の体液が漏斗部を通って下垂体に向かっていくのであり，その下垂体の機能は，他の腺と同じく，生体の余分な漿液成分を集積することであると考えている．もう一つの脳の排泄器官は，乳頭様突起すなわち嗅神経であって，これは篩骨の孔を介して，脳室の漿液成分を鼻孔の中へ放出するとされる．

　脳梁が終わるところから，延髄が始まる．延髄は，わかる通り，脳髄のきわめて高いところにその始まりがある（同，caput XIII, p. 153-）．それは《大道であり，いわば王道》であって，常に豊富に，2つの源泉，大脳と小脳から生じた動物精気が流れ，そこから身体全体のすべての神経性の部分に送られている．この道はまっすぐに脊髄に至り，そこで終わる．上端ないし頂上，すなわち〈延髄脚の頂点〉に相当するのが，〈脳室内に隆起する2つの線条体〉で，組織の上では脳梁と連続している．線条体の断面には，〈上行する方向および下行する方向に走る髄質の線条〉が見られる．大脳と，大脳の付属物，すなわち延髄と脊髄との間に位置するこれらの部分の用途についてはどうかというと，それは，動物精気を受け入れては至る所に送り出す，まさに〈停泊所〉（「ディーヴェルソーリア」）であり，この場所には，あらゆる感覚，視覚，聴覚，嗅覚，味覚，触覚の器官から，感覚的なもののあらゆる心像ないし模像が，神経の導管を通って到達する．すなわち，線条体には，外部および内部の器官からあらゆる印象が《放射》されるのであるが，各々の個別の感覚器官の中に広大に広がる細糸のように張りつめられている神経の方は，感覚的な対象から放出される粒子を受け入れていて，そうした粒子によって，これらの管を満たし張りつめさせている動物精気が影響を被るのである．[127] 例えば，視覚あるいは嗅覚の印象が，視覚器官あるいは嗅覚器官に影響を与えると，その印象は線条体に伝えられ，外部のものとみなされる感覚作用の，内部における知覚，あるいは意識がそこに生じる．その強さに応じて，印象は，線条体を超えていくことなく，意識なしの局所的運動のかたちで反射されるか，あるいは線条体を越えて，脳梁を通って大脳皮質に到達する．このようなわけで，睡眠中に身体のある点に疼痛が感覚されると，我々はただちにその疼痛がする場所に手をもっていき，そこを擦るが，それについて意識はないのである．反射作用については，その事態も言葉も，ウィリスによって明瞭に観察され記載されていた．「運動は，先行する感覚に由来し，ただちに逆戻りする反射である」．

　大脳と延髄脚の間の〈中間結節〉のような位置に置かれ，それらを一つに結合している，線条体の解剖学上の在り方がその生理学的機能を示している．すなわち，そこには，各感覚器官のそれぞれの神経によって伝達されてくる感覚

されたものからのあらゆる衝撃が反響し合い，そこにあらゆる感覚作用の知覚が生じる．そして局所的な運動のあらゆる一次的な衝動はそこから発する．言い換えれば，線条体は，アリストテレスの言う「センソーリウム・コンムーネ」，「プロートン・アイステーテーリオン［ギリシア語］」なのである．随意運動をもたらす衝動が線条体から発するということは，ウィリスは，以前に麻痺を患っていた患者たちの死体を解剖して確信していたことである．「私は脳の中にあって常にこの物体［線条体］が他と比べてしっかりしたものでなくなっているのを見出していた」[(同, p. 159]．したがって，仮に印象が，この知覚の共通の中枢である線条体を越えることがなければ，理性的魂が〈そこですでに対象の心像を思い描く〉ということも起こる．しかしこの魂が，その心像を十分に熟考するのは，脳梁の中においてでしかなく，そこで，線条体を出てきた〈模像が明瞭に表象される〉「感覚の後をしっかりと表象が継ぐ」[同, p. 157]のである．その場所，脳梁の中にあるのが「イマーギナーティオー［表象力］」で，ウィリスが依然として「パンタシアー［ギリシア語］」と呼んでいる古くから言われてきたはたらきである．このレベルでもまた，呼び覚まされた心像が運動として反射されて脊髄に伝播し，そこでそれに対応する情動状態のおかげで，局所的運動をひき起こすということもありえる．ここでもう一度ウィリスは，反射を記載し，その名をあげている．「精気がそこから反射されて，神経突起に向かって逆流し……」⁽¹²⁸⁾

仮に，脳梁を越えて，大脳の髄質の神経束を通り，一つの波紋のようにして，我々が先に，生まれては線条体や脳梁を通って伝播してくるのを見た，感覚的印象が，大脳皮質に到達し，そこで泡立つ波のように，いわば死に至るのだとしても，その諸々の名残りは〈この皮質の襞の中に隠されてとどまり，それらが記憶や回想を作り上げる〉．〈心像［「ファンタスマ」］が消え失せても〉その痕跡は脳回の中に持続しているのである．記憶は《さらに表象力に従属している》．それも，その記憶というものも私にはもっぱら，ウィリスが言うところの，〈反射作用〉であると思われるほどに，である．記憶の座は，したがって，表象の場合と同様に，大脳の中だけにある．感覚的対象の痕跡ないし名残りを，ウィリスはまた，はっきりと，大脳皮質に刻み込まれた《像》ないしは文字とも名づけている．この心像が後に《反射》されるときに，《対象の記憶を蘇らせる》のである．すべての感覚的印象は，したがって皮質の襞の中に入り込んで〈そこに潜在的状態で〉存在している心像を目覚めさせることができ，その結果，このような記憶の目覚めは，表象力と協調して，諸々の情動状態やそれらを外に示す局所的な運動をひき起こすこともある．たしかに，表象力の中に

現れている感覚的対象が，追い求めるべき良いものの感覚か，あるいは避けるべき悪いものの感覚を伴っている場合があって，その場合には，すぐに動物精気が，従うべき運動を実行するために最も速やかな指令を送り出す．こうして，感覚作用と心像が，記憶の名残りを蘇らせ，その情動状態，感情および情念の覚醒をひき起こすことで反射され，他と区別される特殊な神経路の導管を介して運ばれてくる精気によって筋肉が行なう局所運動となるのである．要約すると，「センソーリウム・コンムーネ」，すなわち，諸々の感覚の印象を知覚する場所は，ウィリスによれば，線条体の中に，表象力ないし再現作用は脳梁の中に，記憶は大脳皮質の襞の中に位置づけられるのである．

　視床は，《その髄質が線条体の終わるところから始まっている》のであるが，ウィリスにとっても，またガレノスにとっても，たんに視神経の起始にすぎない．その2対の神経の〈出会い〉(「コアリトゥス」)とその後の分離は，2つの眼の各々が感覚した視覚的心像を同一化し，二重に見えるのを防ぐことを目的にするものである．視床は，ウィリスの言う延髄の一部をなしている．視床の後に，我々がすでに述べた松果腺が来て，次いで現れるのが「ナテス」と「テステス」[わが国の解剖学用語では前方の一対を「上丘」，後方にあるものを「下丘」と呼んでいる．本書 p. 54 参照．以下頻出するので「ナテス」「テステス」をそれぞれ「上丘」「下丘」と訳す]で，それらは一本の細くて長い導管の上にあり，その管の後端は第四脳室に終わる．これら4つの隆起[四丘体]の構造と機能は大いにウィリスの関心をひいた．彼は，彼のいつものやり方で，それらについて真の比較解剖を行なっている．例えば彼は，ヒツジ，ヤギ，ウシおよび大部分の四足動物では，「上丘」すなわち四丘体[原本のフランス語原語は「tubercules quadrijumeaux」で，文字どおりには「4人からなる双子の結節」であるが，わが国ではその2つの対（上丘と下丘）からなる4つの結節を4つの丘に見立てた解剖学用語が用いられる]の前方の対では，髄質が皮質に囲まれているが，他方，人間，イヌ，キツネのようなより知能を備えた動物では，これらの隆起はもっぱら白質で構成されているようである，といった指摘を行なっていた．ところで，哺乳類の多くのもの（草食獣）では，四丘体の前方の一対[上丘]の〈表在髄質層〉(「ストラートゥム・ゾーナーレ[帯層]」)がきわめて薄いので，《人間では白い四丘体が，その下にある灰白質のために灰白色を呈する》というのは正確である（オーバーシュタイナー）．ウィリスはまた，人間では，〈当のこの一対は，《大部分髄質性である》が，哺乳類の大部分と比べて発達が悪い〉ということにも気づいていた（『獣類の魂について』，De Anima brutorum, Tabula V および VIII [同書に付されたこの部分の脳の断面図．先の〈　〉で囲まれた引用は Tabula VIII に付

された説明])．これらの隆起の機能についてはどうかというと，もっとも「下丘」は，ウィリスにとっては，「上丘」から出た瘤にすぎないのであるが，彼が推測しているのは以下にあげる通りである．しかし，まずは小脳について述べることにしよう（『脳解剖学』, *Cerebri Anatome*, ..., caput XV-XVII）．

　大脳と小脳との間には直接の関係はない．大脳は，我々がすでに見たように，知覚，心像，記憶，すなわち高等な動物的機能の座である．神経系の中を脳の精気が流れるおかげで我々は，意識的で我々が〈その主人である〉ような運動を実行する．それに対して，小脳の機能は，心臓の拍動，呼吸，消化，乳糜の押し出しのような不随意運動を行なう神経に，我々が意識せずに，あるいは我々の意に反して，規則的に起こるすべての運動を供給するということのようである．我々が随意運動を行なおうとするたびに我々は，ウィリスが書いているところでは，頭頂部に座を占める精気を運動させて，そのような流れをひき起こしているように思われる．しかし，小脳に宿る精気は，ひそかに，我々が気にかけることなしに，すべての自然的機能を実行する．小脳はしたがって，不随意的な機能のために動物精気を生成するのに役立てられているのである．だから，大脳の溝や曲折がいわば規則なしの多様性を呈するのに，小脳は一定の秩序で配列した襞と薄層をもち，そこに動物精気が広がっている．小脳の中では，人の手で作られた自動装置の中ででもあるかのように，これらの精気が，そうした運動を制御し鎮める「アウリーガ［馭者］」なしに流れるのである．したがって，ウィリスは，小脳の脳回の中で生じる精気は，最終的に固定され決定された一定の用途にしか用いられてはいないはずだと考える．その証拠として彼は，小脳の外形があらゆる哺乳類で類似し，あるいは同一であることを指摘している．これは大脳や延髄に関しては逆である．

　ということは，表象力，記憶，情念は，すべての動物で同じ仕方で行なわれるのではないということで，だから大脳の形態は異なっているのでなければならない．しかし，心臓や呼吸の運動は，すべての温血動物で同じであり，だから小脳の構造は同じでなければならないだろう．動物精気の流れや分布も同様に，大脳と小脳では異なっている．小脳では，不随意の作用や情念の神経，植物的生命活動の器官に分布していく精気の流出が均一で，常に一定で，中断されることがない．これに対して，大脳では，精気の流れは不均一で，変わりやすく，中断されることがある．というのも，それが達成する現実的なはたらきは，一定のものでもいつも同じものでもないからである．しかし，喜びあるいは悲しみ，怒りあるいは恐れ，といった激しい情念が大脳で生じてくると，脈拍と呼吸は速くなったり，あるいは遅くなったりし，それらのリズムは変化し，

乳糜生成は障害され，けいれんあるいは麻痺が内臓，腸などに影響を及ぼすが，それは常に我々の知らない間に，あるいは我々の意に反して起こるのである．逆に，前胸部の領域や内臓の何らかの状態が，大脳に反響し，そこに同じような分泌の障害に至る反応，そしてまた，不随意運動もひき起こすことがあるが，そうした運動は反射的，自動的なもので，《自然的記憶》によって起こるものであり，〈その自然的記憶の座は小脳の中にある〉（同，p. 211）．同様に，獲得された，あるいは人為的な記憶の座は，大脳にある．要するに，大脳は動物的機能と随意運動の器官であり，小脳は植物的機能の器官かつ不随意運動の調整装置なのである．したがって，随意運動の神経と不随意運動の神経が存在することになる．

　我々は，大脳と小脳との間に直接の関係は，ウィリスによれば，存在しないということを，先に述べた．では大脳の中で，ある情念が目覚め，その表象が大きくなっていくとき，どのような経路を介して小脳が作用を被り，精気が内部に生じている小脳を介して，前胸部，内臓，顔面筋に分布する神経の起始が作用を被って，その結果，諸々の運動や分泌がその情念を外に表すことになるのであろうか．

　ここに，四丘体および橋［原本のフランス語原語は「protubérance annulaire（輪状隆起）」．中脳と延髄の間の部分で，背側にある小脳から両側に出ている中小脳脚を介して，多くの神経線維束が入り込み隆起している．その形態から，これを最初に詳しく記載したスタンツォ・ヴァロリオの名を冠して「ヴァロリオの橋」あるいはたんに「橋（Pons）」と呼ばれる．以下両方の言い方が用いられているが，特に問題がない場合にはわが国で一般的な「橋」を用いる］の役割が介入している．

　大脳と小脳との間には直接の交流はないとしても，大脳と，諸々の感覚能力および随意運動の器官との間には一つの交流が存在しており，それは，延髄の中の大脳の動物精気の流れにより実現されている．しかし，そうした運動の中に，小脳に向けられ，延髄の経路から離れていくことになるものがある．これが，横隔膜，季肋部，内臓，腸，心臓などに伝えられるのに向けられる運動で，これに，精神状態の影響で，変化が生じると，それは血液の流れと組成に，要するに，身体管理の全体に反響を及ぼす．逆に，内臓に障害が起こると大脳に反響が及ぶ．この，大脳から延髄への直接的な流れの迂回路，こうした迂回路は外部の感覚作用と随意運動が不随意運動を行なうのに障害とならないようにするのに必要とされるのであるが，小脳脚を介して小脳と結ばれた四丘体を介して起こっている．彼の『脳解剖学』の図版IIIで，ウィリスは，「下丘」から斜めに小脳に上って，その白質の構成に加わる髄性の突起を，別の横断的な突起による小脳脚間の交通とともに，示している．この間接的な投射の影響のもとで，小脳の内部に生じてい

る，言うところの生命的ないしは純粋に自然的な機能に向けられた精気も，そうした機能の器官の活動を揺り動かして，ひき起こすのである．

しかし四丘体は，被った作用や自然の衝動を小脳を仲介にして大脳へ逆方向に投射するのにもやはり役立っている．その際に生じるのがそれぞれに対応する欲求で，これは適切な局所的運動のかたちで反射される．「生まれたばかりの子供の場合に，空腹で腹が鳴るとき，その刺激は神経に導かれて小脳に達し，そこから髄性の突起を通って，これらの隆起［四丘体］に伝わり，そこに生きている精気が，その印象の観念を形成して，それを大脳に伝達する．そうすると，どのような知識も経験もなしに，ただちにこの種の精神の着想がひき起こされて，どのような小さな動物の子供たちでも，すぐに母親の乳房を求めるのである」［同, p. 179］．四丘体は，このように小脳に反響する心臓や内臓の状態によって二次的に作用を被り，この被った作用を大脳に伝達する．さらに逆に四丘体は，胸郭や腹部にある器官に，やはり小脳を仲介にして，大脳の諸々の情念や情動の状態を伝えるのである．このようにして大脳と小脳の間の相互関係は，たしかに間接的ではあるが，行なわれている．大脳と小脳の結合は，四丘体によって実現されているのである．大脳は，多くのものを小脳に負っている．というのも，知性は，すなわち結局のところ動脈血に由来する動物精気は，植物的生命活動の機能と器官の影響下にあるものだからである（同, p. 220）．

四丘体は小脳の前方の付属物であり，橋は後方の付属物である（同, caput XVIII）．したがって橋の機能は「上丘」と「下丘」の場合と同一である．すなわち，脳髄のこの領域は，一つは小脳から植物的生命活動の器官に，大脳で生じたさまざまな情動状態の効果を伝えるのに役立てられ，もう一つは，腹部の中部および下部の内臓に生じた機能的変化を小脳にまで伝播させるのに役立てられているのであるが，この変化は，「上丘」と「下丘」を仲介にして，最終的に大脳に作用を及ぼす．橋の中に宿っている精気はとりわけ，前胸部と内臓の領域に，情念によって起こる腸の運動を伝えるのにあてられている．これはたしかに橋と小脳から出る諸々の神経の機能を介して行なわれていると思われる．1° 滑車神経［原本のフランス語原語では nerfs pathétiques で，文字通りには「激情を表す神経」ほどの意味である．この神経が支配するのが眼球の外眼筋の一つ「上斜筋」で，以下にも述べられているように，この筋肉が眼で表される表情に大きく関与することから muscle pathétiques と呼ばれることに由来する．一方わが国の解剖学用語で「滑車神経」とされるのは，やはり「上斜筋」が，眼窩の上内側にある軟骨を滑車のようにして通り抜けるので，旧く「滑車筋」と呼ばれたことに由来する］ないし第 4 対の神経［滑車神経は 12 対ある脳神経の中の第 IV 脳神経である］．これによって，精彩のないあるいは輝きのある眼の運動が，胸郭や内臓に及ぼされるつらいあるいは快い作用，例えば苦しみ，悲しみ，怒り，憎しみないしは喜びや愛といったようなもの，要するに情念や自然の本能と，きわめて密接に交感したかたちで表されるようになる．2° 第 5 対の神経［三叉神経］．その枝は，眼，鼻孔，口蓋，歯，顔面，口などに分布する．

3° 眼球の筋の運動神経，すなわち第6対の神経［外転神経］．4° 聴神経ないし第7対の神経［現代の解剖学では，第Ⅶ脳神経である顔面神経と，第Ⅷ脳神経である内耳神経が一つにされているのであろう］．ある一定の点までは2枝より成り，一方は柔らかいもので，本性は感覚性であるが，もう一方は硬いもので，運動性であり，異なる器官に分布する（同, p. 209, p. 274, p. 286以下）．5° 迷走神経ないし第8対の神経［現代の第Ⅹ脳神経］．これらのすべての神経は，それらが精気をひき出す源，すなわち小脳の本性に一致して，感覚や運動の不随意に現れるはたらきだけを支配している．

　ウィリスは，さまざまな動物の脳髄を解剖して自ら観察したことに基づいて，この器官の諸々の部分，特に四丘体および橋の生理学の最も高度な一般化に昇りつめる．正しいか間違っているかはともかく，これらの生理学的仮説は常に比較解剖に根ざしており，可能な場合は，発生学，病理解剖学および臨床によって確かめられている．橋および四丘体の機能が，自分がそれらに割りあてたものであるのかどうか，ウィリスは，さまざまな種類の哺乳類において，その当の器官の構造（とりわけ容量）と機能との相対的関係の中に，その証明を探し求めている（同, p. 31-35, p. 225-6）．人間の情念に最も大きな力強さと激しさが備わっているとすれば，その橋は他の動物のものよりもずっと大きくなければならないが，このことをウィリスはたしかに確認している．この点では，人間の後に，イヌ，ネコ，キツネが来る．子ウシ，ヒツジ，ヤギ，野ウサギや他の穏やかな習性の動物では，この下部付属物は非常に小さい．逆に，「上丘」は衝動的な獣類，子ウシ，ヒツジ，ブタではより発達しているであろうし，調教や教育を受け入れる動物，例えば人間，イヌ，キツネのようなものでは小さいであろう．したがって，ウィリスはすでに以下のような原則を定式化しているということができる．すなわち，動物の中で，本能が優っていて，情念に乏しい動物（ヒツジ，ウシ，ヤギ，ブタ）は小さな橋と，非常に大きい「上丘」や「下丘」を備え，知能が本能に優り，豊富な情念をもつ哺乳類では，逆の関係が存在する，というものである．

　ウィリスはこの原則がサルでも同じように正確に成り立つことを見出した．というのも，オナガザルを解剖したところ，「上丘」と「下丘」と橋が，外形や相対的大きさに関して，彼にはあらゆる点で人間のものに類似しているように思われたのである（同, p. 357）．この仮説によれば，ある哺乳類の四丘体の相対的容量を調べることで，自然本性的に備わる本能の規模を診断することが可能になったということになるであろう．四丘体は，ウィリスによれば，〈本能の主要な器官〉であり，これらの器官の容量と複雑さは，他のすべての器官

の場合と同じように，それらの機能的活動性と比例するはずだからである．ウィリスは，さまざまな種類の哺乳類で，下垂体の比較的な大きさについても，同様の考察を行なっていた（同，p. 54-55）．彼はまた，乳頭様突起［嗅球］ないし嗅神経は人間では，優れた嗅覚を備える四足動物よりもはるかに細いと記していた．「コルポラ・ピーラミダーリア［「コルプス・ピーラミダーリス」の複数形］」［延髄錐体］を，彼は環状の貯蔵槽の中で過剰となった精気が流れ出る放出管のようなものであると想定していたが，それが，一連の系列の中で，彼には橋の容積と比例した容積を備えているように思われた（同，p. 230）．彼は実に見事に，大脳と小脳の白質と脳幹を〈広大な海〉に譬え，そこに精気が流れ込んで集まり，その後，連続的に（小脳）あるいは間欠的に（大脳），延髄と脊髄の無数の導管の中に，流れ出ていくのだとしている．精気が大脳に向かって神経の導管を通って遡って流れていくことは感覚作用が成立するための条件である．脊髄は特に《共通の導管》であり，そこを通って神経の中を脳髄から発した精気が流れているが，脊髄は放出するための導管の数が多い部分，すなわち《腕と脚》の部分の膨大部の中では，容量が増大する（同，p. 233）．大脳と小脳の皮質は根のようなもので，そこから髄質の樹幹が出て，その枝，小枝そして最終的な葉が神経と線維ということになる．

　精気は，感覚作用と運動が成立するための条件であり，この樹の最終的な枝先にまで入り込んで，もう一つの体液である〈栄養性かつ神経性の液〉と共に流れる．この液は，動物精気そのものと同様に，大脳と小脳に由来するもので，同じく血液によって供給されるが，動物精気よりも油性で硫黄質であり，極端に揮発性である（同，p. 112, p. 115, p. 243, p. 261以下）．《この体液（「ネルヴォースス・フーモル，リクォル［神経性体液，液］」）の主要な機能は，動物精気の運搬手段として役立つことであるように思われる》．諸々の部分の栄養とそれらの部分の成長は，神経の配管によって，神経系全体を灌漑するこの液に依存している．麻痺では，筋肉の萎縮が，運動と感覚能力の喪失にひき続いて速やかに起こる．栄養性物質は，動脈によって身体のあらゆる部分に分配され，その物質の栄養への転化とその同化は，ウィリスが酵素のようにみなしていた，この神経液によって行なわれる．動物精気を備えていない血液が供給するのは，したがってもっぱら栄養のための物質だけであり，神経液がその具体的なかたちなのである．

　我々は少なくとももう一つの理論に言及しなければならない．それは，トマス・ウィリスの諸々の学説の百年を経た古い幹の根から伸び出た新芽のようなものであるが，今日その花盛りになっている，神経放電の理論である．けいれ

んやひきつけに関するすべての学説は、ウィリスにあっては、《動物精気の弾性力ないしは爆発力》に基づいている．さらに、筋肉の正常で規則的な運動も、けいれん性の収縮と同じく、この爆発によるものであり、彼はこれを大砲に込められた爆薬の効力になぞらえている．表現といい事柄といい当時としては、哲学や医学では新奇なものであったが、ウィリスはガッサンディの高所からの庇護に助けを求めている．魂が《〈ある種の火〉》であることを示すために主張することのできる証拠を列挙して、ガッサンディは、たしかに、《魂というかくも微小なものが、身体というかくも大きな塊を動かすためにもつ活力と能力》について語っている．この点について、彼は、ゾウの身体の巨大な塊が、きわめて微細なため、この動物が死んでもそこから何が出ていったのかを言うこともできないような物質によって動かされている、ということに大いに感嘆しているのである．彼はつけ加えてこう言っている．《この力は、火に特有なもののように思われる．それはとりわけ、点火された大砲の中の〈火薬からほとばしり出る〉炎、あるいはまた、大砲の中で、その部品を、といってもきわめて重いのではあるが、それを後退させながら、〈遠くに砲弾を、それもあれほどの速度で、放出されたものの重量にもかかわらず発射する〉、そのような炎の中に、見せつけられるのである》．

　こうして、けいれん性疾患の病理学全体が、動物精気爆発理論、あるいは我々の言うところでは、神経放電理論の上に基礎づけられており、これはさらに運動の生理学も同様である．エラシストラトスも、ガレノスの証言によれば、ヒステリーのけいれんについて語っていて、けいれんのメカニズムを、筋肉のある種の〈動物精気過剰によって〉説明していた．すなわち、そのようなうっ滞の影響で、《筋肉は幅が広がるが、長さの方は減少し、それが理由で、収縮するのである》．てんかんの原発性病変の座があるのは、ウィリスによれば、これまで主張されてきたように、髄膜の中や、さらには大脳白質の中でさえなく、ウィリスがなお「セレブリ・メディトゥリウム［脳の中間領域］」と名づけている、皮質と中枢神経節との間の中間の空間に宿る動物精気の中である．〈てんかん発作〉の原因というのは、これらの動物精気の無秩序な爆発なのである．ところで、これらの精気は、意識、表象および情念が成立する条件なのだから、その際にこれらの高等な機能が被ることになる《蝕》も説明がつく．そのような脳の精気が大規模に爆発すると、それに続いて、同じような爆発を起こす《素因》のある、これらの患者の、脊髄と神経の精気の爆発が起こり、同じ程度の共調機能不全、同じ《運動失調》に襲われ、そこにある精気の放出が爆発的に起こって同じようにけいれん運動となるのである．短時間に、それ

も，このような爆発性への素因の結果として，大砲の火薬が長く続いているようにして，脳のものも，その他の神経系のものも，一連のすべての精気が次々に爆発を起こしていくのである．もっとも，けいれん性疾患が常に頭部の病変から起こるというわけではなく，神経の末梢端の刺激，腸の寄生虫などが原因で起こることもある．ウィリスの『脳病理学』の中の「俗にヒステリー性と言われている疾患について」と題された第Ⅹ章に述べられた学説は，まったく近代的なもので，ヒステリーに関する我々と同時代の数多くの論考にまさにはるかに先んじている．ウィリスによれば，〈この病気が起こるのは，子宮からでも，その上昇からでも，蒸気からでもなく，《この子宮性のものとされている疾患は，けいれん性で，とりわけ大脳と神経系の変化によるものなのであり，動物精気の爆発によって作り出される》．この病気の起源もやはり，彼の言うところによれば，「脳が被る」(「ペリ・トン・エンケパロン［ギリシア語］」)作用，例えば恐怖，激しい悲嘆，あるいは他の何らかの特に脳の精気に作用を及ぼす情念のようなものの中に探し求めるべきなのである．この，ひきつけを起こす《けいれん性の素因》，ヒステリーは，女性にしか見られない病気というわけではなく，男性も同じようにそれに襲われるのである．

マルピーギ

マルチェロ・マルピーギ（1628-1694）は私には，大脳皮質の構造について最も確固とした記述を行なった人物であるように思われる．しかし，彼のテキストの字句そのものを確実に提示しておくことをすべきであって，この偉大な解剖学者を細胞説の先駆者としたり，彼に皮質の神経細胞の発見を帰したりすべきではない[133]．その豊かな想像力，文体の閃き，思想の奥深さがシェイクスピアを思わせるウィリスに比べると，マルピーギは凡庸な哲学的精神の持ち主ではあるが，同時代の一組織学者としてなら，それだけでもう的確，精密で明晰である．彼は，卓越したイタリア的天才の繊細さと力強さを備えている．フラカッサートゥスへの返答の中で，マルピーギはすでに，大脳皮質は小さな通孔で形づくられた独特の実質組織で，その通孔が，血液から凝固性の血清を分離するふるいとして役立てられている，という考えを述べている．しかし，新たに解剖を続けている間に，彼の言うところによれば，この実質についてのより的確な知識を獲得した．それも，《自然がそれを用いて最も偉大なことを成し遂げている》この物質の，並外れて微細で精緻な構造を彼はなお知らずにいたにも

かかわらず，である．ここに彼が顕微鏡の助けを借りて見たことをあげておく．[134]

　大脳と小脳の皮質は小さな腺の集積であるが，これらの腺は，脳回の中に詰め込まれて，大脳の外表面を構成している．これらの脳回は，腸の係蹄［「縄などを輪にして動物の蹄を引っ掛ける一種のワナ」を意味する語．対応するフランス語原語 anse，ラテン語の ansa は「かごや壺などの取っ手，把手」を表す語であり，いずれも解剖学用語として，輪状，弓状になった構造物を名づけるのに用いられる．『古代篇』p. 260 も参照］のかたちをしているが，その中に神経の白い根が終わる，あるいは，その方がよいのであれば，そこから出るのである（[*De viscerum structura. Excercitatio anatomica*（注 133）参照]，p. 47）．この点について，マルピーギは，生理学的観点から後者の仮説を採ることに決めることになるのであるが，解剖学観点からは前者を完全に退けたというわけではない．脊髄と神経の真の起源については，彼が言うところでは，長い間にわたって論議が交わされてきた．プラトンにならって，マルピーギは，大脳は脊髄の付属物で，脊髄の線維束は大脳皮質まで上って放散するとくり返し述べていた．魚の小さな脳と大きな脊髄がこの学説において強い拠り所となっていた．彼は 1667 年には次のように書いていた．[135]《脳梁は，脊髄から出て大脳の外側部に来て終わる小さな線維の一組織にすぎない》，すなわち皮質の中に来て終わるのであるが，この皮質が内側部と比べて《より軟らかい》ことをマルピーギは見出していた．しかし，ヴァロリオが巧みな解剖手技を用いて，脊髄が大脳と小脳から生じたものであることを証明していたのである．マルピーギはそれでもなお次のように書いていた．《脊髄は諸々の神経からなる一つの線維束で，脳を形成するのに，回り込むようにして 2 つの部分に分離し，そこに脳室の両側面が作り出される．そしてそれらは〈皮質の中に終わり〉，そこの小腺の微小な房の中に〈神経の根の末端が植え込まれる〉》，すなわち大脳皮質の中に，ということである（同，p. 59）．しかしながら神経はこれらの腺から出てもいる．《そういうわけで，視神経の線維は大脳や小脳の中で前方に向かっているように見えるとしても，それでも，それらは脳室の皮質性隆起に強く密着しているので，外観からすると，ある意味でそこに根をもっているのである》．

　脳回を構成している皮質の小腺は楕円形をしている．あらゆる方向から圧力を加えてくる他の小腺によって扁平になって，先端が丸みを帯びている．小腺と小腺の間の隙間はほぼ均等である．皮質の外面は軟膜に覆われ，軟膜の血管は脳回の中に深く入り込んでいる．各々の小腺の内部ないし下部からは〈白い神経線維〉が出るが，これはそれに〈固有の管のようなもの〉であり，これらの小体の明るく透明なことからそれを確かめることができる．これらすべての

線維が集まって束となり，〈大脳の白色の髄質〉ができる．大脳皮質の構造を，マルピーギはザクロの実の構造になぞらえている．大脳の小腺は，ザクロの実の粒のように互いの間で結びつけられ圧縮されていて，これらの粒の各々から出る線維が，大脳の白質を形作る線維の像を呈しているのである．同じように，ナツメヤシの実も，皮質のこのような基本構造をきわめてよく表現している．魚と鳥の大脳皮質は同一の構造を示しているが，結局のところ，それは《すべての動物で同一》なのである．マルピーギがこれらの小腺に関する研究に用いた顕微鏡の技術は，新鮮な脳についてのものではなく，〈熱を加えた脳について〉のものであった（同，p. 48, p. 55）．その場合，大脳や小脳の脳回の一つを横断したどの切断面でも，小腺に固有の髄性の線維ないし管が，それらの要素から出てくるのが見えるのである．脳室の皮質も大脳表面のものと本性は同じである．これは延髄でも脊髄でも同様である．大脳と小脳全体の中には，白質の神経の小線維を除けば，小腺しかない．それらが皮質の総体そのものを構成しているのであり，《おそらく肝小葉の構造に対応している》．もっともこれらの小腺は微小なので一部顕微鏡では見ることができない．

　ウォートンに反対して，マルピーギは，大脳，小脳および脳室の皮質部分の本性が腺であることを主張しているが，それは延髄や脊髄の灰白質についても同様である．これらの腺は，他のすべての腺と同じように，それらに血液を運ぶ脈管をもっていなければならず，網の形に広大に広がる軟膜の血管の網の目が，皮質の表層にある小腺を灌漑し，細い枝を脳回の溝の底まで送っている．《動物一頭の血液の半分ないし少なくとも3分の1は脳に運ばれるが，そこで完全に消費されるというわけにはいかず，最も微細な漿液成分がこの臓器の外側部で濾過され，線維の中を通り抜けて，そこから神経の中に運ばれていく》．《神経線維》は束に結合して大脳と小脳の白質を形づくるが，〈このような線維もまた脈管に属すものである〉[同，p. 55]．ただしそれが属すのは血管ではなくて，神経液と呼ばれる一種の体液が生体全体の中に循環するようにする管である．皮質の小腺から出たこの神経液はこれらの管の中を流れて，諸々の部分に分配されることになる．その証拠となるのは，これらの神経線維の一本を切断すると，著しい量の体液および卵の白身に似た液が出て，熱すると凝固することである．マルピーギは，この漿液が神経の中を大脳へ遡って流れていくことをもって感覚作用を説明するのが可能であるとは考えていなかった．つまり，これらの小腺は固有の液を分離し，それをそこから出ていく神経に注ぐが，それは《他の，排出のための固有の脈管ないし導管を備えた他の腺で行なわれるのと同じことなのである》．

以上が，マルピーギが大脳皮質の構造に関して，知ることができる，少なくともありそうなこととして知ることができる，と考えたすべてである．彼がこれにつけ加えているのは，この臓器のさまざまな部分の用途について，古代および近代において提唱されてきた諸々の理論に関する純粋な批判である．彼は，ヒッポクラテスが『神聖病について』で論じているのにならって，空気のごくわずかな汚染ないし変化が最初に大脳に作用を及ぼし，そして，これはその小さな腺が極端に繊細なためだという考えに傾いている．同じように，何らかの病原性の体液が血液に混じると，ヒッポクラテスが『腺について』において述べているように，《頭に障害がある》ように感じるのである．体液が濃厚になり，凝固していき，神経液が，皮質の腺の固有の導管の内腔に停滞すると，マルピーギが「アポプレークシアエ［単数形は「アポプレークシア」「卒中」］」「アフォーニアエ［同，「アフォーニア」「失声症」］」「ネルヴォールム・フルクシオーネス［同，「ネルヴォールム・フルクシオ」「神経炎」］および「ターベース・ドルサーレス［同，「ターベース・ドルサーリス」「脊髄癆」］」と命名する疾患が起こる．限りない慎重さと深い警戒心をもってでなければ，彼は心理学の分野にあえて乗り出すことはしないし，さらにその際には，いつもヒッポクラテスの偉大な名前を前面に出している．

　知られているように，『神聖病について』の中では，大脳は，感覚の知覚，情念および知性の器官とみなされている．ということで，マルピーギは，これらの小さな腺の中で，血液から粒子が分離されて，この粒子が本性上，神経の管によって運ばれる諸々の部分に感覚を生じさせるのにあてられるという考えに傾いている．神経液で灌漑されて膨張すると，これらの部分に感覚と運動が起こる．しかし，神経液の流れが何らかの障害物によって途中で中断されると，神経液が蓄積される部分はより活発な感覚能力の座になるが，他方，神経液が，例えば脊椎の脱臼の場合のように，局所で縛りつけられたり圧迫されたりして分配されない部分では，感覚能力と運動は失われるのである．それからは，もうすでにヒッポクラテスの権威に支えられても基礎づけられてもいなくなっていると感じているかのように，マルピーギはこの章において生理学的心理学に対してふたたびすっかり批判的になり，とりわけウィリスに対する反論に転じ，彼のこのような科学領域における学説のほとんどあらゆる点に異議を唱えるのである．例えば，彼は，対立する運動に賦活された精気が同一の管を通るのが可能であるということに疑問を呈す．というのも《通常では自然がこのようにふるまうことはない》からである．神経液は以前そこから降りてきた皮質の小腺にまで遡っていくことが可能であると仮定したとしても，それが，ウィリス

が表象力，共通感覚および記憶の座を位置づけていた，線条体，脳梁などに常に達するということは，到底不可能であるように思われるというのである．マルピーギはさらに線条体が，反対方向に向かう，すなわち一つは感覚されるものの《上行してくる印象》を知覚するため，もう一つは上から下に向かう運動刺激をひき起こすための，2種類の線維を備えている，ということにも疑問を呈す．なぜなら，延髄の始まりの部分で一つに集まっている線維には，彼の言うところでは，一方が上部へ他方が下部へと向かうような異なる経路は，我々には見出されないからである．皮質の小腺から出るこれらの線維はすべてもっぱら上から下に出ているのである．同様の疑問は，感覚作用の知覚のためと局所の運動の最初の刺激のために動物精気の競合が起こることになる延髄の構造についても提出されている．要するに，すべての神経は，大脳と小脳とから生じ，上から下へ，それらに固有の腺から分離される液を運んでいるのである．というのも，これらの臓器には，神経液の豊富な材料を供給するために十分な血管（動脈）と，他の腺でも同様に観察されるように，〈濾過し分離した後の神経液の残遺〉を運び去るために十分な静脈が存在しているのだから．

　動物精気と神経液の作成を脳室から大脳皮質に置き換えた学説を，どのような正確かつ的確な意味に解すべきであるかについては，よくわかっている．脳室から追放されて，精気は大脳の最も高位の領域に亡命したということである，そして，それとともに，感覚の知覚，想像力ないし表象，そして記憶も．

ヴィユサンス

　ヴィユサンス（1641-1716）は，その著書『汎用神経図説』，*Neurographia universalis*, Lyon, 1684の中で，大脳の2つの実質，《灰白質》と《白質》をきわめてはっきりと区別し，マルピーギの皮質の小腺についての記述をほとんど同じ言葉で転載している．しかし，彼は白質について，よく知られた徹底的な研究を行なっていて，我々の卵円中心［centre ovale，ただし半卵円中心 centrum semiovaleという用語が多く使われる］という解剖学的観念はそこから出てきたものである．油の中で弱火で煮るという脳の固定法（トゥールーズで教えていた医師フランソワ・ベイル（1622-1709）が，それをヴィユサンスに教えていた）のおかげで，ヴィユサンスは，大脳半球の中心を形づくるとともに，脳回と視床・線条体とを分かつ，この白質の塊全体の小線維から成る構造をきわめて明瞭に確認した．《我々が雑然と髄質，さらに時に髄と命名するようになる脳の

白質は，結合していると同時に複数の小さな束のように分かれている無数の小線維から形成されている．このことは，この白質を油に入れて煮てみれば明らかになる》．この固定法は，脊髄の白質ではうまくいかず，油で熱処理した後では，指で粉々に崩れてしまい，小線維に分かつことは不可能である．というのも，彼の言うところによれば，その小線維は卵円中心のものより細いためである．しかし，彼がすぐにつけ加えているところでは，このような違いは，脊髄と大脳の白質の本性とは何の関係もない．なるほどヒッポクラテスやガレノスにならって，脊髄は脳の形成物であり，その延長物だと言うことはできるであろうが，事実は，脊髄が脳によって形成されると考えるべきではなく，それはたんに脳と連続しているというだけのことなのである（[*Neurographia universalis,*] Liber II, caput III）．

　以下に述べるのは，動物的機能の第一の主要な器官，魂の座である大脳の機能が，ヴィユサンスによれば，どのようなものであるかということである．彼に先行する大部分の解剖学者たちと同じように，彼は，大脳のいかなる部分に，またいかにして，生体の中で最も高等なこれらの動物的機能が作り出されたのかを，少なくとも仮説として，示したかったようである．まず最初に，その構造からして，大脳には，動物精気と，そしてまた神経液の産出と供給の役割があてられている．大脳皮質に分配されていく前に，動脈血は，この精気とこの液のいわば素材を提供することになっていて，蒸溜器の螺旋管を経由するかのように，軟膜の血管叢の中を静脈と一緒に這い上る小動脈を通過する．動物精気は大脳の灰白質の中でしか産出されず，その灰白質を構成する小さな腺だけが，血液から最も微細な部分を分離することが可能であり，そこから最も濃厚な動物精気が生じてくる．したがって，動物精気と神経液の産出という大きな作業のすべては，動脈血のたぎりと大脳の灰白質の構造とに依存することになる（同，p. 113）．特に，神経液は水性できわめて純粋な体液で，大脳と脊髄の灰白質の中で動脈血から作り上げられる．この液は脳そのもの，脊髄そして神経系全体に栄養を与えており，動物精気に対してはある種の水性の環境を作っていて，さもなければ，動物精気は，ヴィユサンスが光の運動に比した，あまりにも速い運動に運び去られて蒸発してしまうであろう．動物精気が感覚能力と運動性に役立つのみならず，栄養にも役立つと言うことができるのは，このような結びつきのおかげであり，その結果，麻痺の際のように，その結びつきが失われている部分は，無感覚で無力となるばかりか，萎縮が起こることになるのである．

　ここまでは，分かる通り，ヴィユサンスにおいて出会うのは，とりわけウィ

ヴィユサンス

リスとマルピーギの考えである．松果腺についても同様で，大脳に上っていく動脈血の水性のリンパ液の濃厚な部分が，この腺および脈絡叢の中で，また下垂体の中で，分離される．ヴィユサンスは，シルヴァン・レジス（1632-1707）のようなデカルト派哲学者同然にデカルトを賛美しているにもかかわらず，彼の仮説には一言も触れていない．しかし，大脳の中の神経路の方向と結合，卵円中枢，内包および脊髄に関するヴィユサンスの研究は独創的で，ピートルのような現代の解剖学者たちを驚かせたのはもっともなことである．さらにその上，ヴィユサンスは力強くまた繊細な天才に恵まれた心理学者であり，彼のものを読んでいて私は，今日我々が彼ほどの自信も陽気な熱意もないままに考えつづけている諸々の問題を彼が知らずにいたというのがわからない．

　卵円中心の実質を構成する白質の線維は，灰白質を構成する腺に由来し，《これらの腺から小さな連通管のように吊り下がっている》のである．皮質の中で作り上げられた動物精気は，そのようにして一部は〈卵円中心〉（「オヴァーレ・セントルム」）を通るが，一部は，前線条体ないし脳室内線条体の表面の灰白層を剥離すると現れる白色索ないしは斜行し横走する線条を通る．後者の路をとる動物精気は，それらの髄性の素の線維の眼に見えない導管を通って，〈一対の半円中心〉（「ゲミヌム・セーミシルクラーレ・セントルム」）ないし内包に至り，さらにそこから，後線条体ないしはレンズ核の《無数のきわめて細い索》の中に至る．最終的に，これらの線維束を通って，動物精気は脊髄神経の後部の起始に達し，脊髄の後部の領域の中を下っていく．卵円中心を通る動物精気は，卵円中心に由来する中間線条体（図版XVI［同，p. 88-90, Tabula XVI］）から出る白色索（大脳脚）を通って，脊髄神経の前部の起始に至り，脊髄の前部の領域に下り，そこで卵円中心から出た線維束は終わる．白質から形成されるこれらの全領域，すなわち卵円中心，線条体の髄性の素，内包，小脳の白質は，動物精気の〈貯蔵所〉（「コンセプタークラ」「プロンプトゥアーリア」）であり，そのかなり緩い流れは，神経の始原に近づくにつれて速度を増す．

　ヴィユサンスは多くの種類の運動を区別しているが，それらの運動の唯一の原因は灰白質の小腺の中で作られ，大脳，小脳，延髄および脊髄の白質の中に保存される，動物精気である．

　内在性の不随意運動，これはまた自律性の，と呼ぶこともできるであろうが，そのような運動とは次のようなものである．1°心臓，胸郭，腸，横隔膜の運動．これらはそれぞれの部分の構造と動物精気の流入とから機械的に起こり，どのような意志の命令も前もってなく，さらには魂が知らぬ間であっても，達

成される．2°　情動状態を伴う内在性の運動．やはりどのような意志の命令も前もってなく，そして常に外部の対象によってひき起こされ，意志に反してさえも実行される．3°　混合性といわれる運動．前もっての意志の命令なしに習慣的行為として実行されるが，それでも適時に意志によって抑制されたり変更されたりする場合もある．こうした行為は，最初は意志的なものであったのが，くり返しによって不随意となったものであり，そうなった原因は〈端から端までよく踏みなされた路〉の状態である．

　随意運動とは，脊髄神経によって，頭部，四肢および軀幹の筋肉を収縮させるもので，卵円中心の上部領域と内包に由来する．不随意および混合性運動は，卵円中心の中部および下部領域，下線条体，錐体，オリーヴ［延髄の錐体路外側にある隆起，その形状からこう呼ばれる］および小脳から発するのである．

　高次神経支配の機能の大脳への位置づけについては，ヴィユサンスは，五感の現にあらわれたはたらきが達する共通の終点である「センソーリウム・コンムーネ［共通感覚器官］」を彼の言うところの上および中間線条体の白色索の中に，「イマーギナーティオ―［表象力］」の主たる座を卵円中心の中に位置づけた．大脳のこれら２つの部分の間に密接な解剖学的結合が存在することによって，感覚作用とその結果起こる心像との間に同じように緊密な関係があることが説明される．ヴィユサンスの言うところによれば，感覚作用が必ず表象像に先立つのであるが，しかし，実際には，感覚作用と心像ないし表象は，《現にあらわれたはたらきとしては完全に区別される別のものであるのに》，ほとんど異ならず，混同されることさえある．線条体に伝播し，そこに感覚作用を作り出す運動は，卵円中心の中に入って，そこに現にあらわれるさまざまな《一次的表象像》をひき起こして，尽きる．〈２つの表象像〉（「２つの表象像，もちろん一次的なものと，そして二次的なもの」）に関するヴィユサンスの考え方は，我々が現前作用と再現作用と呼んでいるものにあたる．現前作用は，我々がすでに述べたように，感覚作用と混同される．すべての感覚作用は，このような《一次的》表象像を作り出すことを目指しそこで終わるのである．二次的なもの，すなわち再現作用は，卵円中心の精気の内部運動の際に起こる．不在の対象の観念が呼び起こされると，そうした対象が，あたかもそこに現前するかのように現れるのであるが，それでも鮮明度や強度は劣っている．これは，ヴィユサンスの言うところによれば，「センソーリウム・コンムーネ」の中で現前している対象が卵円中心の中にひき起こす運動が，動物精気の自然な流れだけで起こるものよりもはるかに大きいということである．しかし，現前作用をひき起こし，それに付随していた感覚作用はまた，対象の観念的な再現作用

の中にも蘇るのである．このことは，卵円中心の中でひき起こされた対応する運動，すなわち現実の対象がそこにひき起こしていたのと必然的に同じ本性の運動が「センソーリウム・コンムーネ」に伝播することを意味している．不在の物体を表象する，すなわち我々の中に再現する場合，我々はそれを，感覚が我々にそれについての観念を与えてくれたときに，それを特徴づけていた当の感覚的特質とともに知覚するのである．その結果，感覚作用が，この二次的な表象像が現にあらわれたもの，すなわち再現作用につき従っているように見えるのである．

　記憶とは，大脳の灰白質から流れ出る動物精気で常に膨れ上がっている卵円中心の中で，特別の運動，それも最初は現前する対象によってひき起こされた運動と同じ本性をもった運動が，再びひき起こされることに他ならない．したがって，記憶と再現作用は大脳の同じ領域，すなわち卵円中心の中に共存している．この髄質の無数の小線維はそうした場合には，精気によって，次々に，あるいは同時に，多少とも広い系統の中にまとめられた群ごとに，しかし常にある同一の，対象が現前した際に作り出された振動に正確に対応する仕方で，運動させられている．ヴィユサンスは，卵円中枢の線維に残される，あるいは刻み込まれるしるしないしは刻印（「痕跡の目印」）というものについて語っていて，諸々の対象の違いに相応の仕方で我々が作用を受けることができるようにしている識別の能力を，それらの小線維の極端な微細さに帰している．したがって，我々が感覚されるものに帰している諸々の特性は，これらの小線維の運動によって決定されているのであり，そこから必然的に生じる観念もそうした振動の一つの様相以上のものではありえない．判断とそれを前提とする推論が成立するための条件も再現作用の中にある．

　実体の単一性，すなわち動物精気の組成の恒常性と一様性は，ヴィユサンスにとって学説の一要点である．「スピーリトゥス・アニマーリス［動物精気］」は，非物質的で，きわめて微細で，気化しやすい実体と定義されており，ある意味で《エーテル的な物質》の性格を呈している．これはほとんど，わかる通り，ジョン・メーヨーが大気の中に存在することを認識し，さらにこれを動物精気と同一のものとしていた，硝気精［esprit nitro-aérien, spiritus nitroaereus, nitroaereus］がもつ本性である．《硝気精（ラヴォワジエの酸素）は動物精気である》と明白に述べている，この偉大な化学者は，ウィリスの好敵手であり，ほとんど常にその敵対者であった．硝気精の粒子は，彼には，たしかに，動物精気の本性に適するものに思われた．微細で，弾性があり，敏捷であって，それは，一瞬のうちに《神経のフィラメント》を駆け抜け，筋肉に到達すると，

その収縮をひき起こすのである．メーヨーは次のように述べている．《脳から心臓に戻ってきた血液は，動物精気を生成するために大脳と小脳に残してきたので硝気精の粒子を大部分失っている》（[*Opera omnia medico-physica*, 注（138）参照], p. 327）．つけ加えて言うと，動脈血の大脳への流入によっては，覚醒時に十分な量の硝気精がこの器官にもたらされているように見えないので，メーヨーは，〈大脳の拍動〉において，硬膜が収縮して大脳に送られてくる血液に圧力を加えており，その結果，硝気精の粒子を「クルオル［血液］」の塊から大脳の中にいわば押し出すことになるのだと考えていた．硬膜は《もう一つの横隔膜のように》はたらいて，大脳の《呼吸》を助けていたのである．まさにこの髄膜の運動という原則に基づいて，メーヨーの睡眠理論は築かれている（同，p. 333）．最後にもう一つ，卒中，そして麻痺は，硝気精の粒子が大脳の中に望ましい量到達しなかったり（窒息），あるいは構造の変化した神経を通過することができなかったりするために起こるものであった．

　ヴィユサンスはメーヨーの科学的学説をマルピーギやウィリスの学説と同じようによく知っていた．彼が《リンパ液》と呼んでいたものは一様であったにもかかわらず，彼はそれに2つの部分を区別せずにはおかなかった．一つは湿っていて濃厚で，大脳の実質全体の中に《光り輝く露のように散在》する神経液であり，もう一つがより乾燥している動物精気である．ところで，ヴィユサンスは，メーヨーは，生命の維持と生体の中で行なわれる動物精気の膨大な消費の絶え間のない回復のために，硝気精が絶対に必要であるとする彼の見解を，きわめて確固とした根拠と見事な実験とによって証明したものと評価していた．しかしながら，動物精気は神経系の灰白質すなわち腺でできた実質からしか作り出されることはないと主張していただけでなく，ヴィユサンスは，それはもっぱら，肺によって血液に取り込まれ心臓の推力で大脳に運ばれた硝気精の粒子だけから形成されるというのではなく，また，食物から出た揮発性の粒子からも形成されるとも考えていた（[*Neurographia Universalis*,] Liber I, Caput XVIII）．動物精気は，大脳，小脳，延髄および脊髄の灰白質から，白質，次いで神経の中へと下るときに，その神経が感覚能力に役立つか，それとも感覚能力と運動とに役立つかで，本性を変えるということはない（「一つの同じ神経」）．神経の主要な用途とは，栄養の条件である神経液とともに，動物精気を感覚と運動のさまざまな器官，膜（皮膚と粘膜）および筋線維に分配することである．神経を感覚性あるいは運動性と呼ぶことができるのは，それが動物精気を感覚器官に与えるのか，運動器官に与えるかによるだけのことである．それ自体としては，神経はいずれでもない．機能がさまざまに異なるからといって，神経に

も動物精気にもいかなる違いがあるわけでもないのである.〈動物的機能がさまざまに異なるのは,諸々の器官の構造の違いによるものである〉.

ボンテクー

　オランダの医師**コルネリス・ボンテクー**（1647-1685）は,動物精気学説に対する反論を,深みよりは騒々しさの方を伴って具現化したような人物である.彼が動物精気学説に代わってもち出す神経液学説はしかしながら,季節外れの新芽にすぎない.というのも,あいかわらず神経液の素材となっているのは,やはり循環の主要器官である心臓と肺によって脳に送り込まれる血液だからである.《昔の人々や大部分の現代人たちは,動物精気が存在すると思い込んでいた.しかし,自然精気と生命精気が一掃された後となっては,我々は動物精気もまた消え去らなければならないと考える》.ウィリスは,ボンテクーの言うところによれば,神経液を動物精気のたんなる運搬手段とするという《煙を水と取り違えるのと同じくらいに理屈に合わないことに他ならない》大きな過ちを犯しただけではない.このイギリス人の学者の意見は,この点では,まったく《馬鹿げており,それは背後に異教信仰の最もひどい過ちをひき連れている.理性的,感覚的そして植物的魂という3つをもち出すという,今世紀では抗弁にも値しない恥ずべき無知の告白として通っていることを,もったいぶって行なっていると言うことができるばかりではない》（[*Nouveaux éléments de médecine...*, 注 (139) 参照] p. 156).デカルトと彼の松果腺の機能についての仮説も,この熱烈で騒々しい紅茶伝導者［ボンテクーは,あらゆる病気は血液の変性に因るとして,彼によれば体液を純化する効果があるという紅茶の飲用を大々的に推奨していた］の気に入るようなものではなかった.しかし,彼の目的論者としての偏狭で融通の利かない本能,新奇なものへの嗜好および伝統に対する嫌悪が,彼を決然とこの哲学者の側につくように仕向けた,彼はデカルト主義者となり,《動物は感覚をもたない》ことを機械的に証明することができると自負していた.《脳（脳の皮質と髄質）の中には液,知覚できないほど小さな腺およびきわめてほっそりした管以外のものは存在していない》.きわめて希薄で,熱く,きわめて速い運動に活気づけられている,この液は,神経を通して全身に《稲妻のように》広がることができるが,これはウィリスや他の一部の人々が想像するように,火でもなければ光でもなく（メーヨーはそうした仮説をすでに斥けていた）,ボンテクーが主張しているところでは,《この液は,きわめて希薄

な溶液に溶解した希薄性の塩の最も繊細な部分で構成されており、この部分は、脳の皮質の腺によって絶えず血液から分離されている》。ウィリスのもう一つの大きな誤りは、動物精気あるいは神経液を生体の運動の《第一動者》とみなしたことである。というのも、神経液はもっぱら血液からその運動を取り入れているのだからであり、すべての筋肉の運動は神経液とそこを流れる血液によって実行されるのである。というのも、ボンテクーが続けて述べているところでは、《我々は解剖学によって、神経は線維によって構成されているわけではなく、神経液を大変な速度で末端にまで流れさせる管であるということを、普通に確信できることとして知っている……》

ここには一つの仮説が提示されていて、それは、ボンテクーが当然のことのように表明しているところでは、《きわめてよく基礎づけられたもので、というのも、これによってあらゆる現象が説明されるから》であり、さらに、血液循環説から導き出されていて、彼の言うところでは、脳、神経および感覚器官の構造の上に確立されたものだからである。いずれにしても、この仮説は、昔の人々にも現代人たちにも神経系の生理学のきわめて暗く閉ざされていた側面、それも、デカルトその人も明らかにすることのなかった側面、すなわち、一般および特殊感覚の末梢における印象を求心性に伝導するメカニズムに、新たな光を当てるものである。感覚器官の中でも神経の中でも全体が、脳から管を通って流れ出てきた神経液で満たされているのであるから、外部の対象が膜、すなわち皮膚と粘膜に及ぼす圧力だけでなく、光が網膜に伝える刺激なども、神経液の、これらの管の中をその源である脳に向かう、求心性の流れをひき起こすであろう。《人が感覚をもつのは、この圧力がはたらいている間でのことである》（同、p.151-3）。このように、神経液が脳から器官の末端まで流れているのが真実であるとすれば、外部の圧力の作用で、神経液の流れが脳に向かって逆流して脳を揺り動かすこともやはり真実である。そして、脳の中でもまったく同様にこの液で満たされているのであるから、絶対確実な結果として、神経液に、新たにいくつかの筋肉ないしはいくつかの内臓に向かっていく流れがひき起こされることになり、それは外部の圧力が強くなればなるほど、経路が開かれていればいるほど、神経液の通過に対する障害が少なければ少ないほど、いっそう促進されるであろう。

さて以上が脳および神経系全体の《髄を構成する管の中》の神経液の《波動》によって起こる、遠心性と求心性の流れに関する説明である。しかし、外界の変化の作用でさまざまな末梢の感覚器官の中にひき起こされたこれらの圧力の波が、脳に達するとき、協調して共通感覚として一つに結合するというこ

とを認める必要があるだろうか．ボンテクーは，「センソーリウム・コンムーネ」についての古代のアリストテレスの学説に対して，後ろ足での最後の一蹴りを送ることを忘れなかった．彼は次のように書いている．《視覚，聴覚，嗅覚，味覚および他のすべての感覚（彼はこの五感に飢餓感，渇望感および《性的快感》を加えて八感を認めている）がその中で行なわれているというような，この共通感覚というのは，どこか滑稽なもののように思われる．というのは，言っておくが，各々の器官が，外部の対象に接触されて，脳の中にまで神経液の逆流をひき起こす先は，その神経が出てきた場所なのである》[同，p. 154]．これは，結局のところ，それほど間違った考えだったわけではない．

ブールハーフェ

ヘルマン・ブールハーフェ（1668-1738）の恵まれた天才は，とりわけ方法と明晰な整理能力とに発揮され，「センソーリウム・コンムーネ」の学説をほとんど更新するに至ったが，その際2つの解剖学的仮説を援用していて，その洗練された巧妙な手法は，18世紀の一部の医師たちを魅了するものであった．「センソーリウム・コンムーネ」とは脳の部分で，この器官のすべての点がそこに集中し，すべての感覚神経がそこに終わり，すべての運動神経がそこから出発している場所である．魂が被る作用全体の中に，ブールハーフェは次のような区別をしている．1° 我々の外にあるものの表象；2° ものを表現し，魂が被る作用を生じさせる，この表象に伴う（「随伴」）観念；3° 快適を保ち，不快を退けようとする筋肉の運動．魂が被る諸々の作用の座は，したがって，《外部の対象が〈それ自身の最初の内的感覚（「コンスキエンティア［意識］」）〉を与えた》場所にあり，そこに，これら被る作用の，そして諸々の感覚作用のすべての知覚の，「センソーリウム・コンムーネ」があるのである．「センソーリウム」とは，したがって，外部の諸々のものの印象によって各々の感覚器官にひき起こされたあらゆる神経の感覚作用ないしはたらきがそこに到達し，これらのはたらきの知覚がそこに生じ，意志が愛あるいは憎しみに向けてひき起こされる，そのような脳の部分である．そこに，ブールハーフェが依然として，ヒッポクラテスによって用いられた用語，「タ・エノルモーンタ，τὰ ἐνορμῶντα」（「インペトゥム・ファキエンス，impetum faciens［衝動を作り出すもの］」と［ラテン語に］訳される）と呼んでいるもの，すなわち，随意筋に向かうすべての運動が出発点とする始原が生まれるのである．

この「センソーリウム・コンムーネ」の位置づけについては，ブールハーフェは最初はこれを，ヴィユサンスとともに，卵円中心に置くつもりでいた．この「センソーリウム」にはさまざまに異なる領分があるように見え，各々の神経が脳の決められた部分をもっていて，そこにその神経によってもたらされる観念，「嗅神経」による臭いの観念，「視神経」による色彩の観念，運動神経による運動の観念といったものが宿るのである．一本の動脈が切れて，少量の血液が脳室の腔所に広がり，ガレノスがなかなか巧みに指摘していたような《これらの腔所を囲む穹窿のように作られた髄質の塊》を圧迫すると，卒中が起こり，そうするともはや知覚も，思考も，情念も，筋肉の運動もなくなるであろう．ということは魂の座は松果腺の中にはないのである．そんなに小さい部分に，かくも多くの感覚作用とさまざまな運動にあてられたかくも多くの神経の起始があると考えるすべがあるものであろうか．それは脊髄の中にもないし，小脳の中にもなく，〈脳室の腔所を囲む穹窿のように配置された髄質の中にあるのである〉》．[140]

　後に，ブールハーフェは人間における「センソーリウム・コンムーネ」の座を別の場所に位置づけた．『神経病に関する学術講義』，*Praelectiones academicae de morbis nervorum*（Leiden, 1761, Tom. II, p. 492）において，彼はエウスタキオ，ヴィユサンス，ウィリスの解剖図版を常に，言うところの，精神の目のもとに置いていると証言しているが，その中で彼は，「センソーリウム・コンムーネ」ないしは彼の表現するところでは「かの動かしそして感覚する全体」は，脳の一地点に閉じ込められているどころではなくて，あらゆる神経の起始にあると確信するに至る．この類の点は数限りなく存在する神経と同じだけ存在する．「センソーリウム・コンムーネ」とは，脳の皮質から髄線維や神経線維が生まれ出る，脳のあらゆる地点の全体であり，《《脳の皮質が終わり髄質が始まるすべての地点》》で構成されているのである．ブールハーフェをこのような考え方に導いたのはヴェプファーの生体解剖である．生きている動物の頭蓋を除去し硬膜を切った後で，刺すとか，さらには大部分を破壊するとか，あらゆる仕方で皮質に損傷を与えても，かろうじて何らかの変化が現れるという程度である，しかし，ゾンデの丸い方の先端で脳の白質の始まりのところに触れたとたんに強いけいれんが起こる．通常の条件のもとでは，この実験は常に同じようなかたちでうまくいく．以上のことは，ブールハーフェの考えるところでは，「プリームム・センティエンス［一次的に感覚するもの］」と「インペトゥム・ファキエンス」が，皮質の中で白質にすぐ隣接したところに位置づけられることを証明しているように思われるのである．

ラ・ペロニー

ラ・ペロニー

　さらに脳の中の魂の機能の座に関する問題から，長年にわたって臨床的観察，特に脳外科学の臨床観察を続けていく中で，**ラ・ペロニー**（1678-1747）の研究報告が生み出された．その反響は前世紀［18世紀］においては医師や哲学者たちの間できわめて大きなものであった．いずれにせよ，大脳の機能局在に関する我々の現在の研究も同じ関心領域に対応するものであって，このような題材においては経験的な試みとしては昔のものと現在のものとで，方法の新しさによるという他にそれほど根本的な違いはない．ここでいう新しい方法とは，原理としては1870年のフリッチュとヒッツィヒの偉大な発見に遡るものである．脳梁という《この白い小さな組織体，やや固くて細長く，脳塊から分離しているかのような，そして，2つの半球を互いに引き離すと見つけ出されるもの》［*Sur le siège de l'âme dans le cerveau*［注（141）参照］p. 41］の中に，ラ・ペロニーは彼の名高い魂の座を置いた．彼がこの仮説を採ることに決めたのは，デカルトのように，その部分の綿密な観察から引き出した考察からではなくて，《諸々の事実に従い，除外法によって》［同，p. 42］であった．
　そうした諸々の事実というのは，この外科医が長年の実地経験の間に多数集めたものであるが，彼によれば，それによって，脳髄のすべての部分，すなわち大脳皮質，松果腺，四丘体（「上丘」と「下丘」），線条体，視床，小脳が完全に変性したり破壊されたりしても，《いかなる魂の機能の損傷も》，すなわち感覚作用，思考および随意運動の損傷も出現しない場合があることが明らかにされるのである．例えば松果腺は，いくつかの観察例では欠損していたし，他の例でも剖検の際に《衰えていたり，石化したり，腐敗したり》しているのが見られ，それでいて魂の機能の方は終生損なわれることはなかったのである．最初に出てくる結論は，《魂は脳の全域に宿るのではない》［同，p. 42］，そして，提案されてきた位置づけのいずれも真実ではない，ということである．このことは，ラ・ペロニーが今回提出しているのが新たなものだ，ということではない．彼は次のように述べている．《魂の座について言うなら，脳の中にはどの片隅にも，それがあると想定されなかった場所はない》［同，p. 200］．しかし，この臓器のある部分，脳梁というものが存在していて，それは，他のどの部分とも違い，少しでも損傷を受けると，魂の作用は障害され，あるいは完全に停止してしまうのである．そうした機能が，交互にかつ随意的に，外科医の手に

よって，停止させられたりあるいは復活させられたりすることができたような例すらあった．患者の理性と感覚能力は交互に消失したり再び現れたりしたのである（観察例X）．

《脳梁（外側ないし上面）を圧迫していた膿（膿瘍の症例であった）を除くとすぐに，半睡状態がおさまり，視力と感覚の自由が戻った．腔所が新たに出た膿で満たされるにつれて症状が再発し，この物質がなくなるにつれて症状は消失した．注入によっても同じ結果が作り出された．私が腔所を満たすとすぐに，患者は理性と感覚を失い，そして私が注射器を使って注入物を吸い取ると，どちらも元通り回復したのである．脳梁の上にそれ自身の重さをもつ髄膜保護具［『古代篇』p. 254および注（680）参照］を放置しておくと，症状が再発し，私がそれを取り去った瞬間に症状が消失するのも何度も見かけているように思った》．観察例XIでは，脳梁の内側あるいは下面をたんに圧迫するだけで，常に同じ障害がひき起こされたことがわかる．[141]

　この研究報告の中に集められた臨床観察や，こうした人間についての直接の経験から，ラ・ペロニーは次のように結論することができると考えた．《脳梁が理性と感覚作用の真の一次的器官であって，他のすべての器官はそこで起こっていることの結果や対象から受け取った印象を，いわば脳梁に運ぶことしかしていないのであり，一言で言えば，脳梁こそが魂の座なのである》［同, p. 44］．ついでに言うなら，脳の代償作用の問題もすでに，ラ・ペロニーによって18世紀の生理学の言葉で論じられている．外傷，膿瘍などの結果として，脳の皮質，すなわち精気を濾過する腺の集積，そしてまたこれらの腺から発して精気を脳の内部に導く線維によって構成される髄質が，多少とも広い範囲で破壊されてしまった場合には，ラ・ペロニーの言うところによれば，《残った灰白質ないし皮質と排出性の線維ないし管が，破壊されている可能性のあるものの欠損を代償し……魂と身体のあらゆる機能に十分な量の精気を提供するのでなければならない》．さらに，皮質の腺から出る神経線維は，運動と感覚のために必要な精気を直接媒介なしに身体の全域に運ぶのにあてられているというわけではない．このことを証明するのは，破壊された中枢部分によって動かされていた身体の部分が，それらの機能を奪われていないということである．したがって，ラ・ペロニーには，我々が投射性線維束と呼んでいるものには，いわば2つの，一つは一次性，もう一つは二次性の，神経路があるというのが確からしく思われた．一次性のものが大脳，小脳，延髄および脊髄の内部の白質の稠密な組織を形成し，このような神経系の領域が《二次性の神経》の始原

となっていて，この二次性の神経こそが本来の神経であり，これらが直接媒介なしに，身体のあらゆる部分に感覚や運動を運んでいるというわけである．ボンテクー，J. マリア，ランチーシ［J. マリアとランチーシと 2 人の名前のように表記されているが，ランチーシは，Givanni Maria Lancisi, ラテン名が Johannes Maria Lancisius であり，これらは一人の名前である可能性がある．ただ原本の索引でも 2 人の名前としてあげられており，一応原本のままにしておく］も同じように脳梁を知覚の座および随意運動の始原と考えていたが，ロリィ，ツィン，ハラーの実験ではこのような仮説は確認されることはなかった．

ロリィ

ロリィ（1725-1785）は，《感覚と運動の源》を発見するために生きた動物の脳を用いて行なった研究において，《この臓器の実質にはまったく感覚能力がない》ことを見出した．彼はこう言っている．私は何度となく，皮質や髄質を，刺激性の液体で，そしてまた鋭利な器具や鈍器で刺激する，さまざまな試みを行なったが，無駄であった．《私の実験に協力して下さった科学アカデミーのジョフロワ氏が，私と同じようにお認めになったことは，ハトの脳の上に置いた刺激性の溶液［硝酸水溶液］によって，血液の色や脳の実質は変化しても，そこにごくわずかの苦痛の印象がひき起こされることもなければ，動物にごくわずかの感覚作用が生じたように見えることさえなかったということである》[142]．したがって，脳が両半球の脳葉を意味するのだとすれば，脳は感覚の器官でもなければ運動の器官でもないことになる．ロリィは，たしかに，ウィンズローとともに，延髄を《大脳と小脳の髄質全体の共通の産物であり，一つに合した延長部》と考えていて，彼は，彼が脳と呼んでいるものを 3 つの主要部分，1° 脳の諸々の大葉；2° 小脳；3° 延髄に分けている．しかしこのような脳の全体も同様に，感覚の器官でも運動の器官でもないのである．脳を構成する諸々の部分の中で，多くのものは二次的な役どころしかもっておらず，両半球からなる脳はロリィにとって，そうした部分の一つであったと考えてよい．生体実験を行なっていく中で，彼は《動物的》機能と《生命的》機能が，大脳と小脳を除去しても生き残るのを見ていたので，諸々の実験的事実といくつかの観察例を結びつけることで，《脳についてなされてきたあらゆる推論は打倒された》と確信する．例えば，デュヴェルネがその脳をアカデミーへ持ち込んだ牛の例がそうである．《頭蓋底の少量の柔らかい海綿状の実質を除いて，その実質全

体が小石の固さに匹敵するほどまで石化していたにもかかわらず》，その脳はその牛にとっては機能の遂行には役立っていて，牛の体調は良好で，たっぷり肉がついていて，肉屋の打撃を4度も逃れていたのである．ロリィはこうつけ加えている．《この種の一例だけでも，一つの理論を瓦解させるに十分であった》（[Mémoires de mathématique et de physique, présentés à l'Académie royale des sciences. par divers savants, ..., Tome III［注（142）参照］, p. 365).

きわめて多数の，睡眠と半睡状態，けいれん，死についての理論に関する実験の中で，ロリィは生理学者として，学識豊かで，飾り気がなくまた洞察力があり，そこは申し分がないが，方法が伴っていないように見える．彼は，ヴィユサンスと同じように，脳の中の線維の配列についての深い知識の必要性を強調した．彼はこの臓器を《水半分と強電解質液半分》の中で固くすることを勧めている．24時間浸した後には，このような硬化法，彼はこれをエチル・アルコールを用いるものよりも好んでいるのであるが，この方法によれば器官には解剖学的研究に十分な堅固さがもたらされるだろう．1751年にアカデミーで発表された彼の最初の研究報告（「脳と硬膜の運動について」，Sur les mouvements du cerveau et de la dure-mère, 同, p. 277）の中で，ロリィは《常に硬膜には［実は］きわめて感覚能力があるのを見出した》（同, p. 287［直前の引用文の出典］, p. 355）と証言している，それも，できる限りあらゆる刺激を加えてそのことを確認した後に，そう証言しているのである．しかし，何度となく，さまざまな動物で，半球を薄切りにしながら取り除いた後，その動物が《半睡状態》に陥ることを示すはずの，ヴィユサンスの実験をくり返したが，ロリィは，彼の言うところでは，まさにそれとは逆のことが起こるのを認めた．たとえ《この塊の中のすべての組織を破壊して，そうした脳葉をめちゃくちゃに》潰してさえも，そうだったのである．脳梁の破壊ないし圧迫も，脳の他の部分の場合と同様に，睡眠あるいは半睡状態をひき起こすことはない．《したがって，睡眠は脳の2つの大きな葉のはたらきとは関係がない》のであり（同, p. 354），延髄の中にこそ《半睡状態の座》を探すべきなのである．なぜなら，ロリィの実験で小脳の圧迫が半睡状態を起こすように作用したように見えたとしても，《それは確実にその作用が延髄に及んだためにすぎなかった》［同, p. 368］からである．脳のどの部分でもその損傷あるいは刺激によってけいれんが起こるという，共通した見解もロリィによればやはり誤っていたのであり，彼はそう確信していた．《脳梁そのものも，脳の他の部分も，そうした特性をもっていない》［同, p. 370］．これらすべての部分の中で，ロリィが発見した，刺激すると常にそして一様にけいれんが起こる部分というのは，ただ一つしかなかった．

それは延髄である．延髄は運動のただ一つの始原であり，また感覚の源なのである．ロリィは次のように書いていた．《私が僭越ながら期待しているのは，これらの実験によって，脳の唯一の活動器官は延髄であり，運動と感覚の源を見出すことができるのは延髄の中であると決定されることである》［同，p. 373］．

ハラー

ハラー（1708-1777）は，ブールハーフェおよびティソとともに動物精気学説の最後の代表者であったが，彼は魂の座，そして結局のところ「センソーリウム」は《大脳と小脳の髄質と同じだけ広がっている．というのもすべての神経がそこから生じるからである》[143]，と考えていた．魚類や爬虫類のような身体が長く頭部が小さい動物では脊髄は容積が大きいが，脳は大きさとしては背髄の何らかの小さな結節をかろうじて越えるという程度である．このことによって，ガレノスに非難されていたプラクサゴラスとプレイストニコスが脳を脊髄の付属物とみなしていたことも説明される．鳥類や四足動物では逆で，脊髄は脳の短い延長部くらいにしか見えない（エペソスのルュポス）．脳の皮質灰白質はロリィも確認していたように，そこに何か破壊的損傷を加えても，まったく刺激に応じないので，感覚能力の機能の座が脳皮質にあるというのも，筋肉の運動の原因をそこにまで遡らせなければならないというのも，ありそうなこととは思われないのである（[*Elementa physiologiae*, Tomus IV（注（143）参照），] Liber X, Sectio VIII, § XXIII）．

有名な実験の中で，ハラーがこの脳皮質に損傷を加えても動物が何の反応の徴候も示さないということがあった．ともかく《ゾンデでこの皮質をゆっくりと軽く突き刺しても，子ヤギは情けない鳴き声を聞かせつづけるだけだった》（実験148）のである．「したがって，脳の皮質には感覚の座，あるいは筋肉の運動の十分な原因の起源となるものは存在しないであろう」［同, p. 392］．多数の実験が証明しているように，皮質を越えていく，それもかなり先まで越えていかなければならないが，そうして初めて，脳の髄質が損傷されてけいれんが起こるようになる．したがって，この実質の方は感覚能力を備えていると思われ，刺激すると，痛みの感覚やけいれんの運動がかき立てられ，圧迫すると感覚能力も運動も消失する．「脳の髄質が感覚の座であり，筋肉の運動の原因を作り出している」（同, Liber X, Sectio VII, §. XX 参照）．ということは，感覚能力と運動のどちらの座も大脳と小脳の髄質の中にあるのである．ハートリーは，

後にプロハースカもそうするように，さらに脊髄をつけ加えている．この白質全体こそが，感覚能力の機能のすべてがそこで行なわれ，筋肉の運動のすべてがそこから発する場所をそのように名づけるのだとすれば，真の「センソーリウム・コンムーネ」ということになる．したがって，学説のこの点を確立する彼の行なった諸々の実験をもち出して言うまでもなく，ハラーは，魂の座として脳梁（ウィリス），「透明中隔」（ディグビィ），松果腺（デカルト），線条体（ヴィユサンス），髄膜，脳の静脈洞等を考えることは不可能であると明言している．感覚作用は，外部の対象によって運動させられた動物精気に起因する一つの圧力が脳の髄質に及ぶたびに作り出されることになるのである．それでも，ハラーは感覚性の神経流の向かう方向をある程度正確に指摘していた．彼は，神経流が感覚能力をもつ部分から脳へ向かっていくことを認識していたのである．「感覚は神経によって駆り立てられ，脳までやって来て，そこで魂に再現されることを我々は明らかにしている．ところで，まったく類似の実験によって，筋肉やさらに動物の身体全体における運動の原因となるものが，脳から神経によって，運動が行なわれる当の部分に向けて送られることが証明されているのである」（同，「脳の生命現象」，Phaenomena vivi cerebri, Tomus IV, Liber X, Sectio VII [VIII とあるのを訂正] § XXIV, p. 322 [次の（ ）に入れるべきものが混入していたので整理した]）．「センソーリウム・コンムーネ」は，クロード・ペロー（1613-1688）やシュタール（1660-1734）と彼の学派のような，脳にまったく特権を認めようとしない人々が受け入れたように，身体全体に広げられるべきものではない．しかし魂の座は，感覚性および運動性のすべての神経の起始よりも狭い範囲に限定されるべきものでもない．この運動性の神経そのものは，運動の原因を引き出すために，「センソーリウム・コンムーネ」の中に起始をもつべきなのである（同，「推論」，Conjecturae, Sectio VIII, § XXIV-XXV, [p. 394-396]）．

〈さまざまな精神機能に，脳の中のはっきり区別される領域を割りあてることは可能であろうか〉．ハラーはこのような問いを提起し，否定的な答えを出した（同，§ XXVI）．おそらく動物実験および臨床観察で示されるのは，しかじかの種類の感覚作用ないしはしかじかのカテゴリーの運動は孤立的に影響を被る場合がある，ということであろう．失明が視神経の圧迫の結果として起こることもあるし，難聴が脳の腫瘍やその他の変性の結果であることもある，等々．嚥下障害，舌の麻痺などについても同様である．しかし，感覚器官の神経，「嗅神経」「視神経」などは，その起始が脳の別々の地点にあって，《感覚する髄》（白質）の中に限定された領域をもっているというわけではない．とすれ

ば，定められた領域を精神的機能に割りあてることも，脳の中に表象力，記憶などの座を与えることもできないだろう．ハラーは，アラビア人たち，ウィリス，ヴィユサンスおよび他の多くの人々の，脳室，脳梁，卵円中心，四丘体，ヴァロリオの橋，小脳，延髄への局在論を退けている．

　脳の諸々の部分についての科学的知識に到達する唯一の手段を，ハラーはきわめて明確な言葉で示している．すなわち，諸々の臨床観察が手に入っている，できるだけ多くの精神異常を呈した者の脳を解剖すること，そして，人間の脳と我々がその精神機能をよく知っている動物の脳髄を比較することである．大脳と小脳の脳回の用途については（同, Liber X, Sectio VIII, § XXIX, p. 402-3），ハラーの記すところでは，脳の表面はあまり知能のない動物，とりわけ鳥類では平滑であり，逆に人間では深い溝が掘られており，きわめて襞が多い．小脳でも同じであるが脳回の曲がりくねりは少ない．この構造の存在理由ないし目的は，皮質の量，軟膜の表面，皮質を貫く血管の数，ということはもちろん脳の中に起始をもつ髄質の神経線維の数を，増やすということである．このような事実を前にして，ハラーの言うところによれば，〈脳に刻み込まれる人間の記憶の数限りない名残り〉が，〈より大量の白質とより大きな脳〉を要求していると考えずにいることは不可能である．大きな頭部をもつ人は優れた理解力に恵まれているという例は数多くあり，動物はより小さい頭をもち，魚類では頭が非常に小さく，最も知能が低いと思われるものではとりわけそうである．

　ハラーが，知覚された印象および想念が存続することを説明するのに，感覚作用によって脳の中に痕跡ないし刻印が残され，それらが記憶によって保存されるという仮説に，依然として従っているのがわかる．彼と同時代人であり友人でもあったシャルル・ボネ（1720-1793）が，彼の著書『魂の機能に関する分析的試論』, *Essai analytique sur les facultés de l'âme*, 1760 の中で，デイヴィッド・ハートリーの言う痕跡について，そうした現象を，振動の性質をもつ運動に帰したときには，確実に現実の事態にはるかに近いところにいた．脳に物質的痕跡が刻印されるという仮説に，ライマールスは，長期間の記憶喪失の後にしばしば観察されるような記憶の復帰を説明することはできないだろうという，それらしい理由とともに反論した．いったん脳の病気で消え去ったそうした痕跡が，おのずから再生してくるというようなことを想像するすべがあるものだろうか，というわけである．彼には，ふとある機会に同一の運動が脳の同一の線維を振動させ，それに対応する心像もしくは想念が再び現れてくると考える方が，より容易であるように思われたのである．もう一つ，これもやはりライマールスの反論の一部であるが，仮にこれらの痕跡が永続的なものであり，仮に

これらが常に脳の中に現前しているのだとしたら，なぜ我々は，深い睡眠の中だけでなく，覚醒時においても，それらを常に意識していないのであろうか．

ハートリー

デイヴィッド・ハートリー（1704-1757）は，1749年に『人間の観察』，*Observations on man* を出版しているが，それより18年以前に『推論』，*Conjectura* の中に彼の学説の概略を述べていて，彼の神経現象の説明は，要約するならニュートンから借用した振動の理論なのであるが，また彼はロックやその他のいく人かの思想家から，彼の言うところでは，連合の理論も借用している．ハクスリーが記しているように，ハートリーはハラーと同様に，脳の灰白質の本性と役割を問題にすることはなかった．《神経はどれをとっても髄質に由来するものであって，皮質に由来するものではなく，それ自身一つの髄性の白い実質なのである》．この《脳の白い髄質は，それによって観念が精神に呈示される直接の器官である．あるいは，別の言葉で言うなら，この実質の中に一つの変化が生じると，ただちにそれに対応する一つの変化が我々の観念の中に作り出され，またその逆のことも起こる》．ここに言われている言葉はすでに，我々に言わせれば，錯覚や幻覚に関する現在の理論を含みこんでいる．同じく，《白い髄質》という言葉を《灰白の細胞性実質》という言葉で置き換えてみよう，ハクスリーはそう書いていて，そうすると我々は，生理学の最新の研究から引き出される最もありそうな結論の表現を手に入れることになるだろう．《外部の対象が感覚器官に及ぼす作用は，これらの対象がはたらきかける神経の中に，次いで脳の中に，髄質の限りなく微小な部分の振動をひき起こす．この振動は，振り子の振れや発音体の微粒子の振動と同じ種類の，微小部分の拍動である．それは，非常に弱い振幅をもっていて，神経の実質全体あるいは脳全体はどのようにしても揺り動かしたり運動させたりすることはできない，そのようなものとして表現しなければならない》．したがって神経は管ではなく，充実したものであり，波動のかたちで印象は神経に沿って進んでいくのである．それらの印象がひき起こす単純な振動あるいは連合した振動によって，単純感覚作用あるいは連合感覚作用が作り出される．頻回に反復される場合に，それらの振動は脳の中に，ハートリーが微振動，すなわち縮小された振動と呼ぶ，ずっと弱い振動のかたちで再生される傾向を残す．これに対応するのが，心像あるいは観念である．連合した微振動に対応するのが複合的観念である．運動につい

てはどうかというと，自律運動は単純感覚作用あるいは複合感覚作用によるものであり，随意運動の方は，観念，すなわち単純微振動あるいは複合微振動によるものである．したがって，意志と呼ばれる精神状態は《複合微振動》の総和に他ならない．

ヒューム

ヒュームは，彼の時代の生理学にさえほとんど通じていなかったように思われる．このスコットランドの哲学者の著述の中で，ヒュームの伝記作者 Th. ハクスリーがこの点について知る唯一の一節は，《デカルトの生理学的見解のきわめて特異なヴァージョン》以外のものではない．
《私は類似性，隣接性および因果性の関係を，そうした関係の原因を検証することなく諸々の観念の間の連合の原理として認めたが，その際私は，我々は最終的には経験で満足しなければならない，という基本的な行動基準に忠実であるようにして，この主題について，もっともらしい，ありそうな諸々の理由を論じるという無力なことに頼らなかったまでである．脳の想像上の解剖（*a imaginary dissection of the brain*）を行なって，どのようにして，観念が思い浮かぶごとに，動物精気［邦訳『人間本性論』の訳者，木曾好能氏は「動物精気」は誤訳とし，「精神の気」「精神的精気」と訳す］が隣接するすべての痕跡に到達して，最初のものと何らかの関係のある他の観念を呼び覚ますかを示す，というのは容易だったであろう．しかし，私は諸々の観念がもつ関係を説明するために，こうした考え方から引き出すことができたかもしれない利点を放棄したのではあるが，これらの関係から起こる誤りを説明するためには（*for the mistakes that arise from these relations*），ここではそれに頼らざるをえなくなるのではないかと思っている．ということで，以下のことを指摘しておかなければならない．
すなわち，精神（*the mind*）は自らに好ましい観念を呼び覚ましひき起こす能力をもっていて，それが精気（*the spirits*）をその観念が位置する脳の領域に（*into that region of the brain, in which the idea is placed*）送り込むたびごとに，これらの精気は，それが適切な痕跡を正確にたどって，この観念に属する細胞を揺り動かす（*and rummage the cell which belongs to the idea*）のであれば，常にその観念を呼び起こすのである．しかし，その運動が直接的であることはまれで，少しどちらかの側にそれる傾向があるので，その結果動物精気（*the animal spirits*）は隣接する痕跡に迷い込み，精神が最初に考慮していたものではなく，

類似した他の観念を呼び覚ますことになる．我々はいつもこの入れ替わりに気づくわけではない．そうではなく，いつも同じひと続きの思考を追っているとはいっても，我々が用いているのは我々に浮かんでくる類似した観念なのである．我々はそうした観念を推論の中で，あたかもそれが正確に我々が要求しているものであるかのように採用する．そこから，容易に想像されるように，そしてそのような機会になれば我々も示すことができるように，哲学における数多くの誤解や詭弁が出てくるのである》．[148]

　我々のあらゆる知覚は，我々の器官に，諸々の神経および動物精気の配置に依存している．

　《思考と運動とが恒常的に結びついているのがわかるのだから，たんに諸々の観念を考察しただけで，そもそも運動が思考を作り出すことは不可能であるとか，物質的部分の配置の違いが情念あるいは熟考における違いを生じさせることなどできない，と結論して得々とするというのは，あまりに拙速に考えを進めているというものである．ところで，たしかに，我々が同じような経験をしているのはありえることであるばかりでなく，そうした経験をしているのは確実なのである．というのも，我々の誰もが，自分の身体のさまざまに異なった配置が自分の思考や自分の心情における変化をひき起こすことは確認することができるのだから．そして，このことが魂と身体との結合によって起こるものだと言われるとするなら，私は，精神の実体にかかわる問題と精神がする思考の原因に関する問題とは区別する必要があり，そして後者の問題に限るなら，我々は，諸々の観念の比較によれば，思考と運動とは異なっているが，経験によれば，それらは常に一つに結合しているということを確認するのだ，と答えるであろう．恒常的な結合こそ因果関係に含まれるすべてであるので，これを物質のはたらきに適用する場合には，我々は結果として，運動は思考と知覚の原因でありえるし，たしかに現にそうであると確信をもって結論する権利をもつのである》．

　ヒュームは比較心理学の見取り図についてその主要な輪郭を描いていた．

　ヒュームはこう言っている．《私は，獣類が人間とまったく同じように理性と思考に恵まれていると認めることより確かな真理を知らない．その証拠はきわめて明白なので，最も愚かで最も無知な人間であっても間違ったりはしない》．

　《人間の知性の諸々のはたらき，あるいは諸々の情念の起源と連合を説明するすべての理論は，仮に当の理論が他のあらゆる動物における同じ現象の説明にも必要となることが証明されるなら，追加の権威を獲得することになるだろう．……まず第一に，動物も，人間と同様，経験から多くを学び，同一の出来事は常に同一の原因から起こるであろうと推理するのは明らかだと思われる．この原則にたすけられて，彼らは外部の対象に最も共通した特性の知識を獲得する．そして，出生後少しずつ，宝物庫の中に入れ

ようにして，火，水，土，石，高さ，深さなどの自然本性について，そしてこれらすべてのものが作り出す結果についての，さまざまな知識を蓄えていくのである．若い動物の無知と未熟さは，長い間の観察のおかげで，自分を傷つける可能性のあるすべてのものを避け，自分に満足と喜びをもたらすすべてのものを求めることを学んだ，年長の動物の熟練と慎重さとから，はっきりと区別される．……このような真理は動物に対する訓練や教育の効果によってさらによく証明される．というのも，懲罰と報酬とを適当に分配することによって，彼らの本能や自然本性的傾向とは最も相反した行動をとるように訓練することもできるからである．……これらのすべての場合において，我々に観察することができるのは，動物は，直接自分の感覚をとらえる事態を越えて推理を行なっているということ，そして，その推理はすべてその動物の過去の経験に基づくものであり，その動物の精神は現に起こっている出来事の後に，似たような出来事からいつも生じるのを見ていた当の同じ結果が続いて起こるのを期待しているということである．

　第二に，こうした動物の推理の原則となるものが，どのようなものであれ，一連の論証や推論であって，それによって，同じ結果が同じ原因に付随して生じるとか，自然はその進行やはたらきが常に変わりなく同一である，といった結論が出てくることになるというのは不可能なことである．……原因から結果への推理というような生命にとって本質的な操作を，推論するとか論証するといった緩徐で不確実なはたらきに任せることなどできないであろう．このことは人間の場合には疑わしいかもしれないが，少なくとも動物の場合には疑問の余地がない．そして，こうした結論が一方の場合で（すなわち動物に関して）一旦確実に成立しているのであれば，我々は，類比の規則に従って，それはいかなる例外も留保もなしに普遍的に受け入れられるべきだと信ずべき強い根拠をもつことになる．習慣こそが，そして習慣だけが，各々の対象がその動物の感覚をとらえる際に，通常それに伴っている対象の存在をその動物に推理させ，そして一方が現れると，もう一方を心にいだくように，それも我々が信念と呼ぶ心情の特別の活発さを伴って心にいだくように表象力を刺激するのである．我々に認識され観察されている，感覚能力をもつすべての存在が，高等な類でも，下等な類でももっている，こうしたはたらきについて，他のいかなる説明も与えることはできない》．[149]

プロハースカ

プロハースカ（1749-1820）の神経活力（*Nervenkraft*,「ヴィス・ネルヴォーサ」）は，神経的な実質が示す諸々の現象の理解に，というわけではないにしても，その解釈に新たな進歩を画するものである．脳室で，鼻孔から吸い込まれる空気と，動脈血とともに心臓からやって来る生命精気とから作り上げられた動物精気は，そこから，大脳と小脳の皮質の中へ，さらには脊髄の灰白質の中へと

近　代

移動する．そして神経液がさらに，精気という，微細で火ないしエーテルの性質を帯び，ついには空気中の酸素（メーヨー）さらに電気（プロハースカ）と同一視される物質の運搬手段として役立つのでなければならなかった．その他の人々にとっては，それは液体でも，火でも，空気でも，水（ゼンメリング）でもなく，神経的な実質そのものの振動であった．ガレノス，アラビア人たち，スコラ学者および 16 および 17 世紀の偉大な解剖学者および生理学者の大部分が，この生きている物質の諸々の精神機能の本性に関する歴史の，最初の時期に属している．カスパール・バルトリンは依然として，ヘロピロスとガレノスに従って，動物精気が生まれるのは第四脳室の中の「カラムス・スクリプトーリウス [筆尖]」であるとくり返している．バーゼルの教授ボーアン (1550-1624) は，動物精気の活動の場を脳の実質の中に移した最初の人々の一人で，そこから動物精気は，神経を介して，感覚および運動の器官に分配されるとした．ガレノスによって脳室に割りあてられた 3 つの機能の中で，一つだけがなお生き延びていた．それは，脳の栄養と動物精気の産出によって形成される「エクスクレータ [排出物]」の排出腔であり集積所であるということであり，この「エクスクレータ」は，1° 乳頭様突起部 [嗅球] および篩骨を通って鼻孔から，2° 漏斗部と下垂体から口腔へ，排泄されることになっていた．

ついで，消えていこうとしている学説に時に起こるように，諸々の事実を折衷した新しい解釈が作り出された．息子の方のジャン・リオラン (1577-1657) が，てんかんと卒中の座を脳室にではなく脳の実質の中に位置づけていたアルトドルフの教授カスパール・ホフマンに反対して，動物精気は，たしかに脳室の中で生命精気から生成されていて，これらの腔所から脳全体に広がるのであり，鼻孔から吸い込まれた空気が脳室に入って生命精気と混じり合うことがない場合には，それは硬膜の周囲に拡散して脳を冷やすのに役立てられる，ということを証明しようとしたのである．ついで，J. ヴェプファー (1620-1690) がリオランを論駁した．そして，諸々の精気が脳室で生成され保存されるという古代からの学説は永遠に消滅した．ガレノスによって脳室に割りあてられた第 2 の機能は，篩骨の詳しい解剖学的研究によって，匂いの粒子は脳室の中に入り込むことができず，そこは嗅覚の座ではないことを証明したコンラート・ヴィクトル・シュナイダー (1614-1680) によって誤りであることが証明され，すでに無に帰していた．動物精気の存在自体の仮説も，たしかにかなり早い時期にフェルネルやプラターその他によって否定されていたのが，なお 18 世紀に，ハラー，ブールハーフェおよびティソによって擁護されはしたが，ついに時代の自然な進歩によって消え去り，神経活力の仮説に変わっていったのである．

プロハースカ

　すでにアルブレヒト・フォン・ハラーにおいて，この語は，神経が筋肉の収縮をひき起こす原因を指すのに用いられている．ウンツァー（1727-1799）は，シュタールとハラーの学説のきわめて雄弁な代弁者で，このような思想の変革を強く前進させた．しかし，我々もすでに言及したように，1749年モラヴィア生まれの，イジー・プロハースカこそが，流体あるいは精気といったものすべてを排して，《いかなる仮説》にも頼ることなく，もはやデカルト的方法に従って「ア・プリオリ［経験によらず］」にではなくて，「ア・ポステリオリ［経験に基づいて］」に，帰納的ないしはニュートン的方法によって，神経系の諸々の機能を説明することを試みたのである．たしかに，ニュートンは，引力の未知の原因を「ヴィス・アトラクティーヴァ［引力］」という用語によって示し，もっぱらこの力から生じる諸々の結果の観察から出発して，万物の法則の認識に達したのであるが，それと同じように，プロハースカは，神経系の研究の中で観察された諸々の結果の未知の原因を「ヴィス・ネルヴォーサ」と呼んだのである．こうした神経系の諸々の機能という結果についての認識から，そうした諸々の自然現象を律する法則の認識が出てくるのでなければならなかった．このように神経系の機能に関する科学的学説は〈もっぱら事実に基づいて〉築かれなければならなかったのである．[151]

　観察や実験の彼方にあるものについては一切断言することを拒み，何も知らないことを甘受する，そのような真の科学的懐疑主義，それが，この生理学者の著作のすべてに見出されるが，彼については，反射作用についての彼の一般法則の方が，彼の脳の機能を解釈する方法よりも知られている．しかしながら，この方法こそが，きわめて高度な独創性をもっているのである．というのも，当然のことながら，プロハースカは，神経中枢における反射を最初に述べたわけではなく，この現象は，たんにデカルトやウィリスによって記述されていただけでなく，古代および現代のあらゆる生理学者たちによっても，反射の運動という名でしばしば観察されてもいたものであり，反射作用という観念もまた脊髄や脳髄の生理学と同じくらいに古くからあるのであって，そうした領域の現象についての全般的理論が，もっぱらプロハースカだけに属するということなのだから．

　ということで流体や精気の仮説に基づくすべての理論は，この仮説そのものが誤りであると証明された時点で，支持することはできないと思われた．神経活力は，神経系全体の中に，生命によって生み出される．したがって，血液循環，呼吸，栄養摂取による物質交換が，この力の維持に必要となる．それは，たんに脳の中だけでなく，各々の神経の中でも（胎児，無脳児など）産出され

る．切断によって脳から分離された一本の神経も筋肉を動かす特性を保持している．「神経活力は分割可能で，脳がなくても神経の中に存続している」．神経系の各々の部分がこうして固有の神経活力を備えているのは，その構造が完全であることを保証する，その組織構成や栄養状態（空気，血液，栄養物）によっている（[*Lehrsätze aus der Physiologie des Menschen*, XXXIV, 注（151）参照] § 169-171）．さらに，作用するために神経活力は，〈刺激するもの〉（「スティムルス」）を必要とする．「神経活力は，刺激が加えられて喚起されるまでは潜在していて，それより前に神経系の作用を作り出すことはない」．この刺激には，物体的と精神的との2種類がある．神経活力と刺激の両方の作用のもとでのみ，神経の効果が，血管およびその内容，分泌，動物熱，栄養などに現れる．被刺激性は神経活力を前提としている．とはいえ，被刺激性は筋肉だけに属し，感覚能力は神経だけに属する．感覚作用と運動は，それらの効果を作り出すために神経活力を用いるだけでなく，それを破壊もする（同，§174［原本では p. 174 とあるのを訂正．以下同]）．運動の固有の器官は筋肉である．神経は導体にすぎず，伝播は2方向に起こる．感覚作用（*Empfindung*）あるいは一般感覚（*Seelengefühl*［心的感覚]）の固有の器官は脳である．感覚作用は意識があってもなくても起こる（§207；§215も参照）．この学説の主要点は，「神経系の機能について」[*De functionibus systematis nervosi*, 注（151）参照］の第IV章の中で明らかにされている．

「センソーリウム・コンムーネ」とは何であろうか．その座，そしてその機能とはどのようなものであろうか．まず以下に，プロハースカが最初の問いに出している返答をあげる（我々が書き写す言葉には反射作用の一般理論の全体が含まれている）．「感覚神経に生じる外部の印象は，その長い神経全体を通って，きわめて速やかに起始にまで伝播する．そこに到達すると，一定の規則に従ってそこで反射して，対応する特定の運動神経に移行し，その神経を通って，再びきわめて速やかに筋肉に伝播して，一定の運動をひき起こす．感覚のための神経も運動のための神経も，あたかもそこが中心であるかのように集まって連絡し合い，またそこで感覚神経の印象が反射して運動神経に向かう，この当の場所が，大部分の生理学者たちがすでに受け入れている述語によって「センソーリウム・コンムーネ」と呼ばれているのである」[*Adnotationum academicarum*（注（151）参照）p. 114］．〈反射運動は意識を伴うこともあれば，伴わないこともある〉［同，p. 119］．したがって反射を特徴づけるものは，それがひき起こされるときに感覚作用がある，あるいは感覚作用がないということではなく，運動あるいは分泌の次元での反作用が不可避的，自動的に起こるということであ

る．それはまさに光で起こる反射に匹敵する反射なのであるが，それでもこの現象は《反射角が投射角に等しく，反作用が作用に比例するという，物理学の法則だけに従って起こるわけではない．この反射は，いわば「センソーリウム」の髄の中に，自然によって刻み込まれた特別な法則に従うのであって，この法則を我々はもっぱらその結果によって知ることができるだけで，それを理解することができるわけではない》（同，p. 154 ［なぜかこれは *Adnotationum academicarum* 所収のものとは頁付けが異なっているが出典となった刊本は不明．同書では p. 116-117, 以下同]）．

このように感覚神経の印象が「センソーリウム・コンムーネ」と呼ばれる一つの中枢を介して運動神経へと反射することが，プロハースカが一般法則と名づけているものである．いかに多くの，しばしば諸々の生理学概説（ロンジェ，M. デュヴァル，他）の中でも引用されている事例によって，プロハースカがこの法則を確認したかはよく知られている．最も説得力のあるものは，おそらく，友人の指が接近するときに眼瞼を閉じるという防御反射であろう．《「友人がその指を我々の眼に近づけると，たとえ我々は何も悪いことは加えられるはずがないと確信していたとしても，すでに視神経を通って「センソーリウム・コンムーネ」にもたらされているその印象が，その感覚神経から眼瞼の運動のための神経に反射されて，そうしようとは思わないのに眼瞼は閉じられ，指が眼に触れる不快を阻止するのである」》（同，p. 155, ［同，p. 118]）．

感覚神経が終わり，運動神経が発する反射の中枢（「センソーリウム・コンムーネ」）の座については，プロハースカは，脳梁の中に（ランチーシ，ラ・ペロニー），線条体の中に（ウィリス），卵円中心の中に（ヴィユサンス），「穹窿回」（ブールハーフェ），延髄（ロリィ，マイヤー，メッツガー），さらには，たとえデカルトは18世紀末においてさえカンペルの中に予期しない擁護者を見出していたのだとしても松果腺の中に，位置づける，といったことに気持ちが傾くというようなことはない，このカンペルは，たしかに，若い象を解剖して，この動物の松果腺，「上丘」および「下丘」が，我々の脳のものときわめてよく似ているのに驚いたことを証言しているのである．このことについて，彼はテキスト通りには次のように書いていた．《仮に「センソーリウム・コンムーネ」がどこかに座を占めなければならないとしたら，その座を求めるべきであるのは松果腺の中であり，したがってデカルトの見解は，多くの人々が考えるほど馬鹿げたものではなかったのである》．プロハースカによれば，「センソーリウム・コンムーネ」は諸々の神経の起始と同じ広がりをもつのでなければならず，したがって，延髄，大脳脚および小脳脚，視床の一部，脊髄全体を

含むのでなければならない．「センソーリウム・コンムーネ」が脊髄まで広がっていること，このことは，彼の言うところでは，頭部を切り落とした動物で運動が存続することから明らかと思われるのであり，というのもこの運動は，脊髄から出る神経のある種の共働がなければ作り出されるのが不可能だからである．頭部を切り落としたカエルでも，針で突くとその部分を引っ込めるだけでなく，歩いたり，飛び跳ねたりもするが，これも感覚神経と運動神経の共働がなければ不可能なことである．したがって，こうした共働，こうした共同作用の座は脊髄の中にあるというのでなければならないことになる．そこが，この場合にこの両生類に存続している「センソーリウム・コンムーネ」の唯一の部分なのである．

このような諸々の神経の共働は，「センソーリウム・コンムーネ」によってしか実現されないのであろうか．それは諸々の神経が相互に連絡しあう唯一の中枢なのであろうか．あるいはむしろ，神経系の中にはさらに，少なくともいくつかの神経にとっては，他の調整中枢が存在するのであろうか．こちらの方はウィリス，ヴィユサンス，ブールハーフェ，メッケル，ガッセル，カンペルの見解であり，ペロー，ハラー，ホイット，モンロー，ティソは反対の意見をもっていた．プロハースカは前者に属している．「私は，たとえ諸々の神経の間の特別で最も重要な共働がセンソーリウム・コンムーネにあるのだとしても，諸々の神経の機能が結合し連絡し合うこと自体において，神経同士の吻合と連鎖がもつ何らかの有用性が否定されることはありえない，と結論することができると考えている」．諸々の神経の共働は，同じようにそれらの神経節の中でも起こっており，外部の印象はそこでも「センソーリウム・コンムーネ」の中でと同様に反射される．プロハースカは，肋間神経ないし交感神経の神経節は，ウンツァーが教示するように，それだけの数の「センソーリア・パルティクラーリア［個別感覚中枢，「センソーリウム・パルティクラーレ」の複数形］」であることはかなり確実なことだと考えている．したがって「センソーリウム・コンムーネ」の他に，延髄，脊髄，ヴァロリオの橋，大脳脚および小脳脚に，神経節および神経叢の中に個別「センソーリウム」が存在するというのはありそうなことで，求心性の神経によって投射された外部の印象は，直接そこで反射され，必ずしもそれらの印象が「センソーリウム・コンムーネ」まで遡っていってそこで反射されるというわけではないということになる（同，p. 159［同，p. 119］以下，『人間の生理学に関する諸命題』，*Lehrsätze aus der Physiologie des Menschen*［注（151）参照］§215［p. 134］以下）．

プロハースカは，当然大脳皮質と白質を区別している．彼は，白質が神経系

全体の中で占める面積に強い印象を受けており，脳の髄が神経を作り出すことの他に，さらに他の用途に向けられているに違いないという考えに傾いている．この時期にはまだ，神経節の灰白質が大脳皮質のものと同一のものとされるべきものかどうか，ということについては，疑問がもたれていた．注入と顕微鏡観察は，プロハースカが常に専念していたもので，それらを用いた彼の神経と筋肉の微細解剖学の仕事は有名であったが，そうした研究によって，この皮質が一つの髄であり，その組織は《きわめて細い多数の血管》で作られていることが明らかになるが，フルクロワの研究によれば，この髄を構成する物質は，諸々の器官の髄の中でも特有の髄であった．白質の中では，この髄は線維として組織されていた．そうした線維の横方向の走行が大脳の両半分を結ぶ脳梁の中に現れていて，脳梁の表面には縦走する 2 本の白い線条があった．大脳の両半球の中心部でも，髄の諸々の線維はやはり別々の方向に交叉しているように見えた．これらの線維のかなりの部分は，線維束のかたちで，線条体を通りぬけて，視床および大脳脚に向かっていた．これらの脚の線維は，大脳の神経節の中で，互いに交叉して小脳の線維と合した後に，延髄と脊髄に進んでいく．プロハースカの目の前には，ウィンズローやハラー，レーバー，メッケル，ツィン，ヴァルターは言うに及ばず，マイアー，ヴィック・ダジール，ゼンメリングらによる，重要な脳および脊髄の解剖学書が置かれていたのである．

　外部感覚，内部感覚および筋肉運動は，言わば諸々の精神的機能の素材である．外部感覚の中でも，一般感覚 (*Gefühl*) は最も重要であり，最も広汎で，我々の身体の外面にも内部にも広がっている．そして他の感覚，すなわち視覚，聴覚，嗅覚，味覚は，一般感覚が呈す諸々の様相にすぎない．諸々の物体のもつ感覚的特性，すなわち，形や大きさ，軟らかいか固いか，温度，乾き，湿りなどは，皮膚の表面に分布するそれらの感覚の器官（マルピーギ）が知らせてくれるが，それらの他に，我々はそれを介して，飢餓や渇き，自分の身体が健康な状態か病的な状態か，といった感覚，排尿や排便の欲求，性本能，苦痛，嫌悪，むずがゆさ，これはそれが呈する不随意的でけいれん的な笑いとともに起こるが，そうしたものも体験するのである．内部感覚ないし動物的機能とは，思考，理性，知性，意識である．これらの機能（知覚，判断，意志，想像，記憶）の器官は，脳とそのすべての部分である．脳のない動物は，その運動が神経活力だけに依存することになり，自動装置と同じである．人間においても，数多くの運動は自動的と呼ばれるべきものである．そこで，随意的ないし動物的運動に対して，プロハースカは，不随意的，自生的，機械的，要するに自動的運動を対立させているが，これは魂がそう意識することなく，あるいは意識

していてもそれに反するようにして行なわれるもので，例えば，心臓，食道，胃，腸，虹彩などの運動がそうであり，ガレノスが自然的運動と呼んでいたものである．しかし，随意的と言われる筋肉によって行なわれていても，多くの運動が自動的であり，例えばヒステリー患者やてんかん患者のけいれん，子供のけいれんなどがそうである．子宮内の胎児や新生児では，これらの筋肉は随意的と呼ぶことはできない．卒中に罹った患者，夢遊病者，眠っている人々によって行なわれる運動についても同様であるが，それでもやはりこれらの運動は部分的に，プロハースカの十分に奥深い見解に従うなら，魂がすぐに忘れてしまう漠然とした感覚作用や意志に関連づけられるべきもののように思われる．最後にもう一つ，プロハースカは第3の種類の運動，すなわち呼吸運動のような，ある程度意志に従うと同時に従わない，混合性の運動も研究していた．

『人間の生理学に関する諸命題』，*Lehrsätze aus der Physiologie des Menschen*（§ 312-339）の中でプロハースカは，ここでは彼の方法に忠実ではなく，脳という有機的に組織された塊は十分に思考を作り出すことができるとは認めずに，精神力ないし魂（*Seelenkraft*）をひき合いに出して議論を進めている．諸々の神経の上で作られ「センソーリウム・コンムーネ」に伝達される外部の印象を知覚して，魂がそれらから，我々が心像ないしは想念と呼ぶ，一定の認識ないし観念を引き出すというのである．理性は脳が発達し完成していくとともに増大するが，脳の発達に対立するものはすべて理性の力を弱める．この理性の力は，すべての人間において同等というわけではない．せん妄，意識の喪失，あるいはたんに記憶の喪失も，脳の諸々の病気によって起こるものである．脳のどの部分がこうした内的感覚の器官であるかを決定することについては，それをある程度の確信をもって行なうことなどできないであろう．脳のさまざまな部分の用途や魂の座に関する生理学者たちの諸々の仮説は誤ったものである．精神疾患の正確な観察，そして諸々の死体解剖の結果，要するに，ボネ（「墓地」），モルガーニ，リュートー，セナック，サンディフォールト，ポルタル，コンラディ，ライル，ゼンメリング，ブルーメンバッハ，Chr. Fr. ルートヴィヒ［Chr., Fr. Ludwig, Carl Friedrich Wilhelm Ludwig（1816-1895）のことであろう］らが実践していたような，そして，ハラーがあらゆる機会に推奨していたような，病理的な臨床と解剖によって，おそらくこの分野にもいく分かの光が投げかけられるであろう．麻痺の場合の病巣と症状の局在が交叉性であることの他，プロハースカは，出血による脳の急激な圧迫によって意識が喪失することがある一方で，徐々に起こる圧迫，例えば脳室浮腫［水頭症］あるいは硬膜の腫瘍で起こるようなものでは，内的感覚の障害がそれほどのものでなかったり，あるいは

生涯まったく気づかれずに経過することさえあるという事実も記している．

　脳の病理解剖学および病態生理学にとって，もう一つのまったく別の重要性をもった症例観察が当時発表されていて，その中には，脳局在に関する現代の学説のほとんどすべてがすでに含まれていた．ファラブーフは，1746年と1750年の間に，フライブルク・イム・ブライスガウの教授ヨーゼフ・バーダーによりウィーン当地で収集された諸々の症例観察に基づくある紀要から，次のような一節を抜粋していて，これはラテン語テキストから A. ブロカによって訳されたものであるが，そこでは著者は彼の症例観察の一つ（XXII）から得た考察を要約している．《さて我々は，注意深く死体で見出された病変と，生きていた時の患者で記された症状を比較するなら，そこから実地医療に有益な3つの結論を導き出すことができるであろう．まず第一に，大脳の諸々の構成要素とそれがもたらす作用とは交叉しており，身体の一側の感覚能力と運動は，反対側の大脳半球の支配を受けるということである．たしかに常に，我々の患者では頭部の右側を患い，その側に膿瘍があったが，他方，知覚過敏とけいれんは常に左腕に起こっていたのである．……第三に我々に明らかになることは，多数の観察症例を注意深く集め，入念にそれらを比較することによって，我々は，実地医家にとっての最大の恩恵として，大脳のどの部分がしかじかの四肢に感覚能力ないし運動をもたらしているのかを知りかつ予測することができるだろうということである．その結果，患っている四肢を知れば，大脳のどの場所が病気であるかを決定し，また逆に，大脳の一定の病変が与えられれば，どの四肢が障害を被るかを予測することができるようになるだろう．例えば，我々の患者では，疼痛と膿瘍は右の頭頂下に位置し，けいれんは左の腕に起こった．ところで我々はもっと先で（症例XXV），右側に麻痺と拘縮のあった若い男で，大脳には頭頂下で，硬膜に2つの結節が見出され，左の大脳半球では中葉と前葉に水胞，むしろ粘液胞，私に言わせてもらえるならそのように言った方がよいようなものが見出された症例を見ていくことになるだろう．おそらく，多数の観察症例の同じような比較の後で，我々はついに確信をもって，頭頂下に位置する大脳の領域は反対側の上肢の運動と知覚能力を支配していると結論することができるようになるだろう》．⁽¹⁵⁵⁾

　最後に，生理学的実験はまた，プロハースカによれば，脳のさまざまな部分の用途を我々に知らせるのに貢献するに違いないものであった．さらにまた彼は，大脳の中に，知性のさまざまな機能に対してさまざまに異なった座が存在することを疑っていないように思われる．「あるいは，知性のさまざまな部分には，大脳の中にさまざまに異なった座があるのであろうか」と彼は問うてい

る(『神経系の機能について』 De functionibus systematis nervosa, p. 184 [刊本不明. Adnotationum academicarum 所収のものでは p. 141])のである.「センソーリウム・コンムーネ」の諸々の部分は,意識して,あるいは意識なしに,特別な法則にしたがって,感覚的印象を運動へと反射する.これらの部分は,我々もすでに述べたように,プロハースカにとっては,神経の起始と同じ広がりをもち,視床や大脳脚や小脳脚の他に,延髄と脊髄も含んでいる.しかし,思考の器官は大脳と小脳であり,仮に《これまでのところでは,大脳と小脳のいかなる部分が知性のしかじかの機能に役立てられているのかは決定されていない》としても,また仮に《名のある著者たちがそこに到達しようと努力して用いている,とてもありそうもない憶測》にもかかわらず,《生理学のこの部分はかつてと変わりない厚い闇に包まれたままである》のだとしても,〈知性のさまざまな部分が大脳の中にその器官をもっているということはありえないことではない〉(同,p. 187 [同,p. 143]).知覚の器官は,判断,意志,表象力,記憶の器官とは別のものであろう.もっとも,これらの器官は同じ目的に向かって協調し,相互に刺激し合って作用をひき起こしているのではあるが.少なくとも判然と区別され位置が分離したかたちで,大脳の器官が複数存在するとする理論,すなわちガルの器官学の理論は,すでにプロハースカの考えの中には存在しており,彼は《表象力の器官》は大脳の中では《知覚の器官》から最も遠い場所になければならないと考えていて,その理由は,後者が睡眠でまどろむときにも,前者は活動に入って夢を作り出すことができるからだというのである.

ヴィック・ダジール

ヴィック・ダジール(1748-1794)の著作の中の数少ないいくつかの一節で,この偉大な脳の記述者は,この器官の諸々の機能について語っているが,そこからもたらされる印象は,彼はこの問題に関して,そう思われているよりも,もっと多くのことを考えていたのだということである.《外的および内的な神経の作用にあてられた諸々の索の間に介在する大脳の諸々の髄性の隆起》に加えて,彼は,一つの《髄性の塊》,すなわち,そこで《諸々の心像がより広く突き合わせられ,より豊かに組み合わされる》知的機能の器官について語っている.要するに,ヴィック・ダジールが述べるところでは,《人間の脳の中には,主としてその土台を形づくる一つの自動的な部分が存在し,その部分を構成する諸々の結節の上に,より高次の,より重要な用途に向けられた一つの領

域がある……》．ブールハーフェ，カーウ，ハラー，プティ，ツィンマーマンとともに，常に信じられていたのは，《髄質は皮質よりもはるかに感覚能力がある》ということである．顕微鏡で灰白質を調べてみると，そこには《不規則に円くて，大きさが不均等の，血液の小胞よりも八分の一だけ小さい大量の小球が認められる．白質では，小球は縦方向に配列し，線維状に見える》．脳を固定するために最も広く用いられていた手段は，相変わらず熱を加えることであった．脳の白質の中から，フルクロワは，《半凝固性の蛋白質を含んだ実質で，［……］その組成の中の水分量が目立つ》ものを分離していた．結局のところ，神経と脳の機能について知られていることのすべては，ヴィック・ダジールによれば，ほぼ次の3つの命題に帰す．1° 大脳，小脳，延髄，脊髄および神経は，感覚能力の直接の器官である．2° 神経は，感覚作用の道具であると同時に，意志が筋肉を動かすのに役立てる道具でもある．3° 神経の作用は，人間の身体のあらゆる部分の間に一つの対応，交感を確立していて，それらの部分は，さまざまな器官の力のすべての効果を一つに結合して，それらの間に，神経系全体の中で受け取られ伝達される印象によって定まる，一定の調和を維持している．感覚作用，筋肉の運動および諸々の内臓の交感作用，これらが，そうした影響がもたらす3つの主要な結果なのである．

　知的機能のメカニズムについてはどうかというと，ヴィック・ダジールは，このような事柄について自分が無知であることの自覚をもっていた．それでも彼はこの機械装置のさまざまな部品については深い知識をもっていて，その機能をきわめて強い好奇心をもって眺めていた．彼は四足獣の脳の中に，人間の脳のほとんどすべての部分を見出したが，そこにはきわめて著しい違いがあり，それを彼は次のように記していた．人間より下等な哺乳類では，大脳半球は小さくて，左右対称であり，《シルヴィウス溝》がない．嗅神経は著しく容量が大きく，その内腔は側脳室と交通しており，松果腺とその柄，漏斗部，下垂体，虫部，四丘体（ウィリス），線条体，視床，脳弓，アンモン角［海馬］，海馬采も同様に著しく大きい．人間やサルにはある上部脳室（側脳室）の後角ないし指状腔はほとんど見分けられないくらいに痕跡的である．大脳脚の中の《黒斑［黒質］》は存在しない．人間の脳は，それに反して，大脳半球の容量が大きく，小脳外側部の範囲が広く，ヴァロリオの橋が発達し，［延髄の］オリーヴ［本書 p. 135参照］および錐体の隆起が存在する，などの特徴をもつ．鳥類の脳は，《人間や四足獣の脳とは別の設計図に基づいて》作られている．魚類の脳は，主として嗅結節と視結節から構成されている．《この臓器の残りの部分は，非常に縮小していて，その他の神経機能には十分であるはずであるとはいえ，そ

れらの機能がいかに限られたものであるかは容易に理解される》．——《人間から爬虫類に至る全系列の中で諸々の神経器官を眺めていて常に目に入ってくるのは，常に縮小していく同一のシステムである，獣類には人間に備わっていないようないかなる部分もなく，人間には彼らに欠けている多くのものがある》．視覚は鳥類で，嗅覚は四足獣で最も発達しており，そして，ヴィック・ダジールがつけ加えているところでは，注目すべき類似点として，鳥類の視床と四足獣の嗅神経はどちらも同じようにはっきりした内腔ができている．

　ヴィック・ダジールは，脊椎動物の系列において脳の構造が呈する，類似よりも差異により強い印象を受けたようである．例えば，彼がサルを観察したのは，《デフォンテーヌがアフリカから彼に送った2頭のサルについて》だけであったが，彼は次のように書いている．《したがって，動物の構造にほとんど通じていない一部の哲学者たちのように，サルの脳は人間のものと同じだなどとは言わないことだ》(「サルの解剖」, Anatomie des singes [以下の刊本での標題は, Description anatomique des Singes en général], *Oeuvres de Vicq-d'Azyr*, Tome V, [p. 315] 参照)．彼は1781年には，もっとも彼が最初というのではなかったが，後にモンロー孔と呼ばれることになる，《視床の前部で，視床と脳弓の間に》位置し，これによって第三脳室が側脳室と通じる，小さな楕円形の開口部を観察していた (*Oeuvres de Vicq-d'Azyr*, Tome VI, p. 227)．知られているように，彼は大脳凸面を前頭部，頭頂部，後頭部の3つの領域に区分することを推奨し，ピートルがこの区分に着想を得て，自らの名を冠する脳切断を考案した[ピートル切断]．18世紀も終わりになって，ヴィック・ダジールは依然として，青年時のエラシストラトスの犯した古くからの誤り，すなわち神経は脳の膜から生じるとする誤りを反論しなければならないと考えている (Planche XV [Vicq d'Azyr, *Traité de l'anatomie du cerveau* (注 (159) 参照) に載せられている図版で，p. 68 にその説明がある])．神経は，数の上では13対あるが [脳神経は12対であるが，それに脊髄神経の第1対，第1頚神経が加えられている]，さらに，それらが出る領域に関して違いがある (大脳，この臓器の脚，ヴァロリオの橋，小脳の脚，延髄) とともに，《その堅さ》によっても違いがあって，いくつかのものは，嗅神経と聴神経 (第7対 [内耳神経．現代の第7脳神経の顔面神経が第8対に，第8脳神経の内耳神経が第7対として数えられている] の柔らかい部分) のようにすっかり《柔らかく髄様》である．視神経の《接合》あるいは交叉ということについては，ヴィック・ダジールは次のように述べている．《最も厳密な解剖学者たちは，これらの神経の交叉を認めなかったガレノスの意見を受け入れてきた．これらの髄質は言わば，双方で交通し混合しているのである．ハラーも「すべ

ての髄で混合されている」と言っている．諸々の病的現象によってこの主張は確認されていて，この神経の交叉に信を置くことは許されない．ヴェサリウスとモルガーニは，一つの視索が何らかの損傷を被った場合に同じ側の眼が病気になったいくつかの症例を報告している》のである（*Traité de l'anatomie du cerveau*, Planche XV, 32, p. 75 [32 という数字は，この図版 XV で視交叉の部位に付された番号であり，p. 75 にその説明がある]）．《有棘魚類》や《軟鰓》魚類の多くでは，視神経は交叉している［実際には人間では，両眼から出た視神経のうち，視交叉において鼻側半分の神経線維だけは交叉している］．

カバニス

人間の脳の生理学は，**カバニス**（1757-1808）においては，好んでくり返し言われてきたほど，表面的なものではない．かつて自分が解剖した死体では同じようなことは何も見出さなかったと主張していたピネルの権威にもかかわらず，そして，顕微鏡を採用し注入という技法を用いても《大脳の髄の内的構成は依然としてよくわからなかった》のだとしても，カバニスは，精神異常を呈していて死亡した者の解剖の際に観察される脳の病変をさまざまな機会にくり返し指摘しているのである．例えば脳は，ボネ，リトル，モルガーニおよび他の多くの人々によって，知的障害者では異常に柔らかく，狂暴な狂気を呈している者では自然本性に反して堅いといったことが見出されていた．脳の髄の粘性が不均等であることや，脳の《色や感じとられるあらゆる外観が変化していること》が，髄膜や《脳溝》の炎症とともに，狂気の最も恒常的な器質的特徴を形づくるのである．判断する，推論する，想像することは，感覚することと別のものではありえない．《すべての生理学的あるいは精神的現象は，常にもっぱら最終的なところとして，感覚能力に帰す》．感覚作用を知覚されている印象という意味に解するなら，感覚作用を欠く感覚能力も存在するということになる（*Rapports du physique et du moral de l'homme* [注（160）参照], p. 441 [p. 440 の注（1）の続きの文]）．カバニスは，当時の文学的な洗練について誤った思い込みがあったせいで，正常および病理解剖学の詳細，臨床観察と生きている動物での実験について，子細に述べることを明らかに嫌っているが，彼は諸々の事実を知っている．次の一節もまた，脳局在についての現代の理論のすべてを萌芽のかたちで含んでいる．彼は次のように述べているのである．《何らかの手段で大脳の器官のさまざまな地点を刺したり刺激したりすると，通常このような

手段で起こるけいれんが，一つの筋肉から他の筋肉へと次々に移っていくが，ふつう刺激された地点と関連した筋肉を越えて広がることはないことがわかる．規則的に起こる諸々の現象を観察していくと，やはり同じ結果が得られる．睡眠中に人が腕，脚，あるいは身体の他のあらゆる部分を動かすのは，内部感覚器官がそのときに大脳の中に形づくられている想念に固有の性格に従って，受け取り組み合わせている諸々の印象の座に従っているのである．そして覚醒中にも，最も自然な状態で，記憶によって辿りなおされている諸々の遠い思い出，あるいは表象力によって形づくられる諸々の光景が，一定の個別器官の中に，限定された運動を作り出すのが見られるが，そうした運動の原因となるものは，おそらくもっぱらそれらの器官に対応する大脳のシステムの諸々の地点にはたらきかけているのである》（同, p. 131）．カバニスはさらに，ビシャ，ピネル，エスキロールおよび彼の同時代人たちとともに，神経疾患，錯乱および狂気は，《座》ないしは《原因》を胸腹部の内臓の中にもつことがあると考えていた（同, p. 85, p. 102, p. 228 [この箇所はあまり関連がないように思われる], p. 488）．そこから次のような重要な結論が出てきた．すなわち，内臓がその障害によって直接思考の障害に影響を及ぼすのである以上，《正常な状態でも，思考の規則的な形成に，内蔵は同じように貢献しており，その協調が必要とされている》[同, p. 85] のである．ということは生体の中には，脳や脊髄とは独立して，害を被ると身体的および精神的な諸々の結果が作り出されるさまざまな感覚能力の源が存在していたのである．すなわち，1°横隔膜領域（横隔膜および胃），2°季肋下領域（肝臓，脾臓，上腹部神経叢，小腸，大腸の大湾曲部），3°生殖器官，である．このようにさまざまな作用が，それらが集まり合うことによって感覚能力の行使を成立させているのであり，そうしたものはもっぱら神経系だけに関わるというものではなかったのである．

　認識論についてはどうかというと，カバニスの場合は，デモクリトスや大部分の学識ある唯物論者たちと同様のものであって，彼らは，バークリに連なる偉大な観念論者たちと，考えるところは根本的にまったく同一である．カバニスは次のように述べていた．《我々の想念は我々の諸々の感覚作用の比較から出てきた結果にすぎないのであるから，人間の本性に属す一般的な感覚の仕方に相対的な真理しか存在することはありえない．だから，ものごとの本質そのものを知っていると思い上がるのは，ごくわずかな注意を向ければ明らかにわかる馬鹿げた振る舞いである》[同, p. 74]．

ビシャ

ビシャ

ビシャ（1771-1802）はたしかに脳を，動物的生命の器官として，知性，記憶，知覚，表象力に，すなわちそれら自身は《感覚の作用》に基づいたものである，悟性の諸々のはたらきの諸々の基礎に関わりのあるすべてのものの中枢として，考えていた．彼は，人間と動物における脳の相対的な大きさ，すなわちこの器官の機能的活動性と比例した大きさ，そしてまた，脳にその座があり，すべてが《悟性の顕著な障害》により明らかになるような，さまざまな変化を報告している．しかし，仮に《あらゆる種類の感覚作用が脳の中に中枢をもつ》のだとしても [*Recherches physiologiques sur la vie et la mort*（注（161）参照），p. 62]，その感覚作用が諸々の情念の誘因になるのだとしても，この情念の方は本質的に感覚作用とは異なっていて，もっぱら有機的生命に属している．ビシャの述べているところでは，脳は《情念においてはけっして影響を被ることはないのであり，内的生活の諸々の器官が情念の唯一の座なのである [同，p. 62]．[……] 有機的生命こそが，情念がそこに達する終点であり，そこから発する中心なのである》[同，p. 71]．以上が，ビシャが書いていたところでは，厳密な観察によって我々に明らかになることである．肝臓，胃，脾臓，腸，心臓などの病変によって，我々の情動の中には，一群の多様性，変化がひき起こされるが，それらはそうしたものを維持していた原因そのものが存在しなくなる瞬間から起こらなくなる．恐れは胃の中に原因があり，怒りは肝臓の中，善意は心臓の中，喜びは腹部内蔵の中に原因がある．《陰うつな情動は緩下剤によって悪い体液とともに除去されると考えていた昔の人々は，現代の技師諸氏よりも，ものごとの管理の法則をよく知っていた．最も重要な通路から障害となるものを取り除いて，彼らはこうした情動の原因を消し去ったのである》[同，p. 71][161]．

《さまざまな狂気も，当の同じ原因（激しい情念から生じる心臓の障害 [スーリィによる挿入]）によって作り出されるが，たいていの場合主病巣は上腹部の何らかの臓器にあって，そこがはなはだしく障害されており，脳は余波を受けてもはやその機能を規則的に営むことを止めるしかなくなるのである》[162]．——《私は，すべての感覚作用は動物的生命，特にこの生命の中枢である脳と関連し，すべての情念，すべての感情は，これに対して，有機的生命，肺，心臓などに関連する，ということを証明した．したがって，すべての苦痛において感覚作用を受け取るのは脳であるとしても，また害を被る始原があるのはこの器官であるとしても，それでも脳が反応して内部臓器に作用を及ぼすということはないのである．したがって，そのときに呼吸とか循環とかに影響を及ぼす

障害はそうした反応から生じるようなものではなく，そのときにその動物を駆り立てている情念が，心臓あるいは肺に及ぼす直接の影響によるものなのである．……心臓と肺は情念によって直接影響を被ったのであって，脳の反応によったのではない》（[*Recherches physiologiques sur la vie et la mort*, 5ᵉ édition, 注（162）参照] p. 461-3 [直前の引用の出典]，p. 466 など）．

このように情念に関するものはすべて，ビシャによれば，有機的生命に属し，感覚作用はその誘因にすぎず，両者は本質的に異なっている．《たしかに，怒り，悲しみ，喜びが我々の魂を駆り立てるということは，我々が外部の対象と保つ関係の中にそれらのものを生じさせる原因を見出すことがなければ起こらないであろう．またたしかに，感覚はこうした関係の仲介者であり，それは情念の原因となるものを伝達してはいるとしても，その結果にはまったく加わらないのであって，この場合には，たんなる伝導体なのであり，それが作り出している情動と共通するものは何もない……》[同，p. 71]．たしかにビシャも認めているように，情念が，動物的生命のさまざまな器官の中に《その終止も起始も》まったくもっていないというようなことは，驚くべきことである．しかしただたんに《諸々の内部の機能に役立てられている部分》は，情念によって影響を被るというだけではない．それらの部分は，それらのおかれている状態に従って，情念をひき起こしさえするのである [同，p. 73]．

《怒りは循環運動を促進し，しばしば計り知れない大きさで，心臓の努力を増大させる．……それほど循環状態を変えることはないが，喜びもそれを変化させる．……恐れは逆の方向に作用し，血管系全体の虚脱によって特徴づけられる．この虚脱によって血液が毛細血管に達するのが阻害され，その場合に身体の構成の上に，それも特に顔面に認められる広い範囲の蒼白をひき起こす．悲しみ，傷心の結果もほぼ同様である．……ドゥソーは，心臓病，大動脈の動脈瘤が大革命の際に，革命が生み出す不幸に比例して増加したことを指摘していた．……絶えず苦痛に苛まれている人と，毎日が心の平穏と魂の安静の中で過ぎていく人とを比べてみると，それぞれの人の栄養状態にいかに違いがあるかがわかるであろう．……次のような表現，妬みでやつれる，*sécher d'envie*，後悔に蝕まれる，*être rongé de remords*，悲しみのため衰弱する，*être consume par la tristesse* 等の表現は，どれほど情念が栄養摂取の作業に変化を与えているかを告げ知らせてはいないだろうか．……すべての学者たちが脳に，魂の座として，我々のすべての情動を結びつけていた時代に，俗語は2つの生命（有機的と動物的）それぞれの属性を区別していた．常に，《強力な頭脳，tête forte》とか《できのよい頭，tête bien organisée》という言い方で，知性が申し分ないということが述べられ，《優しい心，bon coeur》とか

《感じやすい心，coeur sensible》という言い方で，感情がそうであることが述べられてきたのである．《怒りが血管を駆け巡り，胆汁をかき回す，la fureur circulant dans les veines, rumuant la bile》《喜びで内臓がぞくぞくする，la joie faisant tressaillir les entrailles》《嫉妬が心臓の中で毒を精製している，la jalousie distillant ses poisons dans le coeur》等々の表現は，詩人の用いる隠喩ではなく，自然の中に現実に存在しているものを述べたものなのである．……怒り，愛は体液，特に唾液に，いわば強い効力をもった害悪を植えつけるのであって，これらの情念に駆り立てられている動物に噛まれるのは危険になる．そうした情念が実際にそうした液体の中で有害な毒を精製しているのである……［同，p. 74-80］．

ただたんに情念は有機的機能に本質的なかかわりをもち，特殊な仕方でそれらの機能に関連する内臓に影響を及ぼしているというだけでなく，これらの内臓の状態，それらに生じた病変，そうしたもののもつ力の変異も，情念の産出に際立った仕方で貢献している．これらの情念と気質，年齢などとを結びつけている関係によって反論の余地なくこの事実は立証されている．肺の装置がきわめて目立っていて，循環系が大量のエネルギーを備えている人，言うところの，きわめて多血質な人は，情動においては，激しさをもっていて，それによって，とりわけ怒り，熱狂，勇気に駆り立てられ，胆汁系が優位な場合は，ある種の情念，例えば妬み，憎しみのようなものがきわめて発達しており，リンパの機能が高度な体質では情動に多血質の激しさとは逆の鈍さが刻み込まれている，といったことを知らない人はいないだろう．一般にしかじかの気質を特徴づけるものは常に，ある場合は情念における，またある場合は有機的生命を司る内臓の状態におけるしかじかの変化であり，有機的生命がもつ諸々の機能のしかじかのものの優位性である．動物的生命はほとんどいつも気質の属性とは無縁である［同，p. 80-81］(163)．

年齢についても同じだと言っておこう．子供では，体の組織の脆弱さが臆病，恐怖と一致する．若者では，勇気，大胆さが，肺や血管系統が他よりも優っていくになるに従って発揮されるようになる．成年男子の年齢は，肝臓と胃の装置がより際立っていて，野心，妬み，策謀などの年齢である［同，p. 81］．

このような感情の理論は，《学者たちが脳に，魂の座として，我々のすべての感情を結びつけていた》時代にはすでに季節はずれのものになっていて，ビシャはこれにうわべだけの活気すらもたらすことができなかった．現代になって，神経系の研究にほとんど通じていない一部の心理学者たちや少数の医学者と生理学者たちが，これをもう一度蘇らせたのであるが，このようなものはいずれ消え去っていく，それは天才であっても免れない，気づかずに犯される誤った推論の一つにすぎないのであり，ビシャはその証人である．しかし，脳の構造と機能に関する科学がもっと普及していたなら，かくも古めかしい誤りに

対しては人々は用心深くなっていたであろうに．いずれにせよ，ここではそのような理論を再び取り上げることはせず，マジャンディがビシャに対立させた推論そのものをあげておけばそれで十分であろう．《すべては逆に，我々に，怒りが心臓の激しい動きより以前に存在し，心臓の動きは怒りの結果であって原因ではない，と考えさせるのではあるまいか．おそらく，この心臓の激しい動きは，通常よりも多い量の血液を脳に送ることで，その役割としては怒りに伴うある種の錯乱を作り出しそれを維持するのに寄与するのである．それにしても情念がすでに存在しているのでなければならない．というのも，よい出来事があって，心臓に同じように急な運動が生じても，同様なことは何一つ作り出されたりはしないであろうからである》[同，p. 73. 前頁から続くマジャンディによる注の一部].

　ビシャは，知覚や知的機能の諸々の障害が，両大脳半球の解剖学的および生理学的《不均等性》によって起こっているに違いないことを明らかにしようと努めた．もし力の上で不均等な2つの半球が，それらの受け取る二重の印象を混合してただ一つにしなければ，彼がそう表現しているように，《魂の知覚》は混乱するであろう．ところで，知覚，記憶および表象力は，判断力の通常の基盤である．《一方が混乱すれば，他方がどうして判明でありえようか》．一側の半球が血液，溢出した膿，陥没した骨，骨腫などで圧迫されると，通常同時に，記憶，知覚，表象力および判断力に数々の変化が起こる．《もし両側が同様に損傷を受けていれば，判断力はもっと弱くなるだろうが，しかしもっと正確になるであろう》．そしてビシャは，この理論をさらに先に推し進めて，それによって，《頭部の一側の外側領域に打撃を受けたことで，かつて反対側の領域に受けた別の打撃によって長い間障害されていた知的機能が回復した》(164)という多数の臨床観察例を説明すべきであると主張するのである．もっともビシャは《2つの半球の不調和以外の無数の状況で，判断力，記憶などが変化することがある》のを知らなかったというわけではない［同，p. 46］.

　脳の実質の興奮性に関しては，《一匹の動物で，露出した脳を，機械的，化学的，特殊なものなどの手段を用い，いろいろ異なった仕方で刺激したり，圧迫したりすると，動物的生命の器官にさまざまな変化が作り出されるが，しかし心臓は，胸筋が麻痺していない限りは，恒常的に通常の機能をそのまま続けている．頸部領域で露出した脊髄で行なったさまざまな実験でも，まったく同様の結果が出る》．交感神経系は，ビシャにとっては，脳の神経系とはまったく独立したものであり，この神経とみなされてきたものは，彼がくり返し述べるところでは，互いにまったく独立した多数の小神経系の間の一連の連絡だっ

たのであり，その各々が，《動物的生命の大神経系が中枢として脳をもつのと同様に》一つの神経節を中枢としてもっているのである．《交感神経系というのは小神経系の集合にすぎない》．
(165)

ピネル（1745-1826）は概して，マニー［対応するギリシア語「マニアー」は狂気，逆上ほどの意味で，ピネルも精神障害一般を指して用いている．現代精神医学用語では「躁病」を指す．『古代篇』注（747）も参照］の原発の座は胃の領域にあると考えていて，この中枢から障害は知性の中に放散して，これを混乱させるとしていた．エスキロールも同様であった．《精神異常の諸々の原因は，いつも脳に直接作用を及ぼしているというわけではない．……ある場合は神経系の末端やさまざまな領域に位置する感覚能力の源，ある場合は血管系やリンパ系，ある場合は消化器，ある場合は肝臓とその付属物，またある場合は生殖器官が，病気が発する最初の地点になる》．フォデレ（1835年没）にとってもまた，情念とは《神経系を介して脳に伝えられる運動で，そのような運動は，心臓，肺，胃，肝臓，脾臓，男女両性の生殖器官の増強した作用から起こるものである》．したがって情念は，内臓から脳へ，そして脳から内臓へと向かっていく内的運動ということになる．フォデレが述べているところでは，我々に人や物を最悪の仕方で判断させる，黒い蒸気が発するのは，季肋部からである．彼は，《ロリィの著作の中で実に見事に論じられている，昔の人々の学説に一致した溶液や緩下剤で時にうまく一掃させられるメランコリー性の錯乱》をしばしば目にしていたのである．
(166)
(167)
(168)

ゼンメリング

大脳の中の魂の本性やその座，あるいはその器官について書かれた歴史の章の中で，最も高次の神経機能の脳室への位置づけを述べる章ほど，我々を心底驚かせるものはない．それは歴史の世俗的な内容の頁ではなくて，ヘロピロスとガレノスの名で始まり，ゼンメリングとカントの名で終わる頁なのである．

いったいどのようにして，偉大な解剖学者**ゼンメリング**は，『魂の器官について』，*Über das Organ der Seele*, Königsberg, 1796 と題する論著の中で述べているように，感覚能力の共通の座すなわち「センソーリウム・コンムーネ」，そして結局のところ《魂の器官》が，脳室の漿液の中にあると主張するに至ったのであろうか．というのも，もはや動物精気という，誰も肉眼で見ることのできない血液からの発散物ではなくて，〈脳室の液体〉こそが，「センソーリウ

ム・コンムーネ」になったことになるからである．ゼンメリングは脳神経の起始の徹底した研究から出発していて，そのときに彼は，彼が言うところによれば，哲学者たちは言うにおよばず，解剖学者たちや生理学者たちによって何世紀も前から検討されてきた問題の解決について精妙な直観を得たというのである．彼は，脳神経のすべてではないにしてもその大部分は，大脳における終止ないしはその真の起始が脳室の壁の一定の地点にあり，そこはこの腔の液で浸っていることを見出していた．例えば聴神経［内耳神経］は内耳の迷路から出て第四脳室の壁に終わっている．1778年には，彼の博士論文（『脳底と神経の起始について』, *De basi encephali et originibus nervorum*, Göttingen）の中で，ゼンメリングは，「たしかに聴神経の起始は脳室の波打つ液体に浸っている」と書いていた．ところで，聴覚の器官によってひき起こされ，この神経に伝えられてきた運動は，神経の終止を越えて広がっていくとすれば，第四脳室の漿液に伝わるはずである．それが事実であれば，《聴覚の感覚作用は聴神経の大脳における終止を越えたところで，すなわち脳室の漿液の中で生じている，というのはまず確かなことである．しかし，聴覚の感覚作用がそこで，すなわち脳室のこの液の中で生じているのだとすれば，その「センソーリウム・コンムーネ」(*gemeinschaftlicher Empfindungsort*) もそこに存在するのでなければならないことになる》(§16 [*Über das Organ der Seele*, p. 20])．

視神経についても同じことで，その起始あるいは終止は，いつの時代でも視床にあるとされてきた．ハラーの言っているところでは，それは「視床と，［……］視床の前部脳室にまで及んでいる部分とから［……］生じる」[*Elementa physiologiae*, Tomus IV（注(143)参照), p. 206]．そして，ヘンケル（1738）では「大脳の腔所の体液で潤された視床から，視神経が始まる」のである．したがって，ここでもまた《視神経の根と脳室の漿液とは相互に接触していて》，視覚の器官によってこの神経に刻まれた運動は，第三脳室の漿液に伝わるはずであった．そしてそれが事実であれば，視覚の感覚作用について，それは視神経の大脳における終止を越えたところで，したがって脳室の漿液の中で生じているのであり，そしてそこにその「センソーリウム・コンムーネ」が存在すると言うことができるのである（同，§17）．嗅神経については，ゼンメリングは，この神経が成人では非常に細くもろくて《内腔があることは明らかでない》が，3ヶ月から5ヶ月の人間の胎児では，それが前頭葉の前に突き出ている大部分の哺乳類と同じように，太くて内腔があることが明らかであると記すのを欠かしていない．ところで，嗅神経のこの腔は側脳室と連絡している．したがって嗅神経の起始ないし終止は，聴神経や視神経のものと同じように，脳室の液の

中に浸っていることになる．ゼンメリングは，しばしば第3対の神経［現代の第3脳神経とすれば，動眼神経］の起始を《ほとんど》脳室の壁まで追跡したと証言している（ツィンはこれを前交連まで追跡していた）が，第7対の神経［同，顔面神経］ではうまくいかなかった．要するに，特殊感覚神経の中枢における終止は，［一般］感覚（*Gefühl*）神経の場合と同じように，すべて脳室の漿液の中に浸っており，その液に，それらの神経が各々の器官の活動によって起こる振動を伝えているのである．この液は，神経の諸々の活動の「メディウム・ウーニエンス［結合媒体］」であり，したがって文字通り「センソーリウム・コンムーネ」ということになり，《魂の器官》，おそらくその真の《座》ということになるであろう．

しかし，ある液体が魂をもち生きているということが可能なのか，とゼンメリングは問う．彼の意見では，これはほとんど疑う余地がないのであり，彼は長々とそれを証明しようと試みている（§34-35）．いずれにしても，彼以前に脳の中にすべての神経が出会う確固たる部分を探した人々は挫折していた．松果腺（デカルト）も，脳梁（ランチーシ，ラ・ペロニー，ボネ，ボンテクー）も，透明中隔（ディグビィ）も，卵円中心（ヴィユサンス）も，線条体（ウィリス）も，小脳（ドルランクール）も，ヴァロリオの橋（ハラー，リスベルク）も，あるいは脊髄（クルージウス，ミーグ）も，四丘体も，視床も，等々，どれも，そこですべての感覚神経が一つに結合するような，そこからすべての運動神経が発するような，そのような場所ではない．ただ，脳室の漿液だけが，一般および特殊感覚神経の唯一で共通の媒体として役立つことができるのである．5つの感覚器官によって脳室の液に伝えられる振動が不均一であることはただたんに，この流動体が5種類の運動を受け入れられるということを意味しているにすぎない．そして，我々にこのことをよく理解させてくれるのは，クラドニの実験で，ガラス板の上に広げた砂が，弦楽器の弓でさまざまな音階の音を出すと，それにしたがってさまざまな形象に配列するのである．振動によってできる諸々のかたちが，さまざまに異なった音に対応するというクラドニのこの研究は，各々の感覚が，他の感覚の振動と区別された独自の振動形式を，脳室の液にどのようにして伝えることができるか（同，§37以下），そして，この体液が，困難も混乱もなしに，光，色，音，臭いや味の粒子，熱，冷たさ，圧力などが神経に伝達する運動を，どのようにして同時に受け入れることができるのかということを明らかにしている．つけ加えるなら，人間の脳室は，他の脊椎動物のものとは異なっている，あるいはより大きいように見えるのである．[169] ゼンメリングは，脳室の中の液の増加を伴う疾患，例えばくる病や水頭症

のようなものでは，知性の程度がしばしば際立っているのを観察したと信じてさえいた（同, §46-48）. マジャンディはそれに反して《精神のはたらきの発達は，脳脊髄液の量と反比例する》と書くことになった(170).

このような学説の先駆者として，ゼンメリングは，ヘロピロス，ガレノス，アラビア人たち，アランツィ，ヴェプファー，イトゥ，デカルトの名をあげる．しかし，まさにゼンメリングのものであるというものは，彼がこの著作に付している，左半球の内側面と第四脳室を表した2枚の見事な図版の方である．これらの領域の肉眼解剖学は，今日でもヴィック・ダジールとゼンメリングの解剖学なのである．

カント

この書［『魂の器官について』］が献呈されている**カント**は，ゼンメリングからこの著作に盛られている考えについて意見を請われたという光栄に喜んで浴し，長大な6頁の返答によって応えた．カントは，空間の中に魂の座が存在することを「ア・プリオリ」に斥けている．空間の中での関係を，彼の言うところでは，時間の中でしか決定することのできないものに割りあてようとすることには矛盾があるというわけである．もっぱら，魂の《局所的な》というのではなくて，《潜在的な存在》の仮説だけが，生理学的観点から論じることが可能なのである．提出されている課題は「センソーリウム・コンムーネ」の場所という課題である．大部分の人々は，頭部の中にある思考（*das Denken im Kopfe*）を感覚しているように考えているが，それはカントにとっては，たんなる真実隠蔽による不正取得であって，感覚作用の原因はそれが体験される場所にあると判断し，感覚の印象が脳に残した痕跡から思考が生じているとしているのにすぎない．この仮説上の痕跡は，魂の座が実際に存在していることを前提としたものではないのである．さらに生理学上の問題には，形而上学との間で紛糾を解きほぐさなければならないというようなことは何もない．ここで問題とされているのは，カントが述べるところでは，《精神の中で感覚のすべての表象が結合すること》を可能にする物質だけである．ところで，そのような（「センソーリウム・コンムーネ」としての）資格があるとされるような唯一の物質は，ゼンメリングの発見によれば，大脳の腔所の中に含まれている液体であり，液体でしかないというのである．このようなものが魂が直接司る器官であって，一方で，そこ，脳室の中で終わる神経束を個々に分離して，諸々の感覚作用が

カント

混同されないようにし，他方では，それらの間に完全な共通性をもたらすというのである．

　大きな困難は，おそらくは，液体が，液状のものである限りにおいて，組織を備えていると考えるのが困難だということである．そして組織を欠いているのであれば，いかなる物質でも魂が直接司る器官として役立つということはありえない．ということは，ゼンメリングの《素晴らしい発見》もやはり無益なものなのであろうか．カントはこの仮説を救おうとしている．液体の機械的な組織というのではなくて，その代わりとして彼は，化学的，ということはまた数理的な原理に基づいた，動的な組織というものをもち出すのである．カントは次のように述べている．《純粋な普通の水は，少し前まではなお化学的な一元素とみなされていたが，諸々の気体実験によって2つの異なる気体に分解された．これらの気体の各々は，その基礎となる部分の他に，熱素（Wärmestoff）を備えているが，これもおそらくさらに光と他の物質に分解され，光も今度はさまざまな色に分解される……》．植物はこの普通の水から大量の物質を，おそらく分解や合成によって取り出すことを知っている．このようなことになろうことで，《どれほどさまざまな手段に，神経が大脳の液体の中の終末で出会い》それによって《外部世界（Sinnenwelt［感覚世界］）への感覚能力を備え，今度はそれに対して作用を及ぼすことができる》ようになるかを考えることは可能なのである．したがってもし仮説として，諸々の神経は，それぞれに固有の違いに従って，脳室の液体をそのような物質や元素に分解し，一つ一つを分離することによって，さまざまに異なる感覚作用を（例えば視神経の刺激によって光の感覚作用を，聴覚神経の刺激によって音の感覚作用を，等々）生じさせる特性をもつが，それでもその結果，それらの基本的物質は，刺激が終わると，再び再結合する，ということを認めるとすれば，そのときには《この液体は持続的に組織を備えていくが，それでもけっして組織を備えていることにはならない》と言って構わないであろう．というわけで，脳室の液体が神経の末端により化学的分解されるとする仮説のおかげで，ゼンメリングが彼自身の仮説によって念頭に置いていたのと同じ結果に到達することになるであろう．すなわち，感覚的表象のすべてが一つの共通器官（「センソーリウム・コンムーネ」）の中に集合的に統一されていることを理解できるようになるということである．いずれにせよ，カントが結論したところによれば，《求められている解答，形而上学に向けて提出されていた，魂の座の問題についての解答は，ある不可能な数量（$\sqrt{-2}$）にいきつくのである．そのような解答をすることを企てる人には，テレンティウスとともにこう言うことができる，「（こんな不確かなもの

を理性で確かなものにしようたって，）それは理性的に発狂しようと務めるようなものだ」》[谷栄一郎訳].

　こうして，アレキサンドリアのヘロピロスからケーニヒスベルクのカントに至る二千年以上が過ぎて，高次神経支配の諸々の中枢性機能と魂の座とを脳室に位置づけることをめぐる，かの大論争が終結するのである．それは，自分自身の，というわけではないにしても，少なくともきわめて長い間自分の脳活動に必要な器官とみなしてきたものの，本性と起源について熟考していた人間の思考が夢見た衒学的な夢想の，最も豊饒な題材の一つだったのである．

　カントは次のように述べている．私は，人が意志の障害ないし病変を心の病気と呼ぶように (*so wie man das Verderben des Willens eine Krankheit des Herzens*)，認識 (*Erkenntnisskraft*) の障害を頭の病気と呼ぶ．私はそうした病気が呈す諸々の現象を魂の中において考察することしかせずに，その根源を見出そうとは思わなかったが，その根源は，実を言えば，身体の中にあるのであり，しかもその主要な座が脳の中よりはむしろ消化器の中にあるということも十分ありえるのである．《私は，魂の障害が，通常考えられているように，高慢，愛着，物事への過度の熱中，さらにその他すべての魂のはたらきの乱用の結果として起こるのに違いないというのには，まったく納得することができない．このような判断は，病人が不幸であることを，その人への意地の悪い非難の理由にするもので，きわめて思いやりに欠けており，またそれは，習慣的に原因と結果とを混同する，一般的に犯されている誤りに基づいたものなのである．少しでもいくつかの例に注意を向けさえすれば，はっきりわかるであろうが，まず患うのは身体であり (*dass zuerst der Körper leide*)，最初，病気の芽は気づかないうちに育っていくが，それでもはっきりとしない変調が，といってもまだいかなる障害も思わせるようなものではないが，目立ってきて，それが奇妙な幻想となって，過度の思い上がりとなって，あるいは，実りのない行き過ぎた疑念 (*Grübeln*) となって現れる．時が経って，病気が突然明らかになると，それがきっかけになって，病気の始原が，その直前にあった魂の状態の中に置かれることになるのである．しかし，その人があまりに高慢であったために狂気に陥ったと考えるよりは，むしろ，その人の精神がすでにある程度障害されていたために高慢になったのだと言うべきであろう．このような痛ましい病気も，遺伝性のものでなければ，まだうまく治癒する望みがあるが，とりわけ援助を求める必要があるのは，医師である．しかしながら，私としては，たとえ自負心からにすぎないのではあっても，すすんで哲学者を除外するようなことはしたくない．彼は魂の養生法を処方することができるであろうから．しかし，その

際には，彼のその他の大部分の仕事でもそうであるように，報酬を要求しないという条件が付くが》[172]。

　魂の存続を擁護するメンデルスゾーンの議論への反駁はよく知られてきた．カントはおそらく，この反駁以上に，徹底していて，洗練されていて，鋭敏で，しかしまた容赦のない懐疑的精神をもったものは何も書いたことはないであろう．彼は次のように述べている．《メンデルスゾーンは，次のことに気がつかなかったのである．たとえ魂に，互いに区別されたところに置かれた部分では構成されておらず，その結果外延的な量ではないことになる，単純な本性を割りあてるとしても，だからといって，どのような存在もそうであるように，それが内包的な量であること，すなわち，その諸々の能力全体，さらには一般的にその存在を作り上げているもの全体に関する，ある実在性の度合をもつものであることを否定することはできないであろう．そして，そのような度合は次第に無限に減少していく (welcher durch alle unendlich viele kleinere Grade abnehmen) ことがありえるし，そのようにして，いわゆる実体（その永続性までがすでに確定されているというわけではないもの）は，分解による (durch Zertheilung) のではないにしても，少なくともその力の〈減弱〉（「レミッシオ」）によって (durch allmälige Nachlassung ihrer Kräfte)，ないしは，もし私にこういう表現を用いることが許されるなら，ある種の衰弱 (Elanguescenz) によって，無に帰すこともありえる (in nichts verwandelt warden könnte) のである．たしかに，意識でさえ，やはりいつでも減弱することのありえる度合をもっており，結局のところ，このことは，自己の意識をもつ能力も，また一般的に他のすべての能力についても同様なのである．したがって，たんに内部感覚の対象として考えられた，魂の永続性というものは，けっして証明されることはないし，さらに言えば，証明不可能 (unerweisleich) でさえある．……意識には消滅に至るまでの無限な数の度合がある》[173]．

　《人間の魂が一つの精神であることが証明されたと仮定すれば（先に述べられたことからすれば，そのような証明はけっして与えられたことがないことはわかっているとしても），ただちに提起される問いは，ほぼ次のようなものであろう．すなわち，物体のいかなる部分の中に，この人間の魂は座をもつのか，ということである．私はこう答えるであろう．そうした物体とは，つまり，その変化が私の変化であるような物体で，そのような物体とはまさに私の身体であり，その場所が同時に私の場所でもあると．さらに，それの（魂の）場所はその身体の中のどこにあるのかと問われるとすれば，私はこの質問の中に，何か人を欺く誘導尋問のようなものを嗅ぎつけるであろう．なぜなら，そこには

経験によっては知られず，おそらく想像上の推論に基づいた，何らかの仮定されたものがすでにあることが容易にわかるからである．すなわち，思考する私の自我が，この身体の他の諸々の部分によって占められている場所とは判然と区別されているような，ある一つの場所の中にある，ということである．ところで，誰も自分の身体の中の一つの特別な場所を直接意識することはないが，自分が人間として外部の世界に対して占める場所は意識している．それゆえ私は共通の経験にとどまることにして，暫定的に次のように言うことにしておく．私は私が感覚するところにある，私は，頭部の中にあるのと同じように直接指の先にある．私は，踵が痛み，心臓が動揺のために拍動している，その当のものである．私の足の魚の眼が痛むとき，極端な苦痛の印象を感じるのは，脳の神経の中ではなくて，私の足指の先端である．どのような経験も私に，私の感覚作用のいくつかの部分が私と離れたところにあるとか，また，私の不可分の自我が脳（*Gehirn*）の顕微鏡でしか見えないきわめて小さな場所の中に閉じ込められていて，そこからこの自我が私の身体の機械のレバーを動かし，あるいは，そのことによってそれ自身も動揺させられたり影響を被ったりするようになっているというように教えるわけではない．だから，私はスコラ学者たちが言っていた次のようなことが不合理であることがわかるような一つの厳密な証明を要請することにしたい．すなわち《私の魂はその全体が私の身体全体の中にあり，すべてがその部分の各々の中にある》[174]というものである．……人間の魂は脳の中にその座をもち，そこで言い表すことが不可能なほど小さな場所に居所をもつ．魂はそこで巣の中心にいるクモのようにして感覚するのである．脳の神経（*die Nerven des Gehirns*）は，〈それに自分の受けた衝撃あるいは刺激を伝える〉（*stossen oder erschüttern sie*）が，その直接的な印象ではなく，身体のきわめて離れた部分に起こる印象が，脳の外に存在する一つの対象として表象されるようにする．この座から，魂は機械全体のケーブルやレバーを動かし，思いのままに《随意運動》を作り出している [》, *Träume eines Geistersehers..., Sämmtliche Werke, herausgegeben von G. Hartenstein, II Band*（注（174）参照），p. 332-334, Ak-II324-326］．動物の身体は《巧妙に作り上げられた機械》なのであって，そこでは《神経の結合》（*Die Nervenvereinigung*）が思考や意志という内的な能力の成立条件となっているのである（同，p. 334 [Ak-II326]）．

　カントは，さらにここで，はっきりと次のように述べている．《私は世界の中に非物質的な本性のものが存在すること（*das Dasein immaterieller Naturen in der Welt*）を主張し，私の魂そのものを，そうした存在の部類に入れることに，大いに傾いていることを告白する》（同，p. 335 [Ak-II327]）．イマヌエル・カン

トは注のかたちで次のようにつけ加えている．《その理由は，私にもきわめて不明瞭（*sehr dunkel*）に思われるし，おそらくこれからもそのままであろうが，同時に，動物の中の感覚する始原にも関連している．世界の中で生命の始原を含むものは，非物質的な本性のものと思われるのである．なぜならすべての生命は，意志に従って（*nach Willkühr*）自分自身で自らを決定していく内的な能力に基づくものだからである．物質の本質的性格は，それに対して，ある必然的な力によって空間を満たすということであり，この力は対立する外的な力によって制限されているのであるから，物質的であるすべてのものの状態は，外部に従属しかつ強制されている（*abhangend und gezwungen*）[175]．しかし，自分自身によって活動的である（*selbstthätig*），それも自らの内的な力によってそうである本性のものは，生命の始原（*den Grund des Lebens*）を含むに違いない．要するに，自分自身で自らを決定し，変化していく固有の能力，意志をもつというような本性のものが，物質的な本性のものでありえるというのは困難なのである》．それは《ある種のきわめて知られていない存在》（*eine ... unbekannte Art Wesen*）であって，たいていの場合《仮説的》というかたちでしか知られていない．それでも少なくとも，こうした《動物的生命の始原》を含む《非物質的存在》は，その固有の活動において理性をうちに懐いていて《精神》（*Geister*）と呼ばれるものとははっきり区別される．

このときカントには，精神的存在（*ein geistiges Wesen*）というものは，それが一つに結びつく物質の中に緊密に存在しているのでなければならず，そして，そのような存在は，諸々の要素がもつ互いに関連し合う力ではなく，《それらの状態の内部にある始原》に基づいて，作用をおよぼしているように思われたのである．彼は言わんとすることを次のような言葉で説明している．彼が言うところでは《なぜなら，各々の実体，さらには物質の単一の要素でさえ，やはり外部に及ぼす作用の始原として，何らかの内的な活動性をもっているのでなければならないからである．ただし，私は，このような活動性が何であるかを言うことはできないのであるが》．ライプニッツは，カントが引き合いに出すところでは，この活動性の内的始原を《表象力》としている．このような考えは，ライプニッツはさらに発展させることをせずに終わり，哲学者たちには皮肉まじりに受け取られたのであったが，おそらく，彼らは，物質の単一の部分のような，ある実体が，いかなる内的状態もなくて可能なものであるかどうか，もっと熟考し，自問していた方がよかったであろう．もし彼らがそうするのを受け入れたとすれば，表象作用とそれに依存する活動性というもの以外に，可能な何らかの内的状態を考えるのは彼らの番だったのである．《もっとも誰に

も明らかにわかることであるが，たとえ，物質の単一の要素的部分に，漠とした表象作用の能力を認めるとしても，その結果として物質に表象する力ないしは能力を割りあてることにはまったくならない．なぜなら，数多くのこの種の実体が一つの全体に集合しても，思考する統一体を形成するということはけっしてありえないからである》（同, p. 337 [Ak-II328], 注）．

《精神的存在》の哲学的観念に関して言うなら，それは感覚の中に入ってくる本性をもつ対象のようなものではない．そうした対象についてなら，その知識は観察によってもあるいは理性によってもけっして尽くされることなく得られると言うことができる．《たとえそれが水滴一つ，砂粒一つ，あるいはさらにもっと単純な何らかのものであったとしてもそうなのであり，自然が，その最もわずかな部分であっても，人間のもののように限られた悟性に（einem so eingeschränkten Verstande, wie der menschliche ist）知るようにと提示するものの多様性は，かくも無尽蔵である》．ところが，カントによれば，精神の理論については，今後あらゆる種類の見解がひき続き作り出されていくことはたしかにありえるであろうが，けっしてさらに多くのことを知ることはできないであろう．精神的な存在についてのあらゆる観念は，否定的なものでしかありえない．《なぜなら，それは確実に我々の認識の限界を記すものだからである，それによって我々は，生命の呈するさまざまな現象が自然の中にあるが，それらが従っている諸々の法則しか，知ることを許されていないのだ，ということを納得させられるのである．このような生命の始原，すなわち精神的本性は，知られるというのではなく推測されるものなのであり，それはけっして肯定的なかたちでは理解することができない．我々の感覚作用（Empfindungen）の中に生じる結果において〈与えられるもの〉（「ダタ［「ダトゥム」の複数形］」）として存在することがなく，どのような感覚的なものともきわめて異なる何らかのものを理解するためには，諸々の否定で満足するのを余儀なくされるのだから．こうした否定（Verneinungen）の可能性すら，経験（Erfahrung）に基づくものでも推論（Schlüssen）に基づくものでもない．それは，あらゆる援けをなくした理性がそこに避難する，ある虚構（Erdichtung）を基礎にしたものなのである．したがって，人間のプネウマ［霊魂］学というものは，ある種の仮定された存在に関して人間が必然的に無知であることの理論的観念（ein Lehrbegriff ihrer notwendigen Unwissenheit）と呼ぶこともできる……》（同, p. 359-60 [Ak-II351-352]）．感覚的なものについてしか科学は存在しないのである．

　時間と空間は，我々の感覚能力に備わる純粋な直観形式であり，我々の外にある現実

カント

ではない．《それ自体として，ものがどのようにありえるかということについて，我々は何も知らない．我々はそれらの《現れ》，すなわち《それらが我々の感覚に作用を及ぼして我々の中に生じさせる》表象を知っているにすぎない》．以上が，カントが最初は超越論的と呼んでいたが，批判的という形容辞によってより適切に特徴づけられると思い至った，批判的観念論（Kritisch Idealismus）である．彼が告白しているところでは，彼が《独断の眠り》から脱して新たな生に目覚めたのは，デイヴィッド・ヒュームに負っている．《私は率直に告白する．デイヴィッド・ヒュームを思い起こすことが，私にとっては，何年も前のことになるが，独断の眠りを断ち切り，思弁的哲学の分野での私の研究にまったく別の方向を与えてくれたものだったのである．[……この光明の最初の火花を帰せられなくてはならなかった明敏な人]》．

　人間は，世界が彼の中にひき起こすあらゆる種類の印象と衝撃を，身体という媒介を通して受け取っている．この身体は，彼の存在の可視的な部分であるが，それを作る物質はたんに彼の中に住まう不可視の精神に，外部の対象の最初の観念を刻印するのに役立つというだけでなく，これらの概念の反復，連合，要するに思考に不可欠なものでもある．彼の身体が発達していく限り，彼の思考する本性の能力もそれに応じた程度の完成度に達していく．そのような能力がこうした点で，その正常で人間的な特性を獲得するのは，《その諸々の身体装置に備わった線維が，その発達の完成がもたらす堅固さと安定性とを受け取った》ときでしかない．きわめて早い時期に，人間では，彼が外部環境に依存するのに必要とされるものを充足する手段が発達する．一部の人間はこの発達段階にとどまったままである．諸々の抽象的な想念を連結し，それらの観念を性向や情念に適用する能力は遅れて現れ，――ある種の人々においては全生涯を通じてまったく現れることがなく，いずれにせよ，それはすべての人間において乏しい．《ほとんどの人間の生涯を眺めてみると，この被造物は我々には，植物のように栄養液を自分に引き寄せて成長し，子孫を作り，老い，そして死ぬ，ということのために作られているように見える》．他のすべての被造物の中で，人間の本性をかくも深刻に下落した状態にとどまらせている原因を探ると，それは，人間の精神的部分が沈み込んでいる物質の粗大さ，《それを作る線維の柔軟性のなさ，それが刺激されるのに従って動かされる体液が循環していく際の不活発さと緩慢さであることがわかる．だから人間の脳の神経と体液（die Nerven und Flüssigkeiten seies Gehirns）が彼にもたらすのは，ただ粗大で不明瞭な観念でしかないのである．感覚の刺激に抵抗することができないので，人間のもつ思考や人間のもつ表象はあまりに脆弱で平衡を保つことができず，自らの情念によってあらゆる方向にひき回され，自らの機械を支える諸々の要素の騒がしさに感覚を鈍らせ，目を回し，惑わされるのである．立ち直ろうとし，判断力の光によってこうした混乱を一掃しようとする理性の努力は，あたかも厚い雲がその輝きを絶えず遮り曇らせているときの太陽の光のようである．

　人間の本性を構築している物質や組織がこのように粗大であること，このことが，魂

の能力を恒常的な疲労，衰弱および消耗の状態にとどまらせている不活発さの原因である．熟考や思考のはたらきはたしかに疲労をもたらす状態であり，魂がこれに従うには抵抗をともなわないわけにはいかない．魂は身体的機械のもつ本性的な傾向によってやがてそのようなはたらきから遠ざかり，再び，感覚の刺激がそのすべてのはたらきを決定し支配する受動性の状態に陥るのである．

　人間の思考が無気力で不活発であることは，それを作る物質が粗大であり粗雑であることの結果であるが，それはこの物質がもつ欠陥の源泉となっているばかりでなく，それが犯す錯誤を作り出してもいる．身体の生命や活動性と同時に，精神的能力も萎縮していく（*schwinden die geistigen Fähigkeiten*）．高齢になって，体液の循環が遅くなり，身体の中で濃厚な液しか精製され（*kocht*）なくなって，我々の《線維》と我々のすべての運動との柔軟性や順応性が減弱してしまったときには，精神の力も同じように消耗と疲労の状態の中で鈍麻する．思考の速やかさ，心像の明瞭さ，精神と記憶の活発さは，活力を失い冷却する．長い間の経験によって植えつけられた諸々の観念が，まだある程度これらの力の衰退と枯渇を覆い隠してくれはするが，理性はさらによりはっきりとその無力さを露呈する．もっともその理性が抑え込まなくてはならない激しい情念が，理性自身と同じようにまたそれ以上に減弱してしまっている場合は別であるが．

　ということは《人間の魂の力》のこうした狭い限界とこのような枯渇について，カントは，この魂が結びつけられている物質の粗大さにその原因があるとしているわけである．しかし，彼にとってさらにもっと注意を向けるのに値すると思われているのは，この物質の特殊な本性が，太陽がこの物質にそれからの距離に比例する力で及ぼしている影響の程度と本質的に関連しているということである．たしかにこの物質を活気づけ，それを動物を管理する機能に適うものにするのは太陽である．物質を適当な刺激状態に維持するために，太陽系の中心から放射し拡散していく火との，そのような必然的な関係，これこそが，諸々の惑星に住むさまざまに異なる住人の間に成立させることのできる一つの類比の根拠となるものである．そうした《類》に属する存在の各々の本性は，中心の天体と相対的にそれらが占める《場所》あるいは空間の地点に必然的に依存しているのである．[180]

　例えば，地球と金星または木星の住人は，彼らが熱源から離れている遠さの度合によって変わっていく物質的組成をもつであろうし，彼らの体液の流れやさらにまたその線維の弾力性も対応する仕方で異なるであろう．カントはこう彼の仮説を要約している．《さまざまな惑星の住人，さらには当のその惑星の動物や植物をも形づくっている物質は，一般に，それらが太陽からより遠い距離だけ離れていればいるほど，それだけ一層鋭敏でそれだけ一層微細な本性をもつに違いなく，線維の弾力性も，その構造の都合のよい配置とともに，それだけ一層完全なものであるに違いない》．この関係は，カントがつけ加えて言っているところでは，宇宙論ではほとんど有効ではない合目的性という根拠に基づいているだけではない．この関係はとりわけ，ニュートンの計算が，科学的宇宙

創成の原理については言うまでもなく，惑星を作り上げている物質の特殊な本性に関しても，我々に教えてくれていたこととも一致するのである．それによればこの天体を作る実体は，その太陽からの距離が遠くなればそれだけ軽くなるのである．ところで，そうした天体を作る物質について真であることは，その天体に住みそこに生きている存在についても，特に彼らの精神的能力の本性についてもまた，それもまったく必然的に，真でなければならない．だからこの哲学者は次のように結論した．《思考する本性》の卓越しているところ，想念の速やかさ，そうした存在が外部の印象から獲得する観念や概念の明瞭さと力など，一言で言うと完全性の大きさといったものは，《それらの太陽からの距離に比例》しているのである．人間はこのようにして言わば両極端の間の中央を占めている．身体と精神の完全性の度合は，諸惑星の中では，水星から土星まで，《あるいはおそらくさらにそれを越えて（なお他に惑星があるのであれば）》増大していくのである．《仮にこの点について人間が，木星あるいは土星に住む，より高度の理性をもった被造物について考えることがあって，それによって羨望の念を刺激され，自分の実態が低劣であることを意識して屈辱を覚えるとしても，金星や水星では，そこにいる存在の本性は，人間の本性よりどれほどさらに劣っているかを考えれば，慰められることだろう．何とすばらしく驚嘆に値する光景だろうか．一方で我々は，一人のグリーンランド人あるいはホッテントットも彼らの間では一人のニュートンになるような，思考する被造物を見，他方ではそのニュートンを一匹のサルを眺めるのと同じような驚きをもって眺め入る存在を見ているのである》．

　心理学は人間の精神にとっては人間学，すなわち，自らを内部感覚の対象として知っている人間についての知識でしかないし，そうでしかありえない．(181) しかし，人間はまた，人間について彼の外部感覚の対象として意識してもいる．すなわち，彼は，内部感覚の対象である人間の魂が一つに結合する，一つの身体をもっているのを意識しているということである．仮に身体と魂が我々にとって現象でしかないのだとすれば，そのようなことは，それらが2つの感覚対象である以上，ありえないことではないのであるが，仮にそうだとすれば，そして我々が，あらゆる現象［フェノメノン］の基礎として役立っている，仮想的存在［ヌーメノン］が，すなわち，もの自体としての，外部の対象が，一つの単純な存在でありえる，ということに注意するなら……しかし仮にこうした(182)困難を考慮することなく，すなわち，魂と身体とを2つの異なった特殊な実体として認め，それらの共同体が人間なのだ，とするにしても，あらゆる哲学，とりわけ形而上学にとっては，どのような点でまたどのような程度に魂が，どのような点でまたどのような程度に身体そのものが，内部感覚の諸々の表象に寄与しているのか，そしてさらには，これらの実体の一つがもう一つと分離さ

れるような場合は，魂はあらゆる種類の表象（直観，感覚作用および思考）をすっかり失ってしまうようなことはないのかどうか，そうしたことを決定するのは不可能なままなのである．

　したがって，人間の死後，それを作る物質が散り散りになるとき，魂は，その実体は永続するのだとしても，生きつづけること，すなわち思考したり意志したりしつづけることができるのかどうか，すなわちさらに言うなら，魂は精神（Geist）なのかどうか，というのもこの精神という語は，身体がなくとも，自分自身および自分自身の表象を意識することができる存在と理解されているからそう言うのであるが，そのようなことを知るのはまったく不可能なのである．

　ライプニッツとヴォルフの形而上学はおそらく，以上のことについて理論的・独断的に多くのこと，すなわち，魂が未来の生命をもつだけでなく，それが死によって消滅することはありえないこと，要するにそれが不死であるということを我々に証明していると主張したのである．しかしそれは誰も納得させることができなかった．そのような証明はまったく不可能であることは，「ア・プリオリ」にわかることなのである．なぜなら，内的な経験こそが，それによって我々が我々自身で我々を知る唯一のものだからであり，どのような経験がなされるのも，生きている間，すなわち魂と身体がなお一つに結合しているときでしかありえないからである．その帰結として，我々は，我々が死後どのようなものでありえるか，あるいはどのようなことをなしえるかを，絶対に知ることはないであろうし，したがって我々は魂と分離した本性を認識することも不可能であることになる．仮にもし生きている間身体の中にあった魂を，その身体の外に置こうと試みることが可能だと考えるようなことがあるとすれば，それは，眼を閉じたまま鏡の中に自分が見えると言い張って，それで何をしようと思っているのかと尋ねてくる人に，私は自分が眠っているときどんな様子であるかを知りたいだけだと答える人の試みに似たようなものということになるであろう．[183]

ガルとシュプルツハイム

　脳室局在論の時代はゼンメリングとともに幕を閉じ，大脳皮質局在論の時代が，**ガル**（1757-1828）と**シュプルツハイム**（1776-1832）とともについに幕を開ける．すでに10年間にわたって脳の機能に関する講義を行なってきていたウィーンを離れて，1805年3月5日，ガルは，シュプルツハイムとともに，1806年と1807年にかけて，ベルリン，ハレ，ライプツィヒ，イエナ，ドレスデンその他，コペンハーゲン，ライデン，アムステルダムその他，ハンブルク，ミュンヘン，フランクフルト，チューリヒ，バーゼル，パリで，脳を供覧する公開講義を行なった．新聞はこれらの講義について報告を発表していた．パンフレット，紀要，そのまま本になったもの，その中には，ビショッフやフーフェラントのような，中枢神経系の解剖学や生理学といった学問において無視することのできない名前が署名されたものもあったが，そうした出版物が，ベルリンやハイデルベルクなどに現れていた．[184]

　ガルの体系についてフーフェラントが下した判断が，我々には特に公平で適正であるように思われる．まずフーフェラントは，この学説が《体系》の名を与えられるべきものとは考えていなかった．真の自然学者というものは，彼の言うところによれば，悪しき体系論者ということになるのであって，彼らは先入観から出発すると実態が見えなくなるであろうし，統一性ということにあまりにひどく気を遣うとそれを間違って見ることになるであろう．《だから，ガルの学説というものは，おそらくそれは著者がそう望んでいたことでもあるが，部分的にはまだ断片的でも，直接結果として示される，諸々の教示的な現象を総合したもの以外の何ものでもないのである》．フーフェラントは，かつてはガルの学説に対する最も果敢な論敵であったと証言している．彼は，その創始者の精神の確固としたところとまれに見る洞察力，その観察と帰納的推論の才能に納得することができた後で，この新しい学説が《18世紀の最も目覚ましい出来事の一つであり，自然科学の領域における最も大胆で，最も重要

な進歩の一つである》と告白しているのである．彼が言うところでは《ガルについて語るには，ガル自身を見，聴かなくてはならない．そうすれば，彼が，あらゆる山師的根性，あらゆる虚言，あらゆる超越的な夢想から，まったくかけ離れた人間であることを知ることができるだろう》．しかしながら，疑いと懐疑主義こそが，あらゆる科学的検証の始まりでなければならない．ところが，ガルの学説には，多くの欠落，多くの不明確な原理，多くの不十分な論証が存在している．この検証の結果を，フーフェラントは次の言葉で表明した．《ガルの学説が，大脳を精神的な活動の器官とみなし，この器官の中に，多様な機能に特別にあてられたさまざまな組織を区別している点では，私はこの学説を是認する．しかし，そうした多様な器官が常に大脳の表面の隆起によって明らかになるとか，とりわけ，頭蓋の隆起はもっぱらそれが原因となって生じていて，そこから知性の本性や諸々の内的な配置について確実な結論を引き出すことができるようになっている，というようなことは，私は否定する．したがって，この学説は，理論の上では真であっても，確証された諸々の事実の上ではまだそうではないのである．別の言葉で言うなら，器官学というものは全般的なあり方では真であるが，器官診断というものは不正確である》．[185]

　《解剖学者たちは，生理学にきわめて精通した人でさえ，まだ大脳半球の脳回の例を扱うことはあまりに少なく，やはりまだ脳室により重要な役を割りあてていた》．そのようにガルとシュプルツハイムは，1808年3月14日，フランス学士院に提出した長大な論文，『神経系全般および特に大脳系に関する研究』，*Recherches sur le système nerveux en général et celui du cerveau en particulier*, Paris, 1809, in-4° の最初の方の頁で考えを表明している．この2人の著者たちの解剖学的発見が記録されているのは，学士院に提出されたこの研究論文の中である．委員会は，トゥノン，ポルタル，サバティエ，ピネルで構成され，キュヴィエはその委員会の報告者であったが，この論文に関する審査を1808年4月15日に終了していた．その報告は1808年4月25日と5月2日の集会で，キュヴィエによって朗読された．脳の組織に関してまだ最も広く受け入れられていた見解は，キュヴィエが指摘するように，大脳半球と小脳の皮質は，本性としては，ほとんど全体的に血管性のもので，それはある種の《分泌性》の器官であるというものであった．たしかに灰白質に入り込み，そのほとんど全体を形づくっているように見える多数の動脈は，《大量の分泌以外の目的をもつということはほとんどありえなかった》．白質ないし髄質は，見かけは線維性であるが，脈管の塊，ないしは大脳と小脳の灰白質によって分泌された物質の

排出器官にすぎないものだったのである．そして，すべての神経は，伝導性の線維であり，そうした脈管の束を作る物質から放射されたものであって，延髄と脊髄はそれから派生し，脳神経と呼ばれる神経は，脳の大きな髄塊から分かれたものであった．それでも，あらゆる神経がそこから発し，そこに到達するのでなければならない何らかの限局した場所，キュヴィエの言っていた《解剖学で魂の座と呼ばれているもの》を探し出すことはあきらめられてはいなかった．キュヴィエにとっては，《魂と身体の結びつきは，その本性によって，我々の精神にはとらえられないものであった》．この高名な報告者は，ガルとシュプルツハイムの論文を研究し，大脳の構造と機能に関するこの新しい考え方について委員会において実地供覧をくり返されることによって，教えられることがあったのだとしても，やはりまだ《知的能力が大脳のどの部分に，またその組織のどのような状態に結びついているのかはわからない》と告白している．キュヴィエの主張するところによれば，下垂体，漏斗部，乳頭体，松果体とその茎などの機能の本性が知られることがない間は，《大脳の機能に関するどのような体系も，こうした，きわめて数多く，きわめて重要な，そして，この高貴な臓器の全体にきわめて密接に結びついている，諸々の部分を包括することはないであろうから，それはまったく不完全なものなのではないかという不安をもっていなければならないであろう》．[186]

　キュヴィエも，おそらくは委員会のメンバーの誰も，ガルとシュプルツハイムが皮質と神経系の神経節との灰白質に与えた重要性を十分に理解していたとは思われない．この実質は，両人が《神経の母胎》と名づけていて，ムシの類，昆虫および軟体動物において，すでに神経節を形成していて，そこから神経線維が生じているのである．神経の走行の途中に見出される神経節も，そこを通過する神経を《補強する》だけではなく［『古代篇』p. 281-281 参照］，また《それらの機能を修飾する》のである．おそらく，ビシャ以前にも［本書 p. 169 参照］，ウィンズローが交感神経節を，大脳からは独立した，小さい脳になぞらえていた．ウィリスとヴィユサンスは，それらを動物精気の貯蔵庫と名づけていたし，またランチーシは，この精気により迅速な運動を伝えることのできる心臓になぞらえていた．メッケル，ツィン，スカルパは，ビシャの考えに近く，彼らにとって，有機的生命に属する神経節は，神経系の他の中枢からは独立した中枢ないしは源であった．しかし，かなり以前から解剖学者たち（リオネ，ブルーメンバッハ，ヴィック・ダジールなど）は神経が神経節から出ることを知らなかったわけではないとしても，ゼンメリングは依然として脊髄神経は脊髄の白質に由来するものであり，脳神経は脳の白質に由来するものであるとして

186

いた．ガルとシュプルツハイムは，白質ではなく，脊髄の中心灰白質，そして，大脳と神経節との皮質灰白質の方が，白質の起始，母胎，栄養の器官であることを示したのであるが，それをティーデマン，ローランド（1809），デムーラン（1823），マジャンディ（1825），セール等は否定した．《灰白質のあるところにはどこにもまた神経が存在し，すべての神経は灰白質を起始としている．灰白質を通ることで，それらの神経は緊密に灰白質と結合し，それから補強する線維を受ける．我々は，そこに神経と灰白質が存在する膨大部をすべて神経節と呼ぶ》[*Recherches sur le système nerveux en général...* (本書 p. 185 参照), p. 76]．そして灰白質に対する白質の優位性を主張するセールに反論する．《神経が神経節に入り込むと言って，神経がそこから生じ，そこから出て行くと言わないのは誤りである．それは，枝は幹から出ているというのに，枝が幹に入りこむと言い張るようなものである[*Sur Les Fonctions du Cerveau et sur celles de chacune de ses parties*, Tome VI（注 (187) 参照), p. 371-372]．脊髄や脳の形成は，中枢から末梢に向かって起こっていくのである》[同, p. 360]．脊髄神経の神経節や有機的生命の神経節は老年になると萎縮するが，それは脳の灰白質（半球皮質と脳基底神経節）も同じである．《脊髄の両側の膨大》は，頚膨大や腰膨大とは独立のものであり，ガルとシュプルツハイムによれば，交連によって結ばれて相互に影響し合ってはいても，どれも，それぞれ独立した，個々の神経系に固有の神経節ないしは灰白質の塊とみなすべきなのである．これらの神経節あるいは膨大の容積が増えれば増えるほど，それらが介在することによって行なわれる意志ないし脳のはたらきは活発になる．

　ガルとシュプルツハイムは，次のように書いていたが，そのように言う権利はもっていたであろうか．《我々の先人たちは，灰白質の用途を知らなかった》（*Recherches sur le système nerveux en général...*, p. 72）．彼らはまったくマルピーギを忘れ過ぎである．彼らは《自然の進行に従う》伝統的な中枢神経系を提示する順序を逆転させた．すなわち，上から下へ（ヴィユサンス）ではなく，下から上へと向かうもので，他にヴァロリオやカスパール・バルトリンもすでにそうしていた．このような解剖方法に基づいているのが，髄性の神経束はそれが横切っている灰白質の塊すなわち神経節を通過する際に増大し補強されるという法則なのである．《我々以前には，灰白質の介在によって神経が連続的に補強されていくということについては何も知られていなかった》（同, p. 143）．それにしても，彼ら以前には，たんに，共通の見解に対抗して，それも16世紀に，いかなる神経も脳から出ることはないというだけでなく，すべての神経は延髄と脊髄を起始としている，とも主張されていた．バルトリンも，脊髄を脳

ガルとシュプルツハイム

から派生するものとするどころか，脊髄を脳の始原としていて，その結果2つの大脳半球を脊髄の二重の突起ないしは産出物になぞらえていたのである（『解剖学教科書』, *Institutiones Anatomicae*, Liber III, caput IV, p. 265 ［原本165とあるのを訂正，注（150）に載せる刊本］）．ガルとシュプルツハイムにとって，灰白質とは，その栄養機能を別にすると，どのようなものだったのであろうか．この実質の組織は，彼らには《未知のもの》ではあったが，灰白質が常に白質と不可分であり，それはまさに神経系の栄養母胎であるということは知られており，神経系の第一の起源とみなされたり，補強と新たな修飾の装置であると認められたりしてはいたのである．すべての神経系は，最終的には，大脳回の灰白質の中に花束のようなかたちに広がっていくものであったし，大脳と小脳は，脊髄の前索および後索と側索の補強された延長物なのであった．諸々の個別の神経系には，同じだけのさまざまに異なった機能があり，さらに動物的生命の各々の系は2つ対をなすものであった．しかし，これらすべての系は交連によって一つになっていた．したがって，すべての感覚作用，すべての思考，すべての意志の，いかなる《共通の中枢》も存在しなかったし，存在することはありえなかったのである．神経系，そして特に脳の，本質および作用の様式を説明すると主張することについては，ガルとシュプルツハイムは，後のマジャンディやクロード・ベルナールとほとんど同じ言葉を用いて，それを差し控えた．彼らは次のように書いていた．《我々は，健康な場合でも病気の場合でも，脳の多様な機能の成立条件に関する知識に到達しようと努めているのである》．《ある現象の原因を説明することと，その現象が起こりえるために要求される条件を指摘すること》との間には違いがある．確実なことは，《我々の研究領域にあると言えるのは，諸々の現象とそれらが存在するための諸々の自然な条件にすぎない》（*Recherches sur le système nerveux...*, p. 7-8）．

　この最初の論文についてのキュヴィエの報告は，かなり悪意のあるもので（ナポレオン1世のガルの《唯物論》に対する反感はよく知られている）[187]，そのすべての科学的価値を理解したとはとても言えないものであったが，その論文からすでに，諸々の神経中枢を脱中心化しようとする精神が明らかである．ガルは，解剖学者たちや生理学者たちを，いつも自然が与えてくれるデータを諸々の学派の形而上学的観念で置き換えようとするとして糾弾した．《魂は単一であるといわれている．したがって，その座は単一でなければならない．意識は一つしかない，したがってやはりただ一つの魂の座しかない》というわけである．そこから，魂の玉座は松果腺に局在するということになる．魂の座を脳全体（白質）に広げることで，ハラー，ツィンおよびボネは，すでにもう形

而上学者たちの顰蹙を買うことになった.しかしながら,ガルの言うところによれば,神経全体が多数の個別の系によって構成され,これらの系は構造によっても機能によっても互いに異なっていて,さらに,そうした機能は,諸々の器官の本性や発達に関連しているが,それらの多様な装置は結合によって互いにつながり,互いに影響し合っている.以上のようなことは証明されたことなのである.共通の特性とともに,すべての系は特殊な機能をもっている.《脳はそれが行なうはっきりと区別された諸々の機能と同じだけの個別の系から構成されている》(同, p. 228-229).ところで,これらの生理学的見解は,諸々の解剖学的事実,すなわち,神経は灰白質のさまざまな塊から生じ,大脳のさまざまな固有の系は,大脳基底の神経節および脳回の中に広がっていく多数の神経束から起こる,といった事実から出てきたものである.要するに,学士院の委員たちが,論文の中に述べられた諸々の解剖学的事実と著者たちの脳の機能に関する生理学的学説との間には必然的なつながりがないと故意に主張しているのに対して,ガルは,脳の生理学は,それとは逆に,この器官の解剖学ときわめて密接に関連していると公然と反論したのである.

　しかしながら,ガルとシュプルツハイム,とりわけガルは,一貫して生理学者でありつづけ,神経系の本性の探究においては,解剖学から出発したわけではなかった.何らかの《脳および神経全体の本性に関する適切な帰納的推論》に達する以前に,彼らが語るところでは,彼らは長年にわたって,数多くの生理学的および病理学的事実を集めなければならなかった.彼らがその後まもなく《メスだけ》では導かれることはけっしてありえなかった諸々の発見をなし遂げたのは,《生理学と病理学から得られる教え》によってその準備ができていたからなのである.このように,彼らの学説は,そのことで彼らが非難されているように,彼らの解剖学的発見を恣意的に生理学的現象の解釈に適用した結果であったどころではなくて,正常および病理学的生理学から出発して,彼らは,解剖学,すなわち脳の機能の物質的条件の研究にたどり着いたのである.《我々が,時がもはや消し去ることのできない脳の解剖学を獲得したのだとすれば,我々は,そのほとんどすべてを,我々の生理学的および病理学的な考え方に負っている》[以上同, p. 249].こうした事実は,我々が思うに,十分明確にしておかなければならないことである.しかし,これはガルとシュプルツハイムが一貫して解剖学に与えていた重要性と矛盾することではない.《脳の機能に関する学説は,仮にその構造と矛盾しているのだとすれば,必然的に誤ったものということになるだろう》[同, p. 252].脳は,互いにきわめてはっきりとした区別のある多数の系に分割される一つの神経系で構成されており,それ

らの起始，それらが作る束，それらの向き，それらの結合地点が多様に異なるのが《目で見て証明される》のが可能なほどだ，というのが《永遠の真理》であるとすれば，その場合には，脳の解剖学はこの器官の生理学と，直接のつながりがあり，完全な調和の中にあるように見える．それと同時に，《形而上学は，思弁の波の中に身を沈める権利をもっているからといって，魂の活動はあまりにも奥深く秘められていて，その器官あるいは物質的条件を発見するのは不可能だ，と述べることはもはやできなくなるのである》［以上同，p. 253-254］．彼らの始めた仕事をいわば越え出たところにまですでに昇って浮かび上がっている諸々の帰結を前にして，ガルとシュプルツハイムは，未来が，大脳ないし彼らが言うところの《精神の器官》の機能に関する科学に定めている，重大な運命を垣間見る．《明白な事実によって打ち負かされて，ボネ，コンディヤック，ヘルダー，カバニス，プロハースカ，ゼンメリング，ライルなどとともに，生命を備えた本性をもつすべての現象は生体一般に基礎が置かれ，知性的なすべての現象は特に大脳に根拠が置かれるというのを認めることになる時は遠くない》．──《脳室の中に溢出する数滴の血液，数粒の阿片があれば，それですでに十分に，この生命において，意志や思考がそれらの物質的条件と不可分であることが我々に証明されるのである》［以上同，p. 273］．精神の健全な人あるいは精神異常を呈す者の知性および精神の機能に関するすべての確固たる学説は，今後はもはや神経系の正常および病理的解剖学と生理学以外の基礎をもつことはないであろう．

　ガルとシュプルツハイムは，彼らの先駆者たちに照らして，次のようなことが彼らの業績として認められることを全面的に要求した．1°　脳と神経を，それらの継続的な補強と分岐によって検討する彼らの解剖法．2°　神経の起始としての灰白質の用途ないしは機能に関する彼らの学説．3°　神経系全体を一つの網の目と対比すること．ただし彼らはこの対比を文字通りにとらえていたわけではない．4°　［延髄の］錐体の延長部が，橋，視床および線条体を通って大脳回まで達し，そこでこれらの神経束が広がっていくことについての知見（しかしながらここでは，彼らがヴァロリオとバルトリンの中に先駆者を見出したときには，ルイジ・ローランドと意見の一致をみた）．5°　真の交連形成についての説明．大脳半球の髄質は2種類の神経線維で構成されており，一つは大脳脚から来て広がっていくのに対して，もう一つは交連の方に向かっていき収束する．脳の解剖学について備えていた深い知識に基づいて，この2人の著者は，キュヴィエその人の数々の学説を強固なものにし，あるいは作り直して，錐体交叉を疑う余地のないものにし，鳥類で四丘体上丘と視床とが混同されて

いたのをなくし，哺乳類の四丘体の上丘の対と外側膝状体が，視神経の真の起始となる神経節であって，視床ではないということを証明したのである．

　骨相学の《馬鹿げた体系》に対する手強い敵対者であったフルラーンスもまた，《脳の解剖学および生理学的研究を天才の技で我々に開いてくれた深遠な観察者》については，ある種の熱狂とともにしか語ることはない．ガルは，フルラーンスが書いていたところでは，きわめてよく《実際の脳を研究し，きわめてよく知っていたので，真の解剖学を我々に与えてくれることになった》[188]．《私はガルが脳を解剖するのを見て最初に受けた印象をけっして忘れることはないであろう．私には自分がこの器官をいまだに見たことがなかったように感じられたのである》．

　ブルセもやはり，シュプルツハイムの講義を聴講して，感嘆の念を抑えることができなかった．《講義が終わって，ブルセは引き続きその講義に注釈をつけ，シュプルツハイムがその来歴を語っていた諸々の器官を，石膏や頭蓋の上に示してみせた．それらの批評は鋭く，巧みで，熱のこもったものであった．一兵卒の外套に身を包み，茜色のパンタロンをはいたルーレは，集まった聴衆皆の注視の的になった．彼は，彼の連隊の駐屯地サン＝ドニから徒歩でやって来ていた．顔見知りは一人もおらず，一言も発することはかった．しかし，何という知性に満ちた深い注意をもって，彼は聞き耳を立て目を見張っていたことだろう》[189]．フルラーンスは次のように書いていた．《ヴィック・ダジールとともに，ヴィユサンスとともに見ていたことをもう一度見，ヴィユサンスとともに，ウィリスとともに見ていたことをもう一度見ていたわけである．ヴィック・ダジールは，他の2人が見ていたことを何も変えていないし，何もそれにつけ加えてはいなかった．明らかに，光が来ることになっていたのは彼からではない，それは19世紀にならなければ来ることはなかったのである》[*De la phrénologie et des études vraies sur le cerveau*［注（188）参照］, p. 180]．それをもたらしたのはガルであった．新しい解剖学，すなわちガルの解剖学は，ステノが17世紀に推奨していたように，解剖する際に，神経線維を追跡していくというもので，古い解剖学では，それらを切断してしまっていた．ガルは神経線維の真の解剖法を見出したのである．《我々の手腕のすべて，我々の巧みさのすべては，神経線維を，表面を傷つけずに削ぎ出しながら追跡していくということにある》[190]．

　ガルとシュプルツハイムが脳の生理学にもたらしたもう一つの貢献，フルラーンスその人によれば，すべての貢献の中で最大のもの，それは，ビシャやピネルの時代にこの器官の真の機能についてまだつきまとっていた無知を一掃し

たことであった．精神的なものを知性的なものへと帰着させ，情念と知性は同じ領域の機能であることを明らかにし，これらをすべて大脳の中に局在させたのである．《大脳はけっして情念によって作用を被ることはない》．ビシャはそう述べていた．情念といえるものはすべて，有機的生命に属し，知性のように動物的生命には属さない，というわけである．ビシャとその後継者たちは，適切な生理学においては，情念が座を占める部分と，それが作用を及ぼす部分とを厳密に区別しなければならないということに気がついていなかった．すなわち，人間に属す精神的なものは2つに区分されるものだったのである．フルーランスは次のように書いていた．《ピネルとエスキロール，狂気をきわめて深く研究したこの2人……が，マニー［当時は精神障害一般を意味していたと考えてよい］，デメンチア［当時は理性，正常な精神活動の脱落した状態ほどの意味で用いられていて，必ずしも認知症を意味しない］，知的障害の直接の原因を大脳の中に探り出すということをあえてしなかったというのが信じられるだろうか》（［De la phrénologie...］, p. 160）．ガルは，狂気がその直接の座を大脳の中にもつことを示した．《大脳が神経系の一部をなすものとみなされはじめたとき，［……］大脳が知性を司る，ないしは知性の器官として役立つということには納得することができた．しかし，精神的な人間，情動，性向，情念，感情といったものは，体液の混和，心臓，胸部や下腹部の内臓の神経叢や神経節のためにとっておかれたままであった．精神病院の長であったり狂気についての著作をものしていたりしたすべての人々が，精神障害を身体が少しもかかわっていない魂や精神の病気とみなしていたか，あるいはその直接の座を胸部や下腹部の内臓の中に置いていたというのは数年前のことでしかない．このようなことが一般的に信じられていたために，たんにそうした病気の真の座に対する関心が間違った方向に向けられてしまっただけでなく，さらに狂気に陥った人々の治療施設の医師たちから，……それらの（諸々の基本的な能力の）変化とその大脳の変化との関係を発見し，［……］そして，ついにはあらゆる大学で今なお講義されている諸々の哲学の誤った学説の仮面を剝ぐための，きわめて貴重で最も実りある方法の一つが奪い去られてしまったのである．私は，我々の最も尊敬されるべき権威者たちのそうした誤りに攻撃を加え，また精神疾患の本性の研究のためだけでなく，それらの治療のために，最も好ましい大変革をもたらした最初の人間であったことを喜ばしく思っている．［……］『医科学辞典』の中の精神異常，マニー，狂気，錯乱，モノマニー［ある唯一の行動，考えに没頭し，そこから離れられなくなることで特徴づけられる，19世紀フランス精神医学の疾病概念］などの古い項目の記述，多くの関連からこの上なく貴重なピネル氏の労作を，エ

スキロール氏の新しい見解，ジョルジェとファルレ両氏の見事な著作と比較していていただけたらと思う》[*Sur les fonctions du cerveau...* (注 (190) 参照), Tome III, p. 123-125]. たしかに，たとえガルが諸々の精神的な特性や知的な能力，さらにまたそれらの機能の器官の座を発見するために，頭部と頭蓋の形状を大いに強調しているとしても，彼は，これらの外部の形状が示す差異が，大脳の構造の中でのそれらに対応している差異が表現されたものであることを疑っていないのである．ガルは次のように明言している．《諸々の精神的な特性あるいは知的な能力の原因が，頭蓋の骨のしかじかの場所にあるなどという考えが私に浮かんできたことはない》[*Anatomie et physiologie du système nerveux...* (注 (190) 参照), Tome I, p. IV]. これらの研究について《頭蓋の瘤》とか《頭蓋診断》といった言い方をすることができたのは，ガルによれば，俗な人間だけなのである．彼が言うところでは，《頭部あるいは頭蓋のさまざまに異なった形状を解釈することが問題となるのは，それらが大脳の形状を明らかにしてくれるという限りでのことにすぎない．[……] というのは，それらのものは，脳全体，あるいはまたそれを構成する部分の発達がもたらす一つの結果に他ならないからである》[同, Tome II, p. 333]. ということで，ある感覚あるいは能力の外的特徴と主張するものを頭部上に示した後に，ガルは，常にこの特性あるいはこの感覚の基質を一つの脳回の中に局在させているのであり，いつもその目的のために彼の大著の図版に参照を促している．

シュプルツハイムは，彼の講義の中では，《器官》と《脳回》の語を区別せずに用いていた．したがって脳回は，ガルとシュプルツハイムはこれを，互いに隣接する，灰白質に囲まれた，神経線維の2つの層とみなしていたが，まさにこれが《知的能力の器官》，そうした機能の《本質的な成立条件》だったのである（同, Tome I, p. 303). ガルは次のように述べていた．《私は，脳回は大脳を構成する線維束が末梢へと拡張したものに他ならないことを明らかにした．したがって，脳回は，本能，感情，性向，才能，発揮される素質一般，精神および知的な力が作用を現す部分として認められなければならない [*Sur les fonctions du cerveau...*, Tome II, p. 13-14]. ……小さな神経線維束は，あまり大きくない広がりしか供給することができない．その結果小さな襞，すなわち一つあるいは多数の小さな脳回となる．大きな神経線維束は，これに対し，きわめて豊かできわめて密な広がりを形づくり，その結果，ずっと大きな襞や脳回となる．[……] したがって，襞ないしは脳回の大きさから，器官全体の容積に関して帰納的に確実な結論をひき出すことができる．脳回が長くて深くて広ければ [……] それだけ，長さや広さなどがより劣る脳回の上に盛り上がってい

き，したがって，構成部分が不均等な発達をした大脳では，その表面に窪みʼ，平坦な部分や隆起ができることになる．［……］脳回の基本的な形状［原本では forces であるが Gall の原典により formes と変更して訳す］はすべての人間の大脳で同じであり，それらは同じ大脳の2つの半球で相似である．つまり一言で言うなら，それらは左右対称である．イヌ，ウマ，ウシ，ヒツジのもののような小さな大脳では，この左右対称性は完全であるが，人間では小さな区画の形状に変異がある（図版 III および XVI）》［同，Tome III. p. 5-6］．ところで，これらすべての脳回の多様な違いをもった発達は，もしそれが十分に際立っていれば，頭蓋の上にも明白になるはずである．ガレノス，デュローランス，ディーメルブレック，フィッシャー，ラーヴァター，ブルーメンバッハおよびシュプルツハイムの名前や著作をガルはこの点についてあげているが，彼らに従って，《頭蓋は脳を鋳型にして作られる》ということを確信していた．そこで彼は，頭蓋の隆起あるいは陥凹から，一つないし多数の脳回の，それに対応した発達過剰あるいは停止を推測したのである．彼は次のように述べている．《器官の配置については，私は推論によって導かれたのではない．事実を唯一の指針としたのである》［同，Tome IV. p. 156］．結局のところガルは，彼によれば頭蓋学と大脳器官学の間に存在する関係と対応をこのように説明していた．しかし，誕生時の頭部の形状，ということはまた脳の形状は，子どもが産道を通過する際に変化を被ることがありえるのであるから，このことは一部の生理学者たちに，頭蓋学によれば，我々の性向や才能は，骨盤の形状，鉗子の用い方および産婆の熟練の度によって左右されることになると，皮肉交じりに言わせることになった．この毒舌の中には，皮肉屋たちが想像する以上に真実があって，分娩時の頭蓋骨の機械的変位による奇形の症例はきわめて数が多く，さらに，狂気の遺伝的素質と呼ばれるものが新生児の外傷によって説明できる場合は何度となくあったのである．しかし，ガルは，ごく若い頃から，頭蓋や頭部の形状を，人々に備わっていると彼に思われる精神的特性や知的能力に対比させてきていて，そうした観察は必然的に不正確でさらには取るに足りないものでさえあったが，そこから，脳の機能に関する一つの科学の原理が引き出されると信じていて，これに器官学という名前を与えたのである．

　そのことによって，ガルの体系の著しい誤りを強調するというのは無益なことである．それが含む真実の部分はそれだけで不滅なのであるから．大脳器官学はどのような批判的検討にも届かないのである．人間と動物の本能，性向および能力の生得性というものが，ガルの陥った最も重大な誤りとは我々には思われない．多くの現代の生物学者たち

近 代

も，この生理学者が言わんとしていた意味での，精神的な遺伝を信じているのだから．人間の大脳が《諸々の個別器官の集合》であると言うのは，これらの言葉に，大脳とは諸々の感受性および感覚の器官，さらには諸々の連合中枢が一つに集まったものに他ならないとする，脳局在論の現代的な学説の中でもつような意味を与えるのであれば，それは真であるが，これらの語を，ガルやオーギュスト・コントの意味で受け取るのであれば，それは偽である．彼らの言う 27 ないし 18 の大脳の器官なるもの，すなわち生殖本能，子孫愛，自己自身および自分の所有物に対する防衛本能，捕食本能，殺害への性向等々といったものは，我々には，かつて人間の脳髄から出てきた最も空疎な夢想のように思われる．ガルにおいては，こうした独断的な思い込みが，何度となく，彼が何よりも上に置いていた科学，すなわち大脳の解剖学と生理学への大きく真摯な愛を凌駕したのだから，そのような思い込みはたしかにひどく強いものであったとしないわけにはいかない．

フルーランスには小脳の機能に関する諸々の実験があり，この生理学者は小脳を移動運動の調節装置とみなしていたが，一方ガルの方は小脳の中に性的本能を局在させていて，この実験についてガルは《批判的》分析を行なったことを鼻にかけるのであるが，その分析はもはや，あまりシュプルツハイムの共同研究者にふさわしいものではなくなっている．ガルは同様に，嘆かわしいほどの軽率さで，《大脳半球が無傷で備わっていることが感覚機能の遂行に必要である》ことを否定し，ウサギで大脳半球の大部分を除去しても，依然として見ることも聴くこともできると考えている．あらためてもう一度適切に操作された実験に戻ってみるべきだったであろう．しかし，まさにこれこそ，解剖学から生理学に昇っていくためにガルに欠けていた点なのである．彼には実験が欠けていた．この言葉はフルーランスのものである．ガルとしては，生理学者たちの《切断実験》に対してありきたりの嘲弄ではとても足りない．《けっして私は，意図的あるいは偶発的になされた脳の損傷や切断が，それらの部分が無傷であったときの機能を知る手段，しかも唯一の手段であるとする生理学者たちに同意することはないであろう》[191]．神経系の構成は脊椎動物の系列を通じて同一であるということは，セールによって示されていたが，これがガルには気に入らなかった．彼は自分の体系のことしか考えておらず，科学のことは考えていなかったのである．彼は次のように述べていた．《神経系の中心集中性，同一性，均一性の考えは，ドイツにおける超越論的な哲学の夢想である．そうした考えは熱烈に迎え入れられたが，それは，1° 大脳の器官の複数性を攻撃するのに適していると考えられたから，2° 動物磁気というごまかしに都合がよいからなのである》（同，Tome VI, p. 302）．

人間は《その組織構造の限界の中に永遠に閉じ込められ》ていて，大脳の器官の数が増加することも減少することもありえないので，ガルは人間に無限に完成されていく可能性があるということを否定していた，《人間の精神は，善

195

かれ悪しかれ，何らかの特性あるいは能力を獲得することも失うこともありえない》．さらに，人間は自分の周囲を眺めてみるとよい．《世界の創造以来，結晶や植物の形状はけっして変わったことがないし，これからもけっして変わることはないであろう．同じように人間という類の組織構造も不変なのである．その帰結として，その精神的および知的性格は，いかなる本質的変化も被ることはありえない》［同, Tome VI, p. 447-448］．以下に，ガルがデモクラシーについてどのような意見を表明していたかをあげておく．《大脳の生理学的研究は，我々に人間の精神的および知的世界の限界と広がりとを示してくれている．それは我々に，諸々の凡庸な能力と傑出した能力との間には著しい不均衡があることを示し，人間が多数によって統治され，諸々の規則，決定，法律が，投票が多数であることの所産であるところはどこでも，凡庸が天才を凌駕するという結末に我々を向かわせる．「反乱のときには国に首領となるものが多く出る」》［原文ラテン語，出典は，旧約聖書「箴言」28-2，後に「分別と知識のある人ひとりによって安定は続く」と続く（新共同訳）］（同, Tome II, p. 50）．社会制度や教育効果に反対して，ガルは，種族と個人の生来の素質の方を主張する．《各々の個人は固有の性格によって他の個人と異なっている．その身体の外形によって他の個人と異なっているのと同じことである》．さらに，精神的および知的能力は，それらを司る器官が発達し，強まり，弱まるのに従って，発現し，増強し，減弱する．こうして，《新生児においては，この器官（大脳）を強化し完成させるのに役立つ装置の中には，かろうじていくつかの線維の痕跡をやっと見出す程度であるが，これらの線維は，ごく早くから前脳葉よりも後脳葉および中脳葉の中にはっきりと姿を現す(192)》．つまるところ，諸々の精神の能力の進歩と衰退は，それらの物質的条件の状態と結びついているのであり，《機能の歩みは器官の歩みと同一である》．

ナポレオン以前に，ウィーン宮廷は，我々もすでに述べたように［注（187）参照］，《道徳と宗教》にとってかくも忌まわしい学説を排斥し，教えるのを禁じていた．ガルはこれに反抗した．彼は意志，精神的自由と責務を守るのに力を尽くした．ところが，各々の個人の性向，感情および想念は，あらゆる環境からの影響より以前に，教育や社会制度にかかわりなく，生得的に定まっており特別な組織構造をもっているとする学説全体は，さらにもっと強くガルに反抗したのである．そしてたしかに，ある感情あるいはある性向が増強する程度に従って，ないしは知性の減弱の結果として，どのような意志，どのような精神的自由も必然的に消失していくものである．《生理学者は，道徳的性格の退廃あるいは殺人性向が，時に長く潜んでいた大脳の病気の結果であることを知

らずにいるはずはない．きわめてしばしば我々は，殺人者の頭蓋が，長年にわたって精神を病んでいた人の頭蓋で見られるのと同じ状態であるのを見出してきた》．続けてガルは次のようにつけ加えている．《大脳の諸々の病変を扱ってきて，私は，その人の道徳的性格の全体が，同じような病変の後に変化してしまった多数の症例を報告した．……一つの器官（大脳）が同じ程度に活動しても，異なる個体では，まったく異なる作用が作り出されるに違いないのである．［……］諸々の作用が唯一の器官の活動によって決定されることはけっしてない．ある力の発現は，他の諸々の器官の活動がより強いかより弱いか，あるいはさまざまに修飾されるかに従って，さまざまに異なるであろう．……私はそのような人物を，殺人本能の器官がきわめて発達しているのを見出すからという理由で，殺人を犯すような傾向があるとみなすということはけっしてない．確信をもって主張することができるのはただ，外的な状況がすべて等しければ，この器官がきわめて目立っている人は，自然が組織構成を介してそうした傾向を与えなかった他の人に比べると，容易に殺人を犯すだろうということである》（同，Tome IV, p. 169［この（途中を省略しながらの）長い引用の最初からここまでは p. 166-169］）．例えば，金銭を奪うために犠牲者たちをハンマーで撲殺したラ・ブウールという男で，ガルは3つの器官，すなわち窃盗，殺人および乱闘の器官が高度に発達していたことを確認していた．このような《不幸な一致があれば，この怪物の残忍な行為を説明するには十分であった》［同，p. 172］．

人が狡猾であったり，策謀にたけていたり，不誠実であったりするのは，また，公正であったり，率直であったり，誠実であったりするのは，その人がそう望むからではない．なぜならこれらの《性格はもっぱら一つの固有の組織構成の結果である》［同，p. 190］からである．こうして策謀の器官は，《捕食本能》の器官の上方および前部に置かれる．ところで，ガルは，感化院で，拘留者にこのような組織構成がきわめて発達しているのを見出していたし，精神病院では，病気が悪くなると《詐欺窃盗行為》をする者，とりわけ抑えがたい性向のために，絶えずそのような行為に及ぶ者に，そうしたものを見つけ出していた．聾唖者でも同じ観察をしていた．ここでもやはり《教育は何の役にも立つことができなかった》［同，p. 203］．したがって窃盗への性向は，ガルが結論したところでは，文化的環境の人為的な産物ではないのであり，それは《一定の人間に生来的で，彼らの組織構成に内在する産物》［同，p. 204］なのである．ガルは，これらの根っからの窃盗者たちの頭部をすべて石膏で型取りして，特別な《大脳の部分》を発見しようとした．《一つの素質として，他のどのような素質とも独立しており，ある活発さの段階にまで至るとその個人が行なわずにいる

ガルとシュプルツハイム

のが不可能な諸々の活動が生じるようになるということが起こりえるようなものは，他のどのような部分とも独立した大脳の一部分に関係づける他はない》［同，p. 205］のである．大脳の器官の発達が不均等であることは，すべての個人にあてはまる規則である．窃盗への性向は生得的なものであり，それに固有の器官をもつ．窃盗への抑えがたい衝動という事実が数多いことが，教育（国王，聖職者，医師）も，知性の欠如も，窮乏も，決定的な原因ではないことを証明している．ガルは次のようにつけ加えている．《毎日同じような例が見られるが，それでも常にそれらが悪と判断されるのは，我々の行動を決定するのは我々の意志だけだという考えに与しているからである》［同，p. 211］．

ガルが凶悪犯罪者の監獄で行なった心理学的研究は，そうした犯罪者たちが悔悛と後悔に無感覚であることを彼に示していた．このことから，彼が考えたところでは，犯罪者においては，《道徳感覚の欠如を人為的な意識の創造によって》置き換える必要性がある，すなわち，彼らを《することを命じられていることなのかそれとも禁じられていることなのかについて教える》必要があるのである（同，Tome V, p. 291［このパラグラフのここまでは，同，p. 294-295 によっている]）．ガルは，これらの人々は，彼らの《不幸な組織構成》によって，まったく必然的に，彼らの生来の本性に従って感じ行動しなければならなかったのだということ，そして，教育も社会的環境も，彼の体系の中では，無力であって，人間や動物の基本的な能力や本能にわずかの変化もひき起こすことができないのだということを忘れている．ガルが，エスキロールを大いに賞賛したことは知られているが，さらに彼は，この偉大な精神病医の収集の中に，とりわけ宗教性マニー［宗教に関わるモノマニー（本書 p. 192 参照）］に罹った狂人の頭蓋とその石膏を見つけ出したが，彼を驚かせたのは，それらの前頭が突出していることだった．このような状況で，判断力も批判力もない収集家の凡俗さ同然に，ガルは，通常のどころか最も単純な良識までも失って，こう大声を上げていたのである．《ここにある頭部はどれも，無神論者スピノザのてっぺんが平らになった頭と，どれほど違っていることだろうか》［同，p. 387］．

ガルは，彼が彼の諸々の大脳の器官に割りあてている性向や能力と，悟性，判断，表象力，記憶などのような，彼の先人たちの《いわゆる魂の諸々の能力》との間でなされていておかしくないような混同を見越していた．そうしたものは，彼が発見したと自負する諸々の基本的な活力のすべてに共通して備わる属性でしかなかった．意志に固有の器官というものもなければ，悟性に固有の器官もなかった．ガルの言う意味で，はっきりと他から区別される素質や能力と同じ数だけの，知性に属するさまざまに異なる種が存在しているのである．

各々の大脳の器官はそれに固有の知性をもち，また記憶をもち，表象力等をもっているのである．知性はある能力できわめて発達していることもあれば，またある別の能力，あるいは他のすべての能力ではきわめて限定されているということもありえる．意志とは，相対立する諸々の精神的な活力が同時にはたらいた結果として生じるものであり，同様に知性のすべての活発な活力ないし能力が同時にはたらいた結果である理性と同じく，固有の器官をもつということはありえない．羞恥，恐れ，不安，悲哀，絶望，怒り，喜び，恍惚，失意は，いずれも一つの大脳の器官あるいは大脳の器官全体が呈する状態なのである．したがって固有の器官をもつことはありえないだろう．ということでガルは，知性や理性というものには我々の知的能力の総和を表す抽象的な言葉しか認めず，意志というものにも我々の精神的エネルギーの結果しか認めないのである．自我の見かけ上の単一性も，同じ次元に属する一つの純粋に主観的な現象である．道徳的自由はそれ以上に存在することはなく，一つの錯覚である．最後に述べたような学説は，フルーランスのひどく強い攣縮を買うことになったが，それでも，これらは器官学の壊滅的な難破からのほぼ唯一の漂流物であり，それらを後世が拾い集めることになる．

　記憶が複数あるとする理論も同様である．記憶とは，ガルによれば，一次的な能力とみなすべきではなく，それはすべての基本的な能力が一般的に備える属性にすぎず，大脳の器官と同じだけの記憶が存在するのである．

　このようなわけで，音楽的記憶は，音楽の神経器官の中に解剖学的基質をもち，数字の記憶，場所の記憶等は，それぞれ計算の器官，居場所の感覚あるいは空間における場所同士の関係の感覚の器官がもつ特性ないし属性なのである（*Sur Les Fonctions du Cerveau...*, Tome IV, p. 380）．まだごく幼い頃にガルが，暗記する能力が著しく高い人々は《とび出た大きな眼》[同，Tome V, p. 12] をもつのに強い印象をもったことはよく知られている．《暗記の問題が出たときには眼のとび出た生徒が私を陰鬱にさせた》[同]．ガルは，言葉の記憶の器官を《眼窩上壁の後半分》（図版 IV, xv と 39 の間）に位置する大脳の部分に局在させた［同，p. 18．（　）に入れられているのは，同箇所の参照指示をそのまままもってきたもの．したがって図版とはガルの同書に付された図版を指している］．ところで，この大脳の領域がきわめて発達している場合，眼球は，ガルによれば，前方に押されて突出するに違いなく，その結果，暗唱のきわめて優れた人たち，収集家たち，文献学者たちのとび出た大きな眼が生じる．眼や眉の上部に，フェンシングのフルーレやエペの剣先の一撃を受けるなどして，当該の領域が外傷を受けると，言語性健忘がひき起こされるに違いなかったのである．ガルは次のように述べていた．《話し言葉の言語能力は，固有の大脳の部分に基礎がある》（同，p. 42）．《大脳の一つの固有の器官が，

この感嘆すべき話し言葉の言語機能を司っている》(同, p. [71-]72). ここで問題となっている前下部脳回は, 正中線から左右に2プース[約27mm×2＝54mm]広がっていた.《眼窩の床の上に位置し, 額に寄りかかっている, 大脳塊の全体》は, さらに多数の他の脳の器官から構成されるものであった. 適切な考えであったと我々に思われるのは, 話し言葉の言語を《動作言語の一つの産物》, 所作, 態度および運動による言語の産物とみなすことで, そうした言語は, 動物でも人間でも, 感情, 情動, 情念および要素的な想念や概念の数々を表現するには十分だったものである. ところで, 大脳は, あらゆる感情, あらゆる情念, あらゆる精神的心像ないし表象の源泉である. 大脳は, 感覚, 筋肉, したがって四肢, 体幹および顔面の運動を支配しており, それらの部分の各々を活動させる.《その活動によって, 大脳はそれらの部分が行なうべき運動, 取るべき位置を決定するのである》[同, p. 440]. 動作言語, 身振りは, 所作に限定されるものではない.《人間にとっては, 情動を強く刺激されたときに, 音声, 叫び声, 驚きの声を作り出すのも, また手足にある種の運動を作りだすのも, 同じように自然なことである》[同, p. 487]. これがまさに発語言語, 人間の話し言葉の起源なのである.

仮に, 思考の歴史において, 他のどの歴史でも同様であるが, 我々が後悔することも望むことも同じように空しいものでないのだとしたら, 本能, 情念および衝動を脳の後部領域に, そして知性および理性を前部領域に局在させることに関する, ある種の生理学の学説が, 今日もなお多くの精神病医や心理学者たちに及ぼしている有害な作用を不快感をもって見ることも許されるであろう. ガルは次のように述べている.《人間と動物とに共通の諸々の特質が頭部の側方および後方の部分に座をもつことは確実である. 動物が大脳の前上部(前頭部)にいくらかの配分を受け取った分, 彼らもまたいくらかの知的能力に恵まれている》(同, Tome II, p. 395).《人間では, 頭部の後下部の器官が著明に発達して前上部の器官が圧縮されている場合には, 動物的な傾向が優勢になるに違いない》. 後者が前者に対して高度に発達するときには, 当然事態は逆になる. 釣り合いのとれた状態は, これらの2つの大脳の領域がほぼ同等に発達することから得られるのである (同, Tome II, p. 424 [直前の《 》で囲まれた引用からここまでの典拠], Tome III, p. 208; Tome IV, p. 420). 女性では,《大脳の前上部の発達は, 通常男性に比してはるかに劣っている》.——ガルは次のように述べている.《高次の知的能力がきわめて傑出している男性の大脳の組織構成を, 女性のほぼ全般的な組織構成と比較してみたまえ. そうすれば, 女性の劣等性は, この点から見れば, 彼女たちが受ける教育によるのでも, 彼女たちに特有なある種の不如意によるのでもなくて, それはもっぱら前頭の前上部の領域に位置する大脳の部分の発達が劣っていることによる, という確信が得られるで

あろう．以上が器質的原因である》（同，Tome V, p. 221 ［一つ前の《　》で囲まれた引用の出典．直前の引用の出典は p. 225］）．

いずれにしても，ガルによれば，人間の固有財産のようなものである，大脳の前部ないし前頭領域が，頭頂ないし後頭領域よりも発達していればいるほど，その人間の知性が優れているということに変わりはないのである．ところで，こうしたガルの見解は，さらに他のいくつかのものとともに，骨相学よりも生き延びることになった．ドイツでは，ウィーンのベネディクトが今なお，頭蓋の球面のどの区域も大脳の一定の部分にきわめて正確に対応しているので，頭蓋を調べることで，その下にある大脳の中枢，もちろんそれは大脳の運動性と呼ばれる中枢の領域の中でのことであるが，それが何であるかを知ることができる，と教えている．たしかに，一般的に言えば，この主張は我々に不合理に思われるわけではないが，最も熟練した外科医たちが，大脳・頭蓋の局所地図の上で明確に決められている標識点を実践の中で決定するのに味わう困難さがはっきりと証明しているのは，正常例であってさえ，ある範囲内で，もっとも十分に狭い範囲内ではあるが，大脳皮質の機能中枢の座および広がりに変異があるのを考慮に入れる必要があるということなのである．ヒッツィヒ，フェリアー，ヴント，シューレ，ビアンキ，コレッラなども，常に前頭葉を，悟性，意志，注意の座，すなわち《意識の発達の高次の形式に属す精神的過程の》器質的基盤とみなしている．マイネルトやムンクは，これに対して，比較解剖学，病理解剖学および実験生理学から取り入れた論拠から，それが誤りであることを導き出した．小脳は，イェッセン（1869）によって情念と感情の座と，ルッサナによって肉体愛の座と，レンツィによって知覚と統覚が作り出される場所とみなされていた．マンテガッツァはごく普通に性愛的，芸術的中枢等々について語っている．

とりわけフランスでは，おそらくガルとシュプルツハイム，そしてオーギュスト・コントや実証主義者たちの直接の影響があったため，また，ベローとロバンの『生理学提要……』，*Éléments de physiologie de l'homme et des principaux vertébrés*, 1856-57 によって，さらには一つの特殊な教養のあり方全体によって，多くの医師たちは常に，パリ学派でもリヨン学派でも，たんに変質者や犯罪者たちだけでなく，すべての人間を，彼らにおいて観察される感情，活動性および知性の優位性によって，後頭型，頭頂型および前頭型に区別している．この分類は，道徳中枢，審美中枢，生殖中枢などといったものについて語っている一部の生理学者たちはさておき，知られているように，マニャンとラカサーニュ両教授，さらに彼らの弟子たちのいく人かが提唱したものである．人は，

愛し，考え，そして行動する（オーギュスト・コント）．ここから出てくるのが3つの分類である．頭部ないしは大脳の後の部分は，少し前までまだ，外部感覚器官および胸部と腹部の内臓器官のすべての神経がここに終わると認められていたが，この部分において本能や情念が作用を現すのである．《犯罪者は後頭型の熱情者であり，したがって衝動者である》（ラカサーニュ）．マニャン氏の方については，変質性遺伝者を，脊髄型，脊髄後部大脳型，脊髄前部大脳型，前部大脳ないし精神型に分ける彼の区分法が知られていた．《上行頭頂葉の後ろに位置する広い領域は，きわめて重要なものである．というのも，この領域は我々の記憶の器官的基盤だからである．この領域を構成するさまざまな中枢の中に，我々のあらゆる感覚的印象の記憶的心像が託されており，ここに，高次中枢が来て知的加工や想念の形成に必要な素材を取り出すのである．そうした心像は前方に向かっていって前頭領域に入り，思考の図式，すなわち思考を表現する記号となる．かの後部領域は，欲求と本能の座である．そこで，前頭領域が閉じられたままである限り，その人は重度の知的障害を余儀なくされたままである．たしかにそのような人は感覚を行使することはできるが，前方領域（高次中枢）が行なうものである抑制も調節能力も欠いていて，大食漢であったり，盗癖があったり，露骨な好色傾向を示したりする．そうした人は脊髄後部大脳型で，一言でいえば，純粋に本能的なのである．前頭領域が開放されるとすぐに，その人はこの後部の制限を乗り越え，観念作用，抑制の領域に入り込みはじめる．そうすると，重度の知的障害者ではなくなり，中等度の知的障害の高さに上昇する》．これはまさに，ガルの器官学の純然たる残存物であり，こうした学説は，科学的に確立されたいかなる事実にも基づいてはいない．

ローランド

ルイジ・ローランドは，1809年，ガルと同様，自分が《最初に，脳の構造の正確な知識をもたらした》と書いていたが，その名前はたしかにガルやフルーランスの名前に連ねられるに値する．奇妙なことに，このマルピーギの偉大な同国人は，そのマルピーギのようには，灰白質の本性と役割を認識していなかった．ローランドにとって，《脳のはたらきとは，脳の線維の真の運動である》．両大脳半球は線維の塊であり，それらはまず大脳脚で線維束として結びつき，次いで放散し，そして分枝して諸々の脳葉を形づくる．これらの線維の運動性は極端なものであり，この運動が麻痺したり，弱まったり，強まったりするのであれば，それによって，《あえてこの器官に起こる実際の変化が何であるかを想像しなくても》従来常に大脳塊の中に局在するとされてきたさまざまな病的状態が説明される．大脳の両半球の中に，睡眠，デメンチア，卒中，

メランコリーおよびマニーの直接的原因の主要な座があるのである．ローランドは，フルラーンスが指摘していたところでは，知覚と知性が宿るのはもっぱら脳葉の中であるとはどこにも明らかにしたことはない．そうではなくて，ローランドはこれらの機能を延髄の中に局在させていたのである．延髄は，ローランドにとっては，「センソーリウム・コンムーネ」であり，生命の要衝であり，感覚能力の主要な中枢である．《神経の末梢端で作り出されるすべての印象は，必然的にこの場所まで伝えられ，そしてまたこの点からすべての決定が発するのでなければならない》．当のこの器官，延髄はまた，《すべての器官に，そしてすべての魂の管理の機能に，大きな支配力を及ぼし，また精神的感覚能力がそこに属し，さらに限りない系列の超越的な作用の産出をひき起こしている，そのような非物質的な始原の座なのである．「これこそは魂の座，これこそは王座……」》．[195]

　最近になってローランドの書物を忘却から呼び戻したのは，とりわけ小脳の機能に関する実験である．ローランドにとっては，小脳は神経の力の調製ないし分泌にあてられた器官であり，そうした力がさまざまに変更され，筋肉の収縮をひき起こして運動を作り出すのである．ということで小脳は特段の運動器官，動物機械を動かす電動機なのである．層状構造を備えていることからして，たしかに小脳は，ローランドには，ヴォルタの電池類似の実際の電動機を形成するためのすべての必要条件を実現しているように見えた．そのような脳の部分によって分泌される液体は，ガルヴァーニの流体に類似のもので，導線として役立てられる神経によって運ばれて，運動を行なうのにあてられた筋肉を刺激することになる．小脳の一側性ないし両側性の破壊病変は，延髄破壊の場合と同様に，麻痺を生じさせるが，他方で，てんかんやけいれん性疾患は，延髄の刺激によって起こる．意志に従う電動機械である小脳が，延髄との間に，そしてまた大脳との間に，密接な関係をもつことによって，小脳の諸々の機能が，ある場合には「センソーリウム」に，またある場合は《大脳半球によってなされる作用》に従属していることを示すのも説明される．ローランドの小脳の機能に関する実験，それもほとんど常に臨床観察に基づいた実験を特に強調することはしないが，我々は，こうした問題についての良き審判者であるルチアーニの意見を尊重する必要がある．彼は，ローランドが最初に，それもフルラーンスよりもはるか以前に，小脳の生理学に関してのいくつかの興味深い事実を指摘したこと，また，この器官の基本的な機能についてのある種の直観をもち合わせていたことは，たとえ彼の議論には証明がほとんどなく，その上彼の学説は完全に間違ったものであったのだとしても，彼が有能であったことに反論

することはできないであろうと証言しているのである.

　フルラーンスと，さらに他の多くの者と同じように，ローランドは，一過性のものである，処置の際の外傷に引き続いて起こる刺激現象と，永続的に持続する欠落の現象とを混同していた．彼は，彼自身の記載からすると，むしろずっと無力性，無緊張性および失立性と思われる現象を，麻痺性と呼んでいたのである．ローランドはそれでも，モルガーニに続いて，小脳の作用は同側性であり，大脳半球の作用が交叉性であるのとは反対であることに気づいていた．フルラーンスの方は，小脳の作用は，大脳の場合と同じく交叉性であると考えていたのである．問題とされているのは，もちろん，小脳の各々の半球と，脊髄の同側半分および対側の大脳半球との間の主要な結合のことである．[196] もっともローランドというのはひどく凡庸な実験家であったので，フルラーンスが，彼が手を下した部分というのは損傷を加えることしかしていなかったのだとして彼を非難することがあったのは当然のことである．我々は，哺乳類の大脳について彼が行なった実験を一つだけ引用することにするが，そこでローランドは中枢神経系を刺激するのに電気を用いている．

　ローランドは次のように述べている．《脳から身体のさまざまな部分に向かっていくガルヴァーニの流体の流れがどのような効果を作り出すかを観察するという意図で，私はブタの頭蓋に穿頭術を施し，大脳半球の中にヴォルタの電動機の一本の導線を挿入して，ある時はある点に，ある時は別のある点にもっていき，他方で，もう一本の導線を身体のいろいろ異なった部分にあてがった．このような実験をさまざまな四足動物および鳥類でくり返す中で，私が得たのは激しいけいれんだけであったが，私の観察では，それは金属の導線が小脳の中に差し込まれるときにはるかに強くなった．ブタの大脳半球は，導線の先端がくり返し挿入されることで大いに傷つけられ，その結果線条体と脳室はかなりひどく損傷を受けた．しかしそれでも，動物は半睡状態でさらに12時間生きていたが，他の損傷が加えられなければもっと長く生きつづけたことだろう．私はすぐにこれらの実験から結論をひき出したわけではない．そうした結論は，私が大脳半球は諸々の個別の運動を作り出すことにあてられた線維の塊であるということを発見してから，それも小脳でこれから報告しようと思っている実験を試みた後になってからひき出したのである》(『試論……』:「哺乳類の脳に関する実験」, *Saggio...* [注（194）参照]: Sperienze sul cervello dei Mammiferi, p. 183).

フルーランス

　フルーランスはローランドとはまったく別の実験家であった．彼は見て，観察して，記載するということができた．彼の実験には確実さ，精密さ，明快さ，彼のスタイルである明晰な単純さがあった．その実験はあまりに単純で，あまりに巧みであるという以外の欠点さえないのである．中枢神経系の構造と機能というものは，限りなく複雑で漠然としたものである．とはいえ，フルーランスはさらに，この漠然としたものに対してはともかく，この複雑なものに対する感覚をもっていた．彼は，現象と器官とを解きほぐし，そうすることで分析を通して《単純な事実》に到達するように努めた．《単純な事実を解明する技術がそのまま実験の技術である》と彼は述べていた．たしかに名案だった．——ソースロット，ロリィ，ハラー，ツィンなどの生理学者たちの伝統的手術法に従って，行き当たりばったりに套管針やメスを脳の中に突っ込んで，その機能を探究するのではなく，——脳のさまざまな部分を分離して破壊することで，その部分の特殊な機能を見つけ出すことができるようになる実験法を確立するというのである．フルーランスより以前には，実験を行なう部分を互いに分離するということはしておらず．したがって，得られたのは混乱した実験でしかなかった．そして，これらの混乱した実験から得られたのは複雑な現象でしかなく，また，これらの複雑な現象から得られたのは曖昧で不確実な結論でしかなかったのである．実験的研究においては，すべては方法にかかっている．というのも，結果をもたらすのは方法だからである．主要な2つの点が，新しい実験法，すなわち分離法を構成している．1° まず被膜を切除して，脳を露出させること．2° 操作は一つずつ，一つ行なうときは他のものは除外し，そのようにして露出された各々の部分にしか行なわない．目的は各々の部分の機能を決定するところまで達するということなので，方法としては機能を分離するために部分を分離するということになる．分離すること以外に，いくつかの場合には，部分全体を切除することになるが，それらを損傷しないこと，そして常に血液の浸出がないようにしておくことが必要になる．ローランドはあらゆる現象を混同し，またそれらの現象が出てくるあらゆる器官を混同していたが，フルーランスが述べていたところでは，それはローランドの方法が何も分離しなかったからなのである．

　さて以下に，かいつまんで，彼が用いていた当の用語で，脳と神経系の機能に関するフルーランスの学説をあげておこう．

フルーランス

　神経系には，本質的にはっきりと区別される3つの特性がある．一つは，知覚することおよび意志することで，これが知性である．もう一つは，印象を受け取り，伝達することで，これが感覚能力である．三つ目が，筋肉の収縮を直接的に刺激することである．フルーランスは，筋肉の収縮を直接的に刺激する作用という意味で，これを刺激性と呼ぶことを提案した．被刺激性ないし収縮性とは，そうさせる何らかの刺激があるときには，収縮ないし短縮しようと努める，もっぱら筋肉だけにある特性である．最後に，小脳の中には，《生理学ではそれについて考えをもたらしたものはまだ何ものもない》特性が宿っているが，それは，神経系のある部分によって意志され，他の部分によって刺激されひき起こされる運動を調整するというものである．
　知的および知覚的な能力は大脳葉に宿り，筋肉を収縮させる直接的な刺激作用は脊髄およびその神経に宿り，移動運動，歩行，疾走，飛翔，直立などの運動を調整する作用は小脳に宿る．延髄からは，調整されたすべての自己保存の運動（呼吸など）が，小脳からは，調整されたすべての移動の運動が生み出されるのである．単一であるとはいっても，神経系は均質のものではない．大脳葉が小脳のようなはたらきをすることもなければ，小脳が脊髄のようなはたらきをすることもないし，脊髄が神経のようなはたらきをすることも絶対にない．これらのすべての部分は，共に競い，共に謀り，共に認めているのである．これらははっきりと区別されるが，それでも各々のエネルギーが他のすべてのエネルギーに影響を及ぼしている．大脳葉を切除すると運動は減弱し，小脳を切除すると運動はさらにいっそう減弱するというだけであるが．他方，脊髄や延髄あるいは神経を切除する場合は，運動はすっかり消失する．すなわち，大脳葉は運動を意志し，小脳はこれを調整するだけであるのに，脊髄と神経はこれを作り出しているのである．大脳葉あるいは小脳の破壊に適用される場合には，麻痺という言葉は，運動能力に関して減弱していることしか意味しないが，脊髄あるいは延髄の破壊に適用される場合には，これらの能力がすっかり消失していることを意味する．しかしながら，運動の意志は消失しても，調整と収縮はそのまま存続しているということもあれば，意志と調整が同時に消失するが，収縮だけは温存されるということもある．というのも，これら3つの大きな現象は，本質的にはっきりと区別されるものなのであり，3つの本質的にはっきりと区別される器官，大脳，小脳，脊髄および神経の中に宿っているからである．
　神経系のこうした特殊な機能の独立性を示すのは，動物が知覚し意志する器官は調整することもなければ刺激することもない，という事実であり，いかなる運動も意志から直接派生することはなく，意志はいくつかの運動の誘因にすぎないのである．《それはいかなるものの実効因でもない》．調整する器官は刺激することはなく，刺激する器官は調整することはしない．器官の独立性から機能の独立性が出てくる．だから，《大脳葉や小脳が刺激されて，そのことが筋肉の収縮をひき起こすというようなことではけっしてない》[197]．《大脳葉は筋肉運動の直接的な始原の座でもなければ，これらの歩行，跳躍，飛翔，直立の運動を調整する始原の座でもなく》，それらはもっぱら意志と知覚の座な

のである（同 [*Recherches expérimentales...*, 注（197）参照）], p. 35). 脊髄は，すべての収縮をひき起こし，そうした収縮によってすべての運動をひき起こすが，それらのいかなるものも意志してもいなければ調整してもいない．大脳葉を除去された動物は知的能力をすべて失うが，その運動の規則性はすべて保持している．小脳を除去された動物はその運動の規則性をすべて失うが，その知的能力はすべて保持しているのである．

　もっぱら大脳葉だけに，すべての知覚（視覚，聴覚，味覚，嗅覚，触覚），意志，記憶，判断，本能が宿っているということについて，フルーランスが最初にその科学的証明を与えた．両側の大脳葉を除去すると，たんに動物は目が見えなくなり耳が聞こえなくなるだけではなく，この手術後どれほど長い時間生き延びているとしても，もはや味を感じることも臭いを嗅ぎ分けることも，ものに触れることも探索するということもなくなり，ずっと半睡状態のままであり，もはや自分から食べることも，欲しがることも，覚えていることも，判断することもなくなる．すべての知性を失ったのである．《それゆえ，両大脳葉を除去された動物は，すべての知覚，すべての本能，すべての知的能力を，現実に失ってしまったことになり，それゆえ，これらすべての能力，すべての本能，すべての知覚は，もっぱらこれらの脳葉の中だけに宿っているということになるのである》[同, p. XVII]. すべての精神的機能は，したがって大脳という一つの同じ座をもつということになる．この器官の中で，それらの機能はすべて一緒に同じ地点を占めているのであろうか，それとも，各々の機能が他のものとは異なる座を占めているのであろうか．大脳葉の切除がどの程度までなされるにせよ，手術が施される地点，方向，境界がどのようなものであるにせよ，一つの知覚が失われると，すべての知覚が失われ，一つの能力が消えると，すべての能力が消えてしまうのであるから，これらの能力のすべて，これらの知覚のすべて，これらの本能のすべては，本質的に一つの，ある能力を構成しているにすぎず，本質的に一つの同じ器官の中に宿り，そこで同じ場所を占めているのである．フルーランスは次のように述べている．《それゆえ，さまざまな能力に対して，さまざまな知覚に対して，さまざまな座が存在するというわけではない．ある一つのものを知覚し，判断し，意志する能力は，別のあるものを知覚し，判断し，意志する能力と同じ場所に宿っているのである》[同, p. 99]. さまざまな感覚器官は，それでもやはり，その各々が脳塊の中ではっきりと区別される起始をもっている．したがって，これらの個別の起始の各々を別々に破壊すれば，それらに由来する感覚の各々を別々に破壊することはできる．これらの感覚に生じる感覚作用が知覚に変化する中枢器官を破壊すると，《これらの感覚のすべてではないにしても，少なくともそこから生じる結果のすべて》が一挙に破壊されてしまうのである [同, p. 100].

　知性の座の器官である大脳の単一性は，フルーランスが到達したと信じていた最も重要な結果の一つであった．知性の諸々の機能が保持されるか失われるかは，脳葉のこれとかあれとかの定まった地点によるのではなく，脳葉の変性の程度によるのであり，侵襲を受ける一つまたは複数の地点がさらにどのようなものであろうと，かかわりはない

フルーランス

のである．諸々の大脳葉は実際に全体が一つとなってそれらが行なう機能を果たすために協力しているのであって，このような仮説では，それらの部分の一つが他を補完するということも可能であり，知性がそれらの部分の各々によって存続することも失われたりすることもありえるというのはごく自然なことである．《たしかに，この知性の座を次々にそうした部分の各々に位置づけたり，次々にそうした部分の各々から除外したりするのには十分な理由があってのことだった．誤りは，脳葉全体を考えるべきときに，脳葉のこれとかあれとかの定まった地点のことしか考慮しないことにあったのである》（同，p. 264）．ただ一つの脳葉あるいは一つの大脳半球があればそれだけで，知性の完全な行使には十分である．解剖学的には，一側の脳葉は他側のもののくり返しにすぎない．生理学的には両側の脳葉はただ一つの装置を作っているにすぎない．それがすなわち知性という偉大な装置なのである．

　もう一つの事実がこれらの実験から結果として出てきた．すなわち大脳葉，小脳，二丘体ないし四丘体は，それらの実質のかなり広範な部分を失っても，それらがもつ機能の遂行が可能なのである．《そうした実質の全体を失った後にその機能を再び獲得する》ことさえ可能であるとフルーランスは教示していた．ケネーによって集められた脳外傷の観察例でもまた，人間の脳は負傷しても，それもその実質の喪失を伴う負傷をしても，それでもその機能を保持し，あるいは，それを失った後に再び獲得することがありえることが示されていたのである．このような機能の回復のための条件は，受傷した実質の喪失が一定の限度を越えないことであり，そうでなければ，機能は不完全なものとなるか，もはや再び現れることはない．いわゆる実質の再生ということが問題にされることはありえないだろう．フルーランスは次のように述べている．《おそらくそのような再生が起こっていると想像させることがあったのは，負傷した脳の部分にまず最初に起こる著しい腫脹である》．しばらく時間がたてば，そうした部分は本来の大きさに戻り，《手術後どれほど長い時間動物が生き延びているとしても，取り去られたものはすべて欠損しており，もはや再生することはない》（同，p. 109）．

　大脳葉全体を取り除いておいて，脊髄の前根をつまむと，対応する筋肉が収縮する．後根をつまむと，動物はそれを感覚し，苦しみ，興奮し，叫ぶ．これは，刺激性（すなわちここでも筋肉の収縮の直接的な条件ということである）が《脊髄の前索の中およびこの索の根から出る神経の中》に宿っており，感覚能力が《脊髄後索の中およびこの索の根から出る神経の中》に宿っているからである．この脊髄から出る一本の神経の後根を切断すると，動物はすぐにこの神経が入り込むすべての部分の感覚を失うが，運動は依然として保たれている．前根を切断すると，逆に運動が失われ，存続するのは感覚である．ということは運動と感覚は分離することができるということであり，それゆえ，一方はもう一方を伴うことなく消失させられるのであり，各々がその固有の座をもっているということになる．このように，一方で，感覚作用は，脳葉，それも知覚が宿っている葉を切除した後に生き残っている．したがって感覚作用は知覚とははっきりと区別

される．他方で，感覚作用は，脊髄や神経の中では，刺激性（ここでもやはり筋肉の収縮を直接的に刺激する作用という意味で用いているが）とははっきりと区別された座をもっている．どこであっても，感覚器官そのものの効果にいたるまで，本来の意味での感覚作用，感覚能力全般は，知覚あるいは知性と区別されるのである．神経，脊髄，延髄，二丘体ないしは四丘体，大脳脚は，筋肉の収縮を直接的に刺激するという特性とともに，印象を感覚するという特性を備えている．知覚あるいは知性は，これらの部分のいずれにも宿っていない．それはもっぱら大脳半球の中だけに位置づけられるのである．

　深い沈思黙考をもたらす，世界で最も美しい光景そして最良の行為は，フルーランスによれば，哺乳類の脳を眼の前に一つにまとめてずらりと並べてみることである．《さて眼の前に，最も遅鈍な動物である齧歯類から，最も賢い動物であるイヌ，サルに至る一連の哺乳類の脳をずらりと並べてみると，そこに見えてくるであろうものは，見飽きることのない光景，知性の発達にきわめて厳密な仕方で対応する脳の発達である》［*De la phrénologie...*（注 (188) 参照），p. 134-135］．哺乳類のさまざまな脳は次のような点で区別される．1°　脳回の豊富さ，2°　各々の半球の脳葉の数，3°　半球の前後方向の長さ．最も知能の劣る齧歯類では半球に脳回がない．反芻動物ではある．厚皮動物［皮膚の肥厚した大型哺乳類にキュヴィエが与えた名前．ゾウ，サイなど］ではさらに増え，こうして肉食動物，サル，人間においてさらに増えていく．脳葉と半球の面積にも同じような相関する発達が見られる．こうして，齧歯類では大脳半球は四丘体を覆うことはないが，反芻動物では四丘体を覆い，厚皮動物では小脳に達する．肉食動物やサルでは小脳の一部を，オランウータンでは小脳全体を覆い，人間では小脳を越えている．

マジャンディ

　マジャンディ（1783-1855）は，知性に関する特別の研究は，彼の時代には，生理学よりはむしろ観念学［idéologie，形而上学を排し，観念の形成について研究することを目的とする18-19世紀の哲学思潮］に属すと考えていたのだとしても，彼は脳の機能の科学の進歩に彼自身であまりに大きな貢献をしたので，彼を中枢神経系の生理学の創始者の一人とみなさないわけにはいかない．といっても，脳の機能の研究が彼にとって，他の諸々の器官の機能の研究と比べて，別の領域，とりわけより難しい領域のものと思われていたわけではない．彼は次のよ

うに述べているのである.《脳の諸々の機能は,他の諸々の機能と同じ一般法則に全面的に従っていて,年齢が加わるとともに発達して衰退する.習慣,性別,気質,個人的傾向によっても変化する.病気になると,混乱したり,衰弱したり,あるいは亢進したりする.脳に病変が起こると,それらの機能は歪められたり,破壊されたりする.要するに,あらゆる他の器官の作用とも同じように,いかなる説明も受けつけないのであって,こうしたものを研究するには,観察と諸々の実験にとどまって,可能な限りあらゆる仮説的な考えを捨て去らなければならない》.したがって,この研究,すなわち知性の研究は,もっぱら形而上学だけに属すなどと考えるのは厳に慎まなければならない.そのようにマジャンディは述べている.《厳密に観察に徹し,いかなる説明にもいかなる憶測にも耽ることを注意深く控えることによって,この研究は純粋に生理学的なものとなるのである》.《脳》という言葉でマジャンディが言わんとしていたのは,頭蓋腔と脊椎管腔を満たしている器官,すなわち大脳,小脳および脊髄である.《実際には,これらの3つの部分は,ただ一つの同じ器官しか作っていない》.脊髄が,大脳や小脳の延長でないのは,大脳や小脳が,脊髄が広がったものではないのと同様である.(198)

脳ないし脳・脊髄系は,思考や知性の物質的器官である.大脳半球の脳回の配置は,各々の個人で異なっている.《右側のものは,左側のものと同じようには配置されていない》[*Précis élémentaire de physiologie*(注(198)参照),p. 185].マジャンディは次のように述べていた.《脳回の数と知的能力の完成度ないし未完成度との間の関係,また,精神に生じる変化と脳回の個々の配置との間の関係があるのかどうかを研究するのは興味深いことであろう》[同,p. 185].マジャンディは,これらの言葉によって,彼にとって知性の機能は,脳回の総量,容積,構造様式とともに変異が起こりえるものであるということを明白に示してみせている.これは,彼がガルの器官学の方に傾いていたということではない.彼は当然のこととして骨相学を,占星術や降霊術がそうであったように,検討に耐えない偽科学と呼んでいるのである.脳の灰白質が白質を作り出すと説くガルとシュプルツハイムの解剖学体系の部分を,根本的に誤っていると非難さえしており,これは,彼の言うところによれば,根拠のない憶測を推し進めるものである.《灰白質は白質を作り出したりはしない》.半球の大部分は,《全体がそうではないにしても》,刺したり,引き裂いたり,切ったり,焼灼したりしても,無感覚である.小脳の表面でも同様である.この器官の機能については,マジャンディはローランドの見解にもフルラーンスの見解にも与することはなかった.彼は次のように述べている.《動物が小脳を除去

されてもきわめて規則正しい運動を行なうのを，私は見てきたし，私の講義の中で何度も見せてきた．［……］ところで，こうした場合には，ただ一つの肯定的な事実はあらゆる否定的事実に［価値において］優るのである》［同, p. 340］．マジャンディは，プールフール・デュ・プティ（1663-1741）の小脳脚に関する忘れ去られていた実験をくり返して，きわめてよい結果を得た．しかし，ローランドやフルラーンスと同様に，マジャンディは，小脳に関する彼の実験において，機能の欠落ないし恒常的脱落の現象と，処置の際の外傷に引き続いて起こるものである，一過性の機能亢進の現象とを区別しなかった．

　脊髄は，これに対して，感覚能力を備えている．《脳のこの部分の感覚能力はより顕著で，とりわけ後面でそうである》［同, p. 193］．第四脳室および延髄の感覚能力もまたきわめて鋭敏である．ただし，これは髄質のことであって，この髄の中心の灰白質のことではない．後者は，それに触れても，傷をつけても，いわば罰せられずにすむのである．マジャンディは次のように言っている．《私は，何度も消息子を脊髄のほぼ全長にわたって刺し込んだが，動物の運動も感覚能力も減弱したようには思われなかった》．同じ時期セールは，ハラー以後ほとんどただ一人で，大脳葉と小脳葉には感覚能力がないという偏見に異議を唱えていた．マジャンディは，ほぼすべての同時代の学者とともに，《人間の知性を形づくる無数の現象》をたんなる《感覚する能力の諸々の変化》に関連づけていたのだとしても［同, p. 195-196］，彼が感覚能力や特殊感覚の主要な座を局在させていたのは，本来の意味での大脳の中でもなければ，小脳の中でもなかった．彼はそれについて，自ら満足すべきものとみなす証明を与えていた．《ある哺乳類の左右の大脳半球と小脳半球を除去し，ついでその動物が感覚作用を体験することができるのかどうか確認するよう努めたまえ．そうすると，その動物が臭い，味，音，風味の印象への感覚能力をもっていることが容易にわかるであろう》［同, p. 199］．ただ視覚の場合だけは特別で，ローランドとフルラーンスの実験の結果によれば，この感覚は大脳半球を取り去ることによって消失する．マジャンディは，この観察事実を確認し，また，哺乳類では視床が損傷を受けると，反対側の眼の視覚が消失することを指摘していた．しかし視覚を別とすれば，他のどの感覚も，マジャンディには両半球の切除で消失するようには見えなかった．《したがって，感覚作用が半球の中に座をもっていないということはきわめて明白である》［同, p. 199］と彼は明白に結論づけている．

　それでも，たんに脳は感覚作用を知覚することができるというだけでなく，さらに，すでに知覚していた感覚作用を再生する能力も与えられている．この

脳のはたらきが記憶と名づけられているのである．脳のいくつかの病気では，記憶が完全に破壊される．これらの病気がまさに我々に《記憶の心理学的分析》を提供してくれる．例えば，ある患者は固有名の記憶を失い，別のある患者は名詞の記憶を，さらにまた別のある患者は数の記憶を失っている．この最後の患者は《自身の言語まで忘れてしまい，こうしていかなる事柄についても自分の考えを表現する能力を失っている》[同, p. 202]のである．したがって，単語の記憶，名前の記憶，形態，場所，音楽の記憶等々といったものがあることになる．ガルはこれらの《さまざまな種類の記憶》を局在させることを企てていた．マジャンディは，当然こうした局在化の試みを退けているが，複数の記憶が存在し，一つではないことを確かめた後に，彼は《より特異的に記憶を行使するのにあてられた脳の場所が存在するかどうか》はわからないと告白している．してみると，マジャンディはまだ，ガルが諸々の大脳器官に共通の属性，すなわち諸々の脳回の神経的物質がもつ一般的な特性とみなしたものを，魂の一つの能力にしたいという気持ちに駆られていたようにも思われる．しかし，もっとありそうなことは，それはマジャンディにあっては，伝統的な表現の仕方にすぎなかったということである．というのも，彼は，記憶の喪失ないしは変化を呈したすべての症例において，死後《大脳あるいは延髄に程度の差はあれ重篤な病変が観察される》とつけ加えていて，さらにマジャンディは《しかし，病理解剖学ではいまだにまだ損傷を受けた場所と消失した記憶の種類との間にいかなる関係も確立することができていなかった》とつけ加えているからである［ここまでの典拠は，同, p. 200-202］．思想の進歩と過去からの解放は，情念の座に関しても，マジャンディには同じように明らかである．《ビシャにならって，それは有機的生命の中に宿ると，我々は言うであろうか．［……］しかし情念とは内的な感覚作用なのであって，それらが座をもつということはありえない．それらは神経系のはたらき，特に脳のはたらきから生じた結果なのである》[同, p. 213].

近　代

サルペトリエール学派

　サルペトリエール学派から，1820年頃，部分的にではあったが，脳の運動および感覚機能に関する新しい学説が生まれ出る．その学説は原則的に，臨床,病理解剖学および実験生理学に基づくものであったが，それでも，自ら生み出した大きな期待をやがて裏切ることになっていた．それというのも，この学説が中枢神経系の解剖学についてのある根本的な誤りの上に築かれていたからである．ピネルはまだサルペトリエールに生きていたし，エスキロールやロスタンの講義は，数多くの聴衆をこの病院に引きつけていた．ジョルジェは，そこで当時学位論文を書いており，ドレイ，フォヴィル，ピネル゠グランシャン，トレラらは，患者の臨床での観察例を集め，彼らの最初期の論文をまとめていた．

　当時サルペトリエール病院の内勤医であった**ドレイ**と一緒に，**フォヴィル**は，1820年，彼の臨床および解剖・病理学的研究から導かれた最初の成果を発表した．この時期に，ドレイとフォヴィルは，《大脳皮質は知的操作を行なうのにあてられている，言い換えれば，知性の座とみなされるべきものであり》，そして《線維質》は随意運動を行なうのに役立てられているという考えを明らかにしていた．精神疾患で死亡した患者の大脳の剖検中に見出され指摘されるさまざまな変化は，《表面の灰白質》を占めており，もっぱら運動に影響する大脳の障害は，これに対して，常に白質あるいは《大脳半球の深部に位置する灰白色の隆起》の中に見られた．これらのことから，著者たちは次のように結論した．すなわち，表面の灰白質は知的機能を司り，白質と大脳基底核は運動を司る，《それというのも，これら2種類の機能に障害が起こることが，それぞれ，大脳の表面あるいは深部の変化に対応しているからである》．著者たちは次のように言っている．《我々は，以下のような，正しいことを日々確認することができる観察を指針にしていたのである．すなわち，知性の障害が起こっても運動の方は損傷を受けていないという場合もあれば，またそれとは別に，

サルペトリエール学派

運動が強く損傷されていても知性の方はごくわずかの混乱しか呈していないという場合もあるということである．精神異常が，第一の類の多数の症例を提供し，脳卒中や脳軟化が，第二の種類の同じく数多くの症例を提供している》．したがって精神疾患では，病的変化は皮質にあり，麻痺では大脳半球の白質あるいは線条体や視床の灰白質にあるということになる．最後に，知性の損傷と運動の損傷が同時に存在する数多くの症例では，著者たちは皮質の変化と白質の変化を同時に見出していたのである．

　A．フォヴィルはこの学説に忠実であった．『実地医学外科学辞典』，*Dictionnaire de médecine et de chirurgie pratique*, 1829, tome I, p. 558-9 の中で，彼が担当した「精神異常」の項目において，彼は，彼がドレイと**ピネル゠グランシャン**とともに行なった，《皮質の変化が知的障害以外のいかなる現象にも対応していなかった》観察例をひき合いに出して，次のように問うていた．《脳回の皮質の変化が麻痺の原因であるとする見解は，この皮質にきわめて数多くの変化があっても運動には少しの変化もない症例の場合，どういうことになるのか》［同，p. 558］．皮質の大部分が萎縮，あるいは欠損していてさえ，《運動には影響が及ばない》が，他方，白質あるいは線維質の変化は，必ず随意運動の消失あるいは減弱をひき起こすのである．もっと後になって，知的機能が大脳の灰白皮質に座を占めるとする彼の学説のどこを犠牲にするということもなかったが，フォヴィルは，この脳回を作る実質が，意志が運動を制御するための媒介となる物質的基盤であるように見えるのを認めることになった．フォヴィルは，［延髄の］錐体と連続した関係にある脳回として，大脳半球凸面の中心を占める脳回［中心前回すなわち運動領にあたる］をはっきりと指摘したのである．我々はトレラによって知っているが，1818年および1819年，ドレイは精神異常を呈す者の一部に《吃音》があって，さらに彼らに運動障害もあるのに強く注意をひかれ，知性と運動の減弱が段階的で治癒不可能であることを特徴とする重篤な病気，すなわち進行麻痺の徴候を見分け，識別することに専念していたのである．トレラはドレイへの手紙で次のように書いていた．《我々の師エスキロールはただちに我々の仕事に推賞の言葉を与え，彼の講義の中で精神異常を呈す進行麻痺を取り上げてくれました》．

　1823年，フォヴィルとピネル゠グランシャンは，当時はまだ2人ともサルペトリエール病院の内勤医であったが，さらにこの仕事で彼らの同僚ドレイの助けを借り，フェリュスと**ロスタン**の指導のもとに，新たに『神経系のさまざまな機能の特殊な座に関する研究』，*Recherches sur le siège spécial de différentes fonctions du système nerveux*, Paris, 1823 を発表した．今回は精神疾患に関係した

ことにはまったく触れずに，彼らは，脳出血あるいは脳軟化の結果として起こったさまざまな種類の麻痺（片麻痺，単麻痺）の器質的原因を決定することに専念した．彼らは，いくつかの症例では，運動は失われていても，感覚能力は四肢麻痺のある側の身体半側で依然として保たれているが，他の症例では，これらの部分の感覚能力の喪失が運動の保存と共存していることに注目した．脳の機能的局在という観点から見れば，これらの臨床観察から2つの帰納的な推論が成り立つことは明らかであった．脚と腕は個別に麻痺することがありえるのであるから，腕の運動の特殊な座は，脚のものと同一ではない．さらに，感覚能力一般の座は，随意運動のものと同一ではありえない．一言で言うなら，個別に障害されたり消失したりすることがありえる機能は，厳密に同じ座をもつことはできないであろう．ところで，臨床的および病理・解剖学的観察，すなわち諸々の症状と，剖検の際に見出される脳の変性との比較および関連から，著者たちが達した結論は，麻痺が腕にしか及んでいない場合は，病変の座は視床またはそれに対応する放線を占めているということ，そして脚だけが麻痺しているなら，変性しているのは線条体とその髄性の放線であるということであった．視床と線条体の病変の重篤度は，彼らにはいつも腕と脚の麻痺の重篤度と比例しているように見えた．古典的な片麻痺の例では，線条体および視床，あるいは両者の放線が，同等に関与していた．したがって，集めて発表した諸々の観察症例があればそれだけで，著者たちには脚の運動の運動神経支配は線条体およびこの神経核の前方に位置する白質に由来し，腕の運動の場合は視床およびこの神経核の後部にある脳葉の白質に由来することの証明にはすでに十分と思われた．

　残るのは，感覚能力の座を決定することであった．運動の座が脊髄の前部にあるように（マジャンディ，チャールズ・ベル），感覚能力の座がその後部にあるということを認めるなら，《もはや探すところはどこにもない》．しかし，臨床観察が示すところによれば，脊髄が無傷のまま存在する大脳や小脳の疾患でも，脊髄神経が活動させる部分の感覚能力や運動が消失したり何らかのかたちで変化したりしているのであるから，たしかに《脊髄は，諸々の神経とまったく同じように，大脳の中や小脳の中に探し求めるべき作用中枢の座の支配下にある》と結論せざるをえなかった．1823年1月，サルペトリエール病院の若い内勤医たちが《大脳と小脳の感覚能力について比較検討するため》に試みた動物実験（哺乳類と鳥類）によって彼らに明らかになったのは，大脳はあらゆる種類の刺激（刺すこと，熱で焦がすこと，その他）に対して，完全に感覚能力を欠いているということでしかなかった．それでも彼らには，仮にメスの

力を借りて，脊髄の前索および後索を追っていき，それらが大脳および小脳と連結するところまで行きつくことができるとすれば，《運動と感覚能力の中枢の座について》何らかの可能性に達することができると《考えるのが自然》であるように思われた．脊髄の前部がどうかということについては，著者たちによれば，何らの疑問も存在しえなかった．《［延髄の］前方の錐体とオリーヴ［本書 p. 135 参照］は，ヴァロリオの橋を通過した後で，視床および線条体の中に広がっていくことは皆が知っていた》．脊髄の後部はどうかというと，《索状隆起［索状体（下小脳脚）］は左右に開いて「筆尖」［第四脳室の底の下端で，尖った形が筆記用の葦の先端を思わせるのでこう名づけられた．『古代篇』p. 266 参照］を形づくった後，小脳半球の中に広がっていく》のは，注意深く解剖することによって容易に納得されることであった．こうして，A. フォヴィルにとっては，大脳の中央部，すなわち視床と線条体は，脊髄が発達して延長したものにすぎず，《脳回を覆う広大な皮質の膜［大脳皮質］》が大脳の本質的に作用を作り出す部分なのであった．そしてこの皮質から中心部まで広がった《線維質の広大な面》は脊髄神経と相似のもの，すなわち末端の皮質と中心部を結ぶ，あるいはその逆に中央部と末端の皮質を結ぶ交通路なのであった．小脳は，これに対し，その半球に索状隆起が広がっていくことから，《感覚能力の中枢の座》とみなされるべきものであった．

たしかにフルーランスは小脳の機能に関する別の学説を唱えていたかもしれないが，著者たちはその学説を分析するという余裕さえもたなかった．彼らは，若者らしい大層な確信をもって，《フルーランスの見解への反証は，彼らの見解が根拠のあるものだとすれば，そこから必然的に出てくる結果である》と結論づけた．ロスタンは，たしかに，サルペトリエール病院の彼らの師であり，彼が生理学者たちに対するこのような恩知らずなやり方の手本を示していたのであるが．臨床家たちはシャルコーにいたるまで他にもそのような多くの手本を示したのである．ペンの一振りでロスタンは，ローランドとフルーランスがあのように営々として築き上げてきた小脳の機能に関する学説全体を抹殺しているが．そうした学説はおそらく誤ったものであったのだとしても，ロスタンの弟子たちやロスタン自身のこの同じ器官に関する説も同じように誤っていた．彼は次のように述べている．《私があらかじめ言っておかなければならないことは，私は病理解剖学の研究を，動物について試みられたどのような実験よりもはるかにより直接的であり，より実証的なものと考えているということである》[203]．ついで，ロスタンは，全面的に同意しつつ，ドレイ，フォヴィルおよびピネル゠グランシャンが導かれた結果，すなわち，知性は皮質の灰白質の中に

局在すること，運動は卵円中心の白質の中と，《深部に位置する灰白質の隆起》の中に局在し，線条体と視床およびそれらの線維性放線は脚と腕の運動中枢であること，最後に，感覚能力は小脳の中に局在すること，それも解剖学的理由（小脳と脊髄の後索との連結）によって，また，小脳について行なわれた実験的研究およびこの器官の病理学的変化と症状との比較によってそうであるということ，などに関した結果を論じている．

　デムーランは，脊髄は，大脳からの運動刺激を，運動性が宿る神経の方へ伝え，感覚を，それが知覚される大脳の方へ伝えるという一般的特性しかもっていないというのがおそらく確かなことで，《ある種の爬虫類の場合にのみ，脊髄は，知覚する意志や運動刺激を自分自身で作り出す能力に寄与する》と書いていた．オリヴィエ（・ダンジェ）は，その著『脊髄とその疾患について』，*De la moelle épinière et de ses maladies*, Paris, 1823 の中で，すでにフォヴィルとピネル゠グランシャンの視床，線条体および小脳の機能に関する研究の結果を引用していて，全面的にそれに賛成し，特に小脳を《感覚能力の座》とみなすその著者たちの見解に与した．これこそ，オリヴィエの言っていたところによれば，諸々の実験が脊髄の機能について証明したことと一致する見解であった．そのような機能が，フルーランスが小脳に帰属させたものと異なっていたことは重要ではなかった．オリヴィエ自身もまた，《たんに鳥類で行なわれただけの》そうした実験の結論がすべての哺乳類に適用するのが可能とされているのをさらに検討することもなく，先に進んでしまったのである．このことは，小脳を感覚能力の座とみなす生理学的および臨床的学説が斬新なものであったということではない（ラ・ペロニー，プールフール・デュ・プティ，ソースロットなど）．オリヴィエにとっても，脊髄の前部は視床および線条体と，後部は小脳と関連するものであった．当時は，マジャンディが彼の有名な「神経根の機能」についての［Expériences sur les fonctions des racines des nerfs qui naissent de la moelle épinière］，および「脊髄の中の運動と感覚の座」についての［Note sur le siège du mouvement et du sentiment dans la moelle épinière］『覚え書』, Notes, *Journal de physiologie expérimentale et pathologique*, tome II, 1822, ［p. 366］, tome III, 1823, ［p. 153］を書いていた時期であった．マジャンディは次のように書いていたのである．《真に科学的な精神をもっているなら，いかにして感覚と運動が脊髄から大脳に伝わるかを知ることができたらきっと望むものである．解剖学的配置からは，感覚は特に小脳に向かっていき，運動は大脳に向かっていくようになっていることが示される．しかし，解剖学だけでは十分ではない．生理学および病理学的事実によって，こうして示されたことが確認されなければ

ならない．ところがここまでのところ，これらの手段のいずれによっても，解剖学がきわめて明らかな仕方で証明しているように思われることが確認されていない．小脳の病変では感覚能力が失われることはないのである．大脳半球を取り去っても必ず運動の消失が起こるというわけでもない．ローランド氏が表明する逆の主張も正確なものではない．……大脳半球全体を除去すると，すぐに血液の浸出が起こり，血塊が形成されて頭蓋腔を満たし，延髄を圧迫して，ローランド氏が観察した半睡状態が作り出される．しかしこの血塊の形成を抑えると，症状は異なってくる．動物は持続的な興奮状態になり，失血で過度に衰弱するということがない限り，特異な敏捷さで走ったり跳び上がったりする．……私には，視床，大脳脚，四丘体が運動に関係する機能をもつことは明らかであるように思われる》[*Journal de physiologie expérimentale et pathologique*, tome III, 1823, p. 154-156]．しかし，小脳に特に関連したことについては，マジャンディは，この器官の重篤な病変，さらには全切除によっても感覚能力が消失することはなかったと明言している．彼がきわめてしばしば指摘していたことは，小脳は前進運動の統合に必要と思われるということである．彼が小脳の大部分を除去したアヒルはもはや後ろ向きにしか泳がなかった．しかし，[延髄の]オリーヴおよび前方あるいは後方の錐体の用途については，マジャンディはまだわかっていないと告白していた（1823年［同，p. 161]）．

セール

セールは，その同じ年（1823年）に，四肢麻痺の機能的局在について，フォヴィルと同じ考えに達していた．彼は，マジャンディの『雑誌』[*Archives générales de médecine*]の中で，彼の述べたところでは《他の医者たちが，彼の観察症例を利用して，患者の名前や性別を変えて，本来彼のものである発見を発表した》として断固非難した．この告発が標的としているのは，フォヴィルとピネル゠グランシャン以外にはありえなかった．この主題で，それもセールより以前に論文を発表していたのは，彼らだけだったからである．フォヴィルは反論した．彼としては師のロスタンに訴えることもできたであろうに．その師は，フォヴィルとグランシャンが《彼らの見解》を公表したのは，セールが《腕と脚の運動の，大脳の中での正確な座》について同じ見解を表明したのよりは以前のことであったと証言しているのである．確かなことは，サルペトリエール一派と同じ時期に，セールがピティエ病院でこの学説を唱えていたとい

うことである．セールは次のように述べていた．《腕と脚の部分的麻痺は常に大脳葉の病変によるものであり，さらに，前者では視床の放線に，後者では線条体の前部の放線に限局する変性に一致して起こる》．そこからただちに出てくる結論として，視床と線条体の放線が下方で交錯して形成されている半卵円中心（内包）［本書 p. 132 参照］の中央部の病変あるいは破壊（例えば，《深部の切断》によって）は常に完全片麻痺をひき起こす．小脳半球は，彼には，一般に上肢よりは下肢により大きい影響を及ぼしているように思われたが，これは大脳半球とはまったく逆で，大脳半球は脚よりは腕をより大きな支配力の下においており，大脳が随意運動に及ぼす強力な作用はこのことに由来する．延髄と橋の変性も同じように上肢および下肢に麻痺を起こす．《大脳半球は直接にはいかなる運動も作り出さない》と唱えているフルーランスや，小脳を随意運動のほとんど唯一の源とみなしているローランドに反対して，セールが論証したのは，生理学の諸々の実験も病理学的な諸々の事実も，同じように反論の余地なく，《高等脊椎動物の大脳半球は運動の産出に直接貢献しており，それらの線維の連続性が断たれると麻痺が作り出され，それらが刺激されるとけいれんがひき起こされる》のを明らかにしているということである．けいれんも麻痺も同じように，刺激性あるいは破壊性病変が限定的なものか，あるいは全般化しているかによって，一肢に限局することも，あるいは身体半側に及ぶこともありえる．

　セールは，知られているように，臨床，病理解剖学および実験生理学を同時に並行して行なった．彼は，サンディフォールトの業績の中に見られる症例観察を，それに付されている，我々もファラブーフにならって引用しておいた［本書 p. 160，および注（155）参照］，きわめて鋭い考察とともに読んでいた．しかし，セールに強い印象を与えたと思われるのは，とりわけソースロットの有名な諸々の生体解剖の実験である．知られているように，これらの実験の経過の中で，ソースロットは，四肢の神経の形成にあてられる髄線維は大脳半球のあらゆる点からやって来て，線条体で一つに集まること，そしてこの神経節は《髄線維が協力し合う場所》となっていて，大脳半球よりもさらに繊細な感覚能力を備えてさえいるに違いないことを，明らかにしたと考えていたのである．ソースロットは，四肢の神経の他に，常に反対側から，《口唇の筋肉群》を支配する神経もまた線条体を通ることを認めていた．最後にもう一つ，アレタイオス以来知られていた古典的な神経交叉に加えて，ソースロットが観察したと考えていたところでは，四肢の運動に役立てられるもう一つの線維交叉が，大脳の中で，前部から後部へ，またその逆へと向かっており，その結果，上肢な

いし前肢（イヌの前足）の随意運動にあてられた神経の起始は，大脳の後部領域にあり，下肢ないしは後肢（イヌの後ろ足）の場合は前部領域にあることになる．ウィリスが線条体を「センソーリウム・コンムーネ［共通感覚器官］」とみなして，この神経節を，すべての感覚作用が到達し，そこからすべての随意運動が出発する地点と考えてから後，プールフール・デュ・プティそれにショパールやサブローのような他の多くにならって，ソースロットは，マイネルトに至るまでそう考えられていたように，四肢と顔面の運動神経は線条体を通ると考えていたのである．

ソースロットはまた，脳梁の病変で《傾眠》と感覚脱失が起こることを指摘していた．彼は，彼のメスがたまたま《小脳の中心》を傷つけた際に，身体全体に全般化する真の知覚過敏が起こり，傷を受けた小脳の座に従って側彎や後弓反張が作り出されずにはいなかったことも観察していた[208]．こうした諸々の考えが，真実の部分はごくわずかであるのは確かであるが，我々の世紀でもかなり前までは，多くの生理学者や臨床家たちに刺激を与えていたのは間違いない．だから，レカミエにならって，セールが話し言葉の座，つまりブイヨがもっぱら大脳の前頭葉に局在するとした座を，内包の中央部分ないしは半卵円中心に求めていたときに，彼は，声と発話は，それらが内包に支配されるものである限り，発話の方は，下肢の運動とすでに関わりをもつ中枢とされていた，線条体放線によって，声および音声を作り出すことの方は，視床放線によって，とりわけ影響を受けるものと確信していたのである．失声は，線条体の変性で，舌の運動が麻痺するために起こるものであった．失声が喉頭の麻痺によって起こったというときは，視床の変性がその原因なのであった．要するに，半卵円中心に病変がある場合には，失声は，そうした2つの作用が喉頭と舌とにはたらいているために起こっていたというのである（[*Anatomie comparée du cerveau dans les quatre classes des animaux vertébrés*, 注（207）参照］Tome II, p. 688-9).

白質に対する灰白質の機能についてはどうかというと，セールは，フォヴィルと同様に，大脳の灰白質は，感覚能力の器官であるとも運動の始原であるとも考えていなかった．セールの言っていたところによれば，2つの部分は，一方は白色，他方は灰白色で，同じような作用に協力することはありえないものと想定される．ある人々によれば，灰白色の物質は脳の際立って活動的な部分で，感覚能力の器官であるが，他の人々にとっては，それは運動の唯一の始原であり，後者にとっては，白質が脳の感覚能力をもつ部分でなければならず，前者にとってはそれは運動の器官なのである．セールにとっては，灰白色の物質は感覚能力の唯一の器官でもなければ，運動の始原でもなく，白色の物質こ

そが同時に運動と感覚能力のさまざまな状態を刺激してひき起こすことができるものであった．さらに延髄も，セールによれば，感覚能力の主要な座であった．《生理学的実験によれば，延髄が感覚能力の源であることは明らかである．ヴァロリオの橋およびそれがとり囲んでいる延髄の部分の病的変化は，常に感覚能力の喪失を伴うことも同じように確かである》．しかし，ということから，小脳と大脳葉には感覚能力がないということになのか．そんなことはない．《なぜなら，大脳葉でも小脳でも，一定の深さに器具を差し込むと，そのたびに強い疼痛が現れるからである．感覚能力がはたらいているのである》．疾患の場合でも実験と同じ結果がもたらされる．したがって，セールは，感覚能力は《脳塊の全体に》広がっていると考えた．もっとも彼にとっては，もう一度くり返すと，延髄がこの特性の主要な座であるということは，はっきりと確かめられたことと思われていた［同，p. 660-662］．

セールはさらに，虫部ないし小脳の正中葉に《生殖器官の刺激源》を局在させていた（同，Tome II, p. 717 ［原本 p. 661 とあるのを訂正．おそらく一つ前のパラグラフに挿入すべきものが混入したのであろう］）．小脳半球は，《四肢の運動の刺激源》，特に下肢帯の刺激源であった．この器官の疾患あるいは人為的な切断では，上肢よりも下肢の方がより多く損傷を受けるのである．鳥類で小脳を切除すると，《翼はなお動くのに，脚は動かなくなる》．その鳥を空中に放り上げると跳ぶ．しかし，地上に落ちると再び起き上がることはない．なぜなら，足が麻痺していて，新たに飛び立つことができなくなっているからである．《この状態で，鳥はあたかも足を切り取られたかのようである》［同，p. 631］．仮に，麻痺というより，このような現象の中に見られるのが，端的に神経・筋性の無力症および弛緩症なのであれば，こうしたセールの観察が真実であることを認めなければならないであろう．ソースロットのおかした，そしてフルーランスも再び陥った，古い誤りを新たにくり返して，セールは，小脳の作用は大脳の場合と同じく交叉性であると認めていた．四丘体は《随意運動の連合あるいは平衡調節の刺激源であり，そしてさらに，脊椎動物のうちの下位の3つの綱の視覚の刺激源》［同，p. 717］なのであった．セールの哲学的精神は，結局のところ，神経系の生理学と病理学に大いに貢献したのであるが，それはとりわけ生物学について記された数頁の中に貫かれており，ガルはそれに我慢のならないものを感じていたとしても，やはりきわめて著名な多くの博物学者たちの考え方より一歩先んじたものであった．セールは，たしかに，そのように考えまた書くことにおいて，彼が生きていた時代の最も優れた知性と意見を同じくしていた．彼の思想は，流れに押し流され，確実に目的とするところにたどり着

いたのである．

　以下にどのようにセールが，脳の起源と構成の統一性，ないしは我々に言わせるなら，脊椎動物の脳の系統発生について記載しているかをあげておく．

《まず，サル類の大脳半球を魚類の脳葉に還元しようとしても，その試みはうまく行かないだろう．一方にはきわめて単純な器官があり，他方にはきわめて複雑な器官があって，形態においても，配置においても，構造においても，外観上いかなる関係もないように見えるだろう．……しかし，哺乳類の胎内生活にまでずっと遡ってみたまえ．まず，大脳半球は，魚類の場合のように丸く，それぞれが互いに離れ離れの2つの小胞になっているのに気がつくだろう．もっと後になると，それらは爬虫類の大脳半球がとる配置を備えるようになるのがわかるだろう．さらにもっと後になると，鳥類の場合の形態を呈すだろう．最後にやっと誕生の頃，時にはもっと後になって，はじめて哺乳類の成体が呈する永続的な形態を獲得するようになるだろう．……仮に，思考上で，こうした進化全体を4つの時期に還元するなら，まず最初の時期に魚類の脳葉が生まれてくるのが分かり．第2の時期には爬虫類の大脳半球を示し，第3の時期には鳥類の大脳半球を作り出し，最後に第4の時期には哺乳類のきわめて複雑な大脳半球を生み出すだろう．[……]生まれたばかりの一頭のサルがいるとしよう．その脳には，哺乳類を他の脊椎動物から区別するすべての部分が見出されるだろう．胎内生活にまで遡ってみたまえ．まず大脳半球のいくつかの葉，小脳半球，脳梁および橋が消失しているのがわかるだろう．残るのは，鳥類の脳に対応するものである．もっと若い胚を調べてみたまえ．穹窿体［脳弓］は消失し，半球は後方に収縮し，四丘体は脳の上面にむき出しになる．こうなるとそれは爬虫類で見られるような双生葉であり，その類型をこの脳は再現していることになる．最後に，胎内生活をさらにもっと遡ってみたまえ．その脳は互いに対称に並んだ脳葉で形づくられているのが見出され，小脳は一方が右，他方が左の2つの部分で，ないしは第四脳室を部分的に覆う薄い層で，形づくられているのが見出される．要するに，これは魚類の脳の全体なのである．このように，動物の段階を魚類からサル類まであらためて昇っていくと，脳が段階的に複雑化していくのが分かり．また，成体の哺乳類からその胎生期のさまざまな形成の時期に降りていくと，この器官が次々に解体されていくのに気がつく．この2つの途をたどることによって，同じ結果，すなわち，その形成とその構成との統一性に行き着くのである》．[(209)]

ルガロワ

　ルガロワは，最初は，脳には，第8対の神経［迷走神経］を介した呼吸運動や内部の諸々の器官への作用しかないと考えていたとしても，彼は，後に彼が

そう記したように，脳こそが《動物的機能のすべてのはたらきを決定し，そして調節している》ことを知り，そう認識するようになった．パリセが［ルガロワの『著作集』, Oeuvres に］彼の付した注の一つ［Notice sur l'auteur］の中に記しているように，ルガロワには，脳・脊髄神経系の上部に《運動を調節する能力の座》が局在するとする見解がきわめて明確に言い表されている．冷血動物がその明白な証拠を彼に提供してくれていた（1809年［ルガロワがその成果を学会で発表した年］）．《サンショウウオの頭部を脊椎の初めのところで切り落としても，なお数日は生きつづけることができる．しかし，ある場所から他の場所へ体を移すために必要なだけの力をこめて，自分の身体や四肢を動かしはしても，同じ場所にとどまったままである．……この動物が行なうどのような運動を調べてみても，調節の外れた無目的なものであることがわかる．両脚を互いに逆方向に動かすので，前へ進むことができない．……断頭されたカエルでも同じことが観察され，もはや跳ぶことができなくなっている．……これらの動物はどれも，触れられるということがない限り，一般にほとんど運動しない．ということで，このようなことになっているのは，すべての感覚の中で，これらの動物に印象を伝達することができるのが触覚しかなくなっているからであるに違いないということがわかる》．断頭された後でも，爬虫類が依然として《運動を制御し》前に進むのを続けているとすれば，それは断頭が部分的でしかなく，脳の後部がまだ身体と一つにつながっているということである．このことは，動物がもつ運動を調整する能力が宿っているのは，この部分のどこかの場所であることを示している．

　この場所が何処であるかを見出すには，脳の前方の部分を連続的に除去し，この処置をその動物が前進する能力を突然失うところに達するまで続ければ，それで十分であった．《私がすでにこの主題について行なった研究によってわかったことは，その座が延髄のあたりにあるということである》．ただしルガロワは，頭部を欠いた体幹が行なう運動は，きわめて多くの場合に，ある種の本能ないしは意志によってひき起こされているように見えることを指摘している．脳は，その直接の始原を提供することもなく，すなわち，それに必要な起始や出発点となることもなく，どのようにして身体の運動を調節しているのであろうか．ルガロワは次のように考えていた．《脳は脊髄に対して，その脊髄が自分の動かす部分に対して作用を及ぼすのと同じようにして，作用をおよぼしているように思われる．脊髄がその作用を伝達するのは神経によってであり，その神経は脳および脊髄の白色の髄の部分と同じ実質によって形成されているのだと思われる．したがって私は，脊髄の白色の部分は，一部は脳の中に，他

は脊髄のあらゆる部分の中に起始あるいは終止をもつ神経線維群で構成されているのであり，脊髄神経およびそれを直接活動させる始原が生じるのは，脊髄の灰白色の部分の中だと考えているのである．ガル氏の解剖学的研究は，私にはこの見解に多大な重みを加えてくれるように思われる》．

　脳の脊髄の各々の地点への作用は，ただたんに運動をひき起こしそして調節するという効果をもつだけではなく，さらにそのエネルギーを増大させているように思われる．彼が，自分の実験と両立させるのがなおきわめて困難ないくつかの事実，彼の言っていたところによれば《例えば，脳しか侵襲しなかった原因で，身体の半側全体に麻痺が起こる》といった事実に対する説明が引き出されるのを期待していたのは，脳と脊髄との密接な関係からであった．まさしく真実であったのは，この種の疾患では身体半側の感覚と随意運動とが奪われるというのに，断頭された動物では《感覚と随意運動》が存続し維持される場合があるということであった．《これらの事実がどれほど対立しているように見えるとしても，思い起こさなければならないことは，はっきりと確立された2つの事実が互いに相いれないということはけっしてありえないのであり，そこに認められると考えられている矛盾は，両者の間に，我々の目から逃れている何らかの媒介，何らかの接点が存在しているからだということである》．わかる通り，ルガロワの偉大で奥深い観察家の精神をこのような混乱の中に投げ入れているのは，単純な言葉の定義の問題，《随意運動》の本性の問題である．彼は，何が何でも真実の最終的な勝利を信じている．真実が諸々の事実の見かけ上の矛盾から抜け出てこないことなどありえないのである．

　このような，適切に行なわれた観察と実験のもつ力と絶対性に対する揺るぎない確信をもっているということで，秀でた学者の精神はそれとわかるが，生物学者の場合には特にそうで，彼が研究するのは，あまりに複雑すぎていつも想像力によって拡張されているような諸々の現象なのであって，それらの現象の基にある一連の事実については彼はそのいくつかの断片しか垣間見ていないが，しかしそれでもそれらの断片は最後には互いに出会って一つになるはずのものなのである．クロード・ベルナールはどこかで，生理学者を，彼の実験室の中で，生命世界のある種の預言者にする，そうした諸々の自然法則の予見というものを語っている．人間知性の法則が，宇宙の全法則と同じ資格をもった自然法則であるということ，そして，脳，さらには中枢神経系全体のような，一つの器官がもつ首尾一貫した機能が，いわば製造者印，それも世界が自分の製造するすべてのものに刻み込む刻印のようなものを備えているということを，否定することはできないのである．しかし，人間の精神の中に，植物的あるい

は動物的組織の現実の姿を示す，無意識の，言ってみれば潜在的な，設計図が存在するということはありえないし，生命組織の本性や形態が啓示のように主観的に明らかにされるということもない．人間の知識が積み上げてきた伝統と同時代の科学の全般的な状況によって準備され支えられる，個人の努力によってこそ，生理学者はものごとの関連を発見し，工夫し，考えをめぐらせ，確認し，けっして飽きることがないのである．ルガロワは次のように述べている．《私は，自分が行なった最初の頃の実験を何度となくくり返し，確認したので，その正確さについては私にはどのような疑念も残りようがなかった》（[Oeuvres, tome I（注（210）参照）] p. 74［直前の引用の出典］, p. 128 p. 149，など）．言葉の定義が生理学者の邪魔をするということは，ルガロワにそのようなことが起こったように，ありえることであるが，それが，生理学者が先に進むのを妨げるということは，ルガロワの場合と同様に，ないのである．というのも生理学者は，自然は我々の精神より限りなく広大であること，そして，数知れぬ可能性が未知のものの中にはひしめき合い，うごめき合っているが，時が至れば，その未知のものから諸々の現象の間の隠されていた関連が明らかになるはずであることを知っているからである．

　ルガロワが自我の見かけ上の単一性について書いていたことは，同じく報告しておく価値がある．

　《自我の単一性というのは，それを我々は意識としてもっているが，やはり，生命の始原が脳と脊髄の広がり全体の中に分散していることとは矛盾するように見える事実である．しかし，注意しておかなければならないことは，神経の能力のすべての部分が連結し調和していれば，この能力がただ一点に集中していなくとも，このような単一性の感覚を与えるには十分であるということである．想定として，こうした大ざっぱな比較が許されるとして，そうした想定として私は言うのであるが，互いにかみ合っている諸々の歯車からなる一つの集合，そのようなものがあるとしよう．それらの歯車は全体としてただ一つのシステムしか形づくってはおらず，どの歯車も，それ以外の歯車が加わらない限り一つの運動を作り出すことはありえない．しかし，かみ合わせが一つあるいは多数の場所で中断されることになると，その結果として多数のシステムが生じ，それらは互いに独立して運動することが可能になるであろう．これと同じように，神経の能力の座に中断の処置をすると，それだけで，完全に他と区別された多数の感覚作用の中枢ができあがる．しかし，留意することが重要なのは，これらのさまざまな中枢は，意図してにせよ偶然にせよ中断ということがなければ，けっして起こることはありえないということ，そして，それらの中枢の各々は常にある一つの神経の能力の座となる部分と共存することを前提にしているということである．これは，自然本来の状態におい

て，各々の器官の中に一つの感覚作用の中枢とある種の個別の生命が存在するのを認める見解とは，きわめて異なったものである》[同, p. 21-23].

ルガロワによれば，現実に発揮されるはたらきの大部分をひき起こすものが反論の余地なく発しているのは脳からであるとしても，《感覚作用と随意運動の始原》は，最も一般的な見解がそう望むように，脳に宿っているわけではない．少なくとももっぱらそこだけに宿っているというのではない．《脳は神経の能力の唯一の源泉というわけではない》(同, p. 84). この始原の座とはどのようなものなのであろうか．《次のような実験によって私はほどなく，それが宿っているのはもっぱら延髄の中であると確信するに至った》．かの《感覚と体幹のあらゆる随意運動との源泉であるという脊髄の特権》は，彼には，もっぱらまったく別の器官に属すものなのである．しかしながら呼吸という機械的に行なわれる現象，すなわち，動物が空気を肺に取り入れる運動は，直接に脳に依存している．だから，動物が脳に依存しているというのは，主に生命の維持が呼吸作用に依存しているという限りでのことである．このことからは，ルガロワによれば，大きな困難が生じる．いずれにしても，そしてこの《神経の能力という大きな神秘，遅かれ早かれそのヴェールが取り除かれるであろう神秘》がどのようなものであろうと，呼吸作用はたしかに脳に依存しており，この依存関係は確かなものであるが，それに劣らず脊髄によって呼吸が行なわれているというのも，まぎれもない事実なのである．というのも，この脊髄を後頭部の近くで切断しても，《その動物は頭部を切断された場合と明らかに同じ状態になる》からである．さらに，呼吸作用が依存しているのは脳全体というのではなく，後頭孔からわずかに隔たった，第 8 神経 (迷走神経) の起始の辺りにある《延髄のかなり限局した場所》なのである．《なぜなら，若いウサギの頭蓋を開き，脳を薄片にして切断しながら，前から後ろに向かって連続する部分ごとにその除去を行なっていくと，本来の意味での大脳の全体，次いで小脳全体，そして延髄の一部は，このような仕方で取り除くことができる．しかし，薄片の中に第 8 神経の起始が含まれるところにまで達すると，呼吸作用はにわかに停止するからである》(同, p. 64-65). したがって《呼吸作用の第一の原動力》が宿っているのは，延髄のこの場所ということになり，温血動物では，その動物がきわめて若ければ，延髄のこの場所を鋭利な道具で傷つけるということがないようにした場合は，呼吸作用は，半時間をあまり越えない時間，依然として存続しているのを確認することができるのである．

呼吸装置の神経支配の中枢について実験を行なってきた，F. ゼーモン，ヴ

イクター・ホーズリー，スペンサー，ビーヴォア，シェーファーのような，現代の生理学者たちは，ルガロワが実験に用いられる哺乳類の種類と年齢の重要性について残した，きわめて適切な指摘を忘れないよう細心の注意を払っていた．彼は次のように述べていたのである．《さまざまな年齢で同じ実験をくり返すのは，生理学の多くの問題に大きな光を投げかけるのにうってつけである》．例えば，ウサギを用いて，心臓を結紮したり，除去したりして，その血液循環を急に停止させる場合，感覚能力は，そのウサギが生まれたばかりの時は約14分経たないと消失しないが，生後15日の時は2分半経つと，30日の時は1分経つと消失してしまう．冷血動物では，数時間経たないと消失しない．こうした事実は，パリセが評すところによれば，成熟しつつある動物において部分的生命が現す事態と，すっかり成熟しきってすでにかなり生きてきた動物において全体的生命が現す事態についての，ルガロワの指摘をよく裏づけるものである．血液循環の維持に必要な程度以下に心臓の力を弱めるために破壊しなければならない脊髄の部分は，《さまざまな種で異なり，同じ種ではその動物が誕生の時期に近ければ近いほど長くなる》（p. 139［直前の引用の出典］, p. 268-271）．

　ルガロワは生命を定義して《脳および脊髄への動脈血の作用》あるいは《この作用の結果生じる始原》［同, p. 132］としている．したがって，死は《動脈血の作用によって脳と脊髄の中に形成された始原の消滅に他ならず，消滅それ自体が部分的であるときは，死も部分的でしかありえず，消滅が脳と脊髄の全域で起こるときは，死は全般的である．部分的な死は，それが身体のどのような領域に起こるとしても，まだ生きている脊髄の部分が死んだ部分の血液循環を再び活気づけるのに十分な力を心臓に提供することができれば，いつでも，真の蘇生が可能である．全般的な死が取り消しのできないものであるとすれば，それは，問題とされる始原の産出が，脊髄の全域の中でも一つの部分の中でも，その始原がすっかり消滅した後多少とも長い時間が経ったために，行なわれることが不可能になっているというのではなく，心臓がこの始原の消滅の効果そのものによってすべての力を失い，それを回復するいかなる手段もなくなっていて，血液循環が永遠に停止してしまっている，ということなのである》［同, p. 147-148］．しかし，肺と心臓が，身体のあるいずれかの区画の脊髄と関連を残していて，機能をひき続き行なうことができるなら，生命はその区画では存続することができるであろう．《つまり，直接的な実験によって，あるいずれかの区画の脊髄が，その区画のすべての部分を活性化すると同時に，その部分の血液循環の維持に必要な力を心臓に与えることができる，ということが証明

されているのである》[同, p. 131]. 任意に選んだ区画でその生命を引き延ばすことができないのは，もっぱらそれに対立する諸々の器官の解剖学的配置による.《仮に，脊髄を破壊するのではなく，数箇所で横断するとすれば，脊髄の各々の分節に対応する諸々の部分は，感覚と随意運動を備えているが，いかなる調和もなく，動物の身体全体を同じ場所で横断した場合と同じように，相互に独立した仕方ではたらく．要するに，そのような場合には，脊髄を分節に分けたのと同じ数だけの，はっきりと区別された感覚作用の中枢が存在することになるのである》(同, p. 135-6).

身体のいずれかの部分で生命が持続していくためには，それに対応する脊髄が無傷で完全なままに保たれていることの他に，唯一の必要条件は血液循環である．ある部分で血液循環を中断させると，常に突然死がやって来る．しかし，この最後の効果，すなわち死が紛れもない仕方で起こるときでさえ，ルガロワの言うところによれば，この部分，特に脊髄の，血液循環を確保することができれば，生命はまもなく再生する．《仮にある種の注射によって心臓のはたらきを補うことができ，同時に，持続的にその注射を行なっていくために，自然の，あるいはそのようなものを作るのが可能であるとするなら人工的に作られた，大量の動脈血があるのだとすれば，どのような区画であっても，生命を限りなく維持することは容易に達成されることであろう．したがって，断頭した後でも，生命は当の頭部そのものの中で脳に固有の機能とともに維持されることであろう．たんに，このようにして生命を維持することが，動物の頭部の中であっても，あるいは身体から切り離された他のどのような部分の中であっても，可能であるというだけではなくて，生命がまったく消滅した後に，そこに生命を呼び戻すこともまた可能であろう．同様に身体全体にも生命を呼び戻し，それによって，真実の，それも言葉の真の意味での蘇生，をもたらすことも可能であろう．……同じように，頭部に向かっていくすべての動脈を結紮すれば，この部分は死の状態にひき戻されるであろう．そして，実験に供されている動物に固有のすべての知的機能は，ただたんに仮死状態や失神の場合のように，弱められ，障害され，あるいは中断されるだけではなく，完全に失われてしまうであろうが，その間，身体の他の部分はたしかに生きているであろう．当のこれらの機能も，動脈の結紮を解除すれば，それに続いて再生するであろう．私がこの題材についてこれ以上力説しなくても，なぜこれらの部分的蘇生というものが，唯一生理学者の手に握られており，同時に，唯一彼だけが事態の通常の推移の中で受け入れることのできるものであるのかは，十分に理解される》(同, p. 131, 133).

近　代

　この驚くべき頁を書いた生理学者の思想，あるいはむしろ奥深い直観は，おそらく，我々人類がひき続きなお踏破しなければならない何世紀かを通じて，科学という手段と方法で武装した人間の晴朗な果敢さと天才的な力について，最も高らかに証言していくことになるものであるが，その生理学者が抵抗して立ち上がったのは，ビシャによって主張された，生命を2つに，すなわち，動物的生命と有機的生命に，はっきりと区別する学説に対してである．交感神経系から神経を受ける器官と，延髄および脊髄から直接神経を受ける器官との間には，きわめて実質的な区別があることを認識していなかったわけではなく，ルガロワは，すでに見たように，脳が動物的生命のただ一つの中枢であるとか，脳から独立している心臓が有機的生命の中枢であるというようなことを，もはや信じてはいなかったのである．《交感神経から，心臓は主要な神経線維を受け，そしてもっぱらこの神経を介して，自らの力を脊髄のあらゆる地点から受け取っているのである．したがって，交感神経はこの髄の中にその根をもつのでなければならない．だから，この神経の起始について立てられた問題のすべて，すなわち，それは脳から生じるのか，あるいは脊髄からなのか，あるいはまた，ビシャが主張したように，この神経のさまざまな部分は，この著者が同数の小さな脳とみなす諸々の神経節の交通枝にすぎず，それらの神経節は脳とは区別され独立した神経系を形成しているのか，そうしたすべての問題は，私に言わせるなら，これまでのところ解剖学によって解決可能なものにはなっていないが，実験的な手段によって完全に解決されるものであり，それと同時に神経節は小さな脳と同一視されるようなものではありえないということも証明されるのである》(同，p. 144-5).

　最後にもう一つ，ルガロワは確実に，脳の機能的局在に関する大いなる説明の道に足を踏み入れていた．それは，「生命の原理に関する実験」，*Expériences sur le principe de la vie* [これまでの引用が含まれる，Legallois, *Oeuvres*, Tome I の標題．注（210）参照]の中の，あまりに知られることの少ない頁が輝かしく証言している通りである．これこれの身体を管理する器官，すなわち脳，脊髄，動物の何らかの体節への，絶えず更新されていく局所的な動脈血の作用として定義され考えられた，生命に関する考察によって，また，例えば，延髄における呼吸作用の座の場合のような，神経中枢の諸々の機能が孤立して生き延びる可能性をもつということによって，ルガロワは脳のさまざまな部分の機能局在の研究に適用される一つの科学的方法を考え出すに至ったのである．彼は次のように述べている．《問題とされる始原には，それが宿っている座が傷つけられることがなかったのであれば，残りの身体のきわめて広い範囲の損傷や破壊の後で

229

も生き延びるという特性があるので，そこから，これこれの機能の第一の原動力が，神経の能力のいかなる部分に宿るのかを確実かつ容易に決定する手段が得られる．なぜなら，脳でも，脊髄でも，その中のある一定の部分を破壊すると，ある機能が突然停止し，しかもそれが，その機能が自然に停止するのが前もってわかっている時期よりも以前であるときには，いつでも，その機能は破壊した場所に依存していると確信することができるからである．このようなやり方によって私は，呼吸作用の第一の原動力が延髄の第 8 対の脳神経が生じる場所の中にその座をもつことを認識したのであるが，また，同じこの方法によって，ある程度までは，脳のいくつかの部分の用途を明らかにすることもできるであろう．これは何度となく論議されてきた問題であるが，そこではほとんど常に想像力だけが幅をきかせ，諸々の体系が生み出されていくだけであった．こうした研究は，それを行なうにあたって，年齢や種類によって，血液循環が停止してもより長い間生き延びることができる動物を選ぶなら，それだけ多くの成果をあげることになるであろう》（同，p. 142-3）．

ラルマン

　もう一人の，広がりには欠けるが，特異な力強さがあり，緻密で明晰な精神の持ち主，**ラルマン**は，彼の時代のいかなる臨床家や病理解剖学者よりも多大な，クリュヴェイエさえ及ばぬほどの貢献を，脳の構造とメカニズムを解明する上で，ややどぎつくはあるが強い光をあてることで成し遂げた．彼の著『脳とその付属物に関する解剖・病理学的研究』，*Recherches anatomo-pathologiques sur l'encéphale et ses dépendances*, Paris, 1820-1823 ［2 巻本］，1827-1834 ［3 巻本］）は，たんに臨床観察と剖検報告の集成というだけでなく，諸々の「文書」，*Lettres* を締めくくる考察は，真の意味での，中枢神経系，特に大脳のきわめて多様な疾患に関する確固たるモノグラフとなっている［各巻が 3 つの「文書」からなり，各々百数十頁におよぶ「文書」には数十の症例報告と考察が含まれているのである］．

　しかしながら，ラルマンは，セールがその誤りを立証していた誤謬に陥っている．ラルマンは，視床と大脳の後葉に上肢の神経支配の中枢を，線条体と前葉に下肢の中枢を位置づける最新の仮説を退けていたと思われるのである．事実は大部分それとは対立するものであった．ラルマンは，麻痺側で随意運動が完全に消失していないとき，もし四肢の中の一つが屈曲ないし拘縮しているとすれば，それは常に上肢であり，前腕が上腕

に向けて屈曲するか，手首が前腕に向けて屈曲するということに気づいていた．けいれん現象，萎縮，皮膚の感覚脱失についても同様であった．上肢および下肢をもっぱら視床および線条体の支配下に置くという考えは，彼には，ガルのシステムから示唆を受けたものと思われていたのであるが，これは誤りであった．しかし彼は，問題にされている生理学的仮説はこのシステムとは両立しえず，大脳の当該領域，すなわち前葉と後葉は，四肢の神経支配とは何ら共通するところのない諸々の器官によって占められているということを，自分自身で証明する必要があると考えていた．ということはつまり，ラルマンは大脳器官学を嫌うどころではなかったのであり，その創始者をある箇所では《天才的な人間》と呼んでいて「第VIII文書」，Recherches anatomo-pathologiques sur l'encéphale et ses dépendances, Tome III, p. 202)，率直にガルの説への信仰を告白していたのである．彼は次のように述べていた．《仮に，私がそう信じて疑わないように，各々のはっきりと区別される知的ないし精神的な機能が大脳のある一つの部分に座を占めているとすれば，それらの部分の各々があらゆる運動器官に対して直接で無媒介の影響を及ぼすことを認めなければならない．なぜなら，そうした能力のどれ一つとして，即座で，力強い，そして複雑な諸々の運動をひき起こすことができないようなものはないからである．……したがって，四肢の運動機能がもっぱら大脳のどこか一部分だけに宿るということがありえるとする仮定は，ガルのシステムとは相いれないものである．「ア・プリオリ」に，このような仮説が諸々の事実によって打ち消されるのは容易に予測された》(同，Tome III, p. 319[-320])．

　ここでラルマンがあげている事実は，ガルの大脳器官学に属する事実であることを考慮するとき，驚きを覚えるのはおそらくやむをえないであろう．事実としては，すでに15年も以前にラルマンは，大脳の中には，感覚作用を知覚するためにも，また随意運動をひき起こすためにも，はっきり他と区別された，いわゆる器官にあてられた特別の領域は存在しないと説いていて，それを一つの法則として高く掲げていたのである．大脳と小脳を欠く胎児［foetus，ここでは出生時に完備すべき器官に欠損がある未熟児ほどの意味か］にも，はっきりとした感覚があるのではないだろうか．その胎児は，感覚作用に十分規則的な仕方で反応し，手のひらに置かれた物体を摑んだり，唇で乳房の乳頭をくわえ，乳を吸って嚥下したりしないだろうか．つまり，ラルマンが結論したところでは，脊髄の各々の部分は，感覚神経が脊髄に伝える感覚作用を受け取った後，その結果として，運動神経に反応を及ぼし，そうした感覚作用に関連する収縮をひき起こすのである．このような抑えることのできない直接的な刺激作用には，胎児における《本能》が帰せられる．しかし，大脳の組織ができあがっていき，その脊髄に対する影響力が確立されるにつれて，感覚作用は次第に大脳に達するようになり，大脳だけがもっぱら知覚の場所となり，運動の出発点となっていく．感覚作用はそれ以後は，反射されて現実の作用となる前に，さらに大きな加工を受けなければならないのである．ところで，《我々は類比によって，大脳の組織で起こることは脊髄の組織で起こることと同じであ

ると想定すべきであり，現実に起こっているのはたしかにそのようなことなのである》[同，p. 322-323].

《感覚作用は筋肉の収縮をひき起こす当の脳の部分によって知覚される》ということを反論の余地なく証明していること，《それは，すべての大脳疾患において，運動と感覚とが奪われているのは当の同じ部分である，ということである》[同，p. 323]. 例えば，腕を随意に動かす能力を失った患者の腕をつまむとする，そうするとひき起こされるのが，《筋肉の収縮によって明らかになる，感覚作用に対する大脳の髄の反応》で，これは患者の意志とは独立したものであり，その収縮は，ラルマンがおそらく仮説というかたちでつけ加えて言っているところでは，《大脳半球の健康で残っている部分》によってひき起こされるのであろう. これこそ，彼によれば，まさに脳を欠いた胎児の脊髄で起こっていることなのである [同，p. 324]. 大脳は《感覚作用の知覚においては受動的》であるが，他方で運動をひき起こすことに対しては能動的にならなければならないのであるが，そこから，ラルマンは，どうして随意運動が停止しても感覚能力が持続することがありえるのかを説明している（同，Tome III, p. 325；「第2文書」Lettre deuxième, Tome I, p. 274 参照).

しかし，今日，感覚作用が知覚される大脳皮質の地点がまた，ある筋肉ないしはある筋肉群の収縮をひき起こすことになる刺激が発する地点でもある，ということについてはラルマンに同意しなくてはならないのだとしても，また，我々は大脳の中や脊髄の中に，そのすべての特性が感覚能力，すなわち被刺激性の一様態に要約される器官しか認めず，運動機能は実際には筋肉組織以外の基盤はもっていない，ということにするとしても，なぜ四肢が大脳の中に他と区別された神経中枢をもたないのか，なぜ四肢や顔面の，運動ではないにしても，感覚能力が，個別の大脳器官に支配されるものではないのか，ということがわからないのである. つけ加えて言っておくと，ラルマンは他では，大脳の変性の特殊な座が，いくつかの症状の性質に影響を与えることがあると述べている（同，Tome III, p. 338). すなわち，諸々の事実は時にラルマンの常にきわめて明敏な注意力に否応なく入り込んでいるのである.

ラルマンはドレイやフォヴィルの名をあげずに，次のように述べている.《大脳の表面はもっぱら知性にあてられていて，皮質の病変は運動には影響することはないと主張されてきた. ところで，症例Xでは，腫瘍はクモ膜と脳回の間にその座があったが，たんに脳炎が麻痺を伴うものであったというだけでなく，さらに片麻痺は死に至るまで持続していたのである》(同，Tome III, p. 115). そしてさらに彼は，前葉の一方が保存されている場合，患者の知性の喪失の程度は，その両方が損傷を受けている場合よりも少

なかったと指摘している．そこからわかるように，例えば重度の知的障害者では，本能はただ存続しているというのではなく，いわば鎖を解かれているのである．なぜなら，もはや《理性》によって制御されていないからである．知性が運動や感覚能力よりも変化が少なかったと思われたすべての症例において，一側の半球だけが病んでいた．両半球が損傷を受けていた場合はいつも，知的機能は逆に運動能力や感覚能力よりも消失の度合いが多いように思われた．最初の場合には，たしかに，両半球の一方が機能しつづけているので，知的能力の低下は半分でしかないはずで，それは，身体の半側だけが麻痺した場合には感覚脱失を伴うこともあるが伴わないこともあるのと同じ理由による．第二の場合は，各々の四肢は対側半球の病変の大きさに見合う程度にしか損傷を受けなかったが，知性は大脳の両半分の病変から害を被っていたのである．

いずれにしてもラルマンは，他のすべての器官と同様に，大脳はその全体においてもその部分においても，生来ないしは初期の組織の構成のされ方によって無限のニュアンスを呈することが可能であると考えるようになっていた．それは，彼は《大脳生理学》と呼んでいる《心理学》が研究する領分であった．ラルマンは大脳病理学の陣地にとどまるのを望んでいた．彼は，そこにいれば要塞の中にいるのと同じように自分は難攻不落であると信じていたのである．ところが，脳の疾患について彼が重ねてきた広範な経験には遠く及ばない多くの臨床家たちと同じように，ラルマンは時として，肯定的事実にしか与えてはならない重要性を，否定的事実に与えていた．ブイヨは，話し言葉の器官がその座を大脳の前葉にもつことを主張していた．一般的に見て，これ以上に正確なものは何もなかったのであるが，ラルマンは，彼の言っていたところでは，言葉を話していた患者で，これらの両葉が完全に欠如しているのを確認したのである．彼はそこから，それだけで，ブイヨの局在論を，そうした学説の起源であったにもかかわらず，誤りであると結論づけたのである．いかに多くの同様の反論が，クリュヴェイエ，アンドラール，ヴェルポー，トゥルーソーその人によってなされたかは，よく知られたことである．

徹底して事実の研究にうち込み，観察法や実験法のあらゆる手段に精通した真の学者たち，ブルダッハ，ラルマン，ブイヨ，ブロカ，その他多くの生理学者たちや臨床家たちに，ガルとシュプルツハイムの大脳器官学の諸々の考えが及ぼした影響を確認するのは，今日ではもはや驚きを伴わずにはいない．リシュランは次のように書いていた．《各々の知覚，各々の想念の類，各々の悟性の能力が，大脳のこれこれの部分に帰属させられるということは，大いにありそうなこととして，推測されるに違いない．実のところは，我々には，その各々のものの特殊な機能を割りあてるのは不可能であり，脳室は何にあてられたものなのか，交連の満たす用途は何か，大脳脚で何が起こっているのか，といったことを述べるのも不可能なのである．しかし，かくも複合的に組み合わ

さったものを研究していて，そこに何の計画も結びついていないと考えるのも不可能なのである》．(212)これはおそらく，ガルのシステムの中にある真実で実り多いものが，我々に確実そのものと思われるような大脳の構造と機能に関する諸々の学説や理論にも受け継がれているということなのであろう．しかしながら，私の考えるところでは，そのような真実の中心にあるものは結局のところあまりに脆弱であり，我々の驚きが間違っているとするわけにはいかないように思われる．勝利を占めた脳局在論の原理は，大脳の素朴な能力を位置づけた器官学の原理とはまったく別のものであることに留意するなら，なおさらそう思われるのである．

デムーラン

　私は，A. デムーラン（1796-1828）の『脊椎動物の神経系の解剖学』，*Anatomie des système nerveux des animaux vertébrés*, IIe partie, Paris, 1825 の第 IV 篇，Livre IV の編集に，マジャンディが確実に果たした役割がどのようなものなのか知らない．この第 IV 篇は，「中枢神経系の生理学」，Physiologie du système nerveux central ［Desmoulins の原典では physiologie du système cérébro-spinal,「脳・脊髄系の生理学」となっている］と題されていて，知能の本性について，また脊椎動物の精神的機能の脳のさまざまな区分への局在についてのきわめて誤った学説，すなわち当時マジャンディの学説であったもののかたわらに，局在学説の真の解釈についての優れた見解と洞察が含まれており，これはデムーランに属するもののように思われるのである．
　《一連の動物種と同一種の個体における知的能力の数と完成度は，大脳表面の面積に比例する》［同書，p. 606］．これは，組織のきめの細かさを抜きにして考えるならば，我々には反論しようのない命題である．なぜなら，それは結局，知能は大脳表面とともに増大するということだけでなく，知的能力の広がりと完成度を測る尺度は，大脳表面の襞の相対的な数量以外にはありえないということも述べているのだから（同，p. 600 以下）．《襞によって広がる表面積は，大脳の大きさ，これらの襞の数と深さとに比例する》．ところで，この表面の面積は，相対的にも絶対的にも，他のいかなる動物よりも人間の方が大きいのである．
　さて次に，ガルとシュプルツハイムのシステムに対する批判をあげておく．この《大脳の襞の数量》と頭蓋の大きさないし形状との間には，いかなる関係，いかなる関連も存在しないし，存在することはありえない．《というのも，きわめて容量の大きい大脳が，その 3 分の 2 ほどの小ささの大脳に比べて表面が 5 倍も 6 倍も少ないという場合があるからである》．したがって，大脳の容量は知能の尺度とはなりえない（同，p. 595 ［原本

p. 594 とあるのを訂正. 少し前の引用は, 同, p. 608]). 生きている個人の《脳を入れる箱》, 頭蓋を調べても, その人の大脳の襞の数, 面積および深さ, すなわちその人の知能の性質や能力についてはけっして何も教えてくれることはない. 頭蓋診断というものも, この点では, 脳回のない滑脳をもった動物 (齧歯類, 貧歯類, 鳥類), すなわち頭蓋内面の曲線が脳の輪郭に一致する動物の場合にしか, 何らかの診断的価値をもつことはありえないであろう.

　このようなガルとシュプルツハイムの器官学に対する根本的で決定的な批判をしておきながら, それでもなおそれに魅了されつづけていたデムーランは, 一つの《能力》, 一つの与えられた《傾向》と大脳表面の特別の場所との間に, 要するに, この当の能力とその地点の大脳の襞の多少とも目立った発達との間に, 何らかの関連があるはずだということを, 《是認できる推定》とみなすことはやめられなかった. これらのドイツの著者たちの実地供覧が, 行なわれたからといって, おそらくそれで説得されるようなものではなかった.《というのは, それは頭蓋の外面の形状に基づくものにすぎないものだからである》(これはガルとシュプルツハイムが断固として否定していたことであった). しかし仮に, 言語の能力がたしかに大脳の中の一定の限られた座を占めているというのは, 《脳卒中》で観察される諸々の事実が証明している通りであり, また, この能力の座がそれ自体いくつかの《部分的な座》に細分されていて, 言葉を口にする能力が失われていながら, 言葉の記憶や理解力はなくならないということも起こりえるのだとすれば, 《さまざまな能力が各々特殊な座をもつ》ということを, かなり確かなこととして認めることができるのではないだろうか. そのどの場合にも, デムーランがつけ加えて言っているところでは, 大脳半球の前部, すなわち《眼窩蓋の上にある大脳の部分》が変性していた. 彼はまだブイヨの実験を知ることができずにいて, このことについてはシュプルツハイムの名しかあげていない. しかし, 彼がその「文書」を引用するラルマンの他に, デムーランは, 我々もすでに述べたサルペトリエール学派やピティエ学派の仕事は知っていたと思われる. 彼はたしかに, 脳卒中や身体半側の麻痺の臨床例からは, 脳葉は対側部分の触覚の感覚作用と筋運動とに関連しているという結果になることに言及しているのである. 彼がこれらの機能を局在させているのは, 当然のことながら白質の中である. 彼は次のように述べている.《ところで, 麻痺の全症例で, 白質線維だけが変性している. したがって, 大脳塊の大部分を形成する, 白質ないし髄質の線維からなるきわめて数多くの同心円状の層の用途は, 移動運動の能力や触覚および触知全般の知覚に関連しているということになる》[同, p. 611-613].

　我々が指摘しておきたかったのはただ, もっとずっと後になって, ポール・ブロカとともにやっと再び姿を現し, この学者の発見のおかげで晴れて世に受け入れられるようになる, いくつかの着想の起源がデムーランにあるということである. 神経系の一般生理学の観点からは, デムーランにとっては《諸々の

神経の機能の強さは，どこでも神経物質の量，とりわけそれが広がる表面積に比例する》ということなのだというのは忘れてはならない．このような考えはまた，バイヤルジェにおいて再び見出されることになる．こうした直観のもつ価値は，今日では我々にはもはやそれほど奥深いものとは思われないが，それでもガルとシュプルツハイム，そしてこの時代のマジャンディその人のような大家とともにあって，ささいなものではなかった．とうとうロックやコンディヤックは打倒されてしまったのである．新しい教会の大司教区では，《思考することは感覚することではない》というのが教義であった．生理学的実験に関しては相いれることのない敵同士であったマジャンディとフルーランスも，このガルの学説が《思考の始原により多くの尊厳を与えている》と考えることでは意見が一致していた．《我々の知性の最も高貴な機能》は感覚から派生するのではけっしてなく，感覚の存在そのものから独立していると，当然のように書かれていた（同，p. 537, p. 631［2つ前，直前の引用句の出典はそれぞれ p. 536, p. 632］）．こうした能力は，たしかに，この有名なシステムの中では《一次的》なものであった．だから《知性は感覚とは独立して存在し，作用する》のである．運動，感覚能力，知性は，神経現象としてははっきりと区別される3つの領域だったのである．ともかく，ガルとシュプルツハイムと，少なくともデムーランは，多様な能力が，かなり確実に《諸々の局在》の中にありそうだということでは，意見が一致していた．これら3つの一次的な活力の他に，デムーランは第4のものとして意識を，そしておそらく第5のものとして意志を認めていた．知性，意識，意志と同じように，諸々の情動も感覚作用とは独立して存在し，作用する（同，p. 639）というのである．これ以上に初歩的で素朴な生理学的心理学を想像することはとても不可能である．

マジャンディとデムーランは，爬虫類や魚類には，白色の線維性の物質だけで，《脊髄の中心にある灰白色の物質のわずかなもの》［同，p. 549］さえ見出すことはなかったようであるが，あらゆる下等脊椎動物において，第四脳室に視覚を除くすべての感覚作用の意識を，さらに，魚類では，本能と知能，爬虫類では，意志を局在させていた．哺乳類では，脳葉が意志の唯一の座であるように思われた．本能や知能もまたそこに宿るものであった．局所的ないしは部分的な運動の全体的な運動の中での協調も，さらには生殖能力も，正中部であれ外側部であれ，小脳の中に座をもつものではなかった．脳梁，すなわち両大脳半球を結ぶ大きな交連の用途については，デムーランの著書の中では，《ただ知的能力だけ》に関連づけられている［同，p. 615-616］．たしかに，脳梁は《大脳半球の神経性の皮膜［皮質］》およびこの膜の襞の面積と正比例して増大し，知能で

卵生動物よりも優る哺乳類にしか存在しない．要するに，デムーランにとって，それは《身体のいかなる部分の運動にも感覚能力にも》作用しないものだったようなのである．つまり，彼は，脳梁を知能の過程と密接な関係があると推測していて，それは，両半球の交連部となることで，それが両者の作用を協力させる手段となるからであり，また，《一方の弱い脳葉をもう一方の強い脳葉がはたらいているのに参加》させることができるからなのであった．穹窿体［脳弓］も脳梁と類似の機能をもつものであった．

ブルダッハ

この脳梁という交連については，ブルダッハにおいても，同じような考え方が見出されることになる．この世で最も素晴らしい天才とそのとてつもない労苦をもってしても，脳局在論ということになると，ガルの器官学の奇妙な魅力から彼を救い出すことはできなかったのである．

たしかに，**K. F. ブルダッハ**が，特に脳解剖学および生理学について書き記したもの，『脳の構造と生命について』(213)こそは，とてつもない労苦が生んだ大著であり，おそらくは最も偉大な書物の一つである．脳の生命活動を知るということは，それを構成するさまざまな部分のさまざまな機能を知るということである．その探究を可能な認識の最終的な極限にまで押し進めていくことが，一つの科学に与えられた仕事なのである（同書［注（213）参照］III Band, II Theil, p. 261)．彼の学説の礎石ともなり基盤ともなった，1,117 例の剖検を付した症例観察を収集し，ブルダッハは，その中から，疾患の症状の記載に，可能な限り最大の正確さで，脳のさまざまな部分に生じた病変の記載が伴っているものを特に選んだ．これだけ多数の事実の装備があっても，ブルダッハが，自分が縦横に探究し数々のすばらしい発見をした人間の脳の解剖学的結合や生理学的機能を解釈するにあたって，しばしばきわめて奇妙なものとなる夢想を回避するには十分ではなかった．

ブルダッハは，彼が依然として魂という名を与えていた大脳の機能のメカニズムをどのように考えていたのであろうか．彼はもはや，少なくとも《魂の特殊な器官》，すなわち「センソーリウム・コンムーネ」が，大脳の何らかの区域に局在しえるようなものであることを認めない．《魂の単一性にとっては，その器官が大脳全体に広がっているのか，あるいは極小の砂粒のような大きさの一点に閉じ込められているのか，といったことはまったくどうでもよいことである》．魂は単一な存在で，分割不可能な一点にしか座を占めることはあり

えないと言われていた．しかし，物質的な点はすべて常に分割することが可能であることに加えて，大脳の中には，器質的あるいは機能的に損傷を受けて，その反響が魂を混乱させるのに際して精神活動全体に及ぶことがないような，ただ一つの場所も存在しない．だから，ツィンは大脳全体を魂の座とみなしていた．身体を管理する器官はどれも，自身がその物質的な表現ないしは空間における現れである機能を，その広がり全体で果たしているというのである．肺の中に特殊な呼吸の器官を探すであろうか．ではなぜ大脳の中に魂の個別の器官を探したりするのか．ということから大脳の中のさまざまな部分も同様に同一の機能をもつと結論しなければならないことになるであろうか．そんなことはない，仮にそうであるとしたら，大脳は肝臓よりも分化していないということになり，一様などうでもよいような器官になるであろう．まったく逆で，いかなる器官も，大脳ほど《個別化》し，特殊化したものはないのである（同, §645, [p. 268]）．そうした形態学的複雑さに，それに劣らず並外れた機能的複雑さが対応している．したがって，ブルダッハはヘルダーやライルに反対して，大脳の機能として器官としての不均一性を主張するのである．諸々の精神的活動ないし機能は，強さにおいても量においても，さまざまに異なっているが，それでも《各々の個別の器官》は，それ自体として一つに結びついて，それらのいくつかの組み合わせの中で何らかのものがたんに優勢になるというかたちで，すべての活動を代表しているのである．大脳の中では，《すべてのシステム》が，魂の活動が指揮する方向に向けて，共に企み，互いに誘導し合っているのである．しかし，大脳の中には魂の諸々の《特殊な器官》が存在している．どのような活力に向けてであろうか．《魂の要素的な活力》に向けてである（同, §646, [p. 270]）．これらの活力は，常に高まっていくある支配力の圏内で発揮され，その中で最も高められたのが想念の活力である．そのようなものが《固有の器官をもつということはありえない》．なぜなら想念というものは，それを構成する諸々の単位となるものないし基本要素がたんに合成されたものなのであって，それ自身としては，これらの構成要素のいずれでもないからである．想念はある一つの特別な現象というのではなくて，諸々の現象の一つの全体から発現したものなのである．

　このような想念あるいは表象の本性に関する理論は，我々は常にそれを主張してきているが，その他のどのような理論も我々には理解することさえ困難であり，それだけいっそう我々には真実らしく思われる．我々は同じように，ある一つの現象が，その諸々の要素だけ，あるいは諸々の条件であれば，局在させることができるとしても，一つの器官全体にわたる諸々の活発な活力から生

じたものなので，終脳の灰白皮質の中のいたるところに存在すると同時に，いかなる特別な場所にも存在しないものである場合には，そのような現象が大脳のある一つの領域に局在するという，あらゆる可能性を常に斥けてきた．

　魂のもつ要素的な活力ということで，ブルダッハが言わんとしていたのは，ガルの言う基本的な活力と類似した何らかのものであって（§646 [-647, p. 270]），古くから言われてきた魂の諸々の能力，すなわち，知性，意志，理性，そしてまた記憶のように，諸々の一次的な活力のすべてに共通して備わる属性とは，はっきりと区別されるものである［本書 p. 198 参照］．ガルのシステムは，ブルダッハにとっては，おそらく大脳の機能の科学的探究の基礎といったものではなく，この器官のさまざまな部分の機能の認識に経験的に到達することが可能になる手段なのであって，それは現実離れした空論というわけではないのである（同, p. 265-6）．ガレノスの，あるいはむしろ彼の後継者たちの脳室局在論を引用した後で，彼は，フシュケの脳局在論に嫌がらずに言及しているが，その原理は，3つの頭蓋椎［19世紀の初めにローレンツ・オーケンの唱えていた，頭蓋骨は脊椎骨に由来し，それが変形したものであるとする学説によるもの］の区分から導き出されたもので，その区分の前部（線条体を伴う），中部（視床などを伴う）および後部（四丘体と小脳を伴う）に知性，感覚能力および意志を対応させるものであった．それにしても，くり返し現れるのは常にどこでもガルのシステムである．ブルダッハが述べているところでは，各々の種類の印象にあてられたさまざまな感覚器官が存在するのと同じように，魂のさまざまな活動に対応する脳の場所（*Stellen*）が存在するのである．これは《類推》によってきわめてよく納得することができる．こうしてガルは機知（*Witz*）の精神に一つの特殊な器官（第 XXII［ガルの骨相学による脳の区域に付された番号］）を割りあてているが，《これは，ある一定の活力が脳のある一定の領域と関連をもっていて，もしこの活力が才気として特定の強さで現れているなら，当該の領域はより強く発達していなければならない，ということを意味している》．ブルダッハにとっては，各々の器官とは常にその機能を具現化したもの（*Verkörperung*）に他ならない［同, p. 271］．

　大脳の中に身体のさまざまな部分をその機能ともに表現している器官が存在するというのはありそうなことなのであろうか．このことを認めるためには，ブルダッハの述べているところによれば，この器官の中に，そうした諸々の身体器官から来る神経がそこに中枢の終末をもつような，限局した地点を発見する必要があるであろう．ところが，《そのようなものは大脳の中には見出されない》．さらに，観察によって我々が知るのは，いくつかこの仮説とは矛盾す

る現象があるということである．例えば，気分には，どのような特殊な大脳の器官も存在することはありえないように思われ，それは身体のいくつかの器官の状態によって左右される．すなわち，怒りは肝臓に作用を及ぼし，また，この器官が病気になると，人々の気分に多少とも強い苛立ちが観察される．しかし，大脳の中には怒りや苛立ちの器官を探し出すことはできないであろう．知られていることといえば，あるいくつかの精神的表象といくつかの身体器官との間には，ある真の結びつき（*Verknüpfung*）があって，前者は後者に作用し，また後者は前者をひき起こすということである．例えば，純粋に器質的原因で起こった性器の充血が，この器官の機能と関連した精神的表象を呼び覚まし，逆に想像力がこうした表象に占められるときには，そのような充血が作り出される．しかし，我々が，諸々の身体器官といくつかの限定された大脳の領域との間に，この種の結びつきがあることは認めるとしても，このような考えをいわば過度に物質化して，あたかもこうした事態を，生殖，消化などのための特殊な器官が存在するかのように想像すべきではない（§649 [同, p. 273]）．ブルダッハは，やはり，同時代の学者たちとともに，大脳の白質と灰白質の中に，魂の諸々の機能を割りあてていて，そうした機能は，きわめて緊密に，それもこれら 2 つの実質と同じくらいに相互的な従属関係の中で，結びついたものとされている．例えば，感覚と意志は器官が白質にあり，認識，思考能力および触覚は灰白質にある．認識（*Erkenntniss*）は本来的に魂の生命活動であるとしても，この灰白質の機能は常に白質に割りあてられている機能によって左右されるのである．このことに関しては，ブルダッハは C. バルトリンと同意見であると考えていた．しかし，それはまったく正確ではない．というのは，バルトリンは「大脳の実質」を動物精気の貯蔵所であり住処であると考えており，皮質（「本来の意味の大脳すなわち皮質」）の中に感覚にあてられた動物精気を位置づけ，上から下までの髄 [白質] 全体の中に運動にあてられた精気を位置づけていたのだとしても，換言すれば，「柔らかいものは感覚へ，硬いものは運動へ [バルトリンの原典では，語句の順序が逆で「硬いものは運動へ，柔らかいものは感覚へ」]」という格言に従って，皮質の灰白質は感覚能力の座であり，白質は運動の座であったのだとしても，《動物精気の生成と加工の場所》があったのは，大脳の実質の中でもなければ前部脳室でもなく，第四脳室，すなわち《この高貴な脳室》の中であった．それも，何世紀にもわたって常に生き延び現前しつづけた，アレキサンドリアのヘロピロスの権威によって，そうだったのである．[214]

ブルダッハは，大脳の中に，縦走性と横走性の，互いに交差し合う2つの線維系を区別し，対立させた．これらの2つの系は，一方が他方に対し，《複数性が単一性に対する》ようなあり方をしており，それぞれはっきりと区別される2つの精神的領域，すなわち想像力と理性とに属している．想像力は，多様性に向かうもので，似ていないものを諸々の新たな形式の中に結合する．理念的にそのようであるものが，物質的に縦走性の線維系であるものと同一なのである．理性は，これに対して，単一性に向かうもので，諸々の考え方や判断の中で持続し，諸々の現象の中に分離されているように見えるものの内的な結びつきを捉える．理念的にそのようであるものが，物質的に横走性の線維系であるものと同一なのである．大脳の基底から上ってくる諸々の放射［放線］を結びつけ，範囲を限定して，自身の中に集中させることによって，この系は，諸々の表象（Vorstellungen）をひき起こし知性においてすべてをより明瞭で明確なものにする．こうして脳梁は，解剖学的にも機能的にも，その《不可思議な形態》によってブルダッハには《大脳の詩》のように思われていた3本柱の脳穹窿［脳弓］と対照をなしている（§743-8［同，p. 337-339］）．それだけではない．想像力は熱くて活発であり，大脳の中により大きな精神の緊張をひき起こす血液の急速な流れによって刺激される．理性は，それに対して，冷たく，あらゆる騒々しい運動に敵対する．適度な緊張，穏やかな熱が，その自由な活動の条件である．ということで，縦走性の線維系にはあらゆる方向に血管が走っているが，横走性の線維系は血管とは何ら密接な関係をもっていない．最も太い動脈の枝が脳梁の上を通るが，この系を攪乱することはなく，すぐに外套［大脳皮質および髄質］に達して，そこで分枝する（§743-8；§1023［同，p. 489］他参照）．

外套の構造と機能の研究はきわめて魅力的である．ブルダッハの生理学的推論の大部分は，我々もすでに述べたように，相対的に見てかなりの数にのぼる臨床観察例と解剖・病理学的素材に基づくものである（§652-709［p. 277-320］；Anhang, p. 501-595）．彼は，ラルマンとフルランスを賛辞とともに引用しているが，ヴィユサンスについては賞賛するのではなく，灰白質と比べて，自分の名を冠した卵円中枢の白質の方に，想像力，記憶，判断および理性の中枢を割りあてたとして，非難している．

島（Stammlappen［基部葉］）［側頭葉と頭頂葉下部とを分ける外側溝の深部に位置する脳葉］．6ヶ月までの胎児では，この脳葉は，上葉すなわち前頭・頭頂葉の弁蓋部［この島（基部葉）を覆うようになる部分］と，前葉すなわち前頭葉と，下葉すなわち側頭葉の後部とがまだきわめてわずかしか発達していないために，むき出しのままである．この脳葉は早熟で，しかも他の脳葉に比べて中心の位置にあり大脳の構築の穹窿の要のようなものとなっているにもかかわらず，初歩的な精神活動しかもたず，ブルダッハに

よれば，感覚的な感情をほとんど上回ることがないように思われる．

　前頭・頭頂葉（Oberlappen［上葉］）．この領域は，頭頂骨によって覆われ，ローランド回にかなりよく対応しており，ブルダッハは血管分布が広く豊富であることを指摘していて，彼によれば，大脳全体に広がるある種の集合的活動を備えている．ここは脳卒中の好発部位である．ジャン゠ルイ・プティとショパールは，この脳葉が，四肢が運動する際に発揮する力の座であることに注目していた．たしかに，《麻痺は前葉よりは，この脳葉から発するものの方が多い》ことは確かであるように思われる．この部分の病変は，片麻痺ないしは四肢および顔面，舌，喉頭，眼瞼の筋肉の麻痺，そしてまた進行性の全身麻痺をひき起こす．これらのすべての運動機能において，この脳葉はさらに視床および線条体に従属しており，したがって，その活動は，この点から見れば，これらの神経節との器官としての関係から起こるものと思われる．意識と関連があるのは，この脳葉が脳梁に参加していることの結果である．大脳の諸々の器官の局在と，彼が縦走性線維と横走性線維の2系統に割りあてた対立的役割とを両立させたいという思いがきわめて強かったので，ブルダッハはここで，ガルが性格の堅固さと宗教心を位置づけたこの脳領域の諸々の地点が，脳梁の放線（横走性の線維系）に正確に対応すると述べていた（§1030［同，p. 491］）．ソースロットとマーシャルは，意識消失は前頭脳よりはむしろ頭頂脳の圧迫で起こることを認めていた．

　側頭葉（Unterlappen［下葉］）．側頭部および頭頂下部の下に位置する．先に述べた脳葉［前頭・頭頂葉］とともに，前葉と後葉の間で，大脳の中央部を形成する．仮に，ブルダッハが言うように，前葉と後葉，上葉と下葉，内葉と外（外側）葉との対立が，《感受性》と《刺激性》，単一性と多様性がそうであるのと同じ関係にあるとすれば，この脳葉，側頭葉は，魂の運動活動に属し，外部に向かって，性格と関連した，とりわけ多様な表れに向かって作用を及ぼす．事実，この脳葉の構造はその特性に対応しているように思われ，諸々の脳葉の中でも最も多様性に富み，アンモン角［海馬］，鉤状回，扁桃核を含んでいる．これらの部分は，大脳の基底部とは関係がなく，また外界とは一層関係がなく，したがって《客観性》とはいかなるつながりももたない部分であって，《魂の生命活動の座》でなければならないのである．しかしながら，この領域の多様な活動性が精神的表象の単一性に帰せられるということはありえないであろう．この脳葉は放線冠の下部と後部の線維を受けているが，それらの繊維は四丘体から出ていて，そこもまた主観性が優勢である．アンモン角は，穹窿体［脳弓］と帯状束との一部も含みこんで形成されているが，それらは《想像力》の器官なのである．したがって想像力はここで作用を発揮して，その作用は，そうした精神的領域の残りの部分へも特別の強さで影響を及ぼすことになるだろう．仮に穹窿体の前半部が視床と結合し，したがって《感覚的直観》と結合しているのだとすれば，穹窿体の後半部は，アンモン角の中で《一般感覚能力》および《意志》と関係をもつということになるだろう（§1031［同，p. 491］以下）．脳梁の線維は，この脳葉の中には，壁板という薄い層しか送っておらず，これ

は脳回までは達していない。《知的直観の統一性は，したがってここでは，ごくわずかである》。これに対して，この脳葉からは前交連が延びていて，これは，ブルダッハによれば，《感覚的直観と身体的意志》の器官であった。最後に側頭葉は，後葉ないし後頭葉と楔状部およびブルダッハの内側基底束（*innere Grundbündel*）によって，中心葉すなわち島および前葉すなわち前頭葉と鉤状束（「ファスキクルス・ウンキーナートゥス」，*Hackenbündel*）によって，後葉および前葉とブルダッハの下縦束によって，そして後葉，上葉，前葉および中心葉のすべての脳葉とブルダッハの上縦束ないし弓状束（「ファスキクルス・アルクアートゥス」，*Bogenbündel*）によって，それぞれ結ばれている。したがって側頭葉ないし下葉は，ブルダッハが言っていたように，というのも，彼がこのことを証明するのに多大な貢献をしたのがよく知られているのであるが，あらゆる方向から刺激を受け，また同様に反応することができるものだったのである。奇妙なことに，彼が引用する病理学的観察例（片麻痺，顔面，眼瞼，頚部の筋肉のけいれんや麻痺等）のいずれも，この脳葉の主要な機能とは関連がない。ブルダッハによって見つけ出された，この脳葉のあらゆる領域との結合関係は，まさに特段の精神機能の成立条件になっていると思われるのにである。私が言いたいのは声調的および言語的聴覚のことである。そうでなかったとすれば，ブルダッハも，この脳葉の連合の複雑さと機能的な重要さが一致することで，おそらく一気に事態が明らかにされて，生理学的あるいは器官学的仮説は大部分形態学的考察に基づく，という自分自身の言葉のもつ重大さと深さの全体を，きっと自ら一層よく理解したに違いないだろう（§1036［同，p. 493］）。

　後頭葉（Hinterlappen［後葉］）。後頭葉と前頭葉との両極的な対立は，ブルダッハによれば，主観的認識と客観的認識の対立に対応しているように思われる。この脳葉は，彼の述べているところによれば，聴覚器官の上に位置しているが，それは，前頭葉が眼と鼻腔の上に位置しているのと同様である。後頭葉はまた，《主観性の最も強力な器官》である小脳の上に座を占め，この器官の脚［小脳脚］をその塊全体で受け止めているように見える。四丘体と視床の線維束は，放線冠の後部に放射して，後頭葉の基本的部分を構成する。脳梁膨大部も，線維の一部をこの脳葉の内面に送っている。こうしたことのすべてから結論づけられるのは，《思考の統一性》は，そこではきわめて弱いに違いないということである。諸々の病理学的観察が教えるのは，小脳と後葉の病変では，身体全体の感覚過敏が注目されてきたということで，これは後頭葉と一般感覚（*Gemeingefühle*）とが密接な関係をもつことを示すものである。ロリーは彼の行なった生体解剖で，大脳の後部の方が前の領域に比べてより高い感覚能力をもつことをすでに観察していた。臨床でも同様であった。ブルダッハはここで，後頭葉の病変の方が，他の脳葉の病変に比べて失明や難聴を起こす例の頻度がより多いことを指摘しているが，それは四丘体の病変の場合よりさらに多いということはない（§1037-8［同，p. 493-494］）。

　前頭葉（Vorderlappen［前葉］）。この脳葉は，とりわけ精神的活動および客観的認識に関係している。大脳のかなりの部分を占めるこの部分の活動は，ブルダッハの言うと

ころによれば，とりわけ思考が強まっているときには，前頭領域の下部と眼球の筋肉の緊張感を伴うように思われる．ランチーシは，多くの観察者の中でも，同様な現象に気づいていたが，その理由を，前頭領域が《思考の工場》であるからと考えていた．ブルダッハは次のように書くまでに至っている．《明らかに，個々人の知的能力（geistige Vermögen）は額の特殊な形状に最も明白な仕方で表れる》（§1044 [同，p. 496]）．しかし前葉は，他の脳葉と同様に自律的活動をもっているわけではない．それは大脳の一部分にすぎないのだから．前方の極として，たしかに前頭葉は後葉，すなわち後頭葉と小脳と対立している．しかし，これら2つの極は孤立してはたらいているというわけではなく，共通の活動の中で一つに結びついているのでなければならない．なぜなら，認識の中では，ある時には客観性が，またある時には主観性が支配的になるのだからである．大脳の前葉と後葉の極の間のこの密接な結合関係は，とりわけこれらの器官の病気（健忘，錯乱，デメンチア，けいれん，嘔吐）の場合に明らかになるが，その性質は上葉に固有の障害のものと下葉に固有のものとで異なっている．こうしてきわめてしばしば，疼痛が額に局在するが，その座が小脳にあって，前葉は剖検ではまったく正常であったということがある（§1045 [同，p. 496]）．放線冠の線維束は，感覚能力の神経流が脊髄と脳幹を経て上ってくる中枢神経系の頂点の辺りに，その最終枝を送っているが，それは前葉の中である．ブルダッハは，前頭葉を線条体の広がったものとはみなしてはおらず，線条体はむしろとりわけ随意運動にあてられた一つの部分的神経節にすぎないのである．ところで，ショパールがすでにそのことを指摘していたように，そして，ここに集められた病理学的観察例が立証しているように，前脳葉の病変はほとんど，少なくともまれにしか，運動麻痺をひき起こすことはない．脳梁は，他のいかなる脳葉の部分よりも比較にならないほど大きな部分で前頭葉の形成に加わっており，《脳梁の統合のはたらきが最も高度な集中の段階に達している》のはまさにここである．したがって，高度な精神活動は，ここで最も活発な力を発揮し，ここにこそ世界の客観的認識の座，諸々の精神的表象が明確になり，最大の明晰さをもって表れる場所があるのである（§1046 [同，p. 496-497]）．

　前頭葉の下面には，嗅球（Riechkolben）と嗅索がある．嗅神経の根は，一部は大脳基底部の線維束に合し，一部は前葉そのものと結合したままにとどまる．これらの嗅覚の中枢性器官が発達していることは，ブルダッハには，この感覚の鋭さおよび繊細さと直接的な関係があるとは思われなかった．ということは，これらの器官がもっぱらこの領域の感覚作用だけに関わるということはありえないだろうということであり，これらはとりわけ動物にこの感覚作用の精神的意義について情報を与えるのに違いなく，動物に，明白というよりも漠然とした意識，一言でいえば本能的な意識を与えているのである（§1048-9 [同，p. 497-498]）．

　大脳の中には，すでにブルダッハの時代に主張されていたように，もはや動物でしか機能することがないというような萎縮した器官，《たんなる動物性の名残》が存在する

であろうか．例えば松果腺や下垂体の類である．ブルダッハはそのようなことを認めることができなかった．なぜなら，彼の観点，すなわちそれはセールの観点でもあるが，その観点からすると，人間は，動物の系列の最も高い最終段階にあるのであって，諸々の下位の動物的形態の，構造と機能の総合のようなものを自らの中に併せもっているのであったからである．この生理学者は次のように書いていた．《ごくわずかの例外を除き，すべての脊椎動物に共通なこれらの器官がもつ精神的機能が，人間においてすっかり消滅してしまうというようなことが考えられるものだろうか》[同，p. 275]．それも，まさに《器官の中で最も高貴なもの》，すなわち大脳の中に限って，そのような無用な《名残》が存在するなどということがあるだろうか．そのようなことはブルダッハにはとても信じられないことに思われた．なるほど，アッカーマンは，足底筋，サントリーニの笑筋［いわゆる「えくぼ」を作る筋肉］，外耳筋および第3の眼瞼の《名残》とされる眼瞼半月襞を，人間では用途のなくなってしまった痕跡器官としてすでに指摘していた．しかし，動物の方でより発達した構造と機能をもっているのだとしても，これらの部分は，ブルダッハによれば，やはり人間の組織構造にはあいかわらず属しているのである．彼がもっと認めなかったのは，脳の中の胎生器官，すなわち，やはり松果腺のようなものであるが，その容量が成体よりは胎児のときの方が相対的により大きく，生まれたばかりの時期にしか機能せず生体では痕跡の状態でしか存続しない，というような器官が語られることだった．

　脳の構造と生命活動に関する長い研究の最後に至って，脳の解剖学の，そして結局のところ脳の生理学のいくつかの点を解明したという，きわめて当然の証言をしておいて，ブルダッハは，彼がその結論の冒頭の数行に刻んだ有名な言葉が真実であることを告白していた．「脳は，依然として曖昧な構造と，さらに曖昧な疾患と，最も曖昧な機能とによって，これからも絶えず哲学者や医者たちの知力を責めさいなむであろう，人間の部分である」．

アンドラール

　アンドラール（1797-1876［原本1851とあるのを訂正］）その人は，上肢や下肢の運動性神経支配の中枢の座を，視床と線条体およびそれらと同じレベルに位置する諸々の髄質塊の中に位置づけようとする，サルペトリエール学派とピティエ学派で行なわれていた局在論の試みを考察の対象にしていた．彼はこれらの見解の正確さを確かめるために，諸々の事実に問うてみることにした．当然のことながら，この偉大な批判的精神を前にしては，このような理論は，小脳

の機能について支配的であった理論も含め，長続きはしなかった．93例の臨床例では，ガル，フルーランス，マジャンディ，フォヴィル，セールらの小脳に関する学説に有利なものは何も見つからなかったのである[216]．アンドラールは，後にロンジェを自分の陣営に引き入れたが，そのロンジェは，実験生理学でも病理学でも小脳と一般感覚能力あるいは生殖の本能との関連を認めることはできないのを明確にした後で，フルーランスに宛てて次のような大きな意味をもつ言葉をつけ加えていた．《我々は，小脳が四肢の随意運動を調整する独占的な役割をもつと主張したいなどとはまったく思わない》[217]．

　大脳における上下肢の運動のはっきりと区別された座に関する諸々の事実を検討して出された否定的な結果にもかかわらず，アンドラールは《そのようなはっきりと区別された座が存在する》という主張をやめたわけではなかった．それは，たしかに，四肢の各々が個別に麻痺することはありえるからで，ただ我々がまだそれを知らないだけだというのである．他の諸々の部分もさらに，身体の一側の上下肢と同時にしばしばさまざまな程度に麻痺に襲われる．すなわち，眼球，眼瞼，顔面のいくつかの部分と口唇，舌，頚，咽頭，喉頭，食道，膀胱，直腸といったものである［*Clinique médicale*, Tome V（注（216）参照），p. 358］．言語を明瞭に発話し調整する能力を，大脳の何らかの部分に割りあてようと，さまざまな時代になされてきた努力は彼には少なくとも時期尚早と思われるのであるが（同，p. 532［直接の典拠はp. 550］），アンドラールは，どの程度まで脳出血が一つの特殊な座に損傷を与えていたかということについては，後遺症として視力が障害されたままであった諸々の症例で調べていた．その座を彼が発見するということはなかった．しかし，たとえ多くの事実によって，大脳の諸々の変性の中に，同じ一つの機能の障害を説明するためのきわめて多様な座が，絶えず我々に示されているからといって，《我々は，大脳のある一定の部分が，ある一定のはたらきを遂行するのに特にあてられているということを否定したりするだろうか．我々にそのような権利はないだろう．というのも，大脳のある一定の地点が互いの間にある関係をもっていて，それらの中でしかじかのものに病変があるともう一つの方のしかじかのものに特に影響を与えるようになる，というようなことはありそうなことだからで，このようなものが，後者に起こる二次的な変性ということであっておかしくはないだろう．これはメスによっては見つけられないもので，こうしたことが機能的障害の特殊性を作り出しているのであろう》（同，362［引用の出典はp. 375-376］）．彼はとりわけ，《神経系のあらゆる部分を相互に結びつけ，統一された作用にもたらす見事な連帯性》［同，p. 381］に強い印象を受けている．《知的能力の障害もやはり，一

部の人々が主張したように，前葉または後葉の軟化に特に結びついたものとみなすことはできないだろう》[同, p. 547], そうアンドラールは述べていた. 諸々の臨床的事実が彼に《証明》していたのは, これらのさまざまに異なる脳葉の病変で同じように, 錯乱あるいはまったく別の知性の障害がひき続いて起こるということだった. 現にある科学の状態では, アンドラールは, 知的障害の在り方ないし本性からして, 《軟化の座と広がり》を厳密な仕方で明確にすることは不可能であると述べていた. 最後にもう一つ, 《大脳の軟化を伴うことのあるさまざまな知性の障害の中で, 生存中に, その特殊な形態によって, 大脳を襲った変性の本性を十分に認識させてくれるようなものもまた, いかなるものも存在しない. 髄膜あるいは神経実質の単純な溢血, 大脳の周囲あるいはその脳室の中の多量の液体の貯溜, 髄質を裂いたような出血, そこに作り出された偶発的な産物, そうしたものがたしかに, 同じように, あらゆる変異を伴う錯乱, 単純な知性の衰弱, また突然の意識の消失といったものを作り出すのである》(同, 522 [引用の出典は p. 549]).

レリュ

　レリュの神経生理学的および神経病理学的研究の著作は, とりわけ考証的なものではあっても, これほど洞察力のある精神に懸念されたかもしれないような非建設的なものではまったくない. もう一人の偉大な懐疑論者で, 我々もその強固な判断力を評価したばかりの, アンドラールは, レリュを, 正常および病態生理学的心理学の方法を, 人間の活動の最も高度な問題についての歴史的理解や, 芸術, 科学および哲学における天才の生成過程に適用しようと試みた革新者の中の一人にあげている. この途にこそ, レリュやルーレにならい, カルメイユ, モロー(・ド・トゥール), リトレ, その他多くにならって, 我々自身もこれらの大家たちを信じて, 進んでいったのであるが, その途は我々には信頼できるものとは思われなかった(218). なぜなら, 幻覚というものは, 通常偉人たちの生涯を述べる伝承の中で最もよく引き合いに出されるもので, ブリエール・ド・ボワモンが確認したように, あらゆる狂気の欠如と完全に両立するということに加えて, 覚醒時の幻覚も夢の中での幻覚も結局のところ, 強い状態も弱い状態も, ある神経中枢の生理学的プロセスであり, 錯乱することがあるのはこの現象の解釈の方だけなのであるから, 臨床の場で行なわれているようにして, 眼の前の患者に関する書類を用いて, 仮に正直であるとしても, 伝

聞で、それもしばしば一世紀も隔たったことを、さらにはほとんど常に非難あるいは弁護の口調でしか語ってはいない、諸々の証言者によって報告された病理的と言われる症例について、あれこれ論じるのは無益なことのように思われるからである。それでも、以下に、どのような言葉を用いて、アンドラールが彼の医学部の講義の中でレリュについて語っていたかをあげておく。《レリュ氏は、歴史の中に生理学が到来したことを宣言した人であるが、次のように考えを述べている。《さてソクラテスだが、彼は、ただ自分が神々からの影響や霊感を受け取っていると思いこむだけでなく、そうした特権をもっていることを理由に、遠くから、同じような影響を、彼の友人たち、弟子たち、そしてほとんど縁のない人々たちにまでも、及ぼす能力をもっていると信じ込んでおり、その影響たるや、言葉や眼差しからも独立していて、壁を貫き、多少とも広い範囲に及んでいくのである．

まことに、これ以上に常軌を逸していて、これ以上に狂気に特徴的なものは見ることも聞くこともできない．そして、私の眼の前にいて、遠くから物理的、磁気的、フリーメイソン的な影響を送り出したり受け取ったりしているのだと言い張る幻覚者たちも、ソクラテスと異なったことを言っているわけではなく、このような点では、彼がそうであった以上に狂気であるわけではないのである》[219]．

近代人の中でも、タッソー、パスカル、ルソーらの狂気、スワンメルダム、ファン・ヘルモント、スヴェーデンボリらの狂気は、現在では、病態心理学の研究を歴史と哲学の研究に結びつけてきたすべての人々によって、ほぼ事実であることが認められている．レリュ氏も彼の『狂気に関する心理学断片』、*Fragments psychologiques sur la folie*, (1834) の中で、カルメイユ氏も彼の著書[220]の中で、同じ学説を支持していたのである》[221]．

私がこの節の最初で行なった考察は、私の考えでは、広く一般に言えることである．それでも私は、それがより特殊なかたちで、ソクラテスのような古代の偉大な人物に適用されるものであることは認める．レリュもその病態心理学を残している、パスカルに対しては、また、確実な同時代の記録、書簡、本人による手記、身分証の類、諸々の記載書類などが存在する場合には、この問題の帰結も異なったものになると思われるかもしれない．しかし、よく知られた人物で、可能な限り念入りに、その生涯の主要な出来事の原因や成り行きとか直系や傍系の遺伝関係といったものの他、それらの成立条件となっていた主要な生理学的諸条件を発見しようと努められてきた、そうした人物について、少しでも自分自身で同じような調査をするのに専念するなら、そのような努力が

近　代

無益なものであることがただちにわかるであろう．たった一人の人間の思考や行動の理由を知ることも，その人間が我々の人種に属し我々の時代に属していてさえ，我々の精神の力を限りなく越えてしまうのである．このような歴史の領域では，それができるのであれば，あれこれ熟考する必要もあるが，しかし何も断言しないように用心しなければならない．なぜなら，それは一つの錯覚なのだから．

　以下に，パスカルが1647年の終わり頃に襲われた精神麻痺をレリュがどのように解釈したかをあげておく．それはパスカルが彼の計算機械を発明し組み立てさせたばかりの時期であった．《彼は，彼の姪マルグリット・ペリエの言うところによれば，科学に大いに専念したことが原因でひき起こされた，ひどく奇妙な状態に陥った．というのも，精気があまりに激しく脳に上ってしまったために，彼は腰から下がある種の麻痺状態となり，その結果，方杖がなければ歩けなくなってしまったのである．彼の脛や足は大理石のように冷たくなり，足に温かさを取り戻させようというので，彼には毎日ブランデーに浸した上履きをはかせておかなければならなかった．医師たちは彼がこのような状態にあるのを見て，どのようなことに専念するのも彼に禁じるほかはなかった．しかし，この活発で行動的な精神は無為のままでいることはできなかったのである》．ついでレリュは，パスカルは約3ヶ月でこの疾患から回復したが，《この疾患の本来の性質は非常に治り難いものに思われていたので，この種の麻痺は，深部にある永続的な器質的病変による麻痺に対立させて，力動的な麻痺と名づけることもできるであろうが，運動の障害と，感覚作用，情動，思考の障害とがさまざまな割合で結びついている神経系の一般的で不規則な疾患に，ごく普通に見られるものである》ことに注意を促している．このような病気から回復して，足がほぼ自由に使えるようになって，パスカルはパリへ妹のジャクリーヌに伴われて旅行し，その地で当時名声を博していた医師たちに診てもらうつもりでいた．デカルトがこれらの医師たちの一人であった．レリュが匂わせたように，パスカルが，自らの健康のことで診察を受けるのにデカルトを見つけるというのがまずあったというのではなかった．デカルトの方が，パスカルに，《いつも噂に聞いていた彼の父親と彼とに対する高い評価のために》会うのを望んでいて，パスカルに会いにくるよう招いていたのである．デカルトの使者ド・モンティニー・ド・ブルターニュ氏が出向いてきたが，《彼の兄があいにく教会にでかけており不在なので》，対応したジャクリーヌは，彼女が言うには《私は彼が特に朝方は無理をしたり話をしたりするのがつらいのを知っていたので》，返答するのにひどく困ったことを打ち明けている．たしかにその翌

レリュ

朝になった訪問では，デカルトに同行して多くの人物がやって来ていたが，ロベルヴァルが，微妙な話題に関しては《パスカルは話すのがつらいであろうと思って》，《デカルトをつかまえて少々熱っぽく話しこんだのですが（しかし礼儀はわきまえていました），デカルトの方は少々とげをもって応じ，こころゆくまで話していたいのは，理性をもって話す私の兄の方で，予断をもって話す彼ではない，と言いました．そうして，彼は時計が正午を指しているのを見て，立ち上がりました．フォーブール・サン=ジェルマンで昼食をとるよう招待されていたからです．ド・ロベルヴァル氏も同様でしたから，デカルト氏は彼を四輪馬車に伴い2人だけで乗りこんだのですが，そこで彼らは非難の応酬になったのです．しかし，昼食後ここにまた戻ってきたド・ロベルヴァル氏が我々に言われるところでは，それは冗談というには少々きついという程度のものだったということです……》．ジャクリーヌはさらに続けて．デカルトは《面会の時間がひどく短かったのを残念に思って，兄に翌日の8時にあらためて会いにくると約束されました．……デカルト氏がここに来られたのは，一部は兄の病気を診察するためでした．ところがそのことについては，兄に大したことは言われませんでした．たんに，兄に，毎日あきるまでベッドに横になり，スープをたくさん飲むように勧められただけでした．2人はその他のこともたくさん語り合いました．というのも，彼は11時までおられたのです．しかしそれしか言うことはできません．私は昨日そこにはいなかったのですから．それに，私はそのことを知ることもできませんでした．なぜなら，私たちは兄に最初の入浴をさせるために一日中手が塞がっていたからです．兄はそれによって少し頭痛がするような気がしました．しかし，それは兄には風呂が熱すぎたということでした．私は日曜日の夜の足の瀉血で兄の具合はよくなったのだと思います．というのは，月曜日は一日中大いに話をしておりましたから．朝はデカルト氏に話し，昼食後はド・ロベルヴァル氏に話していましたが，この人に対しては，神学や物理学に属する多くの事柄にふれて，長時間にわたり論争しておりました．それでも兄には具合の悪いところといえば，夜になってひどく汗をかきほとんど眠れなかったことを除けば，特になく，結局のところ，このように無理をしたことから危惧された，頭痛がするというようなことにはなりませんでした……》．

パスカルの父親がパリに戻った後は，この偉大な著作家の病気の症状は悪化していくだけであった．ペリエ夫人［パスカルの姉，ジルベルト・ペリエ］は次のように言っている．《弟は［……］ひき続き病気によって苦しめられていた．……弟にとって何より煩わしかったのは，熱くなければ液体を何も飲むのができな

いことで、それでさえ一滴ずつでなければ飲むことはできなかった。しかし、その他にも耐えられない頭痛、ひどい内臓の熱感やその他多くの具合の悪いところがあったので、医師たちは3ヶ月の間、2日に一度緩下剤を用いるよう処方した。その結果、そうした薬をすべて飲まなければならず、そのためには薬を温めさせて一滴ずつ飲まなければならなかった。このことは弟の周囲にいたすべての人々にとって胸の痛む、まことの拷問であったが、弟はこのことにけっして不平を言うことはなかった》（ペリエ夫人による『パスカルの生涯』, Vie de Pascal [Lettre, Opuscules et Mémoires de Madame Périer et Jacqueline（注（224）参照）, p. 14-15]）。レリュはここでは心気症という言葉を発している [L'Amulette de Pascal...（注（222）参照）, p. 147]。しかし、マルグリット・ペリエ [ジルベルト・ペリエの娘、パスカルの姪] が我々に語っているところによれば、1歳のとき、パスカルは、《パリで、牢獄への閉じ込め [tomber en chartre. リトレ、『フランス語辞典』、Dictionnaire le Littré には、chartre の第一義として「牢獄」があげられ、第二義は「小児期の腹部硬結ないし腸間膜萎縮に与えられた俗称で、発達を遅らせ、小児の患者をあたかも chartre の中、牢獄の中に閉じ込められたようにしてしまう」とされており、Tomber en chartre. Être en chartre という成句があげられている] という言い方をされているものに似た無気力に陥ったことがあります》。この無気力には、2つの特異な随伴状況があった。《一つは、水を見るのが我慢できなくて、かならず激しい逆上状態に陥ったこと。もう一つは、もっと驚くべきことですが、父親と母親が互いに近づくのを見るのが我慢できなかったということです。一人ずつ個別に愛撫されるのは喜んで許すのですが、彼らが一緒に近づくやいなや、叫び声をあげ、たいへん勢いで暴れました。このようなことが一年以上続き、その間病気は悪化していきました。これほど極端な状態に陥ったのですから、もうすぐ死んでしまうものと思われておりました》[Mémoire sur la vie de M. Pascal, Lettre, Opuscules et Mémoires de Madame Périer et Jacqueline, p. 447-448. Lélut, L'Amulette de Pascal..., p120-121]。

ある日、アルノー、ニコル、サント゠マルトそして他の何人かの隠士たちがパスカルの家に集まって、ポール・ロワイヤル修道院の修道女たちが署名しなければならない信仰宣誓書へのある追加について議論していたが、彼は自分に対する反対の意見が優っているのを見て、ひどく悲嘆にくれて、言うべきことがあったにもかかわらず、《言葉と意識を同時に失ってしまいました》[同, p. 466]。ペリエ夫人が、このような出来事がどうして起こったかを彼に質問したところ、彼はこう答えた。《私は、そこにいたすべての人々は、神が真理を知るようにしてくださり、だからその擁護者であるべき人々だ

レリュ

とみなしていたのですが，その彼らが皆動揺し屈服してしまうのを見て，貴方に告白しますが，私はひどく苦痛に捉えられてしまい，私も真理を支持していることができなくなり，屈服しないではいられなくなってしまったのです》[同]．こうして，自らの感情，それも正義と宗教に属す何らかの高度な観念に根をもつ感情との衝突から作り出された激しい力が，さながら暴風があまりにもか弱い樹木をなぎ倒すように，彼をうち砕きうち倒したのである．それも，デカルトとの論争でそうであったように，彼には反論することができなかったのだから，なおさらであった．易刺激的脆弱性という言葉できわめてよく定義される，過度に感情がたかぶりやすい性質の人々では，たんなる意見の食い違いが，真の外傷のように作用して，けいれんをひき起こしたり，ある種の精神麻痺を生じさせたりすることが，たしかにしばしばあるのである．

1654年10月，ヌイイの橋の事故［乗っていた馬車が暴走し，パスカルがあやうく転落しそうになったという事件．彼が世俗を退こうと最終的に決断するきっかけになったとされている］が起こり，その後に長時間にわたる失神状態が続いたと言われている．1ヶ月後の1654年11月23日，夜の10時半から深夜零時半までの間，パスカルはよく知られた有名な幻影，すなわち視覚領域の，そしておそらくは聴覚領域の，せん妄性幻覚を体験した．8年もの間，パスカルは，衣服を取り替えるたびに自分の手で縫い込んだり取り外したりしながら，胴衣の裏に紙片と羊皮紙をしまいもっていて，そこにこの幻影を書き留めていた．たまたま，一人の使用人が，数日前に死んだばかりのパスカルの胴衣の中にある何か固くて厚いものに触れて，この神秘的な文書を発見したのである［『パンセ』ラフュマ版では断章913として，ブランシュヴィック版では「メモリアル」として，岩波文庫（塩川徹也訳）では第二部C＊1として載せられている．「火／アブラハムの神，イサクの神，ヤコブの神，／哲学者と学者の神にあらず」で始まる断章で，彼の回心の記録とされている］．「イエスの秘儀」［『パンセ』ラフュマ版では，断章919，ブランシュヴィック版では，断章553，岩波文庫（塩川徹也訳）では，第二部C＊7］も同じ霊感にもとづく神秘主義に属すものである．この時期以後，彼の生涯の最後の7ないし8年間，彼の過ごした昼と夜はほとんどすべて，自分のかたわらに口を開けた深淵が見えるのに悩まされつづけていた．それは心像という以上のものだったのであり，彼も偽りのものであることを認識していながら，受け入れるのを強いられていた．この感覚作用は，きわめて強烈でありきわめて苦痛なものであった．私は，レリュとともに，この問題に関してボワロー神父の『書簡集』の中に収録された証言から，この想像上の深淵のもつ現実性は，疑うことを許さないものなのだと考えている．《この偉大な精神は自分の左側に一つ

252

近　代

の深淵が見えると常に信じていて，自分を安心させるためにそこに椅子を置かせることにしていました．私はこの話をじかに聞いて知っているのです．彼の友人たち，彼の聴罪師，彼の指導僧が，心配するようなことは何もない，それは抽象的で形而上学的な研究に疲弊した想像力が発する警告にすぎないのだと，彼に言っても無駄でした．彼は言われたことはすべて彼らに同意したのですが，15分も経つと，再び自ら深淵を掘って，それに悩まされるのでした》[*L'Amulette de Pascal...*, p. 319. 先にあげられたボワロー神父の『書簡集』からの引用．ちなみにこのボワローは Jean-Jacques Boileau (1649-1735) で，詩人，翻訳家，批評家として有名な Nicolas Boileau (1636-1711) とは別人である]．

　1654年12月8日，聖母マリアの無原罪のお宿りの祝日の日，彼が陥った忘我の状態から15日後に，パスカルはポール・ロワイヤル修道院でサングラン神父の説教を聞いたが，それはキリストの生涯の神聖さについてと，多くを神に謀ることなく結婚と現世の絆の中に身を投じないようにする必要性についてのものであった．彼に向けられているかに思われたこの教えに衝撃を受け，彼は説教が終わると，妹のジャクリーヌのもとに行って自分の受けた感銘を打ち明けた．彼女はこの新たな火をかきたてるためにあらゆる方策を用いた．これは《彼女の期待した以上に》うまくいった．これがパスカルの2度目の回心と呼ばれたものである．パスカルは当時30歳であった．ヌイイの橋の事故以来，彼は以前にもまして足繁くポール・ロワイヤル修道院に通ってきていた．そして彼が妹と交わした会話の中で，妹のジャクリーヌは，現世という《この泥沼の放つ香り》と彼の良心が咎める《ひどく強い執着》は，彼には《恥》だとしたのである．そこで彼はポール・ロワイヤル修道院に引きこもって，すべてを断念し，天才の類てんかん性発作に似た興奮のさなかで，彼の諸々の科学的な大発見を書きとめつづけること以外には何もしなかった．パリに戻ると，彼は地区を変え，苦行衣を着込み，その鉄製のベルトから出る歯を座についた椅子に埋めたのである．

　彼の生涯の最後の4年間，パスカルは幸せに満ちた無気力状態に陥った．それを一般の人は哀れと思うが，そのような人は知らないからだ，ただこのような状態の中でこそ，偉大な魂たちは，過ぎていく現世やその現世に属するすべてのことにすでに縁を切り，長い索漠とした昼と陰鬱な意気消沈の夜を過ごす沈黙と孤独の中で，彼らの存在の終わり，すなわち死，信仰者にとっては死と幸せに満ちた再生，その他の者にとっては死と忘却，永遠の休息，そのようなものである，死にあらざるすべてのことの無益さをついにはっきりと悟るのだということを．パスカルは，間近に迫った自分の命の終わりをきわめてはっき

りと予感していた．それも医師たちは皆それとは逆の確信をもっていたにもかかわらず，である．彼らは，いつも通りのやり方で，学識と良心によって彼らの患者の治療にあたっており，その上パスカルの頭痛，この患者がくり返し訴えていたところでは《何かとても普通と違うところ》があった頭痛を，彼らが彼の腹痛を退治するために飲ませていた水薬の蒸気のせいだという説明さえしていたのである．彼は，1662年8月19日午前1時，彼が息を引き取るまで24時間続いたけいれんの中で死亡した．

　パスカルの死体解剖が行なわれたのは，彼の友人たちの申し立てによってであった．ポール・ロワイヤル修道院の隠士たちは，同じくサン=シランの死体解剖も行なわせており，この剖検の記録には，サン=シランの脳は巨大で，これほど大きなものはいまだかつて見たことがないとさえ述べられている．

　パスカルの剖検記録のテキストは，彼の姪であるマルグリット・ペリエの回想録からもってきたもので，元々はペリエ夫人の『パスカルの生涯』の原稿の一部をなしていたものと思われるが，当時の普通の医師たちの解剖・病理学的知識の状態を示すという重要性をもつだけでなく，それは，レリュによれば，パスカルの場合，最も深刻にそして最も昔から病んでいた器官は脳だったのであろうということを明らかにしているのである．医師たちが指摘している脳の2つの病変は，我々には意味の伝わらないものになってしまっているが，レリュの見るところでは，出血を伴う二重の軟化を形成していたものだということのようである．

《パスカル氏の友人たちが彼の遺体を解剖させたところ，わかったのは，胃と肝臓は萎縮し，腸は壊疽にかかっていたが，それが，彼が1ヶ月前から苦しんでいたひどい腹痛の原因であったか，それともその結果であったかは，正確には判断することができないということであった．頭部の解剖では，頭蓋には，たぶんラムダないし矢状縫合であろうというものがそうでないのだとすれば，縫合というものがまったくないように見え，これがどうやら彼がその生涯を通じて悩まされた強い頭痛の原因であったようである．たしかに彼にはかつて泉門と呼ばれる縫合があった．しかしそれは彼の幼少時を通じて，その時期にはよくあるように，きわめて長い間開いたままになっていて，ついに閉じることはなかったので，たこができてそこをすっかり覆ってしまい，それがひどく大きくなって，指で容易に触れるほどであった．冠状縫合については，痕跡は何もなかった．

　医師たちが評したところでは，脳みその量が並外れて多く，その実質がきわめて固くきわめて密であったが，それが理由となって，泉門縫合がついに閉じることがなく，自然がたこを提供してくれたのである．

　しかし，注目された最も重要なことは，そして特にパスカル氏の死とそれに付随した

最終的な諸々の身体的不調が帰せられるのは，頭蓋の内側に，脳室に向かい合って，蠟に指で押したような2つの圧痕があったということで，これらの凹みは凝固し腐敗した血液で満たされており，それが硬膜を壊疽に陥らせはじめていたのである》．[225]

　レリュはルーレと同じように断固としてガルの器官学に反対し，また古代と中世におけるガレノスの後継者たちの脳室局在学説までも厳しく批判している．それでも小脳はたしかに運動の実行に，また大脳は感覚能力，記憶，想像力，要するに知性に割りあてることができるだろうという考えには傾いている．ただし諸々の精神的および知性的な発現の本性が，それらの器官である大脳半球の諸々の機能の本性に還元されることは永久に不可能とみなしている．

　レリュは次のように述べている．《……昔の解剖学者たちや昔の哲学者たちとともに，思考の上で，本来の意味での悟性のいわゆる区分に相関的な区分を脳の中にも行ない，そうすることでこの器官の中に，二次的な器官として，知覚にはその前部を，熟考には中部を，記憶には後部を割りあてることができる，あるいはまた，ガルとともに，やはり思考の上で，大脳の外面を，我々の知性の精神的側面の能力に各々割りあてられる，きわめて数多くの器官に分割することができる，そのように思い描くこと．——これらは，同じ種類の2つの誤りであり．悟性というものの本性とそれがもつ諸々のいわゆる能力についての最も完璧な無知を明らかにしている．知性の中にもその諸々の様態の中にも，他から孤立したものは何も存在しない．心理学の体系が諸々の区分を設けてそれを詳細に論じることで構成されているために，そう考えさせられてしまう傾向があるような通りになってはいないのである》．レリュは彼の論文の中で，《脳をはっきりと区別された諸々の情動や知性の器官に分割するのはどのようなものも間違っている》ことを明らかにしていた．したがって，《シチリアの小さな計算名人のヴィト・マンジアメレ［知的障害があったが，計算についてはとびぬけた能力を発揮することが評判となり，1837年，10歳のときには，パリの科学アカデミーの集会で，例えば「3,796,416の立方根は何か」というような問題を出され，1分も経たないうちに「156」と正解するなど，その特異な能力を披歴した．さらには医学界でも当時の「骨相学」をめぐる論争の中で注目を集めていた］の前額部に計算の器官》が見出されなかったといって驚くにはあたらない．脳の局所的形状あるいは突出に関する半分あるいはそれ以上の事実は《骨相学的器官学の主張に対する絶えざる反証》を与えてきたのである．たしかに我々は，知的なはたらきの物質的条件として認められるのは脳髄であることを確信してきた．これを証明するのは，感覚能力をもった体表面およびそれらから出る神経がこの器官と密接かつ必然的な結合関係をもっていること，そして，その変化や病気によって，思考を行なうのに障害がもたらされるということである．科学は，現在まで行なってきた以上に，《諸々の感覚神経の脳に

おける起始同士の関係，および諸々の運動神経の起始との関係を決定していかなければならない．また，可能性のあることとして，これら2種類の神経は，脳の中および脊髄の中で，異なった出発点をもっているのか，そしてこの器官を大きく2つに分割した場合の小さい方の小脳は，そう考えられているように，特に運動の行使にあてられ，大きい方，すなわち本来の意味での脳，大脳は，感覚能力，これは知性，あるいはそう言ってよければ，想像力や記憶ともなっていくのであるが，そうしたものの行使とより緊密な関係をもつのか，といったことも研究していかなければならない．さらにはまた，この器官の中に，同化作用を行なう生命活動，脳髄の神経中枢の変化があるときわめて深刻に障害されるこの生命活動と，より特殊な相関をもつ部分がないかということも，問うていかなければならないだろう》．レリュは，こうした研究が行なわれていく中で，神経束の記述的研究が，それらの構造を《より根本的で固有なもの，おそらくはいつの日か脳の活動の神秘を明かしてくれるものの中に探し求める》研究から切り離されるようなことがないよう求めた．思考の生理学には，そうした研究に限られるとしても，まだ膨大な研究領域があるであろう，と彼はつけ加えていた．しかしながら，内部および外部の感覚作用を越えたところに，ひとつの総体として存在する《本来の精神的および知性的な発現も，脳髄の機構の中で感覚を備えた部分と密接に結びついているという限りで，大脳半球を器官としてもつのである》．しかしここでは，科学がこれから行なっていかなければならないことは，《おそらくそうであっても，それを証明することができないと同時に理解することもできない，というようなことを追究するのではなくて，もっとずっと，そうではない，そうではありえない，というようなことを示す》ということになるであろう．レリュは，《感覚作用と運動の大脳生理学を越えて，大脳と思考の高次のはたらきとの間の関連を明らかにするという問題は，その本性からして，どこから見ても，永遠に不確定を余儀なくさせられるような問題の一つである》ことを告白し，このことが隠されるのを望まないのである．

ロンジェ

　脳葉を構成する2つの実質の中の一つ，白質が，随意運動に割りあてられている（フォヴィル，ピネル゠グランシャン）のであり，脳回の灰白質はそこから除外される（したがってその病変によって麻痺が作り出されることはない）のか，あるいは，それは逆にもう一つの方，灰白質であり，その変化が，精神異常を呈す進行麻痺の場合のような，運動障害をひき起こす（パルシャップ，カルメイユ，ボテックス，ベイル，フェリュス，ブーシェ，カゾヴィール）のか，という問題について，**ロンジェ**は，まだ決定的な仕方では，これらの見方

のどちらも採ってはいないことを認めていた．ロンジェは，脳葉が部分的に損傷されると，同じように部分的に，顔面，口唇その他のてんかん様現象さらにしばしばけいれんがひき起こされることを知っていた．彼の言っていたところでは，正常な状態では，随意運動を起こす刺激は，もっぱらというのではないが，主として脳葉の中で生じるということは認めることができた．《意志は決定的な推進力を与えるのである．しかし，運動を作り出すのに必要な筋肉の収縮は，意志の知らぬ間に実行されるのであり，その起源はまったく別の始原に負うのであって，それは，ローリィが明らかにした通り，特に延髄から発している．したがって，この延髄を人為的に刺激すると，そのことによってただちに筋肉は収縮させられるが，意志の座である脳葉を同じように刺激しても似たような効果は何も現れてこない》(*Anatomie et physiologie du système nerveux de l'homme*, tome I [注 (227) 参照], p. 656 以下参照).

ということでロンジェは意志を大脳皮質の中に局在させていたのである．彼は次のようにつけ加えていた．《随意運動の各々が，脳葉の定まった機能によって影響を受けることがないのかを知る必要があるだろう．人間の場合，本来の意味での大脳の局在性病変の結果として筋肉の機能の部分的障害が見られるのがまれでないことがわかっていたので，当然のこととして，この器官のいかなる部分の損傷に，身体のこれこれの領域の麻痺が対応するのかを研究することになった．こうした研究はさまざまな時期に行なわれ，我々の時代でも熱心に続けられているが，現在までのところ，満足すべき結果が得られたとはとても言い難い．すでに，これまでに提案されているいくつかの局在論のもつ意義を検討して，我々は，ソースロットの，上肢の運動の始原の座を大脳の後葉に，下肢の場合の始原を前葉に位置づける見解は退けるべきであると考えた．また，中葉とアンモン角［海馬］が言語運動の特別の座であろうとする意見（フォヴィル）にも与すべきではないと考えたのである》［同，p. 658．（　）内の挿入はスーリィによる］．ロンジェは，《発音の運動を調整する器官の特殊な座が大脳の前葉にある（ブイヨ）》［同，p. 661．（　）内の挿入はスーリィ］ということもまた受け入れなかった．ロンジェは結論として次のように述べていた．《結局のところ，大脳の中に，さまざまな随意運動に対応するはっきりと区別される定まった領域があるのは認めなければならないとするにしても，少なくとも我々に言わせるなら，そのような運動を活動させる始原として提出されてきた諸々の局在に何らかの実証的なものがあったと証明されているわけではないのである》［同］．諸々の脳葉の中にとりわけ見出されるのは，知性，感覚および本能の物質的な条件なのであり，また随意運動の物質的な条件ということになるで

ロンジェ

あろう．

　感覚と知性の器官および機能に関して諸々の局在がもつ意義についてはどうかというと，半球の前小葉あるいは後小葉に生じた重篤な負傷および実質の欠損の観察からは，ロンジェによれば，そうした機能に重篤な変化は何も見られず，通常確認されるのは，運動の障害，時々起こるてんかん様発作だけであった．橋は視覚を除く身体全体からの感覚作用の意識が座を占める器官だとするデムーランにならって，さらにヨハンネス・ミュラー，ジェルディ，セールにもならって，ロンジェは，一般感覚は，橋と球［延髄］以外の脳髄全体を切除した後にも存続するものであり，触覚の印象とともに，橋で知覚されると考えていた．嗅覚，視覚，聴覚，味覚の印象については，それらの知覚が行なわれるのは，たとえ部分的にであれ，橋の中であると考えるのを許すデータはまだ何もなかったが，大脳半球は諸々の感覚作用が最終的な加工に従う脳髄の唯一の部分であった．ということで，触覚の印象と関連する想念そのものは，ロンジェははっきり述べているが，大脳半球の中でしか形成されないのである．ヴュルピアンは，ロンジェに従って，《橋は感覚印象の真の知覚中枢である》と結論することになった．しかし，ヴュルピアンは，橋はたんに一般感覚を司るとしただけではない．彼の見るところでは，聴覚と味覚の感覚作用も神経中枢のこの部分で起こるのは確実なのである[228]．前小葉がもっぱら知性に割りあてられているということはまったくないのであって，クリュヴェイエがはっきりと示しておかなければならないと考えていたのは，脳葉の重篤な先天性奇形はすべて，それが特に及んでいるのがこの器官のどの部分であっても，結果として重度の知的障害をもたらすことがありえる，ということである．たしかにクリュヴェイエは，デメンチアの老人の脳の萎縮は前頭部の脳回よりも後頭部の脳回に及んでいることの方がはるかに多いことを，きわめて多くの場合に観察したとも主張していた[229]．《病理学は，現在までのところ，知性の独占的な座であるという特権を享受するのは，脳葉のこれこれの領域の方であり，それとは別のこれこれの領域ではない，と言うのを可能にしてくれてはいない．さまざまな知的能力に割りあてられていると主張されている特殊な座に関して何の証明も与えてくれることはなかったのである》[230]．要するに，これまで実験生理学も臨床［ロンジェの原典（注（230）参照）通りには「病理学」，la pathologie である］も，脳葉の中で知性の正確な座がどこにあるかを示すのには無力だったのである（同，p.［695-］696）．

　このことは，ロンジェが，脳葉の中に，さまざまな精神的な現象と関係のある多様な道具立てが存在する可能性を，完全に否定していたということではな

い.《それにしても,仮に多数のそのような道具立てが存在することを認めたいと思っても,精神的あるいは本能的な特質をもった想念のこれこれの系列に関連した諸々の変様が起こっている,そうした大脳あるいは小脳の限定された地点を示すのを可能にしてくれるような,反論の余地のない証明が,いつそしてどのようにして与えられるものであろうか》(同,p. [694-]695). ブイヨの実験結果やフルラーンスの実験結果についてはどうかというと,ロンジェは,局在論の分野では,問題の解明や正確な情報は,やはり生体解剖よりはむしろ適切に行なわれた病理学的観察によって提供されるだろうという考えに傾いていた.これは,ヨハンネス・ミュラーが考えていたこととは正反対であった,彼は次のように言っていたのである.《病理解剖学の結果は脳生理学にはきわめて限られた適用しかできない》.しかし,ガルの言っていた意味での心理学的生理学について,また,いわゆる《一次的な能力》[本書p. 198-199参照]については,ラファルグ,レリュ,そしてルーレらの仕事にならって,ロンジェは,決定的に,そしてたしかに正当な理由で,しかし,このような学説の基礎にあった原理の正しさについての予感は少しももつことなく,これらを間違いであると断じたのである.

後に証明されることになったのは,ロンジェが,神経中枢の白質と灰白質の,私としては無感覚性についてとは言わないが,非興奮性についての問題に関してもやはり先見の明をもっていなかったということである.これらの実質の無感覚性については,彼は,ハラー,ツィン,セールその他の何人かを除く,すべての古今の生理学者たちの側に立っていた.ハラーとツィンが,大脳半球の髄質に損傷を与えることでけいれん運動が起こるのを認めたのは確実であり,ロンジェがそう主張し,そしてヒッツィヒがそう考えるのに傾いているように,これらの運動が,実際には,延髄の損傷によって起こったのだという証拠は何もないのである.ただいずれにしても,ロンジェが,動物で脳葉を機械的に,化学的に,電気的に刺激しても,こうしたけいれんは起こらなかった.視床,線条体そして小脳も同様で,これらは,ロンジェによれば,興奮性がないということであった.橋,球[延髄]および脊髄以外には,興奮性をもつ部分はなかったのである.彼は次のように述べている.《我々自身の実験は,イヌ,ネコ,ウマ,ウサギ,そして最後にハトでも行なった.我々は講義の中でもそれらを何度となくくり返したが,常にこれらのすべての動物で,脳葉の皮質も髄質も,あらゆる種類の機械的あるいは化学的刺激に対して完全に無感覚であった.我々の眼からは,これは十分に確立された実験的真理である》(同,p. 642).
同時代人の中では,フルラーンスの実験も,アンドレ・デューローランス,ルカ

などの実験も，《本来の意味での大脳が，人為的ないし直接の刺激の影響のもとで筋肉の収縮をひき起こす能力をもっていない》ことを疑わせるようなものはなかった．例えばロンジェは，苛性カリや硝酸で半球の白質を焼灼し，そこにあらゆる方向に電流を通したが，随意的収縮を起こすにも，けいれん性のショックを作り出すにも至らなかったと証言している．皮質の灰白質に同じ薬剤を用いても，同じような否定的な結果が得られた．ロンジェは次のように書いていた．《しかしながら，病理学者がもし，実験が明らかにしていることを一般化して，そこから，人間の場合でも，脳葉の部分的疾患では，すべてが実験の場合と同じことが起こるはずだと推論するのだとすれば，重大な誤りに陥ることになるだろう》(同，p. 644)．大脳のさまざまな疾患でけいれん現象が作り出されることを説明するには，ロンジェが考えたところによれば，人為的な刺激がなしえないことを病気が実現していると想定するか，あるいはむしろ延髄が交感性に興奮することを認めなければならなかったのである．

　ライル，ティーデマンその他は，皮質を軟膜の内面から分泌されたもののように想像していた．ライルは次のように述べていた．《おそらく大脳も，この膜が継続的に供給する同じような沈殿物によって作り出されるのだろう》．ライルは，皮質全体が髄質の表面にはり付けられたものにすぎないとさえ考えていた．皮質は髄質とほとんど結合しておらず，そこからはっきりと分離するのである．これはすでにバルトリンが考えていたことで，彼はこう考えを述べている．《大脳の白色の部分は，灰色の部分に〈沈んでいる〉ように見える．[……] これら白色と灰白色の2つの実質は腐敗した死体では連続しているように見えるとしても，殺されたばかりの傷んでいないものでは，それらは多様な輪郭線によって区別されており，したがって，実際に両者を分離することができるのである》．狂気における，特に精神異常を呈す進行麻痺における，大脳の解剖・病理学的研究から，ドレイ，フォヴィル，カルメイユ，パルシャップ，バイヤルジェらには，まったく別の考えが浸透していた．バイヤルジェは，次のように書いている．《2つの実質がたんに併置されているにすぎないというのは受け入れ難い見解である．脳回の頂上にある白質は多数の線維によって灰白質と完全に一つに結びついている》．

バイヤルジェ

　ステノとガルにならって，しかし灰白質のきわめて薄い層を2枚のガラス板

の間に挟み透かして観察するという独自の方法で，**バイヤルジェ**が容易に識別したのは《中心の白質から皮質の中に入り込む多数の線維の存在で，これらの線維は円錐形で，下端が太い》。新生児の大脳の皮質層を顕微鏡で観察した後に，バイヤルジェはほとんど真実に触れていながら，当時の先入見（「イードーラ・フォリー［「市場のイドラ」．フランシス・ベーコンが『ノヴム・オルガヌム』で論じている，「すでに人間の知性を捕えてしまって，そこに深く根を下ろしている」4つの「空虚な臆念」のうちの一つ．「人類相互の交わりおよび社会生活から生ずる」もので，「学者たちが，或る場合に自分を防ぎかつ衛るのを常とするとき使う定義や説明も，けっして事態を回復はしない」とされる］）によって，すぐにそれから遠ざかってしまう．彼は次のように述べているのである．《おそらくこのことから，中心の白質の線維の一部は，皮質層からその起始をひき出している，と結論できるのかもしれない．しかし，私の考えるところでは，今日ではそのような言葉の使用を排することで人々の意見は一致している》（［Recherches sur la structure de la couche corticale des circonvolutions du cerveau（注（233）参照］, p. 168）．ということで，白質の方が，皮質の灰白層の中に線維を送り，そこでこれらの線維は先が尖って終わるということになるのである．それでもバイヤルジェはさらに，灰白質の深いところにある白色の層の中に，この皮質の《中間層に特有と思われる線維》を認めていた．彼はまた，下等哺乳類で，垂直に走る線維と交叉する横に走る線維を認めてもいた［「バイヤルジェの線条」と呼ばれている］．

　知性は脳回の数や面積と比例関係にあるのだろうか．デムーランに従い，そしてルーレには反対して，バイヤルジェは次のように考えていた．《最も知能の発達した動物が最も起伏の多い大脳をもつというだけでなく，それらに固有の脳回をもつのだと考えるなら，また，大脳の表面の炎症におけるせん妄の現れやすさ，狂気における皮質層の変性，とりわけきわめて重篤なデメンチアを伴う精神異常を呈する進行麻痺において皮質層が呈する変性，デメンチアにおける脳回の萎縮その他のことを思い起こすなら，大脳の表面に重要な役割を割りあてるのをためらうことはないであろう．皮質層のきわめて複雑な構造も，さらなる論拠として引き合いに出すこともできる》［同, p. 178-179］．バイヤルジェは，たしかに1840年の論文で，大脳の皮質層は，透かし見ると，灰白色と白色の層が交互に重なり合った6つの薄板ないし薄層で形成されるように形づくられている，ないしそう見えることを明らかにしている．ヴィック・ダジールが大脳の後葉で，メッケルがアンモン角［海馬］で，カゾヴィールが脳回の全域で見ていた層状配列を，バイヤルジェは，人間と哺乳類で研究したのである．この層状構成はまたセールによって，鳥類，爬虫類および魚類の視葉で記

載されていた．

　このような層状の部分はどのような役割を果たしているのか．ここで神経流体が作り上げられるのか，ということが問題にされた．白質が灰白質の中の至るところに放射し，そこで先が尖って終わるこのような無数の線維は，いったい何に役立っているのであろうか．尖端は灰白質の中に入りこんで，神経流体を抜き取っているのであろうか．バイヤルジェとしては，こうした問題を提出することしか望んでいなかった．しかし，神経流体とガルヴァーニの流体［電流］との類比についてあらゆることが言われた後となっては，大脳の表面のこの層状構成がヴォルタ電池という考えを想起させたということは驚くべきことではない．これは，ローランドが小脳の薄板構造の中に見ていたことでもあり，その電動装置はただ一対のガルヴァーニ電池しかもっていなかった．バイヤルジェによって記載された大脳の皮質の6つの薄板の中であれば，ローランドは3対のガルヴァーニ電池を見ることができたであろう．大脳の表面の構造とガルヴァーニの装置の配列に類似性があることはさらに，バイヤルジェの思うところからすると，次の2つの命題に有利なさらなる論拠としてあげることができるのである．すなわち，1°《神経活動は電気的作用なので，質量に比例するのではなく，表面積に比例する．2°神経刺激流は，電気なので，表面を移動する》（同，p. 181）．つまりこの神経刺激流ないし神経流体というのは，動物精気の生き残りなのであって，それが，ある人々にとっては，物理学の進歩のおかげで，電気的な流体というものになったのである．クロード・ベルナールは，神経と筋肉のもつ諸々の電気的特性は本来の意味での神経的特性とははっきり区別されるように《見える》こと，そして，《神経的な力》というのは生体の諸々の化学的現象が達成するものと結びついてはいても，《電気的な力とは本質的に異なる》のを示すことになったのであるが，それでもこのような類比に《誘惑》されてしまったことには理解を示した．というのも，神経的な作用因のもつ本性や特殊な属性については，それにどんな名が与えられようと，何も知られてはいなかったからである．この高名な生理学者は次のように述べていた．《言葉を取り替え，動物精気を実体のつかめない流体というものに置き換えることはできても，それによって真の進歩が実現されるわけではない．ある理論を，直接証明することのできないある理論に置き換えただけである限り，科学はそれによって何も得ることはなかった．昔の人々の理論の価値も同じである》．

近　代

パルシャップ

　1837年から1848年まで，自身のルーアンの医学校の生理学の講義の中で，またその著『脳髄の構造，機能および疾患の研究』，*Recherches sur l'encéphale, sa structure, ses fonctions et ses maladies*, Paris, *premier mémoire* 1836 et *deuxième mémoire* 1838 の中で，そしてとりわけその大論文『人間における知能，意志，感覚に共通の座について』，*Du siège commun de l'intelligence, de la volonté et de la sensibilité chez l'homme*, Paris, 1856 の中で，**パルシャップ**は，彼と同時代の生理学者あるいは臨床家の誰よりも，大脳の神経支配についての真の学説の進歩のために大きな貢献をした．彼の声はよく通るのものではなく，バイヤルジェのような少数の鑑識力のある人でなければ，聞きとられることはなかった．しかし，この世紀［19世紀］の中頃に，感覚能力，知能および意志と呼ばれる精神機能の解きほぐしがたい複合体の座について，現在我々が考えていることの先駆者とみなすことのできる学者を探すとすれば，我々の前に現れるのはパルシャップただ一人なのである．

　臨床家として，とりわけ進行麻痺で観察された機能的障害と解剖学的病変を考察することから，パルシャップは大脳皮質の機能に関する理論に到達した．この理論は，病理解剖学の広範で堅固な基盤の上に築かれたものである．おそらくガルとラルマンにならって，ドレイ，フォヴィル，ピネル＝グランシャンは，《知能の座》を大脳半球の皮質灰白質の中に局在させたのであるが，この見解は，大脳のこの実質を構成する小腺によって動物精気が分泌されるとする理論の中ではすでに前提となっていた．しかし，たとえそうした考え方が現在の我々にとってどれほど理解し難いものになっているにしても，意志も感覚能力も，知的機能の器質的基盤の中に局在させられてはいなかったのである．随意運動の諸々の現象の中枢での成立条件の座は卵円中心の白質にあり，感覚能力の方は小脳と延髄の機能とされていた．ハラーが脳全体を感覚能力，随意運動および知能の座とみなしていたという場合，彼は，知られているように，大脳と小脳の白質のことを語っていた，それももっぱら「センソーリウム・コンムーネ」についてそう語っていたのである．実験が彼に教えていたことは，灰白質は感覚能力の座でもなければ随意運動の出発点でもないということであった．ブルダッハにとってもまた，先に見た通り，脳髄は，全体として魂の器官なのである．要するに，白質をたんなる導体とみなすどころか，生理学者や臨床家の大部分は，それを大脳，小脳および基底核の灰白質よりもずっと，精神的な作用および加工の中枢と考えていたのである．

パルシャップ

　パルシャップの生理学的学説は，大脳の灰白皮質を知能，意志および感覚能力に共通の独占的な座とするもので，一部は，ラルマン，オリヴィエ（・ダンジェ），アンドラールの論説に含まれる臨床的および病理・解剖学的な諸々の事実，すなわち，脳と脊髄の病気に関する観察の最も完全な集成の研究から得られる全般的成果に基づくものであったが，他方では，そして何よりもまず，精神異常を呈す進行麻痺が大脳皮質層の破壊的変性の結果として起こるという，1838年に，パルシャップ自身の行なった実地証明に基づいている．この変性は，ドレイ（1824）にとってはとりわけ脳組織の硬化症であり，ベイル（1822, 1825, 1826）にとっては灰白質の表在性の軟化を伴う慢性髄膜炎であり，カルメイユ（1826）にとっては脳表面への軟膜の癒着と白質の硬化を伴う皮質の軟化であり，フォヴィル（1829）にとっては白質の《多様な変性》であり，ベロンム（1834, 1836）にとっては軟膜の癒着を伴う皮質層の軟化であったが，この変性の本質は，パルシャップにとっても，皮質層の軟化にあった．

　知能と随意運動の障害が，皮質の病変の最も直接的症状とみなされていたが，これにパルシャップは感覚能力の障害をつけ加えたのである．彼は1847年に次のように述べていた．《脳の皮質層は，感覚的印象の到達点と考えるべきである》[Instruction pour le Peuple, *Anatomie et physiologie de l'homme*, 1847, p. 768. 後の著書 *Du siège commun de l'intelligence, de la volonté et de la sensibilité chez l'homme*（注（236））参照）の冒頭 p. 1 にエピグラフとしてもこの文を含む引用が用いられている］．早い時期から彼は，大いに賞賛するに値することであるが，精神的生命活動を定義するのに用いられる3つの機能，すなわち感覚能力，随意運動そして知能は，少なくとも外見上は，病理的状態において機能的に解離することはあっても，相互に前提とし合うものであり，同一の座をもつのでなければならないと考えていたのである．彼はたしかに，我々からすると，大脳皮質の中で達成される諸々の現象の増大していく複雑さが，それらの現象が相互に独立しているという錯覚を作り出している可能性があるのを知っていた．彼は次のように言っている．《知能は，意志や感覚能力よりも容易に障害され，意志は運動を起こす力である限り，感覚能力よりも容易に侵襲される．［……］認識および思考する能力は，運動する能力より前に，そしてとりわけ感覚する能力より前に，失われる．［……］麻痺性狂気［「精神異常を呈す進行麻痺」を指す］では，その病状の進行の頂点では，知能の損傷は運動の損傷よりも重篤で，知能と運動に共通する損傷は，感覚能力の損傷より重篤である》．(236) 感覚能力は随意運動とともに，皮質層の組織全体が解体したときにのみ，消失するのである．

　脳髄と脊髄の白質に，パルシャップは，もっぱら遠心性あるいは求心性の

《神経的影響力》の独占的な伝導体という役割しか帰属させず，また，同じ領域の灰白質には，運動と感覚能力の役割しか帰属させない，ということから運動麻痺，そして多少とも定常的に感覚麻痺が，身体の反対側の上下肢で，《視床および線条体》の限局した病変で起こるのである．大脳皮質以外で，部分的に灰白質で構成されるさまざまな中枢器官，例えば小脳，視床と線条体，延髄と脊髄の病理的変性では，知能，意志，感覚という3つの様態での《魂の本質的な機能》は，無傷のままに残っている．精神異常を呈す進行麻痺の他にも，脳炎，軟化，出血のすべての例において，皮質層の破壊的病変では，それが両側の大脳半球に広がっている場合には，精神的生命活動のこれらの3つの様態の機能的変化がひき起こされ，それが一側の半球に限局していれば，身体の反対側の感覚能力および随意運動の障害がひき起こされたのである．彼の同時代人の大部分がそうであったように，パルシャップも《ガルの天才》の影響を受けていた．[237] 狂気のいくつかの例で，この医学者は，変性が局在していた領域と《最も損傷を受けた知的機能に割りあてられる座》[*Recherches sur l'encéphale...*, p. 219]との間にある関係を捉えることができるとさえ考えていた．1838年に，パルシャップは次のように書いていたのである．《ガルの学説が正確であるとしたら，精神的な異常における変性の座によってその正しさを立証し，それと同時に，妄想のさまざまな違いが説明されるという期待を懐くこともできるだろう》[同, p. 210]．しかし，とりわけ進行麻痺の臨床的および解剖・病理学的観察によって，パルシャップは，大脳皮質の《生理学的役割の実態について病理学的な立証》[*Du siège commun de l'intelligence, de la volonté et de la sensibilité chez l'homme*, p. 83]をすることができた．つまり，大脳の神経支配の最も高度な諸々の現象の，つながりと複雑さをより包括的に理解していたことが，パルシャップにとっては，結果として，多くのきわめて有能な生理学者や臨床学者たちが，生体解剖やその他の手段によって証明することができると考えて陥った錯覚，すなわち，分離不可能な諸々の機能に対して区別された器官が存在する，とする錯覚について，きわめて明晰な見方をもたらしたのである．臨床的観察が，たしかに彼に，感覚的印象の知覚は灰白皮質の器質的な《変性の広がりと深さに比例して》[同, p. 103]，随意運動の力と同じ程度に減弱していく，ということを明らかにしていたのである．彼は次のように述べている．《私は麻痺性狂気の最終期には，触覚の感覚能力がきわめて顕著に減弱するのをはっきりと確認した》[同]．

当然，たんにこのような疾患の末期にだけでなく初期の段階でも，こうした現象は確認することができる．しかし，ベイルとカルメイユもこれと同じ指摘

をしていたとはいえ,パルシャップも認めていたように,これはきわめて微妙なところのある観察であった.というのも,一般感覚の障害やさまざまな様態の知覚脱失や知覚異常以上に,長い間臨床家たちの眼を逃れていたものは何もないのである.パルシャップは次のように述べていた.《麻痺によって表に現れることのない感覚能力の障害は,しばしば観察の目を逃れ,しばしばそれに伴う知能の障害と混同される.多数の症例観察において,感覚能力の真の状態をはっきりと確認するのに必要な検査はおろそかにされてきた.こうして,麻痺性狂気において,一般感覚が減弱するという議論の余地のない事実も,長い間認識されることなく,今日でもまだ一般に受け入れられていない.運動麻痺が明白な症状として明らかになっている神経中枢の疾患の症例観察において,麻痺した部分の感覚能力の状態の確認が明白に特記されているものもめったにない》[同, p. 161].パルシャップは,知能の重篤な障害ないしは喪失の症例で,感覚能力の持続の程度を評価するのに一般に用いられる《検査》を,正しく批判している.《昏睡の場合に,麻痺している肢の皮膚をつねったときその肢が引っ込めば,そのことから感覚能力が保存されていると結論するのが普通である.しかし,これはたんなる反射運動の現象を見ているのにすぎず,その現象は不随意運動の伝導体と中枢が無傷であることを証明しているのであって,いかなるかたちであれ,感覚能力の存続も,知覚中枢の役割が属す器官が無傷であることも,証明してはいない》[同].かくしてパルシャップは,《感覚能力の座》すなわち「センソーリウム・コンムーネ」の座を,大脳半球以外の器官,とくに小脳と延髄に位置づける見解の間違いを証明するのに成功したのである.

パルシャップは,ガルとともにそしてブイヨとともに,話し言葉の器官を大脳の前葉に局在させることを嫌がらなかった.彼は,進行麻痺患者の話し言葉の障害を,この脳葉の皮質層の変性によって説明していたのである.皮質層は,パルシャップにとっては,我々にとってもそうであるように,《知能と意志の行使に結びついたあらゆる運動作用の中枢》[同, p. 136]なのであるから,この皮質あるいはその下にある白質の孤立した病変,そして,これらの精神的現象の加工と伝導とに役立てられる2つの実質に同時に生じた病変では「なおさら」,そうした臨床症状の病因となるあらゆる条件が実現されるのである.

ブイヨ

ヴュルピアンの意見に従うなら,大脳の諸々の機能の,最初の反論の余地の

ない局在論を帰すべきであるのは**ブイヨ**ということになる.《きわめて説得力のある病理学的事実の援けによって,ブイヨは,大脳の前葉の病変が発語言語の障害をひき起こすことを示し,そのようにしてこの脳葉の中に話し言葉を定める器官を位置づけるようになった. ……脳髄の病理学は,最も大きな進歩の一つをブイヨの発見に負っている》[238].我々は,科学的に証明された最初の脳局在論という栄誉を,ブイヨのために要求するこのような主張を,根拠のあるものとは考えない.この発見はブロカだけに属するのである.実際のところは,我々がこれからあげる事実によっておのずから明らかになるように,そしてブイヨ自身のもったいぶった証言によっても,この偉大なフランス人医学者の仕事の一部は《ガルの仕事の中に含まれている》のである.ブイヨは,言語を話すことを局在させるのに,大脳の前葉ないしは小葉といった曖昧な表現からけっして抜け出すことはなかったのである.『骨相学的器官学についての討論……』, *Discussion sur l'organologie phrénologique* [*en général et sur la localisation de la faculté du langage articulé en particulier*], Paris, 1865 [*Bulletin de l'Académie impériale de médecine*, tome XXX, Paris; 1864-1865, p. 575, p. 604 に収載された,それぞれ1865年4月4日と11日の学会報告を一つにして刊行したもの]と題する著作の一節において,彼は,特に《話し言葉の機能が宿るのは,大脳の前端で》あると考えるに至ったと述べているが,すぐに次のようにつけ加えている.《ブロカ氏の研究は,このような特殊な局在論にはあまり利益になるものではないであろう》.彼は別の場所でも次のように書いている.《私には,前小葉の変性だけでは,話し言葉と(語の)記憶のほぼ完全な欠損がひき起こされるというようなことはないように思われる》[239].E. オービュルタン [原本は E. Aubertin. しかし以降は Auburtin とされている.文献により両方の表記が使われているが,本訳書では「オービュルタン」で統一する] は,ブイヨとは,知られているように,二重の縁で結ばれ [ブイヨの弟子であり,また娘婿でもあった],またブロカの偉大な発見をほとんど仕掛けたような人物であるが [ブロカが人類学会でのオービュルタンの講演を聴いたことが「ルボルニュの症例」(後出)の「発見」の直接のきっかけとなった.本書 p. 282, 290 参照],その彼もまた,前葉に病変があるにもかかわらず言語の能力が存続しているという例では,右側の脳葉が,無傷で残っていて,(成人で)左側の脳葉の機能を一部代償することができているのだと考えていた.もう一つ,1848年の論文では,ブイヨは,発語言語の能力の《座は前小葉の下面と前端にあるように思われる》という考えを明らかにしていた.

しかしながら,仮に脳局在に関する科学的学説の現代の世紀がブイヨとともに始まるのではないとしても,彼以上に優れた武器とより見事な粘り強さをも

って，諸々の器官の集合とみなされる大脳の機能的局在の原理に勝利をもたらすために闘った人物は誰もいない．ただ大脳の器官という言葉で我々が意味するものはブイヨのものとは別のものであり，彼が意味するものはずっとガルと骨相学的器官学説に近く，彼は1825年には堅固な使徒の信念をもってこの学説への信仰告白をしており，40年経ってもまだ医学アカデミーの壇上で同じ熱情と同じ確信をもって，ほとんどただ一人で全員に立ち向かい，それを擁護していた．ブイヨは，だから，大脳の機能について現在我々がもっている考え方の，先駆者の中の一人，それもおそらく最大の一人ということなのである．彼の著書『脳炎の臨床および生理学概論』，*Traité clinique et physiologique de l'encéphalite*, Paris, 1825 が世に出たのと同じ年に，彼は『医学総合紀要』*Archives générales de médecine*（Tome VIII, mai 1825, p. 25 以下）に，彼がその後話し言葉の機能について書いていくことになる最初の論文「話し言葉の消失が大脳の前小葉の病変に対応することを証明するとともに，発語言語の器官の座に関するガル氏の見解を確認するための臨床的研究」，*Recherches cliniques propres à démontrer que la perte de la parole correspond à la lésion des lobules antérieurs du cerveau et à confirmer l'opinion de M. Gall sur le siège de l'organe du langage articulé* を発表した．ブイヨが最初に戦端を開いたのは，彼が熱狂的に支持する学説にとって最強の論敵，すなわちフルーランスに対してである．彼の方も『神経系の特性と機能』，*Propriétés et les fonctions du système nerveux* というフルーランスの研究を驚きをもって読んでいた．その中には，大脳は筋肉の運動に無媒介で直接的な影響は何も及ぼしていない，とある．しかしながら，臨床家は皆，毎日のように，麻痺およびけいれんを観察していて，その原因が《炎症》《脳圧迫》その他の大脳疾患と関連しているという点では意見が一致しているのである．フルーランス自身も，大脳が意志と知能の唯一の座であることは認めている．だとすれば，これら2つの《能力》に支配される筋肉の収縮をひき起こし，それを支配するのは大脳である，ブイヨはそう述べた．さて我々の運動の多くのものは，知能と意志によって制御されている．しかしそれだけでは，大脳がこれらの運動を作り出すのに不可欠だと一般的に言うには十分ではない．大脳を構成するさまざまな部分が，各々それに固有の運動を司っているのではないのか，言い換えれば，《諸々の筋肉の運動に割りあてられた多数の大脳の神経中枢が存在しているのではないのか》ということは調べてみる必要がある．《この最後の観点のもとで考察された，大脳の器官が複数あるとする》学説が，《きわめてありそうな，あるいはむしろ厳密に証明された事実になるだろう》と信じさせてくれるのは，大脳の局所的な病気による《筋肉の機能の部分的病

変》に出会うことがまれではないということである．そのようなものとしてあげられるのが，大脳塊のある一定の部分の病変の結果として起こる上肢あるいは下肢の麻痺である．ブイヨは，《運動の中枢とみなされる大脳のもつ諸々の機能を局在させる》試みは久しい以前からなされてきたことに注意を促し，ソースロット，サブロー，セール，フォヴィルとピネル゠グランシャンの名をあげている．しかし，上および下肢は，大脳に個別の中枢が存在する運動にとって唯一の部分なのであろうか．《知能の支配下にある》運動を行なう任務をおびたすべての器官に，同じことが言えるのではないだろうか．眼球の運動についてはたしかにそうである．話し言葉の道具としての舌の運動，そしてこの現象の産出に舌と協力する他の筋肉の運動に対する大脳の影響についてはどうかというと，ブイヨにはきわめて強い確信があって，《話し言葉の諸々の器官の運動は，大脳の中に特殊な中枢をもつのでなければならない》ことがいまだに教えられていないというのは，彼が言うには，説明がつかないというのである．それほどまでにこの真理は彼にとっては単純で当然のことだった［先のブイヨの論文，p. 26-28］．

そのことを証明するには，例えば舌が，あるいは諸々の単語を明瞭に発語するのに役立てられる他の器官が，話し言葉の器官として孤立して麻痺し，一方で他の機能のための随意運動が保持されている，という場合があることを，臨床観察によって確認する必要があるというだけのことである．話し言葉の器官の中で，特にこの機能に割りあてられている運動は消失しても，他方で，その同じ器官の運動が，他の用途のために役立てられるものとしては変化することなく存続しているという場合がある限りは，どちらの運動も，両方とも唯一の同じ神経中枢の影響のもとにあるのではない，ということになる．つまり，話し言葉の器官の運動を調整する大脳の神経中枢が存在するのでなければならないのである．大脳の中でこの《特別の力》をどこに局在させるべきであろうか．彼自身が集めた症例観察によって（Obs. I-III），また彼がラルマンやロスタン[240]の著作の中から書き留めた多数の症例観察によって，ブイヨは，問題の《神経的始原》の座は大脳の前小葉の中にあると考えていて，この器官を，すでに話し言葉を定める器官と呼んでいる．ブイヨは，彼の診断を確認するために，先述の著者たちの著作の中から探し出した臨床観察例を，陽性のものと陰性のものに分類した．前者では，話し言葉の喪失あるいは変化に大脳の前葉の器質的病変が伴っており，後者では，話し言葉は保たれていて，病変は大脳の他の部分に及んでいた．そこから次のような最初の普遍化が導かれた．すなわち，《大脳の中部および後部の病変は，話し言葉の器官の運動に対して，前小葉の

病変と同様の影響を与えることはない》[同, p.39]．ガルにならって，ブイヨは話し言葉をある種の《発語する所作》と呼んでいる．手足や他の所作の器官は，話し言葉の本質的な道具である舌，口唇および声門と同一の神経中枢によって動かされることはない．そこ，すなわち大脳の前部には，《我々の時代の最も輝かしい観察者の一人》(すなわちガル)は，とブイヨが彼を呼び戻して言っているところでは，特別な種類の記憶，言葉の記憶を位置づけていた[同, p.42]．

しかし，ブイヨが大脳の前葉に局在させているのは，そのような類の記憶ではなく，それは《話し言葉の運動を支配する神経的始原》であり，それは《発語言語の器官であって，言葉の記憶はそれの一つの属性にすぎない》．おそらく，前葉の灰白質は《話し言葉の知的部分(内言語)の器官であり，白質は《話し言葉の産出に必要な筋肉の運動(外言語)を実行し調整する器官なのである》[同, p.43]．以下に，この見事な論文の全般的結論をあげておく．

《1° 大脳は，人間においては，数多くの運動のメカニズムにおいて本質的な役割を果たしており，知能と意志の支配に従う運動を調整している．2° 大脳には，多数の特殊な器官が存在し，その各々が特別の筋肉の運動を支配下においている．3° 特に話し言葉の運動器官は，特殊な，はっきりと他から区別された，独立の大脳中枢によって支配されている．4° この大脳中枢は前葉を占めている．5° 話し言葉の喪失は，ある時は言葉の記憶の喪失によって，ある時は話し言葉を構成する筋肉の運動の喪失によって起こる．あるいはおそらくは同じことであるが，ある時は前小葉の灰白質の病変によって，ある時は白質の病変によって起こる．6° 話し言葉の喪失は，食物の捕捉，咀嚼および嚥下の器官とみなされる舌の運動の喪失をひき起こすことはないし，味覚の喪失をひき起こすこともない．このことは，舌は神経中枢の中に，3つのはっきりと区別される作用源をもっていることを想定させるが，これは，舌の組織の中に3つの神経器官があることと見事に一致していて，仮説というよりはむしろ真実である．7° 多数の神経が大脳そのものの中に起始をもち，あるいはむしろ大脳と吻合線維を介して連絡している．例えば，話し言葉の産出に協力する筋肉群を動かす神経は，前小葉から起始をひき出しているか，あるいは少なくともそこと必ず連絡している》[同, p.44-45]．

1825年，ブイヨは，大脳の疾患の症状は一般に，そして脳炎の症状は特に，侵襲された大脳の部分によってさまざまに異なるはずである，という原則を提示している．これらの変化は次のようなものに及ぶはずである．1° 随意筋の機能．2° 感覚作用．3° 知能．最初のものについては，麻痺あるいはけいれんが，四肢の中の一つに起こることもあれば，両上肢あるいは両下肢のことも

あり，また身体の一側全体であることもある．部分麻痺はしばしば多様な仕方で組み合わさり，不全片麻痺では，眼球，眼瞼，頬，舌はそれらの行なう運動の用途を保存している．ところで，さまざまに異なる座に麻痺（あるいはけいれん）が起こるということは，中枢にも同じようにさまざまに異なる座が存在することを意味している．1768 年に，サブローは，ソースロットと王立外科アカデミーの賞を分かち合ったが，次のように書いていた．仮に神経線維を大脳の中の最初の起始まで追っていき，そのようにして各々の神経がこの臓器のどの部分から生じるかを見つけ出すことができるとすれば，これらの神経が分配されていく部分の機能の変化を知ることで，《障害の源が大脳のどの場所にあるか》を決定するのに，きわめて大きな利益をひき出すことができるであろう．《身体の各々の部分は，おそらくきわめて恒常的に，大脳塊のある一定の場所から神経を受けているに違いなく，大脳のその場所が損傷を受ければ，必ず，これらの神経が達している身体の部分の機能に何らかの特別な侵襲が及ぶはずである．したがって，細心の注意をもって行なわれた臨床観察によって，おそらくはいつの日にか，各々の器官の神経の起始が発見されるであろう》[241]．これが，外科アカデミーによってきわめて威厳をもって代表されている偉大なフランス学派の学説であった．だからブイヨは当然のこととして，すでに一定の数の大脳の機能的局在を決定するようになっていた．例えば下肢の麻痺は大脳の中小葉あるいは線条体の病変の結果として起こるのであって，もはや，ソースロット，フォヴィル，ピネル＝グランシャン，セール，ラクランプ＝ルーストらがそう認めていたように，前葉の病変によって起こるものではなかった．というのも前葉は話し言葉の器官の座だったからである．上肢の麻痺の方は，これらの著者が観察していた通り，大脳の後葉あるいは視床の作用の結果としてひき起こされるものであった．しかしながらブイヨは，病変が大脳の後葉ではなくて，《この脳小葉と中間の小葉との接合地点，さらに言えば後者の一部》を占める，腕だけの孤立した麻痺を見たことがあると証言していた．この地点は，我々の言うローランド領域にほぼ対応している[242]．最後に，話し言葉の器官の麻痺は大脳の前葉の病変によって起こるものなのである．

　ここで明らかにしておかなければならない最も重要な事実は，ブイヨにとっては，大脳の中には，多数の感覚性の印象を知覚する器官や多数の知能の器官が存在するように，多数の運動中枢ないし運動能力中枢，あるいはさらに《筋肉の運動の伝導体》[*Traité clinique et physiologie de l'encéphalite*（注（242）参照）p. 279]が存在しているということである．彼は次のように述べていた．《運動にあてられた大脳の器官が複数あることは，大脳の局所的変性に対応する部分

的麻痺が存在することだけで証明される》[同]．ブイヨは，動物で行なわれた実験の結果，すなわち，動物は，脳葉を切除した後でも，なおも歩くし，走るし，顎，眼および眼瞼などを動かすことができるという事実をあげて，彼に向けられる可能性がある反論を知らないわけではなかった．それでも，人間では，一側の大脳半球のそのような病変が起こると，身体の反対側の随意筋の多少とも広範な麻痺が作り出されるのはいつも同じであることに変わりはなかった．時が来れば必ず，新たな光明によってこうした一見矛盾しているように見えることも解消するであろう．それに臨床観察は，生理学的実験とそれほど著しく不一致であるわけではなかった．知能と意志の器官（フルラーンス）である大脳に病変がある場合に，人間では，熟慮された知的な随意的運動がほぼ完全に麻痺しているとしても，他の領域の運動，例えば心臓，腸，呼吸などの《内部の筋肉》の運動のようなものはそのまま存続しているのである．脳葉が除去された動物でも，同じように《熟慮され，知的な組み合わせによって制御される》すべての随意運動は失われる．しかし，これらの動物と同じように，随意運動が永久に失われた人間でもやはり，なお，針でつつかれると脚を引っ込めるような，《自動的で本能的な》さまざまな運動は行なうのである．

　同様に，我々の感覚の各々が一つの特殊な機能をもつのである以上，《感覚的印象の知覚が生じる直接の器官である諸々の神経中枢》が存在する．例えば，視覚が生じる大脳の神経中枢に変性があれば，ブイヨの言っていたところによれば，例えば失明のような，眼の機能の損傷がひき起こされるであろう．聴覚に割りあてられた大脳の器官の変性があれば，難聴のような耳の機能の障害が起こるであろう．触覚あるいは蝕知のような《いわば共通の》感覚作用については，視覚や聴覚のように限局した中枢の座はもっていないように思われた．《感覚神経》の各々が，いわば，自分に属するある触覚，自分に固有の機能を備えているのであって，他の同じ類の神経が感覚能力を失ってしまったときに，それを保持しているという場合もあれば，そうした他の神経がすべてのエネルギーを保持していたときに，それを失っているという場合もあるのである．そうしたわけで，《感覚についても運動についてと同様の部分的麻痺》が観察されてきたのである．例えば，腕は正常の感覚能力を備えていながら，顔面あるいは大腿は自らの感覚能力を奪われるようなこともあり，また，その逆のこともある．ところで，一本の感覚神経が分布している部分に起こる感覚の喪失を関連づけなければならないのは，その神経が終わる大脳の中枢の孤立した病変なのである．ということは，触覚的印象を知覚する大脳の源は，さまざまな感覚神経が到達している地点全体に広がっていることになる [同, p. 282-283]．

最後に，知的機能に起こる諸々の変化もやはり，大脳の病変の座とともにさまざまに異なるのでなければならない．

　この問題には明らかに，ブイヨにとっては，大脳の器官の複数性と特殊性を唱えるガルの学説が関連していて，この学説は，彼の言っていたところでは《大いに病理学的観察の坩堝に入れてみる価値がある》のである．しかし，臨床的観察というものはそう考えられているほど大脳の機能の来歴を解明するのに適したものではない．ブイヨは，いつもの洞察力を発揮してその理由を挙げている．1° 2つの半球が同時に侵襲されるということがいつも起こるわけではない．しかし一つの半球だけでも知的能力の完全な行使には十分である．2° わずかな広がりの大脳の病変でも，その総体全体に，すべての機能を混乱させるような仕方で影響を及ぼす．したがって，その病変に固有の症状を正確に識別するのは困難である．3° 大脳の疾患は，しばしば話し言葉の使用を根本から変化させ，その結果，必要な情報を得ることができなくなる．これらの大脳の知的器官の中で，ブイヨが知っているのは，彼が大脳の前小葉の中に局在させたもの，すなわち言葉の形成と記憶の器官でしかない．それが発語言語の器官で，ガルが《証明するというよりもむしろ予告した》ものである．発語言語に割りあてられたこの大脳の器官は，それ自体複数の異なった部分から成っていて，その各々は孤立して変性することもありえる．例えばブルソネは名詞の記憶を失い，ブリソンはいくつかのお国言葉しか覚えていなかったのである［ここに名前をあげられた2人はいずれも当時よく知られた博物学者，動物学者であったが，自身，脳疾患，脳卒中に罹患し前記症状を呈した．ブルソネについては同，p. 289も参照．また本書p. 284も参照］．他の大脳の器官が発見されるのが待たれたが，それでもすべての知能の障害は大脳皮質に局在する変性によって起こるものであり，《病変が起こると知能の障害が作り出される，はっきりと区別される大脳の部分は，この器官の皮質層である》［同，p. 295］という見解は，きわめてありそうなこととして，受け入れることができるものであった．この見解を支える臨床的事実は，ブイヨが言っていたところでは，ほとんど無限に増やしていくことができた．それはまた，ドレイ，フォヴィル，ピネル゠グランシャンの学説でもあった．しかしブイヨはまた，仮説というかたちで，大脳の灰白質が《感覚中枢》であることも認めていた（同，294）．したがって彼は，感覚能力を小脳に局在させることには，彼のいつものやり方で，激しく反論した．この局在論は，知られているように，フォヴィルとピネル゠グランシャンによって提唱されたもので，この2人はさらに，運動の器官は半球の白質に位置づけていた．ブイヨは次のように書いていた．《ほんの少し考えただけで，最初

の主張に現実性が乏しいことは，はっきりとわかる．というのも，仮に小脳が感覚能力の唯一の器官であるとしたら，あれほどまでに数多くの大脳疾患に随伴する感覚麻痺をどのように説明することができるというのか》[同, p. 293].

小脳については，ブイヨは，フルーランスに否定されたガルの恨みを晴らすという，はっきりとした希望を抱いて，その機能について長期にわたる実験的および臨床的研究を企てていた．彼がこの実験を始めたとき，フルーランス (1822) の学説のほかに，ソースロット，ローランド，フォヴィルとピネル=グランシャン (1825 [共著論文 Recherches sur le siège spécial de différentes fonctions du système nerveux が出たのは 1823])，セール (1826) の学説についても確認しようと考えていた．彼は次のように述べている．《しかし，私はガル氏とともにまだ[固く]，この神経中枢は生殖機能を定める器官であると考えていた．私が動物で初めて，私の記載した，一般によく見られる興奮状態，ヒステリー様発作を観察したとき，私は次のように思った．同じような現象は，恋愛の情熱が源となる病気でも目立っている．だから，ガル氏の学説が真実ではないことを証明するものはまだ何もない》[Archives générales de médecine, Tome XV, p. 225-226（注 (245) 参照)]．これはブイヨがガルの器官学を信じ込んでいたことを示す新たな，また明白な証拠である．結局のところ彼は，彼の小脳に関する実験でも，また彼の言語障害に関する臨床観察でも，このドイツの生理学者の局在学説を立証するものを見つけ出すのを期待していたのである．しかしブイヨもまた，何よりまず，生理学者にして臨床家だったのであり，この 2 つは彼にとってはほとんど同じ響きをもっていた．というのも彼は《臨床的ないし病理学的生理学》を《実験生理学の真の姉妹》と呼んでいたのである．たしかに前者は，外科における消毒法の出現以前には，そして脳髄に関して言うなら，脳外科が科学的な局在学説に基礎を置く以前には，軍の外科医たち（ピレ [Pirey, 不詳．あるいはペルシィ，Pierre-François Percy の誤植であろうか]，ラレ，ボーダンス，ボナフォン，セディヨ）が戦場で収集したいくつかの事例があるにとどまっていた．だから，ブイヨにとっては，彼自身が哺乳類と鳥類でひき起こした明らかな事実に従わざるをえなかったのである．実験に切除という方法を用いたフルーランスと同じように，そしてフルーランスよりさらにブイヨは，小脳を焼灼する方法を用いたので，刺激現象しか観察することができなかった．仮に彼が動物を生かしておいたとすれば，彼はそうした現象は消失していくのを見ていたであろうに．しかし彼は，2 日か 3 日後には，これらの現象が持続していた動物を犠牲に供して，新たなしかもより深い焼灼を，当の現象が癒えてきているかに見えた動物に加えたのである．したがって彼は，欠損の

現象すなわち永続する現象は何も観察してはいなかったが，そうした現象だけが，ある器官固有の真の機能について情報を与えてくれるのである．

ブイヨはこれらの動物で，飛び上がり，不規則な跳ね回り，でんぐり返し，旋回，あらゆる方向への転倒，転げ回り，後退，ふらつき，震え，全身的興奮，てんかん様発作その他を書きとめていたが，これらは同時代の生理学者の誰もが同じ状況にあれば記載していたものである．当然，彼はこれらの刺激現象を，フルーランスの観察した小脳の切除で見られる現象と対立させた．私が確かめているところでは，ブイヨは，麻痺も，感覚あるいは知能の直接的変化も，また勃起も射精も指摘していない．だから彼は，小脳が《繁殖本能の器官》ではないことは納得していたのである．それでも彼は次のことは明言しておかなければならないと考えていた．《我々はそれでもなお，ガル氏ならびに多くの他の生理学者たちとともに，問題とされる能力に対する特殊な中枢が存在することは認めるのである．しかしその器官は小脳とは別の場所に探さなければならない》．

小脳は《感覚能力の中枢》でもない．それでは，その機能は何であろうか．フルーランスとの戦いに出発しながら，ブイヨは敵の陣営に移ってしまう．小脳は，彼の言うところによれば，たんに移動運動を起こす力の特殊な座であるというだけでなく，姿勢とか，直立とか，前進などのきわめて多数できわめて多様なはたらきを構成するあらゆる力の座でもある．要するに，小脳は一般的な運動すべてというわけではないが，平衡，静止およびさまざまな様態の移動運動を生み出す運動を調整するのである．この力は体幹や四肢の単純な運動を支配する力とは本質的に区別される．とはいっても，これら2つの力の間にはきわめて緊密な連結が存在している．眼，声門，咀嚼の運動もまた小脳の作用とは独立したものである．[244]

第2論文の基礎を作り上げている臨床的研究は，より重要な価値をもつ．ガルやセールの観察に対する批判もより的確である．ブイヨはここでも相かわらず，小脳全体ないしはその正中葉に，性愛を局在させることの誤りを立証している．彼は，諸々の臨床的事実と彼が動物実験でひき起こした諸々の現象との間に一致点を見つけ出して示しているのであるが，当然のことながら，彼はその際に小脳の急性疾患でこの器官の刺激症状が優勢な症例を選んでそれに成功しているのである．[245]

ブイヨはまもなく大脳の機能の研究に戻っていった．1827年9月，彼は科学アカデミーで「大脳（脳葉）全般の機能，特にその前部の機能に関する実験的研究」, *Recherches expérimentales sur les fonctions du cerveau (lobes cérébraux) en général, et sur celles de sa portion antérieure en particulier* [（ ）内の挿入はスーリィによる] と題する論文を読み上げた．[246] 彼がその解決を追い求め，さらに生涯の

ブイヨ

最後に至るまで追い求めることになる最も重要な問題とはいつも，大脳のさまざまな部分がただ一つの同じ機能に割りあてられているのか，あるいは逆に，それらはさまざまに異なった機能を果たすのか，という問題である．後者の場合には，ブイヨは実験によって，いかなる機能がそれらの領域のこれこれに，そしてとりわけ，この《大きな神経の塊》を構成している 2 つの実質，灰白質あるいは白質のどちらに固有のものであるのかを示すのを望んでいるように思われる．今回は，彼の言うところによれば，それが彼にとって可能であった場合は，フルーランスの手術方法，すなわち切除の方法を用いた．実験は哺乳類と鳥類で行なわれた．問題は，くり返しておくが，何が諸々の大脳葉全般，特に前ないし前頭の部分の機能なのかを決定することであった．これらの脳葉は，感覚作用（聴覚，視覚）の記憶の座であり，また，これらの感覚作用から派生するすべての知的操作，例えば，比較，判断，帰納，推論，外界の対象の主要な特性の認識をもたらす操作，といったものの座である．前葉は同じように，そうした対象の認識を前提とするあらゆるはたらき，すなわち，食物を探す，食べる，敵を避け，あるいは策略を用いて敵から逃れる，巣に戻る，同じ種の個体の後に従う，などのはたらきを支配してもいる．

それでも，フルーランスの学説に反対して，ブイヨは，脳葉は《感覚作用，本能，知能および意志の唯一の集積所》というようなものではないと主張する．脳葉を取り除かれた動物は，触覚および痛覚に対する感覚能力，おそらく味覚，嗅覚そして多くの内部の感覚作用を保持しているのである．脳葉が視覚と聴覚の独占的な座であると主張するのさえ困難であろう．その場合，これらの感覚作用は大脳のどの部分に宿るのであろうか．というのも，《そうした器官のいくつかの部位は，視覚と聴覚を破壊することなく，取り除くことができる》からである．このように，ブイヨが大脳の前ないし前頭の部位を破壊しても，視覚も聴覚も保存されたのである．彼は次のようにつけ加えてもいる．《私は多くの動物で脳葉の後の部分を焼灼したり，組織を破壊したり，除去したりしたが，それに伴って感覚作用の喪失が起こるということはなかった》．ただ彼はそうした感覚作用が聴覚や視覚であったかどうかについては示していない．大脳の前ないし前頭の部分ということで，ブイヨが言わんとしているのは，脳葉の全域の少なくとも三分の一あるいは多くともその半分である．彼は，後の論文のために，彼が大脳の後の部分の用途について行なっていた研究との関連を保留していた．彼は次のような重大な事柄を予告していたのである．《大脳の後の部分を除去しても，前の部分ないしは前頭部分の場合と同じ現象はひき起こされないということがやがてわかるであろう》（先にあげられた論文 p. 95, p. 62

276

も参照［注（246）にあげた書籍版では，このパラグラフの最初の2つの引用の出典はともに p. 8, 3番目の引用は p. 23, 直前の引用は p. 44］）．つまり，大脳のさまざまな領域は，すべて同じ機能をもっているわけではなかったというのである．

　大脳を除去した動物でも，ブイヨの考えるところでは，知能と意志は，反射運動の中には現れつづけている．すなわち，その動物は苦痛を与えると逃げ出し，身体を揺すり，逃げるためにあらゆる方向に動き回り，つねられた足を引っ込め，鳴き声を上げ，除去される前と同じ姿勢で眠り，また起き出す．大脳の前の部分を除去された動物（イヌ）で失われるのは，感覚作用よりも知的機能である．このことは，ブイヨによれば，《感覚作用は本来の意味の知的機能と同じ場所には宿っておらず，この2つの領域の現象は，フルーランス氏が主張するように，ただ一つの同じ現象ではない》［同, p. 22-23］ことを証明している．したがって，フルーランスが教えたことは《実験的に不正確》なのである．小脳の機能に関しては，ブイヨは，フルーランスと同意見でありつづける．それでは，大脳の前の領域で手術された動物は，見たり，聞いたり，触れたりすることなどをやめてはいないが，それでももはや外部の対象を認識せず，記憶を失い，そのために《自分の経験のすべての成果》を失い，その結果その動物はもはや，比較し，関係を把握し，判断し，吠えることさえ，要するに，自分の見たり聞いたりあるいは触れたりしているものを，何一つ識別することも認識することもできないのであるが，そのような動物に何が起こっているのであろうか．その動物は，フルーランスが考えていたように，耳が聞こえなくなっているのでも，眼が見えなくなっているのでもなく，たんに，外界についての記憶（ないしは，我々が言うのであれば，その表象）を失っただけなのである．本能も，その動物は食物を見たり嗅いだりしているにもかかわらず，もはやそれを追い求めることさえしない程度にまで消失してしまっている．ブイヨは次のように言っている．《前脳葉のない動物はあらゆる障害物に衝突する，というのはきわめて正しい．しかし，外界の対象の認識がそこから出てくる，記憶というものが失われたということで，この現象を説明することはできないであろうか》（同, p. 43［同, p. 7, ただしBouillaud の原典では，「前脳葉」lobe antérieour ではなく，たんに「諸々の脳葉」lobes である］）．このように，もう一度くり返すなら，失われたもの，それは常に，ブイヨによれば，外界の対象の認識なのであり，結局のところ，《それらの対象が動物にひき起こす欲求と欲望》と関連させて移動運動を二次的に決定するもの，なのである．大脳半球を切除されたハトは，いわばコンディヤックの生きた彫像［コンディヤックはその著『感覚論』の中で，あらたに魂を吹き込まれたばかりで感覚作用も知覚もはたらいていないという，人間に似せた彫像についての寓話を書いていて，こうした彫像人間も，感覚を覚醒させると，快，不快を経験し，記憶が生じ，そこから比較，そして判断，さらに欲望，情念などの精神活動が行なわれるようになる，と論じた］のようなものである．《それらの動物は聞いたり，見たり，感覚したりするが，記憶や，比較したり判断［原

ブイヨ

文 juger, しかし Bouillaud の原典では réfléchir,「熟考」] したりする能力が奪われているために, 何もあるいはほとんど何も認識しないのである》[同, p. 30]. 感覚作用と知能とは, したがってブイヨにとっても, 唯一の同じものというわけではない. というのも, 彼が《大脳の前の部分》を除去した動物は, 感覚し, 見, 聞き, 嗅ぎ, 《容易に脅え》, 《邪魔をされるといらいらし》, 一群の自発的, 本能的な運動を行ない, 鳴き声を上げるなどのことはしたが, 自分の周囲の存在をもはや認識せず, 食べず, 《もはや考えを結びつける》こともなく, 要するに《もはや熟考する》ことをしなくなったのである. さらに, 動物の性格も根本的に変わってしまった. 《例えば, 最も従順で最も利口な動物であるイヌが, もはや愛撫を求めなくなり, 以前には理解していた言葉を理解しなくなり, 脅しにも愛撫にも無関心になる. ［……］あらゆる教育の可能性, 場所や物や人についての記憶を永久に失ってしまったのである》(同, p. 92［同, p. 42］). 仮に, 大脳の前の部分を完全に除去することをせず, その一部だけしか破壊しないとすると, 動物の知能の損傷はそれほど広汎ではなくなる (同, p. 93 [同, p. 42-43]). 彼が先に述べていたことといくらか矛盾があるかもしれないが, ブイヨは, 動物がきわめて深刻な愚かさを示すあらゆる症状を呈していても, 《前進しながら障害物を避ける》能力は保持している, と指摘するのにこだわっている. 《これらの動物は, もはや自分の食物を認識せず, 場所についても人についても何の記憶ももたなくなっているが, 高いものの上に, 例えば屋根の上やテーブルの上などに載せて前進するように強制すると, 縁に達するとすぐに立ち止まり, 下を見て, 向きを変えて反対方向に進んでいくのである》[同, p. 44].

ブイヨのこれらの観察は, あらゆる点でゴルツの観察に匹敵するものであり, あらためて光を当てるに値するものであるが, そうした観察からひき出される, 最も重要な事実とは, 認識は感覚作用なしには存在することができないとしても, 認識という語を意志的な決定や本能を伴う知能という意味に解するなら, 感覚作用は認識なしにも存在することはできるということである. 《重度の知的障害, ［……］これが脳の前の部分を除去された動物の知能状態である》[同, p. 42]. そしてブイヨは, すぐれた心理学的感覚によって, 正常な動物は, 自分に食物として役に立つはずの対象が眼の前にあると, それをたんに見るというだけではなく, それをそのようなものとして認識するのだと指摘している. ということは, このような対象の生の視覚につけ加わる観念こそ, 脳の前半を除去された動物が失ったものなのである. そうした, 諸々のものの関連を把握し認識する《能力》が, ブイヨにとっては《知性に備わる能力》なのであり, 彼はこれを《感受性に備わる能力》と区別している. こうして, 彼の議論のすべては《健全な理性と一致する経験からは, 感覚的機能と知能的機能を同一の

ものとみなすことは我々には許されない》[同, p.44]と主張することに帰す. ここにはガルの考えからの影響が認められたが, この影響は, フルラーンスもまた, この特殊な点においては, 受け入れていた. たとえブイヨの巨大砲はこの生理学者の唱えた大脳の機能的均一性の学説を破壊すること以外の照準はもっていなかったのだとしても, そうであった. 大脳生理学に単一性, 同一性, 均一性を求めるのは, 賢者の石を求めるようなものである. そのようにガルは語っていた. ブイヨは, ガルがしたように, 思考する存在の単一性を全面的に否定した, というわけではない. 彼が言うところでは, 彼はたんに, 生理学者にとっては, そのような存在は一つの全体を形成するために協力するさまざまに異なる基本要素から構成されているということを証明したかったのである. この論文の中でブイヨが記載した実験は, 同時代の生理学者たちからはほとんど無視されたままであったとしても, 我々にはよく知られているものである. そこには我々が特にゴルツの論文で扱った事実の大部分が見出される.[247]

　この比較と対比は, さらにもっと推し進めることさえ可能である. ブイヨの観察はゴルツと同じくらいに十分であり, 推論は同じくらいに不十分である. ゴルツもまた, 何度も手術を行なって大脳の全体あるいはほとんど全体を除去した後, 18ヶ月間生かしておいた有名な犬で《随意運動》について語っている. ブイヨの場合もゴルツの場合も, 最もよく観察された現象の解釈が, 論者自身の気づかない誤った推論の連続でしかない. ブイヨは特に, ガルの考えや器官学の学説の影響のもとで, ある同一の神経的プロセスのさまざまな状態を, 異なる機能（彼が感覚的機能と知能的機能と呼んだもの）とみなしてしまっている. それをきわめて声高に明言した後になると, 彼は, あらゆる精神的生命活動の唯一の基礎は, 心像として保存され連合された感覚作用および感覚作用の残留物であるということ, そして, それ自身としては, 知能というものは, たんに動物が観念ないし知識をもっている《外界の対象》の, 心像および心像の集合, 記号ないしシンボルが再生された結果生じるものでないとしたら, 何ものでもない, ということを忘れてしまう. 大脳皮質に破壊的損傷を加えると, 脳髄の外套を構成する, 純粋に感受性ないし感覚性の本性をもった, さまざまな脳葉ないし領域の連合が断ち切られ, したがってとりわけ知能は失われるが, 眼, 耳などのその末梢感覚器官, その中枢性神経路, そしてその皮質放射中枢に, 生体解剖を行なっている術者のメスが及ばなかった, 個々の感覚作用の中のいくつかのもの, あるいはそれらの大部分さえ, ある程度存続するのである.

　したがって, 知能ないし知的機能, 意志, 本能が喪失していても, 一方で諸々の感覚作用, あるいは一定の感覚作用が, まだ測定可能な程度には存続す

る場合があると主張するのはまったく正確である．これは自明のことでさえあって，ブイヨの功績はそれを確認したということである．誤っているのは，そこから，推論によって，彼がしたように（「全般的結論」，［同，p. 45]），次のような結論を導き出したことである．すなわち，感覚作用と知能は本質的にはっきりと区別されるものである．脳葉はすべての感覚作用の座なのではなく《おそらくはそのどれの座でさえもない》．いずれにせよ，脳葉がすべての本能とすべての意欲の唯一の座であるというようなこと，また，大脳の前ないし前頭の部分は多くの知的能力の座であるというようなことは疑われてよい．さらにブイヨの犯したもう一つの誤りは，《重度の知的障害》あるいはデメンチアの状態が，外的な感覚作用の存続と共存し，なおかつ《外部の対象や存在を識別する知識の喪失》なのだから，もっぱら脳の前の領域の切除あるいは破壊によって起こるものであると認めてしまったことである．後の部分の破壊的損傷でも，おそらく，さまざまな様態の感覚能力のほぼ完全な喪失を伴った，同様のデメンチアの状態がひき起こされていたであろう．

　ブイヨは，1825年の論文の後で，発語言語の機能について1839年，1848年および1865年に3つの論文を発表した．1839年の論文の中で，彼は，《話し言葉を定める始原》を大脳の前葉に局在させることに対してラルマン，クリュヴェイエ，アンドラールによって提起された反論に応じた．医学アカデミーで読まれた1848年（2月22日と3月7日）の論文には，この学説を支持する新たな臨床的研究が含まれていた．最初の症例は大脳の左半球の前葉の深い病変によって発語言語が失われていたが，患者は質問を理解し，それに書字で答えた．ブイヨが言うところでは，《これは発語言語の能力は，語ないし名称の能力，また文字を書きあるいは読む能力とは異なっているという証拠》なのである．このような指摘には言語の大脳中枢が複数であり特殊化されているとする学説が萌芽のかたちですでに含まれている．後には，ブイヨ自身，ガル（1808）が読むことと書くこととが一つの特殊な局在をもつとは考えていなかったことを考慮して，言語活動という唯一の知的能力というのではなく，それには3つのものがあるのを認める必要があるということを認識していた．《そうした3つの能力の各々が特殊なものであることより確かなことはないからで，ただそれらは互いにきわめて密接な関連，きわめて自然な連結をもっているのである》．それでも解離することは起こりえた，それは臨床観察上の事実だったのである．

　マルセは，ブイヨが話し言葉に対してそうしたように，書字に対して，この機能のすべての運動を調整するのにあてられた特別の力の存在をもち出し，言葉を話すために舌，口唇および喉頭の運動が完全であるだけでは十分でないよ

うに，字を書くことができるためには手の運動が完全であるだけでは十分でないことを指摘していた．口に出す言葉を文字に，すなわち思考を表す書記記号に翻訳するためには，記号とその表現的意義を思い出させる記憶の部分が保存されていなければならない．マルセは，進行性麻痺患者の書字の中に見られる音節のくり返しと，そのような患者の《吃音》とを比較している．書字の障害は通常は，話し言葉の障害と対になって進行し，一方が回復すると，他方も元に戻るが，しかしそれぞれが独立していることに疑いの余地がないような仕方でそうなるのである．もはや言葉を話すことができなくなっている患者が字は書いていたりする．書字とは，マルセによれば，話し言葉と比べてずっと単純で，複雑さのない機能であり，それは話し言葉の下位に位置づけられるのであって，話し言葉と書字の障害とが治癒していく場合には，書字の機能が先に回復するが，それでもこれら2つの機能は別々に孤立して損傷を受けることがありえる．以下にあげるのはマルセが観察した2種類の失書症である．1°読み書きが完全にできていた患者が，もはやただの線か判読不能の記号しか書きつけることができなくなる．2°患者はなお単語や音節を書き記すことや文章を書き写すことはできるが，音節を組み合わせたり，自分が書き写したばかりの文章の意味を理解することは不可能になる．別の場合には，患者は，自分が以前に自発的に書いていたものを読み返すことができなくなる．マルセは，わかる通り，失書と失読すなわち言語盲と名づけるべきであった障害とを一つに混同しているが，この混同はたしかに，失書がこの言語盲の結果にすぎないことがしばしばあるので，もっともなことではある．ということでマルセは，話し言葉を定める器官（ブイヨ）にならって，書字の器官ないし媒介因は《今や誰にも論議の余地のない》もので，その存在も《同じように証明されたもの》と認めていたのである．

　この器官の座は大脳の中にある．しかし，それはどの場所なのであろうか．発語言語の器官の座を前葉に置くことになった臨床観察の重要性を否定するのではないが，マルセは書字についても話し言葉についても，問題が最終的な仕方で解決されることはけっしてありえないものと考えている．というのは，大脳はマルセには二重の局面のもとで，《知的媒介因》として，また《筋肉の神経支配の媒介因》として現れていたからである．そこが損傷を受けるとこれこれの筋肉群，例えば手の筋肉あるいは発声を行なう筋肉の収縮が失われるという大脳の地点を決定することは可能である．しかし知能の器官として考えた場合には，大脳は，マルセにとっては，おそらく多様な，しかし《他から切り離すことのできない》諸々の特性を備えた一つの集合，一つの全体を形づくって

いるのであり，したがって彼は，これらの特性が区別された局在をもつことを一切認めないのである．《大脳が，溢血，軟化，腫瘍によって，あるいはたんに脳うっ血によって変性するなら，それによって知的能力が損なわれることは，病巣がある地点とより特殊に失われた能力との間に密接な関係がなくても，起こりえるだろう》[249]．それでも臨床的観点から見ると，話し言葉と書字の諸々の変化は，さまざまな器質的病変によく対応しているのである[250]．

　脳局在については，ブイヨの言っていたところによれば，話し言葉の能力の損傷と書字および読字の能力の損傷が十分に共通して同時に起こることから，《これら2つの能力の座は，話し言葉の始原の座に隣接しているに違いない》と考えてよい．ブイヨは，知られているように，そうした能力の脳局在の座を明確にすることにさらに一層専念しはじめる．パリ人類学会での大脳の形態と容積に関する大討論の際には，グラシオレとブロカが2つの有名な講演を行なっていたのであるが，オービュルタンは言語の能力が座を占めるべきであった《正確な地点》について語っている．ブイヨは40年来，ほとんど大脳の前葉としか語っていなかったが，前葉といってもかなりの広がりをもっており，その局在の地点ないし限定された領域を決定することが問題となっていて，それはいまだに成し遂げられていなかったのである[251]．おそらく，患者を診る臨床の場では，医師たちは，話し言葉が失われて知能が保たれているときには，前葉に病変があるとすでに普通に診断していたであろうし，死体解剖でその診断は確認されていた．しかし，グラシオレは病理学的事実には用心しなければならないと反論した．生体解剖の方が脳生理学の問題では，彼の眼から見れば，より重要性をもっているからである．《弾丸が前葉を貫いて話し言葉が失われているが知能には何の障害もないというとき，それは，観察している生理学者にとって科学的研究の目的でメスが入れられた場合と同じことではないであろうか》．そうオービュルタンは問うた．そして大脳の外傷で見られる諸々の事実で彼が生体解剖と同じほど説得力があると判断したものの中から，彼は，キュルリエの症例を引用した．《[ある日]サン゠ルイ病院に一人の負傷者が担ぎこまれたが，その患者は自殺の目的で，額に銃口を向け至近距離からピストルで撃ったばかりだった．前頭骨は完全に取り去られていた．大脳の前葉は露出されていたが傷ついてはいなかった．知能も話し言葉も無傷であった．この不幸な患者は長時間にわたって生存していたので，彼に対して，次のような実験が行なわれた．彼に質問をしながら［オービュルタンの原典（注（252）参照）では，「彼に話をさせながら」］，前葉に大きなへらの平らな部分を当てた．軽く圧迫すると，話し言葉が突然中断した．口にされはじめた言葉が2つに分断されたの

である．話し言葉の能力は圧迫を止めるとすぐに再現した》．この負傷者では，圧迫はきわめて控えめに慎重に行なわれ，脳髄の全般的機能に影響を及ぼすまでには至らなかった，とオービュルタンはつけ加えている．それは前葉に限局して行なわれ，中断されたのは話し言葉だけだった．

ブイヨによって「骨相学的器官学全般ならびに特に発語言語の能力の局在に関する討論」，*Discussion sur l'organologie phrénologique en général et sur la localisation de la faculté du langage articulé en particulier* と題された大きな仕事が，1865年4月医学アカデミーで読み上げられた．ブイヨはその中で，大脳器官学の発見者であり創始者であったガルを《生理学的および心理学的科学が誇りえる最も優れた，そして最も果敢な天才の一人》[*Bulletin de l'Académie Impériale de médecine*, Tome XXX, Paris, 1864-1865, p. 605] として賛美している．骨相学は今やブイヨにとっては心理学と同義語なのである．ことの本質を探る場合に，それに反論を加える理由は何もない．ジェルディにとっても，心理学は生理学の一分野でしかなかった．ブイヨがガル，この《脳の新しい生理学》の父の体系の中でこれまでになく高く評価するのは，各々の大脳の器官，その集合が大きな脳を構成する，この《小さな脳》の局在ないし局所的位置づけである．ブイヨは，1863年に科学および医学アカデミーに送られてきていた「話し言葉の障害と大脳左半球の病変との恒常的な一致を証明するための観察」，*Observations tendant à prouver la coïncidence constante des dérangements de la parole avec une lésion de l'hémisphère gauche du cerveau* という息子の方のダックスの仕事に関するレリュの報告に応じた．レリュは自分自身ではその報告を読むつもりもなかったのに［報告集会には欠席し代読させたのである］《これは，骨相学以上のものでもなければ，それ以下のものでもない》［同, p. 173］と述べていたのである．この点でレリュは，想像できる最も大きな過ちを犯していた．ソンミエール（ガール県）の**マルク・ダックス**も，**ギュスターヴ・ダックス**も骨相学者ではなかったのである．もっともガルの影響がダックス父の初期の研究にはまったく無縁だったわけではない．その研究というのは1800年の日付をもったものであるが，ただしそうした研究が託されていた報告は，1836年になって，モンペリエで行なわれた南フランス学会の会期の間（7月1日から10日の間）に，「思考の記号の忘却と一致した脳髄の左半分の病変」，*Lésions de la moitié gauche de l'encéphale coïncidant avec l'oubli des signes de la pensée* という題で読み上げられるまでは読まれることはなかった（しかしそれまでに読まれていた可能性そのものがない）のである．

ブイヨ

　マルク・ダックスはつぎのように述べていた.《1800年9月に, 私は一人の元騎兵隊長と面識を得た. 彼は, ある戦闘の最中にサーベルの一撃で頭部を負傷し, 後に言葉の記憶に大きな変化が起こったが, 他方でものごとの記憶はまったく無傷のままに保たれた. 2つの記憶の間のかくも際立った区別を見て, 私はその原因を知りたいと強く思った. 無益な研究で2, 3年を費やした後, 私はとうとう, フランスで広がりはじめていたガル博士の体系の中に謎を解く答えが見つかるのではないかと期待するようになった. ……さて私は, その後まもなく死亡したその軍人の両親に, 負傷した頭蓋の部位について問い合わせた. 彼らは私に, それは左の頭頂部の中央であったと答えてくれた. ……1806年には有名な博物学者ブルソネが脳卒中の発作にひき続いて言葉の記憶を失い, その後一年以上生存していた. ……1809年に私は, 顔面の癌に冒された男性で, 言葉の忘却の3例目を経験した. ……これらの3例は私にとってはつながりのないもので, 何も教えられることはなかったが, 1811年にブルソネに対するキュヴィエの追悼演説を読む機会があり, 私はそこで何よりも, 左側の大脳表面に大きな潰瘍が見つかっていたことに注目した. すぐに私の考えは, 左側に負傷していた私の最初の観察例に向けられた. そして, 3番目のものでは, 癌の腫瘍は顔面の左側に位置していたことをきわめてはっきりと思い出した》. マルク・ダックスは, 彼の言うところでは, 同じような40の観察例を集め, 諸々の著者の報告の中でも同じほどの例を見出した. しかし, 彼は剖検は行なっていなかったようである. 彼は次のように書いていた.《以上に述べたすべてのことから私は, 左半球のあらゆる病気で言語の記憶が変化するというわけではないが, この記憶が大脳のある病気で変化する場合, その障害の原因は左半球で探さねばならないし, 両半球がともに病気に冒されているとしても, やはりその側で探さなければならない, と結論することができると考える. ……ガルとその学派は, この言葉の忘却を大脳の前葉の病変によるものとしている. しかし, 多数の症例の中には, 病気によって前葉が破壊されても, この記憶が変化しなかった例も観察されている》[*Gazette hebdomadaire de médecine et de chirurgie*, Tome II, 1865, Paris, p. 259].

　マルク・ダックスはロルダの解釈を好んで採り入れていたが, そのロルダは, この現象を《話し言葉を行使するのに寄与する諸々の筋肉の協働, すなわち習慣によって相互に連携し合い, ついには意志の介入なしに互いに呼応するようになった筋肉の同時運動によって形づくられる協働の異常》(1820) [マルク・ダックスの前記論文中に引用されている] に帰している. 最終的に, G. ダックスが, 父の論文とともに『内科・外科週報』, *Gazette hebdomadaire* [*de médecine et de chirurgie*] (1865年4月 [原本5月とあるのを訂正] 28日号259頁) に発表された論文の中でこう書いていた.《左半球のある地点が損傷を受けると, 話し言葉はもはや規則的には発語されなくなる. 同じ半球の他のすべての地点および右半

近　代

球の対応する地点も，この右半球の他のいかなる部分も，障害されても当のこの機能的変化がひき起こされることはない》[同，p. 262]．ロルダ（1842）とアルキエ（1841）は，モンペリエで，前者は構語障害と言語錯誤のさまざまな症例について（1843 [*Analyse de la parole, pour servir à la théorie de divers cas d'alMoalie et de paralalie, de mutisme et d'imperfection du parler, que les nosologistes ont mal connus.* Montpellier, 1843, p. 28-57]），後者は脳髄の主要現象の各々に対して特別の器官を臨床的および解剖・病理学的に決定することについて，著述し講義を行なっていた．アルキエは次のように述べていた．《話し言葉は，大脳の一側あるいは両側の前葉の一地点の解体によって，損なわれあるいは失われる．すなわち，話し言葉は大脳半球の中枢の解体によって障害されることがある》等々．

　ブイヨはこれらの仕事をまったく知らなかった．マルク・ダックスは彼に報いることはできなかったし，彼を理解さえしていなかったにもかかわらず，ブイヨは，レリュに対して彼の支持にまわったのである．このような局在は，彼の言っていたところでは，病変の座が常にもっぱら左半球にあることを語っているもので，レリュ氏が考えていると思われるほどには，異常なことではない．たしかに，我々が左右2つもつ器官の中でも，一定数の行為は我々は右手だけで行なっている．例えば，字を書くこと，図を画くこと，絵を描くこと，フェンシングをすることなどで，これらはすべての運動が連合され，組み合わされ，調整されており，固有の一つの感覚あるいは一つの大脳の器官，一つの決まった運動中枢，一つの特殊な記憶を前提にしているが，それは話し言葉のための発語器官もまったく同じなのである．《ということなのだから，大脳半球が割りあてられているいくつかの行為，例えば話し言葉にとって，我々がいわば左利きであるというのはまったく不可能なものであろうか》[*Bulletin de l'Académie Impériale de médecine*, Tome XXX, p. 583]．この問題を解決するには，ブイヨにはまだ観察例が不足していた．この論述の結論の中でも，彼は，1865年になってもまだ，発語言語を《左の前葉もしくは前頭葉の第3脳回の中に》局在させることについては，この学説が《十分に証明されていることからは程遠い》と考えていたのである [同，p. 637]．彼は以前よりも，そしてやはりさらに一層，話し言葉の喪失を起こす可能性のある2つの起源について強調する，すなわち，1°我々の想念の記号とみなされる言葉についての能力あるいは記憶の損傷，2°発語する声の運動を調整する能力あるいは記憶の損傷，である [同]．この後者の方の話し言葉の障害の様態は，ブイヨの言うところによれば，ガルの目を逃れていたもので，彼はこのことを最初に，1825年の論文の中で指摘

していた［同］．失語症患者は，発語の運動のための特殊な記憶を除けば，何一つ忘れていない，と．

　トゥルーソーの論述に対する反論では，ブイヨは明らかに彼の尊大な確信を失っている．トゥルーソーは，実は明らかにブイヨからよりもブロカからの隔たりの方が大きかったにもかかわらず，ブロカと歩調を合わせていたのである．というのは，彼はなお，失語症をひき起こすことがあるものとして，《とりわけ左側の》のF³［トゥルーソーの原典では，第3前頭回］の《きわめて多様な》病変も，ライルの島葉も，線条体も，そしてまた大脳の中葉や後葉の病変なども考えていたからである．トゥルーソーは，たしかに，この多種多様な脳疾患のほとんどすべての症状の複合を記載していた．しかし，ブロカその人の後において，トゥルーソーは，話し言葉の解剖学的および生理学的局在という，脳の機能の歴史の中でも最も重要な発見の傍らを，これに目もくれずに通り過ぎたのである．この発見は，一連の他の発見の最初のものでしかないことが十分に予見できたものであり，その発見は，ガルによってもたらされ，長年にわたってブイヨによって擁護されてきた原理が真実であることをすでに前提としているものであった，すなわち大脳の機能的不均一性の原理である．ブイヨは，レリュに対しては，自分の方が正しいことに強い確信をもっていた．トゥルーソーとP.ブロカには，かたやその口調の激しさによって，かたやその用いる方法の冷徹な精密さによって，彼は困惑させられずにはいなかった．ブイヨはそのときには，自分が約束の地に入ることはないであろうと予感し，それを告白している．彼は，失語症をひき起こす病変が，ブロカがそれを発見した前頭葉皮質の地点にいつも必ず存在することを示すものを，自分の症例観察の中に探し見つけ出す機会を逸してしまったと考えているのである．《そしてたしかに，仮に，ブロカ氏が誇る権利をもっているこの卓抜した考えが，私のためにとっておかれるということがあったとしたら，私は，ブロカ氏がそれを思いついた時期より前に，自分がすでに収集しておいた多数の観察症例の中から選び出すということをしさえすれば，それが真理であることの確証を見出すことができたのである》．あまりに遅かった．そして，ブイヨは最後に，発語言語の能力の座を発見したという《あらゆる名誉》はブロカに帰すことをおごそかに宣言しなければならなかったのである．

ブロカ

　ということで，**ポール・ブロカ**の名によって，大脳の機能局在の現代史が始まる．

　1861年4月18日，ブロカはパリ人類学会で，ルボルニュという名の51歳の男の大脳を供覧した［以下は注（257）にあげられたブロカの記念碑的な論文「一例の失語症の観察から得られた発語言語の能力の座に関する考察」，1861をもとにした記述である］．この男は21歳のときビセートル病院に入院させられたが，それ以後，話し言葉が使えなくなっていた．彼はただ一つの音節しか発音できず，それを彼は通常二度か三度続けてタン，タンとくり返していた．入院した頃は知的能力もあり壮健であったが，6年後には右腕の運動ができなくなりはじめ，ついで同側の下肢に麻痺が起こった．視力も弱り，知能も低下した．4月12日，麻痺した下肢全体を占める大きな壊疽性の瀰漫性蜂窩織炎のために外科病棟に転送され，死亡するまで，ブロカによる，類まれで見事な批判的洞察力をもつ理路整然とした検査を受けたのである．身体の右半分，すなわち麻痺した半側は，他側よりも感覚能力が弱まっていた．顔面と舌の筋肉にも，左側の腕や脚の筋肉にも，麻痺はなかった．しかし，嚥下は第3期にはいく分困難となった（咽頭不全麻痺）．喉頭の筋肉の運動には変化がなかった．聴覚は鋭敏であった．患者は言われたことをほとんどすべて理解し，自分の考えていること，したいことを身振りで表した．見せられた時計の時刻や，ビセートル病院で過ごした年数を，指を開いたり閉じたりしながら正確に示した．短い怒りの発作の間には，罵り言葉を発した．要するに，この男性はある程度は，昔のことの記憶を保っており，十分複雑な考えを理解することさえできたのである．《彼は言葉を話すのに必要であるより以上に，ずっと知的能力があった》．しかしながら，さまざまな質問が理解されてはいなかったように思われた．子供はいなかったのに，いると言い張っていた．知能には，結局のところ，深い侵襲があったのである．彼は4月17日に死亡し，剖検が24時間後に行なわれた．大脳は人類学会で供覧され，ついでアルコールに漬けられた．脳髄全体を軟膜とともに測ったところ，987グラムを越えなかった．ということは50歳の男性の平均の重さよりも400グラム近く少なかった．このようなかなりの減少は，大脳半球のほとんど全体に及ぶもので，その全域にわたってかなり著明な萎縮があった．大脳を調べることができたとき，左半球の外側の部分で，シルヴィウス裂［前頭葉および頭頂葉と側頭葉を分ける脳溝．外側溝］の高さに，後方はローランド溝［前頭葉と頭頂葉を分ける脳溝．中心溝］まで延びる広く深い脳実質の陥凹が確認

された．軟化は，さらにその腔所の境界をずっと越えて広がり，それによって破壊されていたのは，平行裂に至るまでの下辺縁回ないし側頭・蝶形葉の辺縁襞（T^1），島葉および線条体の下の部分，F^3［先のT^1およびこれ以下に出てくるいくつかの記号表示はスーリィによるものである．ブロカの原典でこのF^3に対応する語は，第3前頭回］とF^2［同，第2前頭回］の後半，ローランド溝に至るまでのFA［同，横前頭回（中心前回を指す）］の下三分の一であった．しかし，このきわめてゆっくりと広がっていった軟化の主要な病巣と一次的な座は，前頭葉，さらにこの葉の上の第3脳回であり，ここが《最も広範な実質の欠損を呈し》，そして完全に《その後半全体が破壊》されていた．ブロカはこれらのことから，《あらゆる可能性に照らして，病気が始まったのは，前頭第3脳回の中である》と結論したのである．

　我々は，これにひき続く数年の間にブロカが収集した同じ価値をもつ他の観察例についてくどくどと述べるのはやめにしておこう，それらは，この大発見を確認するだけのものでしかなかったのだから．大脳の機能の研究において，これは最も重要な出来事であり，ある新たな科学が，そして，あらゆる人間の知識はどのような領域のものであれ大脳の活動の産物にすぎないものであるからには，おそらく最も高度な科学が姿を現した，歴史的に画期をなす事件である．諸々の科学の最も単純なものも最も複雑なものも，結局のところ必ず，観察と実験を一般化したものを端的に写し取ったいくつかの精神的記号ないしはシンボルにかたちを変えることになる．ところで，こうした記号ないしシンボルとは，諸々の心像の単純な複合体であるが，その心像の本性は必然的に，部分的に人間の大脳皮質を構成する精神的ニューロンの構造と特性に従う．大脳の，すなわち知能の器官の諸々の機能の歴史は，大脳に生じている一つの現象とみなされる世界の歴史の最も高度な源泉でありつづけているのである．

　最初からブロカは，自分が確認したばかりの事実が《学説上の重要な問題に》関連しており，その器質的基盤が彼の目の前に現れたばかりの知能障害が，まさに《大脳の思考する部分に属する能力》の変化によって起こったものであることを明確に意識していた．この，発語言語という，知能の機能が，孤立して，他のすべての機能から独立して失われることがありえたのである以上，大脳皮質には，はっきり区別される，孤立した，相対的に独立した諸々の精神的器官が存在していたのである．そして，《仮に大脳のすべての能力が，先の場合と同じようにはっきりと区別され，明瞭に境界が決められているのだとすれば，ついに，ひどく論争の的になった脳局在の問題に取り組むための，事実に立脚した出発点が得られることになるだろう》．ブロカはまだガルとブイヨに

対して子が親に対するような敬意の礼を示してはいるが，彼は，このときに問題になっているのは，もはやこれこれの骨相学的な体系というのではなく，《局在の原理そのもの》，すなわち，思考に割りあてられた大脳のすべての部分が，まったく同一のはたらきを割りふられているのか，それとも異なったはたらきを割りふられているのか，という先決問題であることを明確に述べていたのである．ブロカは次のように言っていた．《私は局在の原理を信じている．私は，大脳半球が複雑なのは，自然の単なる戯れであるなどということを認めることはできない》[Sur le volume et la forme du cerveau..., *Mémoires d'anthropologie de Paul Broca*, Tome I（注（259）参照），p. 199]．失語症［原本では「アフェミー」，aphémie, ブロカがギリシア語から造語した（欠如の ἀ と φημί,「私は話す，発音する」から成ると説明している）もの．これに対してトゥルーソーは，古代ギリシア語の用例などをあげ，「アファジー」，aphasie（欠如の ἀ と φάσις, すなわち φημί を名詞化したものから成る）がより適切であると応じ，現代では後者が普通に用いられる．以下「アフェミー」も「アファジー」も区別せず「失語」と訳す］の病理解剖は，一つの個別の問題を照らし出したのではない．それはもっとずっと高度の，もっとずっと全般的な問題に強い閃光を投げかけたのである．《最初の局在の存在がいったん受け入れられれば，脳回による局在の原理は確立されたことになるだろう》．この原理から，大脳皮質の機能的局在の科学的理論が出てきて，大脳生理学は刷新されることになるだろう．《一つの知的能力が半球のある一定の地点に宿っていることが反論の余地なく証明される瞬間から，知的神経中枢が単一であるという学説は覆され，各々の脳回は特別の機能に割りあてられているということが，すっかり確実というわけではないとしても，大いに可能性のあることとなるであろう》（1863 年）．

そういうわけで，ブロカの失語症患者において，また，ガルとシュプルツハイム，ダックス，ブイヨたちが同じような性質の臨床観察を集めた患者たちの場合でも，失われたものは，言葉の記憶ではなく，また，とりわけ発声や言語的な発語に役立てられる神経や筋肉の作用でもなく，それは，言葉を明瞭に区切りをつけて発語するのに必要な，ある種の調整された運動の記憶だったのである．ブロカは当初は《脳の階層》の中でこの《能力》に割りあてるべき位置について躊躇していた．失語症は音を発語として声に出す筋肉に限定された運動失調の一種だったのであろうか．ある知的能力，ある《記憶》，《大脳の思考する部分》のある機能が問題だったのであろうか．病理解剖の結果によって，彼は後者の，失語症は知能の障害であるとする仮説を採ることに決心した．ブロカは次のように述べていた．《たしかに，これまでに剖検を行なうことが可

能であったすべての症例において，脳回の実質は顕著な広がりをもってはなはだしく変性していた．……ところで，一般にはいわゆる知的な能力はすべて脳髄のこの部分に座をもつことが認められているが，ということは，逆に，脳回の中に宿る能力はすべて知的な領域の能力であるという可能性もきわめて高いように思われる》[Remarques sur le siège de la faculté du langage articulé... (注 (257) 参照), *Mémoires d'anthropologie de Paul Broca*, Tome V, p. 13]．オービュルタンが人類学会で（1861年4月4日）述べたばかりの通り，この疾患の特別な性質として，病気の性格ではなくて，座が唯一重要なのである．発語言語の喪失をひき起こす病変が，大脳の軟化巣であろうとあるいは出血巣であろうと，膿瘍であろうとあるいは腫瘍であろうと，病変のある地点だけが，この機能の，それもただこの機能だけの障害あるいは喪失をひき起こすのである．たしかに，ブロカは，脳局在の原理の，夜を徹して献身してきた信奉者であった．しかし，彼の天才は哲学的懐疑を知っていた．明白な事実が彼の真に科学的な懐疑主義に打ち勝ったときも，この原理がどのような限界の範囲内で適用可能であるか自問し，躊躇していたのである．

　その年，彼の不朽の発見のまさに前夜において，人類学会で大脳の重量と容積あるいは形態に関して行なわれた討論の中で，グラシオレに答えて，まだ理論的にではあるが自らの脳局在の原理への信仰を告白した後，そして，討論からガルの骨相学の体系のみならず何であれ骨相学的なすべての体系を遠ざけて，それでも彼にはその適用の仕方だけが間違っていたと思われる学説の生みの親たちを否認するようなことはけっしてせずに，ブロカは次のような重大な表明を行なった．《我々はまだ，各々の脳回が，個々に切り離して考えた場合，隣接する脳回のものとは異なった機能を果たしているかどうかを知らない．我々はこの点については仮説を立てることしかできない．しかし我々は少なくとも本来の意味での大脳のすべての部分が同一の機能をもつわけではないこと，脳回の全体が構成するのは，唯一つの器官ではなくて，多数の器官あるいは多数の器官群であること，そして大脳の中には，精神の諸々の大きな領域に対応する，はっきりと区別された諸々の大きな領域が存在する，ということを知っている》．脳局在の原理は彼からすれば，同時に，諸々の機能の独立性を示す生理学および病理学によって，そして諸々の器官の多様性を示す正常および病理解剖学によって，すでに構成されているように思われているのである．とくにこの後者の基盤の上にこそ，後年になってブロカが述べることになる通り，ガルとシュプルツハイムは彼らの体系全体を基礎づけるべきだったのであろう．というのもまさに，頭蓋の隆起と陥凹の中ではなく，大脳の器官の中に，彼ら

は自分たちの言う能力を局在させるつもりだったのであるから，そこに，骨相学学派の無力さの主要な理由があった．なぜなら《正確な解剖学的限定に基づかない生理学的体系は批判に耐えることができない》[Sur la topographie cranio-cérébrale ou les rapports anatomiques du crane et du cerveau, 1876, *Mémoires d'anthropologie de Paul Broca*, Tome V, p. 481] からである．ガルはそれでもやはり，大脳の機能の研究において，ある種の《科学的改革》の創始者であった．彼は《脳髄の生理学において我々の世紀のあらゆる発見の出発点となった脳局在という偉大な原理》[Sur le volume et la forme du cerveau... (注(259)参照), *Mémoires d'anthropologie de Paul Broca*, Tome I, p. 196] を公然と表明するという揺るぎない功績をあげた．骨相学説は倒れ去ったが，脳の機能局在の原理はしっかり立ったままでいつづけるだろう．

　前頭葉，中葉および後頭葉に，相対立する性質の，機能的差異があれば，ブロカによれば，それだけで脳局在の原理の確立には十分だったであろう．《最も劣等な人種の場合でも，人間の大脳が他から区別されるのは，前頭領域の脳回の大きな発達である》(『ポール・ブロカ人類学論文集』第 III 巻, *Mémoires d'anthropologie de Paul Broca*, Tome III, Paris, 1877, p. 128 [L'ordre des primates parallele anatomique de l'homme et des singe, 1869])．オランウータン，チンパンジー，ゴリラでは，その発達は時に小頭症のいくつかの症例で観察されたものと比べて，すでに同等であるかあるいはそれよりも優ってさえいる．実際のところ，後頭葉はさらにもっと類人猿は人間に近い．皮質の二次性の襞の対称性の欠如は，人間，オランウータンおよびチンパンジーでは，ほぼ同じくらいに際立っている．島葉の表面は，サキ属 [霊長目オマキザル科サキ属 Pithecia に属する新世界ザルの総称] やオマキザル属 [霊長目オマキザル科オマキザル属 Cebus に属する新世界ザルの総称] のサルすべてで平滑であるが，先の大型のサルや人間では，同じように放射状の 5 つの襞の隆起がある．しかしながら，人間は言葉を話すのに，サルは話さない．なぜであろうか．ブロカは次のように述べている．《彼らに欠けているのは，発語のための装置というわけではないし，人間の場合にそれが局在している特殊な脳回というわけでもない．なぜなら，そのような脳回は大部分のサルに存在しているからである．彼らに欠けているのは，談話の要素を分析し，耳に入ってくる語の各々に約束事として決まっているある意味を結びつけ，あるいは長い期間の試行錯誤によって，同一の音を再現し発語として声に出すように発声の筋肉の動きを組み合わせることを追求していくのに必要とされるような，知能の程度なのである》(『ポール・ブロカ人類学論文集』第 V 巻, *Mémoires d'anthropologie de Paul Broca*, Tome V, p. 154 [De la différence fonctionnelle des deux hémisphéres cérébraux, 1877])．動物は，たしかに諸々の想念というものはもっており，彼らはそれらをある種の言語というにふさわしいものによって伝えることはできる．ところが発語言語というものは彼らの能力の範囲を越えたところにあるのである．

しかしブロカが当初，ダックス父の論文の存在を知る以前に，失語症の病変の奇妙で特異な大脳の左半球への好発と呼んでいたものはどのように説明すべきであろうか．ブロカは，彼よりも幸運な他の誰かが，ついには右半球の病変によって作り出された失語症の一例を見つけ出すことになればよいと思っていた．すでに彼は，左半球による特殊な影響は発語言語だけではなく，おそらくは《言語一般》にも及ぶことになると推測していたのである (1865 年 [Du siége de la faculté du langage articulé, *Mémoires d'anthropologie de Paul Broca*, Tome V, p. 86])．左右の半球の間に機能的な差異が存在していたということは，対を成す2つの器官は同じはたらきを割りふられているという，身体の管理のすべてにおいて実証されている生理学的法則を無視することなしに受け入れるのは不可能だったことである．ほとんどすべての人が自然に右手を用いるという器質的な傾向を説明するのに，最初にもち出される事実は，大脳の発達において，右の手足の運動を支配する左半球の脳回が，右半球のものより先行するようだということである．そして，我々が字を書き，図を画き，刺繍をするなどの運動を左半球で制御しているのと同じようにして，我々は左半球で話しているのであり，それは，ごく幼い頃に身につけた習慣によるのだというわけである．発語言語は，知的な領域の機能であり，ある想念と発語されたある言葉との間に一つの関係をうち立てるものであって，その諸々の大脳の運動器官はいわば職務を遂行するだけの《数いる大臣》にすぎず，したがってこの発語言語は左半球の脳回だけが握っている特権であるように思われるのである．もっとも，右半球がこの特殊な能力に左半球のようには縁がないというわけではない．というのも，左半球の病変による失語症者でも，言われることを理解しつづけている，すなわち想念と言葉の間にある関係を認識しつづけているのであるから．ということはそうした関係を理解することは両方の半球に属しているということになる．ただ，調整された運動によってこれらを表出する能力は，一方だけの半球に属しているように思われるのである [同, p. 87-91]．

《諸々の運動器官》とは，発語言語という純粋に知的な機能とは何の共通点もないが，発語の産出という純粋に筋肉的な現象に協力するものであって，そのような器官とは，線条体と視床，運動神経，舌，口唇，軟口蓋の筋肉などである．発語することは，2つの大脳半球に同程度に支配されている．《それは連合して運動する両側の筋肉によって同時にそして均一に作り出される》．しかし，仮にこれらの発語の運動器官しかもっていないのだとすれば，言葉を話すことはないであろう．というのも失語症者，さらには重症の知的障害者で，どのような発語言語も覚えることも理解することもできなかった

近　代

という者にも，運動器官は時にはまったく損なわれることなく存在しているからである．一部の個人において右半球が明らかに優位ということがあれば，現象の序列は逆転することになり，失語症はこの半球の病変の結果として起こることになるであろう．したがって右のF^3［記号表示はスーリィによるもので，ブロカの原典で対応するのは，第3前頭回］が先天的に萎縮した左のF^3の代償をすることもあるだろう．それではいったいどうして，ブロカが問うていたところでは，成人の片麻痺患者の場合に，右のF^3は，左のF^3が完全ないし部分的に破壊されているの代償をしないのであろうか．それは，大部分の失語症者では，《程度の差はあっても広汎で，知能が喪失することはないとしても重篤な侵襲が及ぶ，脳病変》が存在して，解剖学的病変がしばしば皮質のきわめて広汎な領域を占めているため，本来の意味での知能に重篤な影響を与えているからなのである．したがって失語症者の大部分は，精神があまりにも衰弱しているので右半球で話すことを覚えることができないのである（『ポール・ブロカ人類学論文集』第 V 巻，*Mémoires d'anthropologie de Paul Broca*, Tome V, p. 84 [De siége de la faculté du langage articulé, 1865, このパラグラフと一つ前のパラグラフの典拠となる論文]）．

　大脳の2つの半球に機能的な差異があることと，言語の能力と左半球との間に特別な関係が存在することとを説明するためにもち出すことのできる第二の事実は，左右の原始的頸動脈の循環の容易さが不均等だということである．ブロカは，アルマン・ド・フルリとともに，[261]大動脈系の血管のこうした配置が発語言語の自然な左半球への局在をひき起こすのにきわめて効果的に寄与したと考えていた．この事実のもつ重要性とその影響の及ぶ範囲の大きいことは，ブロカに強い印象を与えたようで，彼は次のように述べていた．《仮に2つの半球において循環活動が等しくないことが，人間の両大脳半球の機能の不均衡の唯一の原因ではないのだとしても，それが大きな役割を果たしていることは確実で，以後この重大な問題の研究において考慮していかなければならない要件の一つとなっている》（『ポール・ブロカ人類学論文集』第 V 巻，*Mémoires d'anthropologie de Paul Broca*, Tome V, p. 156 [De la différence fonctionnelle des deux hémisphéres cérébraux. 1877年5月15日の医学アカデミーの集会でブロカが1874年2月に学会に送られてきていたアルマン・ド・フルリの論文（注（261）参照）について行なった報告]）．いずれにせよ，脳髄の両半分の間にこのような機能的不均衡があるといっても，そのことが，右半球は，構造は左半球と同じであっても，別の機能をもっているというようなことを意味していたわけではない．諸々の機能のある種のものが，少なくとも潜在的には左右の半球に共通であるのに，その個体が左利きであるか右利きであるかによって，一方の半球の方で他方の半球よりも，きわめて高度に特殊化するということが，たんに栄養の条件が不均等である結果として起こったというのである．

　グラシオレもまた，《悟性という卓越した能力》は，人種によって，大脳の前葉とともに発達したり衰えたりしていると主張していた．ブロカは《人間の脳回についての混沌を最終的に解明した》この人物の素晴らしい天才と学識を賞賛していた．それに，グ

ラシオレも、敵対者の中で最も礼儀正しい者であるところを示して、ガルを解剖学者として賞賛していた。グラシオレは次のように述べていたのである。《キュヴィエと彼の学派の不当な仕打ちも、彼の力を弱めはしなかった。プロヴァンサルは、ガルの主要な功績は、キュヴィエ氏をして、フランス学士院に論文を提出するために、脳の解剖に専念させたことだと書いたりもした。このような卑屈な態度にあらためて注意を促そうというのは、もっぱらそれを糾弾するためでしかない》。グラシオレはまた、コーカサス型すなわち前頭型、モンゴル型すなわち頭頂型、エチオピア型すなわち後頭型といったさまざまに異なる大脳の形状が、知的機能の不均等な発達に対応しているに違いないと認めていた。彼は、大脳が、ということは知能が、停滞したり、あるいは発達したりするのに、さまざまな人種において頭蓋の縫合の骨化が早かったり、あるいは遅かったりする、ということがもたらす効果について強調していた。人類の中で最も劣等とされたオーストラリア人において、グラシオレは、後頭型長頭が存在することを確認した。頭頂型の人種は、彼によれば、優れたものであり、アジアとアメリカで優勢であって、そこで目覚ましい活動と知能を発揮している。しかし、白色人種における成人頭蓋の前頭型の大脳、これこそ、この人種が世界を支配するのを確実にすることになった精神の絶対的な力の起源なのである。そして、グラシオレは、前頭葉を《大脳の精華》と呼んで、あらゆることが、それが《卓越した生理学的威厳》をそなえていることを示していると認めていた。

　これが、ブロカが《最も高度な大脳の機能、すなわち判断、熟考、比較や抽象の能力のような、本来の意味の知力を構成する機能は、前頭回の中にその座をもつが、一方で、側頭葉、頭頂葉および後頭葉の脳回は感情、性向および情念に割りあてられている》（『ポール・ブロカ人類学論文集』第Ⅴ巻、*Mémoires d'anthropologie de Paul Broca*, Tome V, p. 12 [「発語言語の能力の座に関する考察……」、1861。ブロカがルボルニュの症例を報告した論文]）と声を大にして言っていたときに支持していた学説だったのではないだろうか。そのときから、後にブロカがダンテ・アリギエリの頭蓋についての注釈 [Sur le crâne de Dante Alighieri, 1866, *Bulletins de la Société d'anthropologie de Paris*, II° Série. Tome 1, 1866. p. 210] の中でも述べることになるように、知能の優位性は大脳の容積によってではなく《この器官の一定の部分の優越性》によって識別することができる、ということが明らかにされているのである。この時期（1861年）から、ブロカは、大脳の容積の問題について、《脳髄を測定して知能を測定するなどということが分別のある人間の考えに上ってくることはありえない》[Sur le volume et la forme du cerveau... *Mémoires d'anthropologie de Paul Broca*, Tome I, p. 162] と口に出すのに何も難しいことはなかったのである。彼はデムーランに、脳回の表面の面積と知能の発達との間にある関係が存在するのを発見した（1822年 [ブロカの原典の対応する箇所（同、p. 159）の注には、*Journal complémentaire des sciences médicales*, septembre 1822, Tome XIII, p. 206, et *Anatomie des systèmes nerveux des animaux à vertèbres*, Paris, 1825,

Tome II, p. 606 とある］）として［本書 p. 234 参照］，敬意を表していた．彼は次のように述べていたのである．《サルの系列でも，人間の系列でも，他の点ではすべてが同じだとすると，最も襞の多い大脳が，他のものよりも知能が高いということが完璧に証明されたのである》［同］．このことは，脳回の表面の増大には，通常灰白質の全質量の割合の増加が対応しており，この実質が《思考の本来の意味での器官》［同，p. 193］だということなのである．しかし，さらに，質量ないし数量という問題の他に，構造と組織ないし質という，最も重要な学説となる問題があるのであるが，こうした問題はデムーランには見えていなかった．

グラシオレ

　グラシオレは，大脳のある一定の領域がしかじかの精神的現象と特に関連をもつということが，ありえる，さらにはありそうなことであるというのを認めてはいなかったのであろうか．時おり**ピエール・グラシオレ**の中に脳局在の科学的学説の直接の先駆者を認めたいという気にさせられるようなことがある．彼は次のように述べていたのだから．《両半球の中にも，身体の末梢に感覚器官があるのと同じだけの，はっきり区別される諸々の領域がある，と想定するのは，きわめて理にかなったことなのかもしれない．こうして我々は，眼の脳，耳の脳，以下同様のものをもっているということになるだろう．そして，これらの脳の各々の中に，記憶や想像力を宿らせることは容易にできるだろう．しかし，指揮をとる理性となると，それを我々はどこに位置づけることになるのだろうか……》．おそらく前頭葉の中だろう，《人間の大脳のいわば君主が座を占める》のだからと，そう人類学会の同僚の誰かが，当時の先入観に従ってグラシオレに答えることはできたのかもしれない．このような先入観にはグラシオレ自身抵抗するのはむずかしいことであった．ところがグラシオレにとっては，フルーランスの実験が大脳のすべての部分の機能的均一性を証明してしまっていた．これは一つの科学的な定説となっていて，それには従わなければならなかったのである．つけ加えて言っておくと，グラシオレは，彼の言うところによれば，《魂の存在を》信じていた．さらにその上，理性，彼にはどこに局在させるべきかわからなかった，かの理性が，器官が複数あるとする仮説に抗して闘っていた．《仮に多くの器官，多くの脳があるのだとしても，それらは互いにどのようにして助け合うのだろう．例えば，どのようにして，耳の脳は眼の脳を助けに向かうのだろうか．そのような連合や協働が起こる解剖学的

条件は，おそらく，多数の交連の中に見出され，これについては，先に私も話しておいたが，それらは同じ半球の中のすべての襞をきわめて複雑に結びつけており，いわば大脳の機能的単一性の動かぬ証拠のようなものになっている》[*Bulletins de la société d'anthropologie de Paris*, Tome II（注（262）参照），p. 272]．

仮に，グラシオレが，彼がものごとの自然本性に合致しないと考えていた脳局在の学説の敵対者であったのではなく，その創始者の一人であったのだとすれば，彼にこそ，ブロカがその根本的な事実を発見していたような，一つの科学の理論構築を帰すのが正当ということになるであろう．先に引用したばかりのグラシオレの諸々の言葉は，たしかに，現在の局在学説における脳の機能の理論そのものを含んでいる．これらの言葉を彼が着想するもとになったのは，脳の重要度を評価する場合に，その脳を構成するさまざまな部分を厳密に区別することはできず，例えば，卵円中心の白質も，おそらく大脳半球の灰白皮質と同じくらいに知能の座とみなされる権利はある，という考察であった．《知能は，卵円中心の中と皮質層の中とに同時に座を占めているのであろうか，あるいはむしろ，後者の中に独占的な座をもっているのであろうか》[同，p. 246]，そのようにグラシオレは問うた．ブロカは大脳皮質が知能の座であると主張していた．しかし，それはグラシオレにとっては証明された事実ではなく，彼はそれに疑問をもっていた．《私は，知能の生理学を語る話の中で，まったく安全に卵円中心を除外することができるというのには，大いに疑問をもっている》[同，p. 247]．

しかるに，その卵円中心の中には，まさに，各々の半球そして両方の半球に含まれる諸々の神経中枢の機能的協働を確実にひき起こし，それらのものさえあれば大脳の機能，特に意識や悟性のはたらきの単一性を説明し実現することができる，そのような連合や交連という解剖学的条件が揃っていたのである．我々は今日まだ，ものごとを何らかの程度で表象し，したがってまた思考することが可能なあらゆる存在における，知能の諸々の現象に関するさらに別の科学的な解釈というものについては知らない．それにしても，命運が定まるというには程遠いある理論の，このような漠とした概要がもたらされるというのは，偉大な解剖学者の類まれな洞察力のおかげなのであり，その解剖学者というのがピエール・グラシオレであった．ただ彼が信じ支持していたことはまったく別のものであった，大脳半球のどのような病変も，何らかの脳葉のどのような喪失も，彼によれば，必ずしも知能，運動，感覚能力，それに言語の能力を失わせることができるというわけではなかった．脳局在の学説は，適用のされ方において間違っていた，これついてブロカの意見はグラシオレのものと一致し

ていたが，それだけではなく，その原理そのものにおいて間違っていたというのである．常に大脳は一つの集合器官として機能しており，そのあらゆる領域が，各々の機能の発現に同時に協力しているのである．思考の器官として，大脳は思考そのものと同じように一つなのであり，したがって，それを構成するさまざまな部分には，精神のもつ多様に異なる能力に対応した多様に異なるはたらきが割りふられているというわけではないのである．とはいえ，知能が大脳全体をただ一つの器官としてもっているとしても，《それは大脳のあらゆる地点で同じような仕方で喚起されるわけではない》[同, p. 273]．グラシオレは明白にこのような譲歩をしていたのであるが，それがもたらすあらゆる帰結は目に見えている．彼は大脳をはっきり区別される多数の器官に分割しなかったのであるから，例えば，言語の能力の座を決定することを試みようとは思わないと明言していた．しかし，彼は次のようにも述べていたのである．《大脳と身体の関係は多岐にわたっており，こうした関係の性質に従って，おそらく半球の中にはさまざまな位をもった領域があるだろう》[同, p. 275]．

ミュラー

このような譲歩は，**ヨハンネス・ミュラー**にもヴュルピアンにも許容できるものとは思われなかったであろう．たしかに，ミュラーは，仮説として，大脳の中にはある情動的要素があることを認め，それが興奮すると，覚醒時でも夢を見ているときでも，各々の想念の力が増大し，さらには，何であれ，最も単純なものであっても，想念全体が情念の段階にまで高揚していくのだ，としていたが，しかし，精神のこのような神秘的な情動的要素とは独立して，さまざまな能力あるいは情念に対して《半球の諸々の地域の中に，特殊な座》を想定しなければならないとは考えていなかった．それでも，彼は次のようにつけ加えていた．《骨相学と呼ばれるものの基礎になっているガルの仮説は，それ自体として不可能なことを提示しているわけではない》が，しかし，それが正しいことも，行なおうとしている適用が厳密であるということも，証明する事実はただ一つもない．《記憶，想像力，その他といったものが座を占める大脳の地域を割りあてることは不可能である》．ガルによって確立された《一次的な能力》はとりわけ，もっともなことであるが，ミュラーを不快にさせた．このことについて，彼はナポレオンの見解を伝えている．《ガルは，自然の中にはなくて，慣習の効果によって社会の中に存在するものでしかない性向や犯罪を，

297

いくつかの突出部に割りあてている．財産がないというような場合には，どれが盗みの器官になるのだろう》[ラス・カーズ『セント=ヘレナ覚え書』，1816年7月22日の項に載せられている．le Comte de Las Cases, *Memorial de Sainte Hèléne*, Tome V, Paris, 1823, p. 86]．この指摘は，このドイツの生理学者に向けられたものとして的確なものと思われたのである．脳局在の原理については，彼はくり返し述べているが，その可能性に対しては，一般論としては何も反対することはできないものであった．ただ器官学には実験的基礎が欠けていた．どのような場所に生じたものであれ，《知能の高次および低次の能力に侵襲を及ぼしていない》頭部の傷について述べられていたことは，大脳の中にさまざまな知的機能のためのはっきり区別された地域が存在することへの反論を語ったことになる．その上，《大脳半球のさまざまな部分は他の部分のはたらきを助けることができるものであった》，すなわち，例えば，これらの半球が部分的に切除されたという場合に，それを代償することができた．それらの部分が相互に結合していることで，《あるものが他のものを知的機能において代償することができる》ことが説明されていたのである．それに，ヨハンネス・ミュラーは，我々も注意を促しておいたように[本書 p. 259 参照]，病理解剖学の結果は《脳生理学にはきわめて限られた適用しかできない》(263)と明言しているのである．《たしかに，脳の器質的変化によって，時に記憶ないしある時期と関連する事実，あるいは名詞，形容詞その他のようなある種の単語群が消失する．しかし，このような部分的な喪失は，物質的な観点から見るなら，諸々の印象は継続的な仕方で脳の階層をなしている部位に定着していき，これが一瞬の中断さえ許されずに続いている，ということを認めない限り説明することはできないだろう》．それに，仮に，知覚や思考を神経中枢の《神経節小体》同士の相互作用に割りあてたとしても，また《諸々の思いつきが結合して一つの思考あるいは一つの判断となること》を，延長部分によって結びつけられて一集団に連合したそれらの小体同士の競合の結果とみなし，その結果として観念の連合は，連続的なものも同時的なものも，これらのお互いに結びつき，全体で一集団となった神経的要素の，同じように連続的あるいは同時的な活動の結果に他ならない，ということになるのだとしても，《諸々の漠とした仮説のさなかに迷い込むことにしかならないであろう》．ヨハンネス・ミュラーは，生得的観念が存在することを疑わなかった．それは彼にとっては確立された事実でさえあった．《本能》が導き手の役をする，動物のもつすべての観念は，生得的なものであって，それらは精神の前を夢のように漂っており，目標に達したいという欲望がそれらに伴っている．《人間の場合でも，その人間がもつ一般的観念については，何

か同様のことが起こっているのではないだろうか》[p. 505]．それでもヨハンネス・ミュラーは，魂そのものではないとしても，魂の諸々の現象は，あらゆる自然現象と同じように，観察に委ねられることが可能であり，この点で，心理学は一つの自然科学であると説いていたのである．

ヴュルピアン

　ヴュルピアンが脳局在の原理と理論に下した判定は，この理論が明々白々な事実によって立証されたときでさえ，容赦のないものであった．グラシオレやヨハンネス・ミュラー流の唯心論者どころではなく，ヴュルピアンは，知られているように，悟性や意志の現象の大部分を，脳の反射作用という純粋の機械的メカニズムに還元していた．しかし，大脳のさまざまな様式の活動が，決められたはっきりと区別される領域，皮質層の限局する小島のような一区画に属しているかどうかを研究するなどということは，彼には空しい，最初から失敗するに決まっている試みのように思われたのである．彼はロンジェとともに次のように述べていた．《諸々の実験結果と相当な数の病理学的観察は》，本能的，知的および情動的な《さまざまな機能のこのような分解に反することを語っていたのである》．したがって，そのような企ては《実証的生物学，すなわち観察と実験による事実だけに基づく生物学からは追放》されなければならなかった．ヴュルピアンにとっては，大脳の灰白質にあり，さらに相互に代償し合うことができるようなさまざまな地点の中には，同一の多様な活動様式しか見出されることはない，というのであろう．同じ否定的精神は，たんに諸々の知的機能の局在を前頭葉とする試みに対してだけでなく，発語言語の機能的局在をF³[第3前頭回]下部とするきわめて確実な臨床的および病理・解剖学的事実に対しても，発揮された．《知性の座を前葉に位置づけることはできないであろう》，ガルとその後継者たちがしたようにはいかないのだと，ヴュルピアンは自然史博物館での講義で教えていた．《仮にいくつかの症例で，この脳葉の病変によって知的機能の多少とも大きな変化がひき起こされるのが認められたとしても，まったく同じように大きなこの機能の障害があり，それが後葉とか中葉の病変に一致しているのが観察された他の症例をあげるのは容易なことであろう》．きわめて多様な座を占める大脳の諸々の限局的病変にひき続いて，すべての知的能力の多少とも著しい減弱を観察することができるのであるから，臨床観察は，たとえ剖検で裏づけされたとしても，ヴュルピアンによれば，

《ごくわずかの情報》しか我々にもたらさないというのである．

ヴュルピアンのもう一つの，劣らず熟考することが重要な，一節を引用する前に，我々はブロカがやはり1861年に書いていたことを思い起こす必要があるだろう．《脳回が運動器官ではないことを知らない人はいない》．彼がルボルニュ［本書p. 287参照］の右側の上下肢の麻痺の原因を結びつけていたのは，もっぱら線条体の病変なのである．彼が左側で，すなわち上下肢の麻痺が存在した側とは反対側で観察したと考えていた，頬の筋肉の不全麻痺については，ブロカは次のようにつけ加えていた．《大脳が原因の麻痺が，軀幹や四肢では交叉性であるが，顔面では同側性であることは，言うには及ばないことである》(*Mémoires d'anthropologie de Paul Broca*, Tome V, p. 93 も参照 [*Du siège de la faculté du langage articulé*, 1865])．ブロカにとっては，脳葉だけが思考に割りあてられ，小脳および球［延髄］と線条体との間に含まれる諸々の器官は，感覚能力や運動に関係するものであった．《これらの器官の多くのものがもつ個々の機能は，まだ明確にされていないが，線条体，視床，四丘体，小脳，橋，［延髄の］オリーヴその他が，同一のはたらきを割りふられているというような想定をすることは誰も考えていない．……神経中枢が，感覚能力の器官とみなされるものも，そしてまた運動能力の器官とみなされるものも，多数存在するということは，解剖学的かつ同時に生理学的な事実である》[*Sur le volume et la forme du cerveau suivant les individus et suivant les races*, 1861, *Mémoires d'anthropologie de Paul Broca*, Tome I, p. 200]．なぜかくもさまざまに異なる器官がただ2つの機能に割りあてられることになったのかと問われるであろうか．ブロカの答えるところでは，それは運動能力と感覚能力は単純な機能ではないからなのである．さまざまな種類の運動と感覚能力を列挙して，彼は，これらの器官が多数存在するのはおそらく，そうした機能が多数存在するのと関係しているのだろうと考えていた．知的機能については，それらは必然的に感覚および運動機能よりもさらに複雑であり，大脳の器官は脳髄の他の器官よりはたしかにずっと分化しているのである．何年も後になって，ヴュルピアンは，シャルコーの有名な著書『脳疾患における局在に関する講義』，*Leçons sur les localisations dans les maladies du cerveau*についての科学アカデミーへの報告（1881年）の中で，こうしたすべての学説をこう要約した．大脳の灰白皮質を実験的に刺激したり損傷したりした結果に関する最初の発表がなされるまでは《大脳の表面の灰白質に限局した病的損傷は，運動能力にはわずかに作用するにすぎないか，さらには身体のさまざまな部分の運動には一貫した直接的作用は何も及ぼすことはないとさえ考えられていた》[*Compte Rendus hebdomadaires des* *séances de l'académie des sciences*, Tome XCII, p. 590, 注（238）参照].

　さて以下にヴュルピアンが，脳局在の学説のためにもち出された論拠の一つについて，どのような見解を示していたかをあげておこう．この論拠は，正しいことが明らかになれば，彼も認めていたように，きわめて重要な意義をもつことになったであろう．すなわちそれは，皮質の限局した損傷によって，身体の同じく限局したしかじかの部分が麻痺したように見える，ということである．《しかし，ある限定された領域の損傷が，常に身体の同じ部分の麻痺を作り出すかどうかについては言わずにすまされていることによく注意する必要がある》[*Leçons sur la physiologie générale et comparée du système nerveux*（注（264）参照), p. 712]．デュプレは，顔面麻痺がたしかに本来の意味での大脳の病変によって起こったもののように見える症例報告を発表していた．ヴュルピアンにとっては，このような事実が彼にはまったく例外的なものであるように思われる上に，こうした症例では，指摘されている大脳の変性が常に一定の座をもつわけではないので，何らかの見過ごされている別の病変もあったのではないかと疑われるのである．要するに，生理学的実験も，病理学的観察も，比較解剖学も，ヴュルピアンの意向通りには，脳局在の学説のために，ただ一つの信頼できる論拠も作り出してはいなかったのである．少なくとも，失語症，「アフェミー」ないしは「アファジー」[本書p. 289参照]の学説が，この学説にいく分かの強固な支持をもたらしたかに見えるまでは，状況はそのようであった．一個人で発語言語の能力を失いながら，なお知性の一部を保っているということが起こっているのだとしても，ブロカ，シャルコーやトゥルーソーの名が出てこなければ，やはりヴュルピアンは，心から率直に，自らの困惑を認めようとはしなかったであろう．彼はこのような障害を，失語症者の多少ともデメンチアに陥った状態によって説明していたのである．というのも，シャルコーやトゥルーソーとともに彼は，ブイヨの見解とは対立して，《失語症者の大部分は多少ともデメンチア患者である》と考えていたからである．それは，一つの特殊な能力の喪失といったものではなく，知能の全般的な障害だったというわけである．左側の，大脳のある限定された領域に病気が局在するということについても，どうしてそのようなことを受け入れるようなことができたのか，ということになる．2つの大脳半球は同一の機能をもっている，あるいはもっているはずだというのは，絶対的に確実な真理だったのである．それに，左側のF^3[第3前頭回]に少しも病変のなかった失語症の症例も複数あげられていたのである．ということでヴュルピアンは，発語言語の能力がもっぱら大脳の前葉に局在するとする見解も，その座が左半球のこの脳葉の一つの脳回に限局す

ヴュルピアン

るとする見解も，同じように全面的に拒絶したのである．

―――――――――――――

脳局在の発見
フリッチュとヒッツィヒ

　フリッチュとともに1870年に発表した「大脳の電気的興奮性について」と題する最初の論文のときから，ヒッツィヒは，大脳皮質が興奮性をもつという，彼の発見の，大脳の機能に関する未来の科学にとっての重要性のすべて，とりわけその本質的な意味合いを理解していることを，はっきりと見せている．大脳皮質の諸々の特性に関する知識に基づいて，心理学は築かれることになるのである．

　これらの特性が知られていないこと，そしてガルとその後継者たちの恣意的な理論のために，真実を探し求める心理学者たちは，生理学から取り入れられる資料には疎遠になっていた．しかし，あらゆる論証以上に，いかに熱心に人間が意識という薄暗い世界に眼差しを向けたがっているかを示すのは，《大衆の間で，その非科学的な方法にもかかわらず，骨相学がかちえた驚くべき成功》である．諸々の著者がこの問題についてもたらした研究結果は，今なおほとんどすべての生理学者たちに採用されているもう一つの学説（1870年［これが先にあげられたフリッチュとヒッツィヒの論文を指しているのだとすれば，その p. 303（注（266）参照．*Untersuchungen über das Gehirns*, p. 4）に，フルラーンスのもたらした結果が，「後にこの方面について得られたほとんどあらゆる知識の基礎とみなされるに至った」という記述がある．また以下に続くフルラーンスの学説を述べた部分も，同，p. 305（同，p. 6）に独訳が載せられているフルラーンスからの引用なのであろう（もっともそれは，もともとのフルラーンスの文章とはやや異なっている）］），すなわちフルラーンスの学説と，きわめて顕著な対照をなしていた．この学説の方は，諸々の脳葉は，その全体で，その機能の完全な遂行に参画しており，はっきり区別されるいかなる座も，知覚についても，魂の機能についても，存在しない，とするものなのである．いわば公認のものとなっているこの古い学説と，大脳皮質に限局した中枢ないしは中心が存在することの実証に基礎をおいた新しい学説との間では，対立がきわめて明らかであったので，最初に表面的なところ

脳局在の発見　フリッチュとヒッツィヒ

だけを見て，フリッチュとヒッツィヒは，器官学を継承している，あるいは蘇らせているにすぎないとくり返し言われた．

これ以上間違っていたことはない．私はこのことを明らかにする機会はけっして逃してこなかった．特にフリッチュとヒッツィヒの発見に由来する，脳局在の現代的で科学的な学説では，古典的な諸々の魂の能力も，骨相学の諸々の基本的器官も局在しない．なぜなら，そうした能力やそうした器官は存在しないからで，それらは，存在するものなのではなくて，知られている唯一の現実のもの，私が言いたいのは知覚と知覚の残遺のことであるが，そうした大脳の灰白皮質の多少ともはっきりと分化したさまざまな領域の中に局在し，したがって局在を見つけ出すことが可能なもの，の活動によってもたらされる，関係，結果だからである．

《大脳皮質全体は，一定数の等しい大きさの領域に区分されたものとして，また，それらの領域は線維束で相互に，また中枢性大神経節と，結合しているものとして，考えることができる．それらの領野は，その現象的な発現様式が我々に精神的機能の名で知られているすべての能力の，物質的基盤を形成しているように思われる．……フルーランスによれば，大脳の全体がこれらの機能のすべてに参画しており，はっきり区別される諸々の機能的な中心が存在するということはない．そうだとすると我々は皮質の特別な各々の領域を一つの小さな脳とみなさなければならなくなるだろうから，というのである．……私は，それに対して，程度の差はあっても数多くの領域，それを限定するのはまだ時期尚早であろうが，そうした領域が同じような特性を備えて，同一の目的の達成に向けて協力してはたらいていること，そして，異なる目的に役立てられる数の定かでない複合体が存在するということを認めるのである．……皮質の一定の領域の解体による麻痺（*Paresen*）が存在することは確実であるが，その一方で，別の領域では破壊されても目につくほどの運動障害がないという場合もある．実験的に麻痺を作り出す研究，ノートナーゲルのものがそうで，私はこれに参照を促しておくが，そうした研究でも同じ結果が出ている》．失語症についても同様である．《今日では，この症状が皮質の決まった領域の病変によって作り出されることが明らかにされている》．いずれにせよ，失語症の症例観察も《やはりフルーランスの理論への反論を語っているのである》．《言葉の形成が何らかのより複合的なものであり，諸々の領域の多数の連合した群の規則的な協力（*Zusammenwirken mehrer Complexe von Feldern*）によっていることを認めれば，規則と並んで例外があることも理解される．そうした場合には，2つの複合体の間の結合のすべての，あるいはその本質的な部分の，連続性が断たれてしまうと，2つの中の一方が破壊されるのと，あるいは同じことであるが，それらの末梢の神経路が破壊されるのと類似の現象が作り出されるということもありえるだろう》．さらに，随意運

動ないし行為についてもまったく同じである．《すべての行為は，それもほとんど機械的なものであっても，以前あるいは現在の感覚的印象に還元することができる．感覚器官の一次的活動によって形成される想念（Vorstellungen）の総和から刺激が生じ，その結果運動が起こる．運動は感覚表面（Sinnesfläche）の固有の領域にその根源があり，したがって，私には，運動中枢そのものは無傷であるが，それでもその活動に協力する諸々の因子が孤立しているために，その機能に与らなくなっているというようなことを考えてみることもできるのである．私は，精神的に下等な動物で，純粋に感覚表面と認められている領域が破壊されると運動の障害が起こるのに，その同じ地点を刺激しても運動がひき起こされないというようなことが示されるとしても，驚いたりはしないだろう》．
(267)

　フリッチュとヒッツィヒが彼らの最初の論文を発表した当時は，大脳半球は生理学者たちに知られているどのような刺激法を用いても興奮しないというのが，何世紀も前から，ある種の科学的ドグマとなっていた．器質的に興奮させるという以外の刺激によって，脊髄の興奮性や，大脳基底核，ヴァロリオの橋，視床の興奮性が誘発される可能性については，意見はさまざまに分かれていた．しかしそれでも，生理学では，やはり何世紀も前から，あらゆる神経に，それらについての考え方を成り立たせる条件そのものとして，興奮するのが可能という特性があるはずだと主張されてきていた．すなわち，それらの状態を一定の時間変化させるのが可能なあらゆる影響に対して，自らがもつ固有のエネルギーによって応答するという特性である．ただ神経系の中枢の部分だけがこの法則からはずれていると思われていたのである．ハラーとツィンはたしかに，大脳半球の実質の中に器具を差し込むと，けいれん運動が作り出されるのを観察していた．エックハルトは，名前をあげずに，《大脳の前葉を薄く切ることによって，前肢に強い運動が起こるのを観察した》一人の著者を引用している．その実験の詳細はわからないが，仮にそれが行なわれたことに必要なあらゆる保証が付けられるのだとすれば，それだけで，ヒッツィヒが証言しているところによれば，ある脳葉の機械的刺激によって随意筋の運動をひき起こすことができるという原則を確立するのには十分であった［*Untersuchungen über das Gehirns*（注（267）参照）, p. 4］．しかし，我々も注意を促しておいたように［例えば本書 p. 259］，マジャンディ，フルーランス，ブイヨ，ロンジェ，ヴュルピアンは，大脳半球の皮質は興奮性がないと思っていたし，シフ，マテウッチ，ファン・デーン，Ed. ウェーバー，ブッゲその他もまったく同じであった．このような満場一致で裁決された問題はかつてなく，下された判決は確定された

ものと思われた．大脳皮質の非興奮性の問題は，その感覚能力の問題と混同されてはならないものであるが，さらに，この皮質が解剖学的な基盤となることのできた機能的局在の問題とも区別されなければならない．局在ということであれば，その原理は脳生理学そのものと同じほど古く，また必然的なものとして（アンドラール），また科学的に証明されたものとして（ブイヨ，ブロカ）すでに受け入れられていたものなのであるから．

　純粋に解剖学的観点から，マイネルトは彼の時代の一般的見解には明らかに背を向けていた．大脳皮質は表象の器官であって，彼には，それは程度の差はあってもはっきりと区別される一定数の領域に分かれ，それらの領域の役割と本性は，さまざまな種類の表象について，投射線維束と末梢および中枢の器官との連結によって決定されているように見えていたのである．マイネルトが述べていたところでは《神経細胞に備わる特殊なエネルギーとは，諸々の神経の終末の器官に差異が存在する結果に他ならず，神経細胞に備わる唯一の特殊なエネルギーは，感覚能力（*Empfindungsfähigkeit*）であり》[*Psychiatrie. Klinik der Erkrankungen des Vorderhirns*, Wien, 1884, p. 127]，それは被刺激性の一つの様態にすぎない．マイネルトは，皮質のいわゆる運動中枢と言われているものは，実際のところは，一般感覚中枢にすぎないとさえ主張していた．したがって，マイネルトにとっては，ヨハンネス・ミュラーの説明は余分な説明だった［本書 p. 297 参照］．感覚作用に異質性がある（視覚，聴覚，触覚など）というのはしたがって次のようなことの結果であったことになる．1°　感覚作用が作り出されるのに必要な外界からの力の多様性，2°　神経の終末の器官の構造．要するに，マイネルトが一般感覚および特殊感覚能力のさまざまな様態を関係づけたのは，末梢の感覚装置の構造であって，大脳のさまざまに異なる皮質領野の神経細胞に備わる特殊なエネルギーではない．これらの皮質領野は，進化の過程で，明らかな生理学的分化，例えば嗅覚動物における嗅葉や人間における発語言語の領野のようなものを受け入れていったのである．ヒッツィヒは次のように述べている．《こうして，ガルとは違った仕方でではあるが，マイネルトはさまざまな精神的能力の限局した局在が存在することへの支持を表明したのである》[*Untersuchungen über das Gehirns*, p. 25]．臨床的観点およびブイヨが病理学的生理学と呼んだものの観点から，サミュエル・ウィルクスは言うまでもなく，ヒューリングス・ジャクソンも脳回の中に運動障害，《舞踏病性片麻痺》《片拘縮》などに見られるものの原因を捜し当てようと努めていた．ブラヴェによって臨床的によく観察されていた，部分性ないし皮質性てんかんの病因論に刺激されて，デイヴィッド・フェリアーは彼の最初の実験をヒューリング

ス・ジャクソンの見解の正しさを確認し証明する目的で行なうことにさえしたのである．一側性で局在性のてんかん様けいれんの研究を行なうことで，この医学者が導かれた結論は，そうしたけいれんは，対側の，機能的に線条体と結ばれた，筋肉運動と関連する大脳半球のいくつかの刺激性病変の作用によるのであり，したがって，けいれん性の現象は損傷を受けた半球の皮質の，刺激性ないしは放電を介する，病変の結果として起こる，ということであった．

　しかし，フリッチュとヒッツィヒが現れるまでは，脳局在のすべての試みには，そしてこれはブロカの試みにとっても別ではありえなかったが，生理学に課せられている唯一の証明，すなわち実験という証明が欠けていた．そうした実験の端緒となったのは，ヒッツィヒが人間で行なった一例の観察で，この観察によって証明されたのは，人間の神経中枢を直接電気的に刺激することで随意筋の運動がひき起こされるということであった．《頭の後部にガルヴァーニ電流を通すことによって，私は容易に眼球の運動を起こすことができたが，その運動はその性質から判断して，大脳の中枢が直接刺激されなければ作り出されることはありえなかった．頭部のこの領域にガルヴァーニ電流を流さなければ作り出されないこのような運動は，例えば四丘体の刺激によって起こるというように考えることができた》．しかし，同じ眼球の運動は側頭葉にガルヴァーニ電流を流しても現れるので，この後者の方法では，電流が脳底まで拡散してはいなかったか，あるいは《大脳は，一般の見解に反して，電気的興奮性をもっているのではないか》と問うこともできた．ウサギで行なわれた予備実験がヒッツィヒに肯定的な結果をもたらしたので，彼はただちにフリッチュとともに，イヌで一連の実験を開始した．以下に，どのようにヒッツィヒがそうした最初の研究の結果を述べていたのかをあげておく．《イヌの大脳の凸面のある部分は運動性（この表現はシフの意味で用いる）であるが，また別のある部分は運動性ではない．運動性の部分は，一般的には，前方に位置し，非運動性のものは後方に位置している．運動性の部分を電気的に刺激するという手段で，身体の反対側半分に，いくつか組み合わさった筋肉の収縮が得られる．これらの筋肉の収縮は，ごく弱い電流を用いることで，狭い範囲に限定された一定の筋肉群に局在化させることができる．より強い電流を連続して同じ地点あるいはごく近接した地点の刺激に用いることで，他の筋肉が興奮に加わり，さらには身体の同側の半分の筋肉も加わってくる．一つの範囲の限定された筋肉群だけが孤立して興奮する可能性は，きわめて弱い電流を用いることで，ごく小さい地点にまで狭められ，この地点を我々は簡略のために中枢と呼ぶことにしようと思う》．ごくわずかに電極を移動させると，例えば四肢が伸展していた場

脳局在の発見　フリッチュとヒッツィヒ

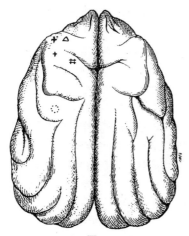

図1
- △　頸の筋肉，前頭前回の外側部にある．
- ╀　前肢の伸筋と内転筋の中枢．
- ╋　同肢の屈筋と回旋筋の中枢，前頭後回上で，先の中枢の少し後方にある．
- ♯　後肢の筋中枢，前頭後回上で，正中線により接近している．
- ⊙　顔面筋の中枢．

合には，屈曲運動ないしは回旋運動が当の同じ四肢に起こった．《我々が2つの電極を互いに遠ざけ，あるいは電流の強さを上げると，け́い́れ́ん́が現れた．しかしこのような筋肉の収縮は身体全体に波及し，その結果，それが片側性のものなのか両側性のものなのか区別することはもはや不可能であった》（『脳研究論集』，*Untersuchungen über das Gehirns* ［注（266），（267）参照］, p. 11-12）．

イヌでは，これらの中枢（*Centra*）の座はきわめて一定している．これらの中枢を正確に決定するために，著者たちは，より弱い電流で，より強い収縮が当該の筋肉群にひき起こされる地点を探した．次いで彼らは，まだ生きている動物の大脳で，2つの電極の間に針を刺しておいて，大脳を頭蓋から取り出した後，このように印をつけた地点を，それ以前の実験で使われエチル・アルコールの中に保存されていた他の大脳が示している地点と比較した．大脳のさまざまな脳回は一定しているとはいっても，それらのさまざまな部分の発達とそれらの個々の状態は，やはり大きく異ならずにはいない．《同じ動物の2つの大脳半球の対応する脳回も，いくつかの部分では異なった形成のされ方をしているというのが例外であるよりもむしろ通例である．最も発達しているのが，ある場合は凸面の中間領域であったり，ある場合は前部ないし後部領域であったりする》．実験のくり返しを容易にするために，著者たちは上のようなシェーマ（図1）［同，p. 13］の中に，イヌの大脳の運動中枢が局在する地点を示しておいた．

著者たちは次のようにつけ加えている．《この領域はしばしば0.5センチメートル［原本では5センチメートルとなっているのを，原典により訂正］以上の広がりをもち，シルヴィウス裂を越えて前後に延びている．我々がつけ加えておかなければならないのは，最初にあげた地点で頸́の運動を起こさせるのにいつも成功したわけではなかったということである．我々は，示された地点の間に位置する地点を介して，背́，尾および腹の筋肉の収縮を十分な頻度でひき起こし

たが，それらの筋肉の各々をそれだけ孤立してひき起こすことができるような，ある限局した地点を正確に決定することはできなかった．顔面筋の中枢より後方に位置する凸面全体は，まったく不釣合いなほどの強さの電流を用いた場合でさえ，我々には完全に非興奮性であると思われた》（同, p. 13-14)．彼らは，刺激に応じなかったすべての領域を，それ以上何の予見ももたずに，《非興奮性》と呼んだ．

要するに，大脳の中で知られている最初の4つの運動中枢は，イヌの十字溝［人間の場合の中心溝（前頭葉と頭頂葉を分ける脳溝，ローランド溝）に相当する］の周囲，その周辺の2つの回，すなわち十字前回および十字後回の上に，群としてまとまっていた．そして最後のもの［顔面筋の中枢］は第2外側回の前方の部分にあった［図1参照］．

これらの実験を通じて著者たちが行なった，生理学的および病理学的観点から見て最も重要な指摘の一つは，《出血に伴って，大脳の興奮性はきわめて速やかに低下し，死ぬ前にすでに，ほとんどすっかり消失するまでに至り，死の直後には，最も強い電流に対してさえ完全に失われるが，一方で筋肉と神経はきわめてよく反応する》ということである．したがって，神経中枢の興奮性に関する実験は，いかなる循環障害も存在しない場合にしか，行なうべきではなかったのである［同, p. 18-19］．

いったいどうして，多くの実験家たちが，そしてその中には生理学の最も偉大な名前も含まれているのであるが，大脳の興奮性の問題についてこれとは正反対の結果に到達するというようなことがありえたのであろうか．この問題に，著者たちは次のように答えている．《方法が結果を作り出す》．彼らの先行者たちが大脳の凸面をすっかり全部露出していたというのは不可能なことであり，もしそれができていたら彼らは確実に筋肉の収縮をひき起こしていたであろう［同, p. 22］．

イヌの頭蓋の後方の部分は，その下には四肢の運動中枢は何もないが，その形状から開頭用穿孔器の冠状鋸をあてるのに推奨されていた．おそらくそこから手術が始まって，大脳の表面のさまざまな領域は機能的に等価であるという誤った考えから，頭蓋の前方の部分を開頭するのは省略されてしまっていたのである．拠りどころとされていたのが，あらゆる精神機能は大脳のあらゆる部分に遍在しているという，まだきわめて広く流布している仮説である．《諸々の精神機能の局在ということだけを考えていたのだとすれば，基質のいくつかの部分が明らかに非興奮性であるということを，ある種それ自体自明なこととみなしていたであろうし，そうした部分はどこも探索しないままに放ておい

たことであろう．というのも，我々が，我々の用いた刺激の手段によって，諸々の想念（Vorstellungen）を呼び起こすことができる，あるいは，そのようにして呼び起こされる想念を，生体解剖されている動物で，明白なものにすることができる，というようなことは，これまで実験者の誰も想定していなかったからなのである》．ヒッツィヒはここでF^3［第3前頭回］について語っていて，人間の場合でそれに関して知られていることは，彼の発見を支持すると言っている．つまり《大脳の諸々の部分は機能的に等価ではない》ということである．この最初の時点から，科学に確実に得られた事実として残るもの，すなわち実験的に証明されていて，いつでも再現することのできる事実とは，《1° 中枢神経器官は我々の用いた刺激に明白な反応で応答する．［……］2° 大脳半球を構成する神経塊のかなりの部分，ほとんど半分と言ってもよい部分は，筋肉運動と直接の関係があるが，他方それとは別の部分は少なくとも直接には，この運動とは明らかに何の関係もない［1°，2°という番号はスーリィの付したものであり，原典にはない］》［同，p. 22-25］．

大脳皮質の電気的刺激によって得られる結果が，随意運動性インパルス（der motorische Willensimpuls）が生じる灰白質の中枢への直接の作用によって作り出されている，ということはありえるのであろうか．白質の線維の興奮を考えなければならないのであろうか．やはりこうした，我々もこれまできわめてしばしば出会ってきた問題，白質と灰白質のそれぞれが，得られる結果の産出に対してどのような意義をもつのかという問題こそ，今度はフリッチュとヒッツィヒが自らに提出した問題となった．彼らはこの問題に対して，当時として可能であったであろう唯一の解答を与えている．《灰白質の中では，神経線維と神経細胞が解きほぐしがたく混じりあっているのだから，形態学的に区別される要素に関して，個別的な研究を行なうことは不可能である．灰白質が興奮性をもつことの直接の証明がもたらされている場合でさえ，常に，刺激が到達したのは，神経節細胞ではなくて，それらの細胞の間を通過する神経線維の方だと反論することができるだろう》（同，p. 26）．白質が興奮性をもつことの証明は，彼らがこの実質の中に絶縁した針を埋め込むことで諸々の運動をひき起こしていた以前の実験から出てくるのは明らかであった．それらの線維が皮質の灰白質と連続していることは，それらの生理学的特性が，この皮質の外でも中でも同一のままであることを意味していた．皮質には興奮性があるのである．《しかし，現在の手段をもってしては，神経線維だけに，それとも神経細胞にも，興奮性があるのかどうかを確実に決定するのは，なおも不可能であった》［同，p. 27］．2つの可能性があった．刺激が電極のすぐそばの神経細胞によっ

て受け取られて、それらの細胞によって筋肉運動に変えられるのか、それとも、まさにそのような地点に、皮質の表面の近くを通過する興奮性をもった髄質の線維が存在しており、したがって興奮しやすい位置にあるのか、そのどちらかであった。たしかにシフは大脳の中に感覚線維が存在することを認めていたのであり、この若い著者たちがこの学者にどれほど尊敬の念を表していたかもわかることだった。しかし、フリッチュとヒッツィヒも確認した、大脳の実質の《絶対的な無感覚性》は、少しもシフの仮説を支持するものではなかったのである［同, p. 21］。その上この生理学者は一度ならず、彼のいう触覚の知覚中枢（*Tastcentrum*）の脳局在に関する考えを変更する必要にせまられてもいた。彼は、ヒッツィヒが皮質のいわゆる《運動中枢》を刺激して直接に得たすべての結果は、反射作用の中枢が興奮することによる反応として説明していた。ヒッツィヒは後に次のように反論することになる。《仮にそれが反射なのだとすれば、収縮は、皮質が反射中枢であることになる以上は、皮質を切除した後ではもはや作り出されてはならないはずであろう。ところがそのようなことはないのである。彼の最近の仮説では、明らかにこのような反論から逃れるために、シフはこの反射中枢を皮質以外に位置づけたのであるが、別の場所を示すことはしていない》［Zur Physiologie des Grosshirns, *Archiv für Psychiatrie und Nervenkrankheiten*, XV, Berlin, 1884, p. 273］。そしてたしかに、未知のまったく探検されていない地方に入り込んだかのように、シフは、そこに脊髄の後索が上行しそこから錐体束が下行するような、ある皮質下の反射中枢が存在するのを空想したのである。もはやそれを大脳皮質の中に探してはならなかった。それはどこか脳のもっと深い部分に座を占めているのでなければならなかったのである。

フリッチュとヒッツィヒは、皮質のさまざまな部分の役割に関する問題を実験的に解決するために、新たな途に入っていった。すなわち、その諸々の機能を電気的刺激によって正確に知り証明を済ませた、皮質の限局した部分の摘出実験の途である。2頭のイヌで、彼らが右前肢の中枢が位置していると考えた地点で、頭蓋を開頭用穿孔器の冠状鋸を用いて開いた後に、（軟膜とはまったく対照的に）《きわめて感覚能力に富んだ》硬膜を露出し、切開し、大きく開いておいて、彼らは電気的刺激によって、求めていた中枢をたしかに探り当てていることを確認した。軟膜を切り、メスの細い柄を用いて、その地点からごくわずかの皮質を、2頭の中の1頭からはやや多めに除去した。その後で傷口を閉じた。その傷口は、手術中に数滴の血液しか失わなかった動物では、「一次癒合」を起こして治癒した。2頭のイヌが呈した運動障害は、これ以上ないほどよく似ていた。ということから、この最初の論文のときにもう、著者たち

は，これらの 2 つの実験の結果が完全に一致していることを報告するべきであると考え，それを支持するもっと多くの観察例を集めるのは将来に残すことにしたのである．しかし何といっても，彼らは自分たちが求めていたことは見出していて，すでにいくつかの結論をひき出すことができるのである［*Untersuchungen über das Gehirns*, p. 28-29］．

　手術の直後，麻酔が醒めると，2 頭のイヌには全身衰弱が見られた．ついで，次のような事実が確認された．1° 歩行するときに，彼らは右前肢を上げてもその運動を目的に合ったものにすることができず，その側に滑ってしまうばかりで，その結果地面に倒れてしまう．2° 起立しているときも同じ現象を呈する．さらに前脚の背側面が地面に着いていても，イヌはそれに気づかなかった．3° 座って，2 本の前脚を地面に置いていたときも，イヌは右側に倒れ，その側の前肢が支えることはなかった．それでもすぐに立ち上がることはできる．この肢の皮膚の感覚能力ないし圧迫に対する感覚能力には，目立った障害はない［同，p. 29］．これら 2 頭の動物が，皮質中枢を破壊されていた《この肢がとる姿勢の状態について不完全な意識》（*ein mangelhaftes Bewusstsein von den Zuständen dieses Gliedes*）［同，p. 30］しかもっていないことは明らかであった．運動機能は不完全にしか失われておらず，触覚の感覚能力はおそらく変化していなかった．彼らが失っていたのは《この肢についての完全な想念ないし表象（*volkommene Vorstellungen*）を形成する能力》だったのである（同，p. 30）．著者たちは，その場合には確実に感覚神経路の損傷はないということに留保をつけて，この症状を脊髄癆で観察されるものと関連させた．さらに，彼らによれば，魂から筋肉に向かっていく何らかの運動路は存在しているが，一方で筋肉から魂に向かっていく伝導路の方はどこかの部分で中断が起こったのだと言うこともできた．《そのような中断が，おそらく筋肉感覚（*Muskelsinn*）の仮説的な伝導路の終点を侵害したのであろう．いずれにせよそれが，損傷を受けた中枢の地点に座をもっていたのである》［同］．それがどのようなものであるとしても，《確実なのは，この中枢が損傷を受けると，もっぱらこの中枢の支配下にあることが確かな肢の随意運動だけが変化するが，消失するということはないということ》［同］，そして，この肢の筋肉に運動性インパルスを受け取るのを可能にする他の座，他の開かれた伝導路はなお残っているということである．ところでこれらの症状は，明瞭に認められるものであるが，それらが現れた肢とは，灰白質を電気刺激したときに筋肉が収縮していた肢であり，その電気刺激した灰白質の地点が，破壊することでこのような随意運動の障害がひき起こされたその地点なのである［同 p. 31］．生理学者たちの中でも，ムンク（ベルリン）

とナッセ（マールブルク）は，これらの最初の実験に立ち会っていた．

　皮質の刺激と切除の実験の後に，臨床的および解剖・病理学的方法によってほとんど同時にヒッツィヒに，脳局在の学説の正しさを示す新たな証拠がもたらされた．

　この生理学者はこれまでに，実験によって次のような3つの原則を確立していた．1° 皮質の一定の決められた中枢を電気的に刺激すると，同じように決められた肢ないしはその肢の一分節，さらには，顔面あるいは頃の一領域の随意筋の運動がひき起こされる．2° これらの中枢を破壊すると，その結果，同じ筋肉に対応する随意運動能力の障害が起こる．残るは，イヌでひき起こされ観察された事実が実際に生じるのを人間で実証することであった．臨床観察が，ヒッツィヒにその証明を行なうことを可能にしてくれるのである．

　先の戦争［普仏戦争，1870-71年プロシアとフランスの間で戦われた］中，ナンシー市に運ばれてきていた負傷兵の中に，20歳のヨーゼフ・マッソーという前線歩兵隊の兵士がいて，1870年12月14日に煙草工場に設けられた隔離病棟に収容されたが，彼は12月10日オルレアンで右側の頭部に銃撃を受けていた．傷は当初はさほど重傷には見えなかったが，1871年1月15日，自分もまた病気だったヒッツィヒが傷を再び診たときには，幅約6センチメートル，長さ7センチメートルの大きさになっていた．2月3日，傷の下端は外耳道から5センチメートル，上縁は11センチメートルのところにあり，傷口の中央では表面に長さ3センチメートル，幅1.5センチメートルで骨が露出していた．翌日10時，右側で激しい頭痛，同日の午前中，主に左側の顔面の領域に，意識消失を伴わない，突然の間代性けいれん発作，口角，鼻翼および眼瞼の筋肉が，まず1秒間隔で，ついでもっと速く，きわめて激しくけいれんし，このけいれんはテタニー様になり，けいれんの過程は舌の筋肉や呼吸の筋肉にまで及ぶ．顔面蒼白，不安感．5分間続く発作の後，左側の顔面全体と同側の舌の筋肉の，一過性だが，そのときはほぼ完全な麻痺．10分後，左手の指（母指を含む）のすべての屈筋の，頻度も強度も弱まった，間代性運動が起こり，その過程の中には顔面も含まれる．発作の後，顔色はほとんど瞬時に正常に戻る．舌はなお一日じゅう両側の小さな間代性運動で震えていたが，左側の方がより強かった．瞳孔には変化なし．発作の間じゅう，脈拍の亢進は左側より右側の方がずっと小さかったが，後にはまったく逆になった．同日，最初のものとまったく同じで持続時間も同一で，しかしより激しい，新たな発作．夕刻にかけて，左側顔面の麻痺はほぼ完全に消失した．しかしながら，患者の考えの及ぶ範囲は狭まっていき，正確な応答を得ることは困難になった．それでも，外界のものごとに関する正確な意識はもっていて，自分に言われたことは理解していた．それを十分に記憶の中に保持してさえいて，発作後でもそれを報告するほどであった．口角下制筋，口輪筋および左鼻翼筋の

脳局在の発見　フリッチュとヒッツィヒ

攣縮を伴う．顔面神経の下枝によって支配される筋肉群の軽い不全麻痺．舌の左方への偏位と口蓋垂の右方への偏位．感覚能力は障害なし．発作は拡大しながら続発する．《意志》については，患者は発作の間でも歩くことができ，右手を伸ばして握ったが，これは左手ではできない．

2月10日死亡．〈死後の〉体温上昇．

剖検：頭蓋内板，硬膜には穿孔があり，軟膜は豚脂状の層に変化していたが，これらは右半球の広範囲にわたって膿で覆われていた．硬膜の実質が失われているのに一致して，脳膿瘍があり，頭蓋を開けるとそこから膿があふれ出る．この膿瘍の上縁は正中線から6.5センチメートルのところ，後縁はシルヴィウス窩の前方2と3分の1センチメートルのところ，ローランド裂の前縁回の上にある．つまり，このローランド裂の下端と中心前溝の間で，中心前回（FA）の弁蓋部への移行地点にあって，すでにその弁蓋部に及んでいる．右半球の凸面のほぼ全体にわたる軟膜の癒着．

　この観察例のもつ重要性は明白である．皮質の限局した一地点の孤立性の刺激性かつ破壊性の病変に，いく度かのけいれんと一つの麻痺が対応していて，その領野が同じように一定の限界の間に含まれていたのである．したがって，先に記載された機能性の障害，すなわち顔面筋と舌下筋の障害は，皮質のその部分が破壊されたことが原因であったことになる．ところで，膿瘍のあった座は，ヒッツィヒとフリッチュがイヌの大脳で発見した顔面筋の大脳中枢と一致していた．

　この観察例の議論の中から，我々は，この症例に適用されているわけではないが，彼の優れた批判的感覚を我々に明らかにしてくれる言葉を取り上げておく．彼が言うところによれば，忘れてはならないのは，皮質の一部が膿瘍あるいは新生物によって破壊されると，この領域とはまったく無縁であるが，その近くを通る線維束が新生物によって刺激され，それによって，実際にはそのときまでその皮質中枢にいかなる変化も被っていなかった筋肉の領域に，諸々のけいれん現象がひき起こされる場合がありえるということである．[269]これこそ診断を誤らせかねない一つの複雑な事情で，このようなことは，きわめて古くからの，しかし科学的局在論によって若返り，面目を一新した科学，脳外科学の中にも，しばしば見られているに違いないのである．

　イヌと人間の脳領域の形態学的および生理学的同等性についてはどうかというと，ヒッツィヒは，ベルリン動物園長から寄贈された一頭のサルしか手に入れることはできなかったのであるが，弱い電流の刺激によって，イヌの場合にしかじかの一定の筋肉群の収縮がひき起こされたすべての地点ないし中枢が，

サルの場合には，中心前回（FA）の上に局在することを確認した．中心前回は前頭葉に属すのか，それとも頭頂葉に属すのか．このことは，解剖学者たちがなお議論を戦わせていて，一致した見解は出ていなかった問題である．ヒッツィヒは，ビショップが示していたように，この脳回は頭頂骨の下にあって，《同じ骨に覆われている他の脳回と本性的かつ発生的な関係がある》ことを指摘するだけにとどめている．ヒッツィヒはさらに，イヌの運動性の2つの脳回とサルや人間の中心前回を，随意筋の運動と関係のある皮質の唯一の領域とみなすつもりもなかった．これらの中枢以外にも，彼の言うところでは，《同じ本性の，また別の本性の，他のものがなお確実に存在する》．我々が引用した臨床的および解剖・病理学的症例と，ヴェルナー，グリージンガー，レフラー，ジモンらの他の類似の症例とを比較して，ヒッツィヒは，これらの症例の数は少ないにもかかわらず，症状と病変の座が一致していることから，すでに次のような結果を引き出している．《我々はどこでも，頭頂葉の上部領域（FA）の病変には四肢の運動能力の障害を伴うが，それに対して，この脳葉の底部の病変では口と舌の筋肉の領域（顔面下部と舌下）に運動能力の障害がひき起こされるのを見出す》[（ ）に入れられた挿入はスーリィによる]．さらに侵襲される筋肉群の数は，中心前回の病変の範囲の広がりとともに増加することがありえる（四肢でも，顔面や舌下でも）．ヒッツィヒがまさに明らかにしたいと思っている注意点とは，前頭葉が完全に破壊されてしまっている場合でも，運動能力の障害は指摘されないということなのである．[270]

　ヒッツィヒはフリッチュとともに初めて（1870年［「大脳の電気的興奮性について」．以下に述べられていることは，*Untersuchungen über das Gehirns*, p. 17 をもとにしている]），大脳皮質を電気的に刺激することによって身体の反対側にけいれん発作を起こすことができる，ということを観察したが，この発作は刺激された皮質の地点に対応する筋肉の収縮に始まり，身体の両側に広がる場合さえあった．《我々の実験の2例では，きわめて特徴的なてんかんの発作が，大脳皮質を強縮させることによってひき起こされた運動の後に続いて起こった》．ヒッツィヒは，このような《けいれん運動》（*Nachbewegungen*［後続運動]）を，Ed. ウェーバーが脊髄を強縮させたカエルの体のすべての筋肉で観察したものと比較した．《これらの発作は，たとえ大脳が休止していても，くり返し起こることがある》．数年後，ヒッツィヒは，大脳皮質の運動性の地点の局所地図を決定するために行なった実験の後に生き残った多くのイヌたちが真のてんかん発作に陥ったことを確認したが，このような指摘は，後にルチアーニも，大脳の前方あるいは後方の領域を切除した後に外傷性てんかんに襲われた多数の

脳局在の発見　フリッチュとヒッツィヒ

イヌについて，行なうことになった．したがって皮質性てんかんの実験的研究は，1870年には基礎が置かれていたということになる．同時に，フリッチュとヒッツィヒは，各々の半球の両側性作用の性質とメカニズムという，生理学においていまだに盛んに議論されている問題にとって考慮すべきこととされていた事実も観察していた．すなわち，弱い電流ではその効果は身体の反対側の筋肉に限局されるが，強い電流では反対側および同側の筋肉に同時に作用するということである．

　当時支配的であった，てんかんの病因に関する学説は，クスマウル，テンナー，ノートナーゲルらの実験，そしてシュレーダー・ファン・デル・コルクの臨床観察からもたらされたもので，発作は延髄から発する血管の攣縮によって説明されていた．この学説に関して，ヒッツィヒは，我々が先に引用した臨床観察およびヴェルナーの臨床観察の結果，そしてとりわけこの研究のために特に行なった少数の新しい動物実験の結果を提示した[271]．てんかん性「アウラ［前兆］」の現象は，てんかん性狂気で見られる精神障害と同様に，それだけですでに，ヒッツィヒによれば，諸々の現象の連鎖において，大脳に二義的な位置しか認めない理論がもはや満足なものではないという，十分な理由となっていた．ヒューリングス・ジャクソンおよびオディエによってきわめて見事に記載された局在性，部分てんかんの現象は《延髄とはどのような直接の関係ももつことはありえず，それらの原因としては，大脳の，それもおそらくは皮質の病変に帰すべきであることを認めざるをえない》のである．たしかに，すべてにおいて示されていたのは，発作の中に存在する本質的なものはたしかに血管の攣縮であるということであって，そうした症状を，ヒッツィヒもヨーゼフ・マッソー［の症例，本書 p. 313 参照］で記載していた．では実験という手段を用いて，その決定因を大脳の刺激に関連づけることは可能だったのであろうか．ヒッツィヒの論文の中にある，彼が前肢あるいは後肢の皮質中枢を摘出ないし焼却した，4つの実験からは，さらにもう一度ここでも《皮質の損傷がてんかんを作り出す場合がある》という結果がもたらされているのである．

　この世紀［19世紀］の最も重大な発見の一つは，これもまた同じように，実験的観点から，ヒッツィヒに負うものであるが，視覚の大脳中枢が後頭葉に局在することの発見である．この時期（1874年），ほとんどすべての生理学者たちは，たんに大脳を切除するだけで視覚に損傷を与えることができるということには否定的であった．シフは，一つの大脳半球全体を破壊してもこの機能には何の影響も及ぼさないとはっきりと明言していた．1874年7月の末に，ヒッツィヒは彼の（イヌを用いた）実験の経過中に，後頭葉の全域で皮質の切除

を行なった後に，反対側の眼が失明に襲われ，同時に，麻痺性の散大が同側の眼の瞳孔に及ぶことを発見した．ヒッツィヒは次のように書いていた．《片側失明の現象はきわめて特徴的なので，このことについて誤りを犯すことはありえない》[272]．実を言えば，ヒッツィヒは後に（1883年）また，前部大脳ないし前頭葉の病変によって反対側の眼の視覚障害がひき起こされるということも主張するようになった[273]．

他の領域の現象の中では，同じようにヒッツィヒの実験的研究（1874 [Ueber Production von Epilepsie durch experimentelle Verletzung der Hirnrinde, *Untersuchungen über das Gehirns*, p. 271 を指すのであろう］で，運動性領域の表在性の病変において発熱の障害が現れるのが知られていたが，この観察は，それ以来きわめてしばしば，特にホーズリー（1889 [本書で言及されているホーズリーの論文は，注（211）にあげられたもののみであるが，ここでは，「脳病変の症状としての，身体両側で観察されるの体温の違いの意義について」，On the value of Differences observed in the Temperature of the two sides of the body, as of cerebral lesions, *The Britisch Medical Journal*, Volume I, London, 1889, symptomatic p. 1406 を指すものと思われる]）によって，臨床的観点から確認された．

一般生理学にとっては，運動中枢の刺激あるいは破壊実験の結果として，けいれんあるいは麻痺が作り出される，という現象の本性について，ヒッツィヒがもたらした考えは今日においてもなおきわめて大きな重要性をもっている．シフにとっては，これらの誘発された運動はたんなる反射なのであり，麻痺は触覚の能力が消失した結果生じるものであった．すなわち，運動中枢とされる部分が摘出された動物は，後索の病変で運動失調になった動物に似ているのである．そうした動物はもはや四肢の位置の意識をなくしているが，これは，触覚が麻痺したためにそのような観念が失われるからなのであって，同じようにして，イヌの口にくわえられた骨の感触の観念も失われ，あるいは脚を濡らしている水の感触の観念も失われていて，その脚を引っこめないのである．筋肉の運動のエネルギーは存続しており，痛みや圧迫に対する感覚能力も同様である．したがって，この運動失調は運動麻痺の結果ではなく，触覚能力の麻痺の結果だというわけである．ムンクにとっては，運動性領域といわれるものは，諸々の感覚性の諸々の圏域，身体の対応する領域の皮膚や筋肉等での感覚作用から生じる，心像ないし表象の諸々の座に分解されるのであり，したがって，これらの中枢を刺激して運動がひき起こされるのは，直接的にでもなければ，反射という仕方によってでもなくて，運動の実行に伴うさまざまな性質の感覚作用の精神的な残滓が呼び覚まされることによっている，ということになる．

脳局在の発見　フリッチュとヒッツィヒ

つまるところ，ノートナーゲルは言うに及ばず，シフとムンクも，ヒッツィヒの言うところによれば，《運動性の圏域を感覚性の圏域にしてしまった》[*Archiv für Psychiatrie und Nervenkrankheiten*, XV Band, 1884, p. 274（注（273）参照）] のである．皮質の運動中枢の破壊直後に続く事実を考える場合に，ヒッツィヒは運動の障害に注目し，シフは感覚能力の障害に注意を向けていたわけである．フリッチュとヒッツィヒがS状回[本書 p. 309 に「イヌの十字溝の周囲，その周辺の2つの回，すなわち十字前回および十字後回」とあるのに相当する] の一地点を傷つけたイヌは，すでに見たように，本来の意味での運動性麻痺，それが運動能力の完全な欠如を意味するなら，そのようなものは呈してはいなかった．いかなる感覚能力の障害もまた認められなかった[本書 p. 312 参照]．しかし，ヒッツィヒはまもなく，四肢の一つが対応する手術で受けた外傷によって麻痺している一頭のイヌが，例えばテーブルの上から，そのイヌが端に行くのを止めてやらなければ，空中に墜落してしまうのを見つけた．運動中枢の限局し境界のはっきりしたこうした病変の中に，運動性の障害に伴う感覚能力の障害が存在しているということを認識する以前に，ヒッツィヒはそうした障害を識別していたのである．だからといって，その動物が呈する状態は，ヒッツィヒにとって，本来の意味での麻痺の状態であった，ということにはならない．言ってみれば最初の時期から（1870年 [フリッチュとヒッツィヒの共著論文が出た年]）彼は，動物が自分の脚の姿勢についてもつ《不完全な意識》[本書 p. 312 参照]，そして，特に，それについての《表象》ないし精神的心像が失われていることについて語っているのである．これらの，皮質のさまざまな中枢の破壊の結果として生じる随意運動の障害を，ヒッツィヒは，1873年と1876年の2つの仕事の中では，《表象活動（*Vorstellungsthätigkeit*）の障害の現れ》として考えていた[以上の文はヒッツィヒの論文 Ueber die Functionen des Grosshirns, *Berliner Klinische Wochenschrift*, 1886, p. 663 以下に基づいたもので，そこでも「2つの仕事」についてヒッツィヒ自身は明記していないが，それぞれ Untersuchungen zur Physiologie des Grosshirns, *Untersuchungen über das Gehirn*, p. 32 以下，および Ueber die Einwände des Hrn. Professor Goltz in Strassburg, *Reichert's und du Bois-Reymond's Archiv* (*Archiv für Anatomie, Physiologie und wissenschaftliche Medicin*), 1876, p. 693 以下，を指すのであろう]．すなわち，何らかのカテゴリーの随意運動の運動心像が破壊された結果と考えていたのである．したがって，手術された動物がもはやいくつかの運動を行なうことができない，あるいは欠陥のある仕方でしか行なうことができないとすれば，それは筋肉が麻痺しているからというのではなく，それらの運動をもはや観念的に表象することができなくなっているからなので

あり，自分のある身体部分の筋肉意識を失ってしまったからなのである．ということで，ヒッツィヒはシフやムンクの思考法の中に何ら進展となるものを見出してはいなかった．《彼らは次のようなこと以上のことは何も言ってはいない．つまり，当該の身体部分の想念，心像ないし表象が，実験の際の損傷によって変化した，そしてそうした変化が運動の障害および変調として外部から感じとられるようになっている，ということである》[*Archiv für Psychiatrie und Nervenkrankheiten*, XV Band, 1884, p. 274]．

　運動中枢が皮質の中にあるのであろうか．この問題は，わかる通り，複雑であり，一つ以上の答えが戻ってくるものである．フリッチュとヒッツィヒが皮質上に限界を定めた中枢の，そして，そのような中枢だけの，あるいは同じような他の中枢の，電気的反応によって，たしかに大脳の灰白質の中に運動性の地点ないし運動中枢が存在することが証明された．切除実験によって刺激実験の結果は裏づけられた．そのようにしてひき起こされた運動は，たしかに大脳皮質が本来もっている興奮性によるものだったのである．たしかに，ブブノフとハイデンハイン，フランソワ・フランクとピートルの実験によって教えられるところもあって，ヒッツィヒは1886年［注（275）にあげられている論文の発表された年，以下同論文に沿った議論が続く］には，1870年にそうだったように，もはや躊躇することはなくなっていて，さらにきわめて妥当できわめて鋭い批判力を備えていた．ところでこれらの実験では，反応の遅延が，刺激が皮質の開かれた表面に適用されるか，あるいはその下にある白質，また卵円中心の断面に適用されるかによって異なること，そして，筋肉の攣縮の遅延は皮質を切除した後ではきわめて著明に縮小することが示されていた．フランソワ・フランクは次のように述べている．《まず，例えば，前肢に対応する運動性領域の限局した区域の表面で検討してもよい．次に，皮質のこの部分を鋭利なキュレットを用いて注意深く取り除き，止血して，白質線維束の断面で実験をくり返す．2つの場合において，遅延を測定すると，白質の反応の方が四分の一ないし三分の一縮小するのが示されるのである》．要するに，けっして単純に刺激を通過させているのではなく，灰白質はその刺激に一定の変形を被らせているということである．強縮させる刺激を灰白質や白質に適用した場合に作り出される効果の比較や，冷却やある種の麻酔その他を作用させた場合の比較からも，やはり同じように，大脳皮質が本来もっている興奮性を認めないわけにはいかないのである．その上，運動の過程が横紋筋に伝達されるためには，ヒッツィヒによれば，《器質的興奮は，原理的に，電気的刺激と同じものになるのでなければならない》[Ueber Funktionen des Grosshirns（注（275）参照), p. 564] のであ

る．したがって，シフの反論，すなわち後索の延長部によって形成される，皮質性にせよ皮質下性にせよ，未知の中枢が興奮するのだとする仮説に基づく反論はもはや存在理由がない．同じ現象を説明するために遠隔作用というもう一つの別の仮説をもち出すゴルツの反論も同じことであり，このストラスブールの著名な生理学者に対して，ヒッツィヒは一つの直接的な実験で応じている．すなわち，皮質の運動性の一地点に正確に限定された単純な刺し傷あるいは切り傷，つまりどのような遠隔作用の考えとも両立しえない損傷を与えても，その結果は，皮質の広範で深い切除を行なった場合と基本的には同じ，すなわち，起こっている現象の範囲に関して以外，その性質に関しては同じなのである．ゴルツが主張したように，皮質に与えられる実験的な損傷によっては，ただ一つの肢の運動だけに影響を及ぼすのは不可能であるというのはもはや正確ではないのである．すなわち，ヒッツィヒは，損傷を受けた大脳中枢に対応する肢だけに及ぶ皮質性麻痺を実現したのである．ただしヒッツィヒは，それで諸々の運動中枢が孤立して併置されているとする仮説を支持したいと望んでいるように思われるのは拒んでいる．彼はむしろ，エクスナーやパネートとともに，《各々の中枢性神経支配の領域は互いに重なり合っている》ことがきわめて可能性が高いとみなしているのである［同, p. 565］．

　このような大脳皮質の機能的中枢の存在を最も明解に証明するのは，いったん破壊されてしまうと，それらがもっていた機能が永久に失われてしまうということである．ムンクはおそらくこの点では，少なくともヒッツィヒの観点からは，先走りしすぎているようである．しかし彼自身の方は，運動性の領域を手術したイヌを多年にわたって生存させた後に，運動能力および感覚能力の，持続的な障害，すなわち真の欠損病変があるのを確認することができた．したがってたしかに本来の意味での随意運動は永遠に消失するのである．シフは，一頭のサルが，このような条件のもとで，歩いたりよじ登ったりするために四肢を用いるのはきわめてうまくできたのに，果物をつかむのに必要な腕や手の筋肉運動を調整することはできなかったのを観察していた．いずれにせよ，以下にあげるのは，ヒッツィヒの実験でも，シフ，ルチアーニ，ビアンキその他によってきわめてしばしば再現されており，ある一つの肢の運動能力に障害が起こりあるいは消失するのは，純粋な触覚能力の障害ではなく，むしろ，ヒッツィヒがまずしていたように，随意運動の能力の変化に関連させるべきである，ということを証明していると思われるものである．四肢の反応を調べるために，イヌを背中の皮膚で空中に支えるのではなく，4つの穴を開けておいた大きな布にイヌをのせ，その穴にこの動物の肢を通しておく．次に布の端を上部で結

んで，鉤で実験室の梁に吊す．一頭のイヌを左側のＳ状回を摘出しておいたものとしよう．長い針を次々に各々の肢に近づけると，この動物は左肢は引っ込めるが，右肢ではそうしない．イヌは眼では針の動きを追っていたにもかかわらず，右肢は弛緩した状態のままなのである．実験をくり返すと，イヌはついには唸ったり，吠えたりするようになるが，けっして右肢だけを孤立して動かすことはしない．その後，このイヌは四肢を用いたまとまりのある運動，走る，泳ぐなどといった運動は行なうのである．このような針の接近に対する運動性の反応の欠損は，ヒッツィヒによれば，触覚能力の変化に帰すことはできない．それは随意運動の能力の孤立的な麻痺を示すきわめて明白に症状なのである．Ｓ状回全体を，2つの半球で正確に摘出してしまったときには，脅された肢を引っ込める能力も，さらに肢を差し出す能力も（ゴルツ）果物を手でつかむ能力（サル）も，再び現れることはけっしてない．このような随意運動の能力の障害が改善される場合には，常に保存されたＳ状回のかなりの部位が存在しているのである．

　さらにそれでも，皮質のこの領域にきわめて重篤な破壊性の損傷を受けていて，その《表象活動》が，少なくともその領域の表象作用について，いわば最小限に縮小している動物の場合でさえ，本来の意味での麻痺を語るということはできないであろう．脳全体が取り除かれたウサギが，それでもなお走ることができるのであれば，イヌの運動性領域を切除したとしても，手術による外傷の効果がいったん消えてしまえば，心像の基盤，すなわち両側のＳ状回の切除あるいは解体によってその観念的な表象作用が永遠に破壊されてしまった運動だけを除けば，それによってこの動物が走ったり，泳いだり，まとまりのあるすべての運動を行なうことができなくなるなどということがどうしてあるだろうか．イヌが前進し，走り，跳びはね，障害物を避け，食物を嚙み砕いて飲み込む，要するに，自律的で反射的な運動のすべて，連合し徹底的に組織化されていて，その延髄中枢が無傷であることが必要にして十分な条件であるような運動のすべてを行なうことができるからといって，そのイヌが随意的に肢を差し出したり，威嚇するように近づいてくる針を前にして肢を引っ込めたり，あるいは骨をつかむのに肢を巧妙に用いることができるということにはならないのである．ヒッツィヒは，皮質の広範な切除の後の最初の数日間に観察される片麻痺も，ショック現象にすぎないとさえ考えている．そうした現象は少しずつ減っていき，手術の結果として筋肉の神経支配全体に起こっていた失調もある程度までは消えていくのである．真の説明とは彼には次のようなものだと思われている．低次の運動中枢，特に脊髄の中枢は，常に大脳の運動中枢の制御

のもとに置かれているが，高次中枢が破壊された後には，まず日常的な一連の活動がきわめて大きな混乱状態に陥る．しかし少しずつ，長い月日をかけていくつかの純粋に反射的な性質の実行に適合したメカニズムが，大脳皮質からの中枢性の誘導の回復不能な喪失を，絶えずより完全に戻すように代償していくのである．当然のことながら，運動性の活動が修復される程度は，損傷を受ける大脳が，随意運動がより数が多くより有機的に組織されているサルあるいは人間のような動物のものであるなら，それだけ低くなるであろう．とはいえ，イヌの場合と同じように，片麻痺になった人間の場合も，通常，なお移動運動その他の一定の部類の運動は行なうことができるのである．1886年にヒッツィヒによって提示されたこのような理論は，延髄のはたらきがもつ改善作用による代償の理論，すなわちフランソワ・フランクの理論（1877 [*Dictionnaire encyclopédique des sciences médicales* の中の Système nerveux（Physiologie générale）の項目の執筆を指す．*Leçons sur les fonctions motrices du cerveau*, p. 386 参照]）と同一であり，これが，我々からすれば，大脳皮質の破壊された領域を代償するとされている現象を説明することのできる唯一の科学的仮説である．

　我々の運動器官の活動は，視覚を除けば，我々の筋肉およびその付属物のさまざまに異なる状態の知覚によって，すなわち皮膚，関節その他の感覚作用によってしか，我々に知られることはない．我々の運動心像（*Bewegungsbilder*）の中には，その他の要素は入ってこない．ヒッツィヒは，初期の論文の中で，次のように言っていた．《これらの運動心像がとりわけ関連づけられなければならないのは，我々の筋肉の状態の知覚（*Perception de Muskelzustände*）であり，関節や皮膚などはそれほどではないのは明らかである……》．ということは，ヒッツィヒがこの時点ですでに運動の想念の形成において第一の役割を割りあてていたのは，たしかに筋肉感覚だったのである．したがってバスティアンが，皮膚および関節の感覚作用がヒッツィヒの筋肉感覚の観念の中に含まれていると考えたのは間違っている．運動中枢と言われているのは，この生理学者にとっては，《筋肉意識》の中枢器官であった．そうした中枢の刺激によってひき起こされる運動とは，とりわけ筋肉の感覚作用の知覚から形成された運動心像が呼び起こされる結果として生じるものであり，皮質のこの同じ地点の破壊にひき続いて起こる麻痺とは，そうした心像の喪失の結果だったのである．《力の感覚》（*Kraftsinn*）の仮説，すなわち，筋肉とその付属物が収縮する結果生じる求心的な感覚作用の知覚とは独立していてはっきりと区別される，随意的な努力がもたらす中枢性の感覚作用の知覚があるとする仮説に関して，ヒッツィヒは，次のように考えるようになっていく．すなわち，あらゆる随意運動が

由来する活動は，孤立していると同時に，運動心像の実現に協力するきわめて多数の筋肉がさまざまに組み合わさったものでもあるが，この運動心像とは，すなわち一つの意識に属する出来事であって，そのような《意識は，自らが用いている力が及ぼす外的効果についてもその力の程度についても，何らかの認識をもっているはずである》．それもただこうした力全般についてというだけでなく，各々の活動している筋肉が用いている個々のさまざまな力についても認識しているはずである．しかしながらヒッツィヒは，こうした内的な過程はおそらく意識の閾を越えることはなく，その結果それが存在するのか存在しないのかは論議することができない，ということを認めていた．それは，我々が自らのもつさまざまな器官の状態に内側から気づくことができるのは，生命維持のためにそうした器官を我々が用いなければならないというときに必要となる範囲でしかない，という一般的な法則の一個別例なのである．つけ加えておくと，このような《力の感覚》という感覚作用は，他の感覚作用から独立しているどころか，他のすべての感覚作用と同様に，中枢に向かう末梢性の刺激に由来するもののようである．最後に，ヒッツィヒは，我々からすると，さらに豊かな発想をもっていて，ついには，腱，靭帯および関節表面の運動によって起こる感覚作用，つまり皮膚や筋肉の感覚能力によって起こるものとははっきりと区別される感覚作用が，随意運動の実行において，ということはまた大脳皮質の運動表象の基本的な構成において，これまで認められてきた以上に大きな役割を演じているはずだという認識にまで至るのである．(277)

　我々に残されているのは，ヒッツィヒによって前頭葉に割りあてられた機能について語ることである．彼は，それを知能の座ないしは器官と考えている．大脳皮質の興奮性をもつ中枢に関して，フリッチュとヒッツィヒによって，ついでヒッツィヒによって発見され記載されたすべての実験的事実が正確であることは，全世界の生理学者たちによって認められることになった．それでもただ一つ，ムンクが反論したのが，大脳の前葉は興奮性をもたないということである．ヒッツィヒは，イヌでこの脳葉の先端を電気刺激あるいは破壊しても，運動性の反応も随意運動能力の障害もひき起こすことができなかったが，そのヒッツィヒとは逆に，ムンクは皮質のその領域を誘導電流で刺激あるいは摘出して，体幹の筋肉の運動や麻痺をひき起こしたと証言しているのである．彼は当然そこから，前頭葉は，抜き難い先入観がそう望むように，そしてヒッツィヒがそれを支持するように《知能の座》なのではなくて，たんなる体幹の筋肉の運動性神経支配の中枢であると結論した．彼の最初の実験から14年後に，ヒッツィヒは前頭葉の機能に関する実験的研究を再開した．ムンクの刺激実験

脳局在の発見　フリッチュとヒッツィヒ

に対しては，彼はその誘導電流の採用についてしばしばくり返し行なってきた反論を展開した．誘導電流はこうした実験ではひどく強いものになるので，ヒッツィヒによれば，何も証明することにはならないのである．切除実験についてもそれと同じというわけにはいかない．この場合は，ムンクは前葉の一側の切除の後に，体幹の筋肉が反対側で永続的に麻痺することを見出していた．イヌはもはや脊柱を他の側に屈曲させることができないのである．切除が両側で行なわれると，脊柱は猫背様に屈曲する．最後に，これもまたヒッツィヒが提示していたこととは逆に，ムンクは，これらの実験において，いかなる視覚の障害も（聴覚の障害も）観察することはなかったのであり，大脳の前葉を手術された動物で，知能は無傷であることをはっきりと確認したのである．

　ムンクの実験は，彼も他の人々もさらに再現することができなかったので，そうした結果に異議を唱えるということはせずに，ヒッツィヒは，この脳葉に一側性および両側性のきわめて重篤な破壊的損傷を加えた後でも，体幹の側方運動が麻痺するという現象も，脊柱が猫背様に屈曲するという現象もこれまで観察することはなかったと主張している．他方で，彼はやはり，対側の眼に生じる視覚の障害，四肢の運動性障害，そして最後に知能の著しい変化を記載していた．四肢の随意運動の障害は，おそらく手術による外傷がS状回にまで広がったことによるという可能性があった．視覚の障害については，どうして，知能の座である前葉の先端の外傷が，精神的視覚の座である後頭葉領域に影響をあたえるということがありえたのか，そうであれば大脳のこれら2つの領分の間に直接の関係があるということになるが，このことについては説明することはできなくとも，ヒッツィヒはこの事実ははっきりと確認したと主張している．それはさらにゴルツも同様である[278]．逆に，この同じ論文の中でヒッツィヒは，後頭葉に広範なそして深い損傷を加えると，大脳の前葉に損傷を加えたのと同じ機能的障害がひき起こされるだろうとまで認めるようになっていくが，彼は《意志エネルギーの欠損》(*Defect der Willensenergie*) について，すなわち，動物に押しつけられた受動的な運動に対する抵抗の欠如，筋肉の感覚ないし意識の真の変化についてはあまり語らない．知能の機能の変化についてはどうかというと，これはきわめて明白であった．ヒッツィヒは，2つの前葉ないし前頭葉の切除の後にこの機能が衰退するということを強調している．これらの実験に，彼はその習性や習慣をよく知っている動物を用いていた．そうした動物たちが，椅子の助けを借りたり借りなかったりしてテーブルの上に食物を探しにくるように訓練された．さて，両方の前頭葉を手術された後，イヌたちはそのような実践を忘れてしまい，もはやそれを再学習することもなくなっていた．

このような記憶の減弱（Gedächtnisschwäche）はきわめて重篤で，これらの動物は差し出された肉片を，そこから眼をそらし見えなくなったとたんに忘れてしまった．眼に見える肉は口にしたが，それが見えなくなったときには，ふだんそれを見つけ出すことができた場所に探しにいこうともしなかったのである．

　知能の座はどこにあるのかという問いに，ムンクは逆に次のように答えていた．《知能は大脳皮質のいたるところに座をもっていて，特にどこということはない．それは感覚の知覚から生じたすべての心像ないし表象の総和であり結果なのである．大脳皮質のどのような損傷によっても知性は変化するが，その損傷が広範であればそれだけ重篤で，これは常に，損傷を受けた局所的領域で生じる知覚に基礎をもつ，単純あるいは複合的な諸々の心像ないし表象が失われることによって起こっているのである．知能障害は次のような場合には決定的なものになるであろう．1° 知覚的要素が破壊されている場合，2° 失われた観念の座に再びなることができるような実質がもはや残っていない場合．精神盲，精神聾，身体のいずれかの部分の，完全あるいは不完全な精神性麻痺といったものは，それぞれがそれなりの仕方で，知能の場の狭窄をひき起こし，それらが互いに加わっていけばいくほど，それによって知能の広がりは減少していき，知覚が保たれていても，新たな想念の形成が阻害されるため，存続する観念の輪も狭められていく，その結果，遅かれ早かれ，その動物は知能障害やデメンチアに陥った［ドイツ語原文は一語，blödsinnig で「知的機能が低下している」ほどの意味］ように見えるのである》［引用文中，番号を付したのはスーリィ[(279)]］．

　ヘルマン・ムンクもそうであったように，フリードリヒ・ゴルツも同じ時代の中で前頭葉を知能の座とする古代からの偏見に抗して立ち上がっていた．彼の言っていたところによれば，この偏見の虜であったヒッツィヒは，フェリアーと同じように，大脳の前葉の中に観念形成の器官があることを依然として支持していた．ところが，知能は，この脳葉との間に関係が存在しないのと同様に，脳の他のいかなる領域とも関係は存在しないのである．知能の障害は，ゴルツに従うなら，2つの前頭葉の切除の後よりも，2つの後頭葉の広範な損傷の後の方が比較にならないほど重篤でさえあるというのである．これは確実に逆向きの誇張である．しかし，ゴルツにはおそらく，大脳の皮質の各々の領域が，我々が本能，知能，思考，感情，情念，意志などという言葉で示している諸々の機能に同時に参画しているということを支持する権利はあった．こうした精神的生命活動の高次の発現は大脳のもつ集合的な機能なのである．そうしたものが大脳皮質の限定された中枢に局在することはありえないであろう．ゴルツは次のように書いていた．《私が自分の行なった研究の最も重要な成果と

脳局在の発見　フリッチュとヒッツィヒ

考えるのは，大脳皮質はそのすべての部分において，高次精神機能，特に我々にとっては知能を構成する機能の器官であるということの証明である．［……］知能ということで私が言わんとするのは，諸々の感覚の知覚をある目的にかなった活動に向けて熟慮して加工する機能のことである．私には哲学者たちがこのような定義に満足するかどうかはわからないが，生理学者にはこれで十分である》［原本には出典が明示されていないが，*Ueber die Verrichtungen des Grosshirns*, Bonn, 1881, p. 126（初出は *Pflügers Archiv für die gesammte Physiologie des Menschen und der Thiere*, 1879）か．そうであるとするとスーリィの引用には途中の省略がある］．

1884年，ヒッツィヒはそれとは逆に，知能ないし思考は，大脳の中に諸々の特別の器官，限定された諸々の中枢あるいは一つの座をもっており，それら諸々の器官あるいはその座は，前葉ないし前頭部の大脳の中に局在すると主張しつづけていた．《我々の行なったすべての研究を総合したところからわかるのは，魂というものは，フルラーンスや彼に追従した人々の大部分が考えていたように，大脳全体のある種の集合的な機能（*Gesammtfunction*）であり，その機能の発現を機械的手段によってたしかに「全体として」取り除くことはできるが部分的にはできない，というようなものではけっしてなく，逆に，いくつかの精神的機能は確実に，おそらくはそのすべてが，大脳皮質の諸々の限局した中枢に支配されている，ということである》．このような真理は，彼の最初のいくつかの研究からきわめて厳密な論理によって演繹されて出てきたものであり，ヒッツィヒもまたそれを彼の仕事のきわめて貴重な成果とみなしていた．というのも《仮に皮質の一定の決まった地点を刺激することによって一定の筋肉に運動がひき起こされ，そして仮にこれらの地点を破壊することによってその同じ筋肉の神経支配が変性し，仮に他の地点を刺激することによっても破壊することによってもその筋肉の神経支配にいかなる影響を及ぼさないのだとすれば，それで私には十分に，大脳のさまざまに異なる部分は機能的に等価ではないことが証明されているように思われる，そしてこれこそが我々が証明したいと思う原理なのである》．したがってフルラーンスの考えは，ヒッツィヒがつけ加えて言うところでは，神経系のさまざまな部分の機能に関する我々の考え方が正しいとすれば，「ア・プリオリ」に不可能ということになる．《というのも，フルラーンスの学説では，我々が今日歩くために用いている神経細胞および線維を，我々は昨日は歩くためにではなく，おそらく聴いたり嗅いだり，いずれにせよ，何か他の目的のために用いていたということがありえると想定されている．ある神経，例えば聴覚の神経がそこに終わっている器官が，突然部分的に当初の機能とは無縁となり，ある別なこと，例えば筋肉の運動に使わ

326

れることがありえるというように想定されているのである．とするとその間には聴覚には，どのようなことが起こるのであろうか》．要するに，この学説では，それがどのような性質のものであれ，あらゆる精神機能の器質的基盤が単一であることが想定されているのであるが，その一方で形態学ではすでに，そのような基盤は《さまざまな意義をもつ末梢のメカニズムの諸々の終末器官からなる一つの複合体として》考えなければならないことが我々に教示されているのである．《我々は次のような原理を確立したいと思っていたのであり，それを今も保持しつづけている．すなわち，大脳のさまざまな機能は，その場所がどこであれ厳密に限界の定まった，決められた大脳器官（Hirnorgane）を，諸々の末梢神経の延長部の終末の大脳器官として，用いているということ，そしてこれらの器官はそれらの機能に関わり，他の機能とは関わることのない，特殊な器官であり，またそうでありつづける，ということである》[281]．

《したがって私は，私がすでに1870年，仮説のかたちでではあったが，私が発見した皮質中枢は，集まりの中心（Sammelplätze［集結場所］）でしかないと述べたときに，認めていたことを今日でもなお認めているのである．私は今日，この理論をその時期以降に発見された他の中枢にも拡張する．[282] 私はさらに，しばしば表明してきた見解をあらためて提示しておく．すなわち，中枢のメカニズムに影響を与える深いあるいはきわめて広範な損傷は，必然的に，大脳の個々のさまざまな領域の間を結ぶ多数の線維束を断ち切ることになり，結果として，相対的に速やかに修復される可能性をもった諸々の症状を作り出すに違いないということである．大脳半球のさまざまな領域の深い損傷の後に現れて速やかに消失するのが見られる視覚の障害は，このカテゴリーに属す．しかし私は，高次の知的機能の本性，およびそうした機能と物質的基盤との関連のもつ本性に関するムンクの意見には反対である．ムンクによれば，なるほど，こうした機能のための特殊な器官は存在しないしその必要もない．私は彼と，知能，もっと言うなら，想念（Vorstellungen）の宝庫は，皮質のあらゆる部分，あるいはむしろ，脳のあらゆる部分に探し求めなければならないということについては同意見なのである．しかし私が主張するのは，抽象的思考には必然的に特別な器官が必要とされるということで，そのような器官を，私はさしあたって前頭部の大脳（Stirnhirn）に探し求めている．「ア・プリオリ」に，人間の前頭葉を構成する大脳実質の巨大な塊がほとんどすっかり脊柱の運動のようなきわめて単純な機能に用いられなければならないということは，この上もなくありそうもないように思われるのであり，これまで行なってきた研究も，この主題について私が抱いている疑念をより強めることにしかならなかったのであ

脳局在の発見　フリッチュとヒッツィヒ

る》．

　エドゥアルト・ヒッツィヒの記したこの頁はじっくり考えてみる価値がある．その重要性はかなり大きい．それは我々には，古い時代の心理学の遺言のようにも，また，ヒッツィヒ自身のおかげで脳の機能の科学的研究が開始される時代の告示のようにも思われる．ここには，古い時代の考えから新しい考えへの移行があるのがきわめてはっきりとわかるように，私には思われる．ヒッツィヒは，まことにムンクの先駆者であった．知能の特別の中枢ないし器官について，まるで感覚器官あるいは運動器官について語るかのように語るというのは，私にはスコラ学派の心理学的伝統の名残であるように見える．フランスでは，医学者たちはいまだに普通に《知能》について，ガルが出てくる前に記憶について語られていたように語っている．というのはこの著名な解剖学者こそが最初にはっきりと，生理学的前提として，記憶というものは多数あるということを提示したのだからである．知能の中枢が存在しないのは，記憶一般の中枢が存在しないのと変わりはない．記憶と同じように，知能とは，さまざまな程度において，有機的に組織され，生きており，分子的に絶えず新しいものと入れ替わっている物質のもつ一つの特性なのである．知能が我々に一定の器官に結びついているように見えるのは，それがそこに特別の強さを伴って発現しているからにすぎない．しかし，ナメクジウオは，脳をもってはいないのに，それでも精神的生命活動を備えているのである．

　神経系とは，一つの改善装置にすぎず，おそらく限りなく進んでいく組織学的分化の結果であって，きわめて先にまで推し進められてきた生理学的研究の一部門の一世紀にわたる成果からすると，その諸々の機能の中には，最も高度なものの場合であっても，生物学的分析によって原形質の基本的特性に還元することができないようなものは何もない．したがっておそらくは，知能についても，記憶，意志，意識についてもそうなのであって，それ自体としては，抽象概念なのである．したがってそうしたものは，視覚，聴覚，嗅覚あるいは触覚のように局在するということはありえないであろう．知能とは，無脊椎動物でも脊椎動物でも，諸々の神経的基本要素全体の調整された活動の総和でしかありえないものであって，我々にはとりわけ，諸々の連合線維ないし連合束，おそらくは諸々の連合中枢がもっている，一つの機能であるように思われる．脊椎動物の大脳皮質のさまざまな領野の生理学的分化は，多様な感覚器官がそこに伝えてくる刺激のもつ本性に支配されるものである．諸々の感覚作用，知覚，精神的心像の，ということはまた推論，判断，意志の，要するに知的機能の座は，おそらくは人間や高等哺乳類では，大脳半球の灰白質である．たとえ

前頭葉が項や体幹の筋肉を神経支配する中枢を含んでいるのだとしても，まだほとんど知られていない，大脳皮質の連合過程の全体と関連をもった，別の多くの中枢が存在することは確かなのである．

中 世

注

中 世

(1) *Leonis Marsicani et Petri Diaconi Chronica monasterii Casinensis*, I, III (1079), edente W. Wattenbach, *Monumenta Germaniae historica*, Tomus VII, Hannoverae, 1846, p. 728-9. p. 743.
(2) Jules Soury, *Des Études hébraïques et exégétiques chez les chrétiens d'Occident au moyen âge*. Positions de thèse (École des Chartes). Paris, 1867 参照.
(3) Adélard de Bath, *Questiones naturales*, XVI. 「神経と血管が張りめぐらされている様子は哲学者にとっては知るだけの価値があるように思われるので, 私の考えでは以下のようにすればそれを達成することができるだろう. すなわち, 人の死体を川の流れの勢いの激しい所に繋ぎ止め, 皮膚と肉がすべて剝落するまでそこに放置しておけばよいと思う. その場合でも, より強靭な実質をもつ神経と血管は同じ状態のまま存続するだろうからである. こうして哲学者はその組織を現にある通りに組み立て直してきた」[岸本良訳].
(4) *Constantini Africani post Hippocratem et Galenum, quorum, Graecae linguae doctus, sedulus fuit lector, ...Opera...jam primum typis evulgata, ...ad vetustissimorum exemplarium manuscriptorum veritatem...castigate, ...* Basilae apud Henricum Petrum, 1539, in-folio. [本文で少し前から以下, 注(11)が置かれているパラグラフの前まで続く長い引用は, この著作ではなく, 同版元から同年に出版された *Summi in Omni philosophia viri Constantini Africani Medici operum reliqua, ...*, p. 10- に収められている. 以下にあげられている論考からのものである. 以下本文の引用にもその刊本で該当する頁をあげておく. なお強調 (本訳書では圏点で表示) はスーリィによる] Constantini Africani De communibus medico cognita necessariis locis, Liber I, caput VIII. De particulari complexione cerebri.
(5) De particulari complexione cerebri, Liber III. caput XII. De nucha [この注が置かれたパラグラフの出典. 同, p. 59].
(6) 同, Liber VI. caput XI. De accidentibus sensuum [注(5)が置かれた箇所から後この注が置かれたパラグラフまでの出典. 同, p. 152-153].

331

注　pp. 9-22

(7) 同，Liber IV, caput IX. De virtute animata［注 (6) が置かれた箇所より以後この注が置かれたパラグラフまでの出典．同，p. 91］．
(8) 同，caput X. De virtute sensum operante［同，p. 91-92］．
(9) 同，caput XVII. De virtute voluntarii motus［同，p. 95］．
(10) 同，caput XIX. De spiritibus［同，p. 96］．
(11) Constantini Africani medici de animae et spiritus discrimine liber, ut quidam volunt, *Opera*［注 (4) でスーリィが最初にあげている刊本］．Basileae, 1539, in-folio, p. 308 以下［本文の引用にも該当する頁をあげておく］．
(12) Avicennae Arabum medicorum principis *Canon medicinae* ex Gerardi Cremonensis versione. Venetiis, 1608, apud Juntas, in-folio., Tomus I. p. 75. Liber 1, Fen I, Doctrina VI. caput V. 脳の諸器官のアラビア語起源の名称については，Joseph Hyrtl (*Das Arabische und Hebräische in der Anatomie*, Wien, 1879) 参照．*pia et dura mater*［「軟膜」および「硬膜」．本書p. 6, 7参照］, §56; *infundibulum cerebri*［「漏斗部」．本書p. 47参照］, *vermes*［(小脳) 虫部．小脳の正中部］*et nates*［「臀部」．(四丘体) 上丘．本書p. 6参照］*cerebri*, §57; *nucha*［「脊髄」］, §81-82; venae, arteriae juveniles［「幼若性動脈」「幼若性静動脈」．頚動脈，頚静脈のこと．本書 p. 10 参照］, § 68, 98 等．
(13) Bibl. Nat., mss. lat.［国立図書館蔵ラテン語写本］6415, 6628, 6739.
(14) *De erroribus Guilelmi de Conchis ad sanctum Bernardum*［「コンシュのギヨームの誤謬について」］, *Bibliothèques Cisterciennes*, IV, 127.
(15) Migne, *Patrologiae latinae*, XC, [Beda Venerabilis, περί διδάξεων sive *Elementorum philosophiae* libri IV,] 1127-1178. [*Patrologiae latinae*,] CLXXII, Honorius Augustodunensis, *De philosophia mundi*［「宇宙の哲学」］libri IV, [39-102]参照．Karl Werner, Die Kosmologie und Naturlehre des scholastischen Mittelalters mit specieller Beziehung auf Wilhelm von Conches. *Sitzungsberichte der Kaiserlichen Akademie der Wissenschaften. Philosophisch-historische Classe*, 1873, 309-403.
(16) Bibl. Nat., ms. lat. 13940［この注が置かれたパラグラフとその一つ前のパラグラフの出典を示しているようであり，それをスーリィは前の注 (15) であげている Migne, *Patrologiae latinae*, XC に収載されている *Elementa philosophiae* と（同じものと）して引用しているのであるが，ここにあげられているテキストは，スーリィは直接写本にあたっているとはいえ，それとはかなりの異同がある．一応それぞれのパラグラフの対応する箇所を示しておくと，先に置かれたパラグラフが，Migne, *Patrologiae latinae*, XC, 1174A. そしてこの注が置かれたパラグラフは 1174C に対応する．しかし，ここにあげられた引用文はむしろ後年の別の著作 *Dragmaticonn Philosophiae* を出典とすべきものと思われる（例えば *Dragmaticonn Philosophiae* の刊本の一つ *Dialogus de substantiis physicis*, ...Industria Guilielmi Grataroli Medici, ..., Strasbourg, 1567 では p. 269-270, p. 274-275）．本文で後に出てくる引用から判断して，おそらくここにあげられた写本には，コンシュのギヨームの2つの主著が共に含まれているのであろう．おそらくは本文のさらにもう一つ前のパラグラフにあげられている引用もそれに含まれるものである可能

(17) コンシュのギヨームが与えた感覚的な知覚の定義, すなわち, 「外部との結びつきによる生体のかなりの変化」は, 彼がそう信じているように, アリストテレスの『形而上学』の中の文句ではない. これはコンスタンティヌス・アフリカヌスが同じ主題について書いていたもの, すなわち, 「感覚は……感覚によって捉えられる事物の性質へのそれぞれの部位の変化にほかならない」(De Communibus medico cognitu necessariis locis, Liber IV, caput I [. *Summi in omni philosophia viri Constantini Africani, Medici operarumu reliqua*, ...Basilae apud Henricum Petrum, 1539, p. 80])のたんなる反響にすぎない.

(18) Bibl. Nat., ms. lat. 13940, n°1112 de Saint-Germain [注 (16) と同じ. 先の引用の続きである. 原本では以下に, 本文のラテン語引用文の後半部の仏訳が載せられているが, 本訳書では省略する].

(19) [以下は, スーリィは出典を挙げていないが, 本文で注 (18) の置かれている引用のさらに続きで, 注 (16) にあげた *Dialogus de substantiis physicis*, ...Industria Guilielmi Grataroli Medici, ...Strasbourg, 1567 では p. 278 に相当する. また引用文中の「ソリヌス」, 「『博識家』」とあるのは, 紀元3世紀の著述家 Gaius Julius Solinus, そして, 彼の *Polyhistor* (『博識家』) あるいは *De mirabilibus mundi* (『世界の驚異』) あるいは *Collectanea rerum memorabilium* (『奇異な事物集成』) などと呼ばれる著作である]. 《「実際, 理性的で記憶力のある人でも, 第一の部屋に負傷すると, 理性と記憶とを保持しながら知力を失ってしまっていることに, 医者たちは気づいた. ハリス (ガレノス) は自身でそうであることを認めたと語っている. すなわち, ある人が陶器商の家の食堂にいたときに負傷して正気を失ってしまったので, ハリス (ガレノス) が彼に「私に壺を示してみなさい」と言ったところ, 彼は直ちに壺を放り投げた. また「私に陶器商を示してみなさい」と言ったところ, 彼は [陶器商に] とびかかろうとした. 彼が陶器商と壺とを識別する能力をもっていたことは明らかである. 同じ論拠によって, 既知の事物の記憶をもっていたことも確実である……」》. もう一人の患者は, 《「後方の部屋に負傷して, 知力と理性を保持しながら記憶を失ってしまった. すなわち, ソリヌスが『博識家』で語るところによれば, ある人はそこに負傷して自分に名前のあったことがわからなくなるほどひどい物忘れの状態に陥った. さらに, 中間の部屋に受傷して記憶力と知力を保持しながら理性を失った人も見られた. したがって, 古代の人々が, 頭に智の座がある, つまりミネルヴァ [ギリシアのアテナ女神. 知恵や学問を司るとされる] は脳から生まれた [アテナはゼウスの額から生まれたとされる] と言ったのは, 当然である. 実際, 人を智ある者とするもの, 知力, 理性, 記憶は, 頭部にその座がある. その同じ頭部には感覚の窓口があるが, 我々の見える範囲は聞こえる範囲より広く, 聞こえる範囲は匂いを嗅げる範囲より広く, 匂いを嗅げる範囲は味を味わえる範囲よりは広い. そこで, 視覚器は聴覚器より上にあり, 聴覚器は嗅覚器より上にあり, 嗅覚器は味覚器より上にある. だが, 触覚は全身に分散している. ただし, 我々は手で触ることのほうが多いのではあるが」》[岸本良彦訳].

注　pp. 22-38

＊　*Summi in Omni philosophia viri Constantini Africani Medici operum reliqua*, ..., p. 152, Constantini Africani De communibus medico cognita necessariis locis, Liber VI, caput XI 参照.

＊＊　「だが，この（魂の）能力は，知力，理性，記憶というように相異なっている．知力は，確実な推論によってものが何でそうなっているかを人が知覚する手立てとなる魂の力である．理性は，事物が何であるか，どういう点で他と一致し，また異なるかを認知する手立てとなる魂のある種の力である．記憶は，すでに知ったことを人がしっかりと保持する手立てとなる力である［1177A］．……さて，人は魂と身体とから成るので，魂は肉体と並存しているのか，合体しているのか，混合しているのか，結合しているのか，ということが問題になる［1176C］．……両者は結合している．だが，魂全体が身体のあらゆる部分において自らの本質を保持しつつ全体であり完全であるから，そうなっている．ここから，あらゆる部分において全体であれば，身体の一部を引き裂くと魂全体が身体から取り除かれてしまう，と言い出す人があるだろう．しかし我々は，魂がただ生命ある状態に相応しい身体と結合しているだけで，身体のどんな特定の部分にもない，と主張する．したがって，身体の一部からは分離しても，魂は以前に全体であった身体のそれ以外の部分に存続する」［1176D］［岸本良彦訳］. Beda Venerabilis, Migne, *Patrologiae latinae*, XC, [περὶ διδάξεων sive *Elementorum philosophiae* libri IV.] p. [1176-]1177［引用が前後しているので，それぞれの部分の最後に頁数をいれた］.

(20) Guillaume de Conches, *Secunda philosophia*, XXXV. De memoria (*Ouvrages inédits d'Abélard. Documents inédits*, 1836, 675-6 [Appendice VI. として Guillaume de Conches からの抜粋が収録されているのである．先の *Dialogus de substantiis physicis*, ...Industria Guilielmi Gratarolii Medici, ..., Strasbourg, 1567 では p. 311-312 にあたる]).

(21) Die Philosophie des Alanus de Insulis, im Zusammenhänge mit den Anschauungen des 12. Jahrhunderts, dargestellt von Dr. M. Baumgartner. Münster, Aschendorff, 1896, in-8, xii-145p. (*Beiträge zur Geschichte der Philosophie des Mittelalters*. Band II. Heft IV).

(22) コンシュのギヨームは，いく分かの媚を含ませて，キリスト教徒ではなくアカデメイア派［プラトン派］であるということを否認しつづける．《「クリスティアーヌス・スム，ノン・アカデーミクス［私はキリスト教信徒であり，アカデメイア派学徒ではない］」》［ここには，出典があげられていないが，スーリィの論文 Die Philosophie des Alanus de Insulis im Zusammenhänge mit den Anschauungen des 12. Jahrhunderts, par Dr M. Baumgartner［前注 (21) に載る著作を論じたもの］, *Bibliothèque de l'École des chartes*, Année 1898, tome 59, p. 411 の注に，この注と同じ文があり，そこには出典として, *Secunda philosophia* magistri Willermi de Conches, c . XXXI. Bibl. nat., ms. lat., 13940 (1112 de Saint-Germain), すなわち注 (16) (18) と同じものがあげられている].

(23) Adélard de Bath, *Quaestiones naturales perdifficiles*. Louvain, Jean de Westphalie, vers 1484, in-4. Bibl. Nat. Impr. Res. R. 900.

(24) Werner, Die Kosmologie und Naturlehre des scholastischen Mittelalters mit specieller Beziehung auf Wilhelm von Conches, *Sitzungsberichte der Kaiserlichen Akademie der Wissenschaften. Philosophisch-historische Classe*, Wien., 1873, Band

LXXV, p. 397.

(25) J. Halévy, *Étude sur la partie du texte hébreu de l'Ecclésiastique récemment découverte*, Paris, 1897 参照. そこでは, この『コヘレトの書』ないしは『伝道の書』の節が, ベン゠シラの『集会の書』『知恵の賛歌』のヘブライ語テキストの格言に結びつけられているが, それらの格言は, 信者にとって, 獣類の魂の滅び去るべき自然本性を申し分なく説明してくれるものであった. 同書, p. 79.

(26) これはさらに, デカルトが《脳の中にある部屋あるいは腔所》について述べた際に, 脳室に与えた名前である. 『屈折光学』第4講, その他.

(27) *Liber de planctu naturae*, Migne, *Patrologiae latinae*, CCX, 444C.

(28) 「しかしあるとき, 人はその状態を脱却する. そしてそのような離脱が忘我ないしは変身と言われる. というのも, このような類の離脱を通じて人は本来の心の状態ないしは形体を脱却するからである. だが, さらに高度な離脱はアポテオーシス[神の地位への上昇]いわばデイフィカーティオー[神格化]と言われる. 神格化が起こるのは, 人が神的な事柄の瞑想にふけっているときである. そしてこれは, 我々が神的な事柄を理解するのに用いる, インテレクトゥアーリタスと言われるあの精神の能力を仲介して起こるのである. その能力に従って人は神になる」[岸本良彦訳][*Theologicae Regulae*, Regula XCIX, Migne, *Patrologiae latinae*, CCX, 673D-674A].

(29) Guillaume de Saint-Thierry, *De natura corporis et animae*, Liber II, [Physica humani corporis.] Migne, *Patrologiae latinae*, CLXXX, 701C-707B [該当する箇所の頁を本文に挿入しておいた]. Jean de Salisbury, *Metalogicus*, Liber IV, cap. XVII, Migne, *Patrologiae latinae*, CXCIX, 926A 参照.

(30) *Summa Theologica* [『神学大全』], Prima Pars, Quaestio LXXVIII, articulus IV

(31) *Chirurgia* Guilielmi de Saliceto Piacentini, Liber IV, cap I, *De anatomia et figura capitis*, ... *Ars chirurgica*, Guidonis Cauliaci, Venetiis, 1546, in-fol., 所収, p. 351.

(32) *Practica magistri* Lanfranci de Mediolano *quae dicitur Ars completa totius chirurgiae*. Tractatus II, capitulum I. *De vulneribus capitis et ejus anatomia*. 同, p. 217.

(33) *La grande chirurgie* de Guy de Chauliac; E. Nicaise, Paris, 1890, p. 33 以下.

(34) Joseph Hyrtl, *Das Arabische und Hebräische in der Anatomie*, Wien, 1879 の中のモンディーノの記載と墓碑銘参照, p. XI および XII. 彼の *Anatomia* の中で, モンディーノは3例の剖検しか記載していない.

(35) *Chirurgie* de maître Henri de Mondeville, chirurgien de Philippe le Bel, ... composée de 1306 à 1320 ..., traduction française ...par E. Nicaise, Paris, ..., 1893, p. 34 [引用のそれぞれのパラグラフに該当する頁を本文に挿入しておいた. また, 引用文中「精液性の」とあるが, これについては, 原典 p. 17 の注において Nicaise は「精液性(spermatiques)の部分とは, その形成に, 2つの精液の共働があればそれで十分であった部分であり, 非精液性の部分はどうかというと, それは全体としても部分でも, 経血の寄与によっているのである. 中世の著者たちは, 妊娠中の月経の欠如によって, 経血は, 身体に保持されて, 2つの精液に共働するようになり, もっぱらただ精液性とい

注　pp. 38-56

うわけでない部分の生成を助ける，と想定していたように思われる．これが少なくとも私の解釈である」と述べている．以下の引用文中にも出てくるが，「2つの精液」というのも，当時は，女性の精液も想定されていて，性交時にそれが子宮の底部にまで下りてきて，男性の精液と混合して胎児が形成されると考えられていたのである．「3つの基本要素」については，一般に古代からの自然哲学では「基本要素」といえば，「土，水，空気，火」の4つであるが，それとの関連も含めて，モンドヴィルはここでは具体的な説明は何もしておらず不明である］．

(36) Edouard Albert. *Beiträge zur Geschichte der Chirurgie*, Wien, 1877, p. [37-]38.

(37) *Chirurgia*, Guidonis de Cauliaco ［原本 Guilielmi de Saliceto と あ る の を 訂 正］, Tractatus III, doctrina II, caput I, *Ars chirurgica*, Guidonis Cauliaci, p. 36; Nicaise, *Chirurgie* de maître Henri de Mondeville, p. 254.

(38) マルクス・ゴロ (Marcus Goro) の症例．Nicolai Massae *Epistolae medicinales*, Tomus II, 90-91, Venetiis, 1558, in-4. Franciscus Arcaeus, *De recta curandorum vulnerum ratione*, 62-64, Antverpiae, 1574, in-16 の中の類似の症例参照．

(39) *Oeuvres complètes d'Ambroise Paré*, Joseph-François Malgaigne, Tome II, Paris, 1840, p. 71 ［この注が置かれたパラグラフ全体の典拠］．

近　代

ヴァロリオ

(40) Constantii Varolii philosophi ac medici Bononiensis, *Anatomiae sive de resolutione corporis humani*, ...Libri IIII, ...Francofurti, 1591, Liber I, caput III; De cerebro. — Cerebrum, membrum molle et aqueum ［前記刊本のこの章の標題は，De cerebro, membro pricipali, et noblissimo となっている］．《それは体液と湿り気に満ちている》．湿って軟らかい始原なのである［本文でこの注が置かれている箇所の前後のパラグラフは，上掲書 cap. II-III を典拠としている．本文の引用文中に適宜該当する箇所の頁を示しておく］．

(41) 「人体の構造を明らかにするにあたって，私がヒッポクラテスに厳密に従ったがゆえに」［次の注 (42) にあげられた刊本，p. 15］．

(42) C. Varolii. ...*De nervis opticis nonnullisque aliis praeter communem opinionem in humano capite observatis*. Patavii, 1573, p. 9 ［一つ前の《　》で囲まれた引用の出典も同］．［この注が置かれているパラグラフの中で，「漏斗部を通って下降していき，《「コーナリウム［松果腺］」と呼ばれる腺》を通過して，最後に口蓋まで達する」とあり，その先の「脳室は，漏斗部と下垂体によってしか構成上他の部分と交通しない」とされていることと矛盾する．「コーナリウム［松果腺］」が下垂体と混同されているものと思わ

れるが，Varolioのここにあげられた刊本にそのように書かれているのであり，スーリィの転記ミスというわけではない．ちなみに「下垂体」，glande pituitaire, ラテン語でglandula pituitariaとは，語源的に言えば「粘液の腺」であり，そこに「漏斗」を通って粘液が集まってくる，ということになるわけである］．

(43) *Anatomiae sive de resolutione corporis humani*, …libri IIII, Liber I, p. 9 および p. 10.

(44) 「もし誰かが聴覚神経の小脳橋での合一こそが，器官が2つであるにもかかわらず，理性のもとでは，音が2つではなく，一つとして認識される理由なのだと言ったとしても（ちょうど視覚の合一について言われているように）私は不賛成ではないだろう」［同前，Liber I, caput VI; De Auditu]. p. 26. [少し先の引用「というのも，……］の出典は同，caput IX; De Motu progressiuo, p. 37]．

フェルネル

(45) *Joannis Fernelii Ambianatis, De naturali parte medicinae* libri septem. Lugduni, 1551, Liber V, caput IX [, p. 371].

(46) 《脳には〈感覚能力がなく〉，脊柱や神経中にある髄についてはなおさらそうである》とフェルネルはつけ加えている［同，p. 375]．

(47) Theophile Gelée, *L'Anatomie françoise en forme d'Abrégé*, Rouen, 1679, [p. 21, Livre I, chapitre VIII. La division des parties donnée par Hippocrate].

(48) *La dissection des parties du corps humain* divisée en trois livres, faictz par Charles Estienne docteur en Médecine; avec les figures et declarations des incisions, composés par Estienne de la Rivière Chirurgien. Paris, 1546 [本書 p. 52 にあげられているシャルル・エティエンヌの著作], p. 265.

デカルト

(49) *Physiologie des muscles et des nerfs*, Paris, 1882, p. 898.

(50) デカルトは次のように書いていた．《そして，歯車と分銅とで構成されている時計は，出来が悪くて正しく時を示さない場合でも，制作者の望むところを完璧に満足している場合と同じように，すべての自然法則を正確に守っているが，ちょうどそれと同じように，私が人間の身体を，骨と，神経と，筋肉と，血管と，血液と，それに皮膚とで作られ構成されている一つの機械であって，〈たとえその中にいかなる精神もないとしても，やはり，それが現にしているのとちょうど同じ仕方で，自ら運動しつづけるようになっており，そのときには，それは意志の指示によって

注　pp. 56-63

動いているわけではなく，結局のところ精神の援けによっているのでもなく〉，ただたんにそれがもつ諸々の器官の配置によっていることになるが，そのようになっていると考えるとすると，私には次のようなことは容易に認められるのである．つまり，身体にとって，例えば水腫症になっている場合には，喉の乾きに苦しむということ，これは喉は精神に渇きの感覚を伝えるのが習いとなっているからであり，また，この乾きによって，飲水するために必要な仕方で，諸々の神経と他の部分を動かすように配置されているということ，そして，そうすると，病気を増悪させて自分自身で自らを損なうことになるということ，こうしたことは，身体にとって，どのような不調もない場合にも，同じような喉の乾きによって，飲水するに至ってそれが自分の利益になるということが自然であるのと同じように，自然であるように思われる，ということである》（*Méditations*, Méditation VIe [『省察』，第VI省察．スーリィがここに引用しているのは，デカルトによるオリジナルのラテン語版（1641）をLuynes が翻訳したフランス語版（1647）である．これはデカルトによる校閲と承認を経たものであるが，ラテン語版とは少なくない異同があり，この箇所もラテン語版にない語句が加わっており，その中にスーリィが強調している部分が含まれることになっている．デカルトの著作については，スーリィはVictor Cousin により刊行された全集，*Oeuvres de Descartes* publiées par Victor Cousin（1824-1826）を用いているようであるが，現代では，本書が世に出た時は刊行の最中であったAdam et Tannery 版全集，*Oeuvres de Descartes* publiées par Charles Adam et Paul Tannery（1897-1913）の巻数，頁数を示すのが参照する際の標準になっている．そこで本訳書でも例えばこの箇所に該当する，同全集の第9巻，67頁を，AT, IX, 67のように表すことにする．オリジナルのラテン語版で該当する箇所は，AT, VII, 84である］．

(51)《いかにして動物精気は脳の中で産出されるのか．しかし，ここでより重大なことは，心臓の中で熱によって希薄化された血液の中の，最も生き生きして最も微細な粒子のすべてが，絶え間なく大量に脳の腔所の中に入っていくということである……さて，血液のこのきわめて微細な粒子が動物精気を構成するのである．そして，この粒子はそのために，そこでそれほど微細でない血液の他の部分から分離されていさえすれば，脳の中で他のいかなる変化も受ける必要はない．というのも，私がここで精気と名づけているものは，物体にほかならず，それが，松明から出る炎の部分と同様に，きわめて小さく，きわめて速く運動する物体でありさえすれば，その他の特性をもつことはないのだからである．その結果，精気はいかなる場所にも静止することがない．そして，いくらかの精気が脳の腔所に入ってくるに従って，また他のいくらかのものが脳の実質の中に開いている通孔を通してそこから出ていって，これらの通孔が諸々の精気を神経に，そしてそこから筋肉に導いて，それによって，この精気が身体を，それが動かされることのできる多様なすべての仕方で，運動させるのである》．Descartes, *Les Passions de l'âme*, Ier Partie, article X, *Oeuvres de Descartes*, Tome IV, publiées par Victor Cousin, Paris, 1824, p. 45[AT, XI, 334-335]．

《獣類の魂は彼らの血液以外の何ものでもありません．すなわち，それは心臓で

338

熱せられて精気に変えられ，動脈から脳を介してすべての神経の中，そしてすべての筋肉の中に広がるものなのです》．*Lettres, Oeuvres de Descartes*, Tome VI, p. 340 [AT, I, 414].

(52) Descartes, *Les Passions de l'âme*, Ier Partie, article XXXI, *Oeuvres de Descartes*, Tome IV, p. 63.──脳の中には一つの小さな腺があり，魂は他の部分よりも特にそこにおいてその機能を行使しているということ，また次のことをも知る必要がある．すなわち，魂は身体全体に結びついているとしても，それでもやはり身体の中にはある部分があって，魂は他のどこよりも特にそこにおいてその機能を行使している，ということである．そして，その部分は通常，脳であると，あるいはおそらく心臓であると考えられている．脳であるというのは，諸々の感覚器官が関係づけられるのは脳であるからとされ，また心臓であるというのは，諸々の情念が感覚されるのは心臓においてであるようだからとされる（XXXIII項．諸々の情念の座は心臓にあるのではないこと）．しかしこのことを注意深く検討してみると，私には，魂が直接その機能を行使する身体の部分は，けっして心臓ではなく，また脳の全体というわけでもなく，それらの諸々の部分の最も奥まったところにあるものにすぎず，それは脳の実質の中央に位置するきわめて小さなある種の腺であり，脳の前部の腔所にある精気が後部にあるものと連絡する管の上にぶら下がっていて，その腺の中に生じているごくわずかの運動でも，そうした精気の流れを大いに変化させることができ，そして逆に，精気の流れに起こるごくわずかの変化でも，この腺の運動を大いに変化させることができるようになっている，ということが明らかに認識されたように思われるのである [AT, XI, 351-352].

XXXII項．この腺が魂の主要な座であることはいかにして知られるか．

魂は，この腺以外に，直接その機能を行使するいかなる場所ももちえないと私が確信する理由は，我々の脳の他の部分はすべて2つになっていて，このことはまた我々が2つの眼，2つの手，2つの耳をもち，さらに言うなら我々の外的感覚器官はすべて2つになっているのと同じであるが，我々はある一つの同じものについて同時にただ一つの単純な観念しかもつことがないのだから，2つの眼を介してやって来る2つの像や，ただ一つの対象から2つになっている他の感覚器官を介してやって来る2つの印象が，魂に対して一つの対象でなく，2つの対象を表示するというようなことにならないためには，必然的に，それらが魂に到達する前に一つに合することができる何らかの場所が存在しているのでなければならない，ということ．そして，これらの像や他の印象が，脳の腔所を満たしている精気を介して，この一つしかない腺の中で一つになることは容易に考えられるが，この腺の中で一つになる後でない限り，身体の中に，それらが一つになることが可能な他のいかなる場所も存在しない，ということである [AT, XI, 352-353].

XLI項．魂の身体に対する支配力についてはどうかというと，《魂の及ぼすすべての作用は，魂が何らかのことを意志するというただそれだけのことで，魂は，自らが密接に結びついている，かの小さな腺がその意志に一致する効果を作り出すのに必要な仕方で動くようにする，ということにある》[AT, XI, 360]．こうして魂が

注　pp. 63-75

身体に及ぼす作用は，意志の作用が松果体へ及ぶことによって行使される．逆に，身体が魂に及ぼす作用は，松果体が思考に及ぼす作用に帰す．

　XLII項．同じように，人が思い出そうと意志するものを，記憶の中に見出すためには，《例えば，魂が何らかのことを思い出そうと意志する場合，その意志は，この腺が次々にさまざまな方向に傾いて，精気を脳のさまざまな場所に向けて押しやり，ついにはそれらの精気が，その人が思い出そうと意志している対象が残した痕跡のある場所に遭遇するようにするのである．というのも，これらの痕跡というのは，そうした対象が現に存在していたことが原因で精気がかつて通ったことのある脳の通孔が，そのことによって他の通孔よりも，そこに向かってくる精気によって再び同じ仕方で開かれるのがずっと容易になる傾向を獲得した，という以外のものではないからである．その結果，そうした精気はこれらの通孔に遭遇すると，他の通孔よりも容易にその中に入り込む．それによって，精気はこの腺の中に特別な運動をひき起こし，その運動が魂に当の同じ対象を表現し，魂に，それが思い出そうと意志していたものであると認識させるのである》[AT, XI, 360]．

　XLIII項．いかにして魂は想像したり，注意深くしていたり，身体を動かしたりすることができるのか．《例えば，人がそれまで見たことのない何らかのものを想像しようと意志するときには，その意志は，この腺が動いてその動き方が，脳の通孔でも，それが開くことでその何らかのものが表現されることができるような通孔の方に向けて，精気を押しやるのに必要な動き方になるようにする力をもつのである．例えばまた，人がしばらくの間ある同一の対象を注視するように注意をとどめておこうと意志するときには，その意志は，その時間ある同じ側に傾いたままにこの腺を保持するのである．例えばさらにもう一つ，人が歩こうとか，または他の仕方で身体を動かそうと意志するときには，その意志は，この腺が精気をそうした効果をもたらすのに役立つ筋肉の方に向けて押しやるようにするのである》[AT, XI, 361]．

　XLIV項．《しかしながら常に，我々の中に何らかの運動あるいは他の何らかの効果をひき起こそうとする意志が，我々がそうしたものをひき起こすようにすることのできるものであるというわけではない．そうではなくて，こうしたことは，自然本性あるいは習慣がこの腺の各々の運動を各々の思考にさまざまに異なる仕方で結びつけたのに従って，変化するのである．こうして，例えば，きわめて遠くにある，ある対象を見るように自分の眼を仕向けようと意志するとき，その意志は，眼の瞳孔を拡大させる．そして，きわめて近いところにある，ある対象を見るように仕向けようと意志するとき，その意志は，瞳孔を縮小させる．しかしたんに瞳孔を拡大させようと考えた場合には，いくらそのような意志をもっていても，それによって瞳孔を拡大させることにはならない．自然本性が，瞳孔を拡大させたり縮小させたりするのに必要な仕方で精気を視神経の方に向けて押しやるのに役立つこの腺の運動を，瞳孔を拡大させたり縮小させたりしようとする意志にではなく，むしろ遠くにあったり近くにあったりする対象を見ようとする意志の方に結びつけておいたからである》．同じように，話し言葉を行使するために，《我々が言葉を話

340

すのを学んで獲得してきた習慣は，我々が，この腺を介して舌や唇を運動させる魂の作用を，運動そのものよりはむしろ，そのような運動に付き従う話し言葉の意味の方に結びつけるようにしておいたのである》[AT, XI, 361-362].

XLVII項《というのも，我々の中にはただ一つの魂しか存在せず，この魂は自分の中にさまざまに異なる部分をまったくもっていないからである．感覚する当の同じものが理性を行使できるものであり，その欲求のすべてが意志なのである》[AT, XI, 364].《魂を，通常では互いに矛盾するさまざまに異なる役割を演じさせていたというのは》[同]誤りを犯していたのである．

(53) *Lettres, Oeuvres de Descartes*, Tome VIII, p. 215 [AT, III, 47].
(54) 同，p. 200 [AT, III, 18] 参照 [ただし内容からすると，この参照指示は前注（53）に置くのがふさわしいと思われる．この注の置かれた本文の引用は，同，p. 216. AT, III, 48-49].
(55) Descartes, *L'Homme, Oeuvres de Descartes*, Tome IV, p. 360 [AT, XI, 142] 以下.
(56) 予定調和の学説がここに萌芽のかたちで存在しているが，それは機会原因論の学説も同様で，他の多くの一節で見られる．ライプニッツとマルブランシュが取り組むことになった進路が示されているのである．
(57) *L'Homme, Oeuvres de Descartes*, Tome IV, [p. 386-387] [AT, XI, 165-166].
(58) 《脳はさまざまに絡み合う多数の小さな細糸からできている》．同，p. 426. [AT, XI, 201][この注が置かれている直前の《 》に入れられた引用は，同，p. 391. AT, XI, 170．以下この注の置かれたパラグラフの典拠となるのは，同 p. 391-392, AT, XI, 170-171].
(59) 《精気[のより弱い部分]は，この腺の中に入り込んでいる動脈よりは，無数のきわめてほっそりした枝に分かれて脳の腔所の底部を覆っている動脈の方から出てくる》．同，p. 393 [293とあるのを訂正．AT, XI, 172].
(60) 1647年の末頃オランダで印刷されたある掲示文書についてのデカルトの覚え書[「掲示文書への覚え書」]．*Oeuvres de Descartes*, Tome X, p. 94 [AT, VIII, 2e partie, 357-358].
(61) Descartes, *Lettres, Oeuvres de Descartes*, Tome VIII, p. 200 [この注が置かれた部分までの引用の出典], p. 215 [この注が置かれたパラグラフより後の引用の出典] [AT, III, 19, 47]. *La Dioptrique*, discours V, [AT, VI, 129] 参照．そこでデカルトは，脳の《諸々の腔所のほぼ中央にある小さな腺》を《本来共通感覚の座》であるものと記している［引用文中の「子供が受ける母親の欲求の刻印」（原文 des marques que les enfants reçoivent des envies de leurs mères）とは「母斑」のことで，当時は，母親が妊娠中に欲しがったものの形態が母斑に現れると考えられていた．なおフランス語で「marque d'envie」ないし「envie」だけでも「母斑」の意味になる]．
(62) イエズス会の寄宿学校（ラ・フレーシュ学院）長シャルレ神父は，終身校長であったが，彼の虚弱な健康状態のためと，彼の中にある生来的に思索にふける精神に気づいたこともあって，彼には，中でもとりわけ長くベッドにとどまっている特権を与えていた．

注　pp. 75-86

《デカルトは朝目覚めると，夜の休息によって自らの精神のすべての力が集中し，すべての感覚が鎮まっているのがわかって，そうした恵まれた巡り合わせを思索にふけるのに利用した．このような実践が彼にはすっかり習慣となったので，一生涯これが彼の研究の流儀となった．だから，彼の精神が哲学と数理科学においてもたらした重要な事柄については，我々は彼のベッドの中での朝の時間のおかげを被っていると言うことができるのである》(Adrien Baillet, *La Vie de Monsieur Descartes* [『デカルト伝』], 1, [1691,] p. 28).

(63)　Descartes, *L'Homme, Oeuvres de Descartes*, Tome IV, [p. 427-]428 [AT, XI, 201-202]. *Les Passions de l'âme*, Ier Partie, article VIII, *Oeuvres de Descartes*, Tome IV, p. 44 [AT, XI, 333] 参照．《我々が生きている間は，我々の心臓の中に持続的な熱が存在しているが，これは一種の火であって，これを静脈の血液がそこに維持しているのである……》．この火は，燃えている限り生命をもたらし，消えることで死をもたらす． *De la formation du foetus* [*La Description du corps humain* に同じ]，*Oeuvres de Descartes*, Tome IV, 435 [AT, XI, 226] 参照．

(64)　*Les Passions de l'âme*, Ier Partie, article VI, *Oeuvres de Descartes*, Tome IV, p. 41 [AT, XI, 330].

(65)　エリザベト王女への書簡，1646年2月1日 [Adam et Tannery 版全集では1645年11月3日とする]，*Lettres, Oeuvres de Descartes*, Tome IX, p. 369 [AT, IV, 333].

(66)　同，p. 242 [AT, IV, 310]. 魂は《脳の中にある諸々の印象を変える何らかの力をもっていますが，また逆にこれらの印象は，魂の中にその意志から生じるのではない諸々の思考をひき起こす力をもっています》[この注が置かれている引用の出典は，*Oeuvres de Descartes*, Tome X, p. 157, AT, V, 219. 1648年7月29日付け，デカルトからアルノー宛ての書簡．また次の引用の出典は，同，p. 161-162, AT, V, 222-223].

(67)　Descartes, *Premières pensées sur la génération des animaux* [「動物の発生についての最初の思索」], *Oeuvres de Descartes*, Tome XI, p. 396 [AT, XI, 518] 以下．

(68)　デカルトは，我々も指摘しておいたように，2種類の記憶，すなわち知的記憶と局所的記憶を区別していた．《……局所的記憶と名づけられているものはすべて我々の外部にあるのです……しかし，身体による，このような記憶の他に，私はさらにもう一つの，魂にしかよることのない，まったく知的な記憶も認めます》．*Lettres, Oeuvres de Descartes*, Tome VIII, 216 [AT, III, 48]. ——メルセンヌ神父は，デカルトに宛てて手紙を書き，記憶の襞について語っていた．これに対して哲学者は次のように答えた．《そうしたものは，我々が記憶することのできるすべてのことに役立つために，きわめて多数なければならないとは私は考えておりません．その理由は，同じ一つの襞が類似するすべてのことに役立ちますし，そうした脳の襞によって心像が表現されることが可能な [Adam et Tannery 版全集では，「刻まれる印象が説明されることが可能な」] 肉体的記憶の他に，私は，さらに我々の知性の中には，身体器官によらない，また獣類の中には見出されない，別の記憶の源泉 [原本「autre source de mémoire」であるが，Cousin の原典では「autre sorte de mémoire」で，それに従えば「別種の記憶」となる，スーリィの転記ミスであろう] が存在してお

り，我々が役立てているのは特にこれであることを見出しているのです》．*Lettres, Oeuvres de Descartes*, Tome VIII, 318 [AT, III, 143].

(69) デカルトの若い頃の著作の中で，彼のメモ帳に，《彼の自動装置のドグマ》が見つけられている．彼はそこですでに，獣類は感情をもっていないという考えを支持していたようにも見える．バイエの言うところでは《このような見解を彼が思いついたのはもっと遅く1625年頃になってからのことである》．彼は早くから何人かの友人に，《獣類が自動装置以外のものであるとは想像することができない》と洩らしていた．バイエは付言して《なおその上に，この自動装置という見解は，パスカル氏がデカルト氏の哲学の中でも最も評価したものである》としている．Adrien Baillet. *La Vie de Monsieur Descartes*, Ier Partie, [1691, Livre I, chapitre XI,] p. 52.

(70) デカルトはメルセンヌ神父へのある手紙の中で，この問題について次のように自分の考えを表明している．《……私への手紙に書いておられる件の人物は，村々に出かけていっては豚が屠殺されるのを見ているとして私を非難しているというのですから，かなり頭の弱い人であるに違いありません．というのも，豚の屠殺が行なわれるのは村よりも町での方がずっと多く，そのようなことのために私が村にいることなど一度もなかったのですから．しかし，あなたも私への手紙に書いておられるように，解剖に興味をもつことは罪ではありません．私はひと冬の間アムステルダムにいたことがありますが，ほぼ毎日肉屋の家に出かけていって獣類が屠殺されるのを見ておりましたし，そこから私の住まいまでもっと時間をかけて解剖したいと思う部分を届けさせてもおりました．そのようなことは，これまでいたいずれの場所でも，やはり何度もやっておりました．才知のある人は誰も，そのことで私を非難したりするとは私は思いません》(1639)．*Lettres, Oeuvres de Descartes*, Tome VIII, p. 170 [この手紙の冒頭にあたる頁．ここに引用されている箇所はp. 174にあたる．AT, II, 621].

(71) Adrien Baillet. *La Vie de Monsieur Descartes*, Ier Partie, [1691, Livre III, chapitre V,] p. 195 [この注が置かれたパラグラフの一つ前のパラグラフに含まれる《　》に入れられた引用の出典は，同, p. 196-197]；II^{de} Partie, [1691, Livre VII, chapitre VII,] 273 [この注が置かれたパラグラフに含まれる引用の出典．また，このパラグラフの冒頭に出てくる，「フローニンゲン訴訟」とは，新旧の哲学論争である「ユトレヒト紛争」(1641-43)に巻き込まれたデカルトが，さらにスホーキウスを相手取ってフローニンゲン大学に起こした訴訟で，1645年彼は大学評議会によって名誉回復を勝ち取った].

(72) デカルトは1645年には「胎児の形成について」，*De la formation du foetus* [『デカルト医学論集』山田弘明他訳，法政大学出版局，2017の解説によれば執筆時期は1647-48年とされている] を再開した（Baillet, *La Vie de Monsieur Descartes*, II^{de} Partie, p. 398).

(73) ルーヴァンの医師（プレンピウス）の手紙に対するデカルトの返信（1638年1月20日 [Adam et Tannery版全集では2月15日]）．*Lettres, Oeuvres de Descartes*, Tome VII, p. 350 [AT, I, 526] 以下 [ただしこの注の置かれたパラグラフ全体は，p. 345（AT, I., 522）以下に沿って論じられている]．そして医師であり医学教授でもあ

注　pp. 86-92

るこの同じ人物へのもう一つの返信の中には次のようにある．《第3の反論の中で，あなたは魚類の冷たさを理由にあげて，血液が心臓の中で希薄化することを否定する主張をしておられます．しかし，仮にあなたが今ここで私と一緒におられるとすれば，その運動が熱によって生じてくるのであり，それは最も冷たい動物においても変わりはない，というとを否定することは，おできにならないでしょう．というのも，私が今朝，7，8時間前に切り出したウナギのまさに小さな心臓，そこにはもはや生命の徴候は何もなく，すでに表面はすっかり乾いているのですが，これが，私が外側からほどよい熱を加えると，きわめてすみやかに生き返り，なお拍動している様子をお目にかけることになるであろうからです．しかし，熱だけでは不十分で，数滴の血液をそこに垂らし入れることも，この拍動を起こすためには，必要であることをおわかりいただくために，一言申し上げますと，この心臓を，特別にとっておいたこの同じウナギの血液の中に入れておいて，それから，これをほどよく温めることで，私は，心臓がこのウナギが生きていたときと同じように速く力強く拍動するようにしております》．この実験に用いた心臓を，デカルトは《今朝ウナギから取り出しておいた》と述べている．以下は同じ日に彼が行なったもう一つの観察である．《私はウナギの小さな心臓を取り出し，その最上部（すなわち，大静脈が入り込んでいて，このウナギで陸生動物の心臓における右の心耳が行なうのと同じ機能を行なっていた部分）を切り取りました．切り取った後で，それはまだ血液を滴らせており，私は木の小鉢の中にそれを取り分けましたが，そこにそのまま置いたのではあなたに滴った血液が少し濃いととられかねないようでしたので，もっと薄い別の血液の滴りの中につけることにしました．その後で，私はそれに目を向けたままにして，そこに何か拍動が認められないかどうかを見ておりました．というのも，私がこのようなことをしたのは，そうしたことを確認するためだったのですから．しかし，たしかに，初めのうち私はそこには何も認めませんでした．というのは（少し後で分かったように）この血液から出てきた蒸気がすべて，すぐに遮るもののないまったく解放された通路を見つけて，連続した流れとなって発散していて，それを中断させるものは何もなかったからです．しかし，それから15分も経つと，この小さな心臓の部分がつかっている血液の滴りが上の方から乾燥していき，その表面に薄い皮膜のようなものが形成され，これが先の蒸気を逃がさないように保持するようになると，私には明らかに拍動するのが認められました．この拍動は，それに熱を加えればそれだけ増強して，血液の液体部分がすべて使い切られるまで止むことはなかったのです》．*Lettres, Oeuvres de Descartes*, Tome VII, p. 365 [AT, II, 62. ただしこれはこの書簡の最初の部分を載せる頁で，引用部はp. 371, AT, II, 66] 以下．

344

近　代

スピノザ

(74)　［原本には本文の注が置かれている文の出典となるラテン語原文が載せられているが省略．その出典は，次の注（75）と同じ］．
(75)　Spinoza, *Ethica*［『エティカ』］, Pars V［原文では P. IV. とあるのを訂正］, Praefatio.
(76)　Spinoza, *Tractatus de intellectus emendation,* ...,［『知性改善論』］Die Unvollendeten Lateinischen Abhandlungen Spinoza's, Hugo Ginsberg, 1882, p. 161- Benedicti de Spinoza Opera, J. Van Vloten et J. P. N. Land, 1882, Volumen 1, p. 29.
(77)　［原本には本文の注が置かれている文の出典となるラテン語原文が載せられているが省略．Spinoza, *Ethica*, Pars IV, Propositio XXXIX, Scholium（『エティカ』第IV部，定理XXXIX，注解）］．
(78)　*Ethica*, Pars II, Propositio XLIX.「精神の中には，観念としての観念がふくむ以外のいかなる意志作用も，すなわち肯定，否定も存在しない」［この注が置かれている引用の出典は同定理の証明の冒頭の部分］．
(79)　［注（78）にあげられた定理の系とその証明］「系．意志と知性とは同じものである．証明．意志と知性とは，それぞれ個々の意志作用と観念にほかならない．しかし，個々の意志作用と観念とは同じものである．それゆえ，意志と知性は同じものである．かくてこの系は証明された」［本文の次の引用の出典は，この定理の注解の中の一節である］．
(80)　同，Pars II, Propositio XLVIII［本文の次の引用の出典は，この定理の注解の中の一節である］．
(81)　同，Pars I, Propositio XXXII.
(82)　同，Pars I, Appendix.「まず第一に，人間は自分を自由であると思っているということである．というのは，彼らは自分の意欲と衝動とを意識しているが，自分を衝動や意欲に駆りたてる原因については知らないから，夢にもその原因については考えつかないのである」．
(83)　同，Pars I, Appendix.
(84)　同，Pars III, Praefatio.「デカルトは彼の想像力のなみはずれた鋭さをあらわしたにすぎない」．

ガッサンディ

(85)　ボシュエ, Bossuet, *de la Connaissance de Dieu et soi-même*, chapitre II; Du corps. VI. Le cerveau et les organes des sens［1818年の版で，p. 140-142］．
　　《身体すべての中で最も高いところにある部分の上に，すなわち頭部の中にあるのが脳で，対象からの印象を受け取ること，そして全体として，それらに従うか，

注　p. 92

あるいはそれから逃げるかするために必要な運動を身体に与えることにあたっている》．対象の印象が到達するところに，こうした運動の始原と原因が見出されるのである．《脳はそうした2つの機能を一つに結び合わせるために形成された．対象の印象は，感覚に役立てられる神経によって作り出されるが，そうした神経はすべて脳に達している．精気は，肢体のすべての中に広がっている神経によって筋肉の中を流れていき，漸進的な運動を作り出す．そして知られているように，第一に，精気は，まず心臓から脳に運ばれ，そこで最終的なかたちをとる．さらに，第二に，諸々の神経は，管となっていて，他のものと同様に脳の中に起始がある．したがって，精気の方向性，そしてそれを介する漸進的な運動全体の原因が，脳の中にあることを疑うことはできない．そして，たしかに，常のこととして，身体を襲う病気，例えば卒中や麻痺のような病気で，直接に侵襲されているのは脳であるし，けいれんと呼ばれている，かの不規則な運動をひき起こす病気でもそうである．

対象が器官に及ぼす作用，そしてそれらが作り出す印象は脳まで連続しているに違いないのであるから，脳の実質は全体として，印象を受け取るために十分に軟らかく，それらを保存するために十分にひき締まっている必要があった．そして，たしかに，脳の実質は全体としてこれら2つの性質をもっている．脳にはさまざまなくぼみや溝があり，その他にも，さまざまな腔所もあり，これらは脳室と呼ばれている．これらのものについて，医師や解剖学者たちは示すことはたやすくするが，それらのもつ用途を説明するとなるとそのようにはいかない．脳は大きなものと，小脳と呼ばれる小さなものとに分かれている．最初のものは頭部の前の部分に，もう一つは後の部分にある．……最近の観察の示すところでは，脳の前の部分は感覚の作用にあてられているようである．そしてそこにはまた，視覚，聴覚，味覚および嗅覚に役立てられる神経がある．それに対して，小脳からは触覚と運動，主に心臓の運動に役立てられる神経が生じる．したがってこの部分を侵襲する外傷その他の病気はより致命的である．なぜなら，それらのものは生命の始原に直接に向かうものだからである》．

見事な生理学的センスと知識を示す，まれな明敏さを備えた数多くの直観の中から，以下にマルブランシュの，血管運動神経理論とともに，遺伝の本性と幻覚の本性についてのいくつかの考察をあげておく．

すでに200年以上も前に，血管運動理論が非の打ちどころなく打ち建てられていたというのは疑いもなくまさに類まれなことである．マルブランシュこそは，血管に筋肉や神経が存在することなど知られてもいなかった時代に，天才の眼を通して，《ものごとの真のつながり》を，垣間見たのである．たしかに，『真理の探究』，*De la Recherche de la vérité*（1674［これは初版第I巻の発行年であるが，以下の引用はどれも1688年刊の改訂増補版以降の版によっている]）第V編，第III章には次のように書かれている．《最後に，精気の流れをより適切かつ速やかに調整するために，動脈にはそれを囲む神経があって，それは脳に昇っていくものについても，身体の他のすべての部分に血液を運ぶものについても同様である．その結果，何らかの周囲の状況に予期しないものを見て，そのためにあらゆる情念の運動を変化させるこ

346

とが問題となり,それに伴って脳に動揺が起こると,このことによりにわかに精気の流れは,そうした動脈を囲む神経の方に向かい,当該の動脈を収縮させることによって,脳に昇っていく血液の通路を閉ざし,身体の他のすべての部分に広がる通路は,動脈を弛緩させることでこれを開くのである.これらの動脈の中で,脳に血液を運ぶものが拘束されることなく,身体の残りのすべての部分に血液を広がらせるすべてのものがこれらの神経によってつよく拘束されているのであれば,頭部は血液ですっかり満たされ,顔面は血液ですっかり覆われてしまうはずである.しかし,何らかの周囲の状況が生じて,神経にこのような配置をひき起こした脳の動揺を変化させると,拘束されていた動脈が拘束を解かれ,他のものが逆に強く締めつけられる.そうすると頭部には血液がなくなり,顔面は蒼白となる.そして,心臓から出て,我々が先に述べた神経が生命維持のために脳に送り入れている少量の血液も,ほとんどすべて身体の下方の部分に降りていく.脳には動物精気が欠乏し,身体の残りのすべての部分は虚脱と震えに襲われる》[*De la Recherche de la vérité*, Tome II, Amsterdam, 1688, p. 27].

ランゲ[Frederick Albert Lange(1828-1875)と思われるが出典不詳]はこう述べている.《現代の生理学の言葉に翻訳するなら,マルブランシュの理論が意味するのは,あらゆる強い感情的印象は,血管運動性神経支配の増大をひき起こし,それゆえ,動脈の収縮をひき起こすということである.このような収縮が脳動脈を襲うと,脳には十分な血液がなくなり,身体の残りの部分では過剰となり,脳の貧血が通常よく起こる麻痺現象を作り出す.これに対し,別の種類の感情で,頭部の動脈の方は拘束されずに,身体の他の動脈が縮小する場合は,脳と顔面は充血する》.

第 II 編,第 3 部,第 II 章《いかにして父親と母親がきわめて強い刻印を彼らの子供の想像力に刻み込むのか理解するのは難しいことではないだろう……それには多くの理由をあげることができる.第一の理由は,彼らの血液が同じだということである.というのも,両親は非常にしばしば彼らの子供に,いくつかの遺伝性の病気,例えば痛風,結石,狂気,さらには一般的に,彼らに偶発的に起こるというわけではない,あるいは,何らかの通常とは異なった体液のたぎり方にその唯一の原因がある,発熱その他いくつかのもののような病気,というのもこうしたものが伝染することはありえないのは明らかだからであるが,そうした病気への素質を伝える.それと同じようにして,両親は彼らの脳の素質を彼らの子供の脳に刻印し,そして彼らの想像力にある一定の調子を与えて,彼らにすっかり同じ感覚に敏感になるようにさせるのである》[*De la Recherche de la vérité*, Tome I, Amsterdam, 1688, p. 246-247].

《しかし,私が主に注目してもらいたいと思っているのは,人間が彼らの最初の祖先の残した痕跡と刻印を今日もなお彼らの脳の中に保持していることを示している可能性のある,あらゆる名残が存在するということである.というのも,動物は同類を作り出すが,その際に,その同類の脳の中に同じような跡を残していて,それが原因となって同じ種の動物は同じ共感と反感をもち,同じものに出会うと同じ行動をするようになる.それと同じようにして,我々の最初の祖先は罪を犯した

注　pp. 92-100

後，彼らの脳の中に，諸々のつらい感覚的対象が刻印されたことによるきわめて重大な足跡ときわめて深刻な痕跡を受け取ったのであって，だからたしかに彼らがそうしたものを子孫に伝えたということはありえることであろう。……なぜなら，自然の確立された秩序によるなら，魂の思考が脳の中にある諸々の痕跡に適合したものになるのは必然的なので，我々が母胎の中で形づくられるやいなや，我々はその罪の中にいる，と言うことができるであろう。……我々の脳の中には，我々に存在を付与する人々のものと同じ痕跡があるのだから，我々もまた，諸々のつらい感覚的対象と関係のある，同じ思想と同じ傾向をもつことになるのは必然的なのである》［同，p. 161-162］．

《時に，断食により，徹夜により，何らかの高熱により，あるいは何らかの激しい情念により強く揺れ動く動物精気をもつ人々で，これらの精気が外部の対象と同じほどの力で脳の内部の線維を突き動かすということが起こる．その結果，それらの人々は，想像するしかないはずのものを感覚し，彼らの想像力の中にしかない対象が彼らの眼前にあると信じるのである．このことが示しているのはまさに，身体の中で起こることについては，感覚と想像力との違いは多少の程度でしかないということで，私が先に述べた通りである》［同，p.126］（マルブランシュ『真理の探究』，第II編「想像力について」，第I部，第Iおよび VII 章［最後の引用がI章，その前の引用が第 VII 章からのものである］．

(86) Bougerel, *Vie de Pierre Gassendi*, Paris, 1737, Livre II, 137, 139［以下に続く文の典拠，および少し先の引用の出典］．P. Goujet, *Mémoires historiques et littéraires sur le Collège royale de France*, 1758, Tome II, 159.《彼は研究と彼自身が多数行なった解剖によってきわめて粘り強くそれ（解剖学）を育んでいった》．

(87) Gassendi, *Opera omnia*, Tomus III, Lyon, 1658, p. 299.

(88) Gassendi, *Physicae*, Sectio III, Liber VIII, Caput II, III, IV. *Opera omnia*, Tomus II, Lyon, 1658, p. 405 以下［この注が置かれたパラグラフの一つ前のパラグラフ最後の引用の出典は p. 404］．

(89) 同，Liber VI. *Opera omnia*, Tomus II, p. 334.

(90) 「なお又，眼には物を見る能力がないとし，精神［「アニムス」, animus］がいわば開いた戸口のように眼を通じて見るのだ，というのはあり得ないことである．眼の感覚そのものが反対を表明しているからである．即ち，眼の感覚が（精神を）引き出して，瞳まで押し出してやるのだからである．例えば，我々は往々光り輝くものを見ることができない場合があるが，これは我々の眼が光に妨げられるからであって，かようなことは戸口の場合には起こらないことである．それに，我々が通して見るその戸口は，開いていても入って困るものはけっして受けつけないからである．なお又，仮にもし我々の眼が戸口の役をつとめているとしたならば，眼を取り除いてしまえば，即ち，戸口を取り去ってしまえば，精神は却ってよく物を見るようになってしかるべきだと思われる」［樋口勝彦訳］ルクレティウス『物の本質について』第 III 巻，359-369．キケロ『トゥスクルム荘対談集』第I巻，第 20 章：《「それゆえ，魂が見たり聞いたりするのであって，魂［「アニムス」］のいわば窓に相当

する器官が見たり聞いたりするのではないということ，……が容易に理解できるだろう」．そしてとりわけ，我々が引用しておいた，有名なエピカルモスの詩参照［「知性が見て，知性が聞くのだ．その他のものは，聞くことも，見ることもできない」］(Mullach, *Fragmenta philosophorum graecorum*, I, 144, v. 253 [Diels, Kranz, *Die Fragmente der Vorsokratiker* の断片番号では 23B12．『古代篇』p. 32 参照］).

(91) Petri Gassendi..., *Opera omnia*, Lyon, 1658, in-folio, Tomus II, Physicae Sectio III, Liber VI, De sensu universe. p. 328 以下．*Abrégé de la philosophie de Gassendi* par F. Bernier, Tome VI, Lyon, 1684, p. 24 以下 ［本文に引用されているのはp. 25-28. スーリィはこの要約版の仏訳の方をそのまま転載している］．

(92) 『古代篇』p. 217 ［および（注）605］の『ニコマコス倫理学』のテキスト参照．ガッサンディはいつもの洞察力でその影響の及ぶ範囲全体を把握していたのである（『古代篇』p. 54 も参照）．

(93) *Physicae*, Sectio III, Liber V. *Opera omnia*, Tomus II, p. 326-7.

(94) Gassendi, *Physicae*, Sectio III. Membrum Prius. Liber III. De lapidibus ac metallis. 同，p. 112 以下．

(95) Gassendi, *De sensu universe*. 同，p. 328.

ホッブズ

I 物体，空間および時間の理論

(96) ルネ・デカルト．「しかるに神は欺瞞者ではないので，［神がみずからによって直接にその観念を私に送り込むのでもなく，そこにおいて，その表象的実在性が形相的にではなく優越的にのみ含まれているような，ある被造物を介して送り込むのでもないこと］はまったく明らかである．［なぜなら，神はそうしたことを認識するいかなる能力もまったく私に与えず，むしろ反対に，それらの観念が物体的事物から送られてくると信じる大きな傾向性を与えたので，］もし（感覚的事物の観念が）物体的事物以外のものから送られるとするなら，どうして神が欺瞞者ではないと理解されうるのか分からないからである．したがって物体的事物は存在する」［原本の引用は不完全であり，そのままではわかりにくいと思われるので，省略された部分を［ ］に入れて補った．また（ ）内の文はスーリィによる挿入である］［山田弘明訳，『省察』］「第六省察」［AT, VII, 79-80］．

(97) 「スブイェクトゥム」，*subjectum* あるいは「スッポスィトゥム」，*suppositum* とは，物質というものが，想像的空間の根底にある何らかのものであるという限りにおいて，感覚には知覚されないが，理性によってのみ結論づけられ，あるいは推論される物質である（*De Corpore*［『物体論』］, Pars II, caput VIII, I. *Leviathan*［『リヴァイアサン』］, caput XXXIV)．物質に，あるいは物体に，ホッブズは現実的な偶有

注　pp. 100-106

性として延長と運動しか帰属させない (*Problemata Physica*, caput IV; *Leviathan*, caput IX, 60 [*Opera Philosophica quae Latina Scripsit Omnia*, Vol. III, p. 66 か]).

(98)　Thomas Hobbes, *De Corpore*, Pars IV. Physica, caput XXVI. De Universo et Syderibus, *Opera Philosophica* ..., Vol. I, p. 334[-336]. *The English Works* Vol. I. p. 410[-413]. *Of the World and of the Stars*. Edited by Molesworth. London, 1839. *Leviathan*, Pars I, *De homine*, cap. III [*Opera Philosophica*..., Vol. III, p. 20. *The English Works* Vol. III, p. 18] 参照.「我々の想像するものはすべて限定されたものである. したがって, 次のような言葉で呼び起こすことのできるような観念や概念は存在しない. すなわち, 無限ということ. 人間の魂は無限の大きさの心像を思い描くことはできない. また無限の速さ, 無限の強さ, 無限の時間あるいは無限の力を考えることもできないのである. あるものが無限だと言うとき, それで我々は, そのものの終わりや限界を考えることができない, ということを言い表している. すなわち, 我々自身が無能力であるということの他考えることができない, ということである [原文ラテン語, スーリィは *Leviathan*, 『リヴァイアサン』の引用はラテン語版を用いている. 以下同]」.

(99)　トマス・ホッブズにはアリストテレスの影響が優勢であった. アリストテレス, 『自然学』, IV, XI, 5, 6.《〈時間とは, 前と後に関する運動の数である……時間はある種の数である〉》[219b1]. 同 VIII, I, 13, 15.「時間とは運動変化の数……である」[原文ギリシア語] [251b17], 『天界について』, I, IX, 10.「そして時間は動の数であるが」[原文ギリシア語] [279a14] も参照 [本文の注のおかれた引用の中の2つの文は, それぞれ *De Corpore*, Pars II, caput VII. De Loco et Tempore, *Opera Philosophica*..., Vol. I, p. 83, p. 84 からとられている. 少し先のラテン語文の出典は, *Problemata physica*, caput IV, *Opera Philosophica*..., Vol. IV, p. 329].

(100)　《一次性質と二次性質》というスコラ学的な表現を, これらの語の近代的な意味で用いた最初の人は, 知られているように, ボイルであって, ロックではない. Eucken, *Geschichte und Kritik der Grundbegriffe der Gegenwart*, Leipzig, 1878, p. 7 [の注] 参照.

(101)　さらにアリストテレス, 『自然学』VIII, I, 7 参照.〈静止とは運動の欠如である〉[251a26].

(102)　*De Corpore*. Pars IV, caput XXV [*Opera Philosophica*..., Vol. I, p. 330].

II 感覚作用と表象の理論

(103)　*Leviathan*, Part I. Of Man, chapter 2 の中では, 欲求を無生物に帰属させることは彼には馬鹿げたことのように思われている.《Ascribing appetite ... to things inanimate, absurdly》[*The English Works of Thomas Hobbes*, Vol. III, 1839, p. 4] [この注が置かれた《　》に入れられた引用の出典は, *De Corpore*, Pars IV. caput XXV, *Opera Philosophica*..., Vol. I, p. 320].

(104)　*De corpore*. Pars IV, Physica sive de naturae phaenomenis, caput XXV. De sensione et motu animali [, *Opera Philosophica*..., Vol. I, p. 315] [caput XXV の最初に まとめられたこの章に含まれる節の標題の中の，第 6 にあげられているもの].

(105) Th. Hobbes, *Opera Philosophica*... (G. Molesworth), Vol. I, p. 321.

(106) *Leviathan*, Pars I, De homine, cap. II, De imaginatione, *Opera Philosophica*..., Amsterdam, 1668, in-4. p. 196 [これまでの出典として用いられていた William Molesworth による刊本では Vol. III, p. 8]. *Leviathan*, Part I. Of Man, chapter 2. *The English Works*... (William Molesworth),Vol. III, p. 4-5. «Imagination therefore is nothing but decaying sense».

(107) *Human Nature* (1640), chapter II, p. 78 [刊本不詳]. *The English Works*... (Molesworth) Vol. IV, p. 7, ...by resistance or reaction of the brain is also rebound into the optic nerve again. ... [少し先の引用は，同 p. 8].

(108) トマス・ホッブズが「思考の連続あるいは精神の話」と呼んでいるもの，すなわち，要するに，思考と人間的理性の連合の現象についての絶対的決定論については，『リヴァイアサン』，第 I 部「人間について」，第 III 章，*Leviathan*, Pars I, De homine, caput III 参照[前記の語句が以下の引用の直後に出てくる].「何かある一つのことについて考えるとき，次に続く考えは偶然のように見えるが，あらゆる思考が同じようにあらゆる思考に継続しているわけではない．そうではなく，我々は，かつて全体的にあるいは部分ごとに感覚の中になかったものについては想像をもつことがないように，ある考えから別の考えへの移行も，それと同じようなことが以前に感覚の中に存在していなかったものには起こらない．このことの理由は次の通りである．あらゆる表象[「ファンタスマタ」]は内部の運動であり，実際感覚の中に作り出された運動の名残なのである．そして感覚の中で次々に直接続いて起こる運動は，その感覚の後でも一緒に残っている．したがって先行する考えが再び起こり，しかもそれが優勢であればそのたびに，後続する考えが動かされた物質の結合力によって続いて起こる．それは平らで滑らかな石板の上の水が，指が導く道筋に沿って引っ張っていかれるのと同様である．しかし，考えに上った同一のものに，ある時にはあるものが，他の時には別のあるものが続くので，多くの考えがなされた後では，どのような考えにどのような考えが続いて起こるかは不確かになる．ここで確かなことはただ，続いて起こるであろうものは，いつか以前に続いて起こったものだということである」[*Leviathan*, Pars I, De homine, caput III, *Opera Philosophica*..., Vol. III, p. 14].

(109) *Elementorum Philosophiae, Sectio Prima De Copore*, Pars IV. caput XXV De Sensione et Motu Animali, *Opera Philosophica* ... (G. Molesworth), Vol. I, p. 324. 「しかるに経験とは，多くの事物についての感覚から生じた諸表象の蓄積である．なぜなら，「パンタゼスタイ[想像すること][原文ギリシア語]」と思い出すこと[「メミニッセ」]とは，後者が過ぎ去った時間を前提するのに対して，「パンタゼスタイ」は全然そうしないという点以外は，互いに異ならないからである」[本田裕志訳].

(110) Thomas Hobbes, *De Corpore*. Pars IV. Physica sive de naturae phaenomenis. caput XXV. De Sensione et Motu Animali[*Opera Philosophica*..., Vol. I, p. 323, p. 325,

p. 327］. *Leviathan*, The First Part. Of Man, chapter 2 ［Of Imagination］参照. *Human nature. The English Works...* (W. Molesworth) Vol. IV, p. 9, chapter III, § 2 以下参照.

(111) Immanuel Kant, *Träume eines Geistersehers, erläutert durch Träume der Metaphysik* ［『形而上学の夢によって解明された視霊者の夢』］, *Sämmtliche Werke*, Band II, herausgegeben von G. Hartenstein, Leipzig, 1867, p. 346 ［カントの著作については現代では，アカデミー版カント全集 *Kant's gesammelte Schriften*, herausgegeben von der Königlich-Preußischen Akademie der Wissenschaften, 1902- の巻数をローマ数字で，頁数をアラビア数字で示すのが慣例になっているので，この箇所の場合．スーリィが用いている刊本と区別する意味でAkの文字を冠し，Ak-II 338のように表記する．以下同］［同頁の注の中の文である］.

(112) *Prolegomena zu einer jeden künfutigen Metaphysik* ［『学として現れるであろうあらゆる将来の形而上学のための序論（プロレゴーメナ）』］, 1783. *Sämmtliche Werke*, Band IV, herausgegeben von G. Hartenstein, Leipzig, 1867, p. 39 ［Ak-IV290］.

(113) 「かくして精神は，生体の何らかの部分における運動に他ならないということになるであろう」．*Objectiones ad Cartesii Mediones. Objectio* IV. *Opera Philosophica* ... (G. Molesworth), Vol. V. p. 258 参照．

(114) *De Corpore*, Pars. I, caput V, 9. *Opera Philosophica...* (G. Molesworth), Vol. I, p. 54. 「ある諸観念を知性のうちに，他の諸観念を空想力のうちにおく人々も，同じ誤りをやらかしている．これではまるで，「人間は動物である」ということを私たちが知解する際には，感覚から生じて記憶のうちに保持されている人間の観念ないし像もあれば，知性のうちに存在する観念もあるかのようである」［本田裕志訳］.

(115) *Leviathan. Pars* I. De homine, caput I ［*Opera Philosophica...*, Vol. III, p. 5］. 同, caput III ［同，p. 20］ 参照．「そして，我々が思いつくことは何であれ以前に感覚の中で知覚したことなのであるから，感覚によって知覚されていないようなものを想像する能力は人間にはありえない」．

III 心臓と脳

(116) *De Corpore*. Epistola dedicatoria (1655). 「最後に，自然学の最も有用な部門である人間身体についての学を，その著書『血液の運動について』と『動物の発生について』の中で驚くべき明察をもって明らかにし証明したのは，ジェームズ王とチャールズ王の主治医であったウィリアム・ハーヴェイでありましたが，彼は妬みをものともせずに新しい学説を生前に確立した，私の知るかぎりでは，ただひとりの人物であります」［本田裕志訳］．同，XXV章（［*Opera Philosophica* ... (G. Molesworth), Vol.］I, p. 331）参照．「さらに，血液の生命運動は，このことの最初の観察者であるわが国のハーヴェイによって，多くの非常に確かなしるしによって示されたように，静脈と動脈を通って絶えず循環する運動である」［同］.

(117) *Dialogus physicus de natura aeris. Opera Philosophica* ... (G. Molesworth), Vol.

IV, p. 285.「ところが神経の中に含まれている物質はきわめて微細な精気である．これは筋肉の中で肉となるときには，目に見えないくらいに細く裂けた無数の細糸で構成されている．とすれば，脳から出た精気が，神経の長くきわめて狭い通路を伝わっていくうちに，圧縮によって濃密になるのでなければ，どうしてこのようなことが起こりえるであろうか」．

(118) *De Corpore.* Pars. IV, caput XXV. De Sensione et Motu Animali, *Opera Philosophica...* (G. Molesworth), Vol. I, p. 319.

(119) 同，p. 331.「なぜなら，生命の本源は心臓にあるので，感覚する者のうちで心臓へと伝わった運動が生命運動を何らかの仕方で変えたり転じたりすること，すなわち難易度を高めたり低めたり，促進したり妨げたりすることは必然的であるが，促進する場合には快楽が，妨げる場合には苦痛・苦しみ・悩みが生じるからである」[本田裕志訳]．

(120) 同，p. 331-2.

(121) 同，caput XXV, 13. Deliberatio et voluntas quid. *Opera Philosophica...*, Vol. I, p. 333.

(122) 同，[p. 333-334].

(123) *Leviathan.* Pars I, caput III. [*Opera Philosophica ...*, Vol. III, p. 19]「しかし，人間と動物の間を本質的に区別するのは慎重さではない．動物の中には，生後1年で10歳の子供以上に，多くを観察し，自分の利益となることを慎重に追及するものもいるからである」．

(124) *De Corpore.* Pars I, caput I, 2 [*Opera Philosophica...* (G. Molesworth), Vol. I, p. 3].「さらに私は，推論を計算という意味に解する．しかるに，計算とは，足し合わされた複数のものの合計を見積ること，もしくは，あるものを他のものから引いた残りを認識することである．それゆえ，推論することは足すことおよび引くことと同じである……それゆえ，あらゆる推論は足し算と引き算という，心の2つの作用に帰着する」[本田裕志訳]．

ウィリス

(125) *Pathologiae cerebri et nervosi generis Specimen*, caput II および caput X.

(126) *Cerebri Anatome, cui accessit nervorum descriptio et usus*, p. 97, p. 108, p. 113, p. 122, p. 126, p. 196, p. 250; *De Anima brutorum*, p. 75 以下；*Pathologiae cerebri...*, p. 28 等．

(127) *Cerebri Anatome*, ..., p. 22, p. 29, p. 136-7, p. 159-61, p. 212; *De Anima brutorum*, p. 104, p. 160, p. 164, p. 169.

(128) *Cerebri Anatome*, ..., London, 1664, p. 137

(129) 同，p. 187.

注　pp. 127-147

(130)　Gassendi, *Physicae*, Sectio III. Liber III. caput III. Quid sit Anima Brutorum?, *Opera omnia*, Lyon, 1658, in-fol., Tomus II, p. 250.
(131)　『患部について』VI, V, Kühn, Tomus VIII, p. 429.
(132)　*Pathologiae cerebri et nervosi generis Specimen*, p. 247.

マルピーギ

(133)　A. Kölliker, *Handbuch der Gewebelehre des Menschen*. 6te Aufl. I Band, Leipzig, 1889, p. 1.《植物と動物の微細解剖の学説は最近3世紀の収穫である．すなわち，それはマルチェロ・マルピーギ（1628-1694）とアントン・フォン・レーウェンフック（1632-1723）とともに，初めて，非常に単純なかたちでではあるが，より強力な拡大レンズを利用することができるようになった時期から，始まったのである》．
　　　植物のすべての組織は，最初は本質的に単純で同じような形態の基本要素，すなわち植物細胞と呼ばれていたものから構成されることを初めて明らかにしたのは，植物学者である，フーゴー・フォン・モール（Hugo von Mohl）とシュライデン（Schleiden）であった．1838年には，テオドール・シュヴァン（C. Th. Schwann）が，動物もまたもともとは非常に小さい同じような部分で組み立てられており，その動物の基本形は最終的にこれらの部分から派生するものであることを示したのである．
(134)　*De viscerum structura. Excercitatio anatomica*, Amsterdam, 1669.
(135)　*Transactions philosophiques*, 1667, No. 27, *Collection académique*, Tome II, 1755 所収 [p. 92, Découvertes sur le cerveau, & sur la langue].
(136)　同，p. 93.

ヴィユサンス

(137)　*Recherches sur les lésions du centre ovale des hémisphères cérébraux étudiées au point de vue des localisations cérébrales*, Paris. 1877.
(138)　*Opera omnia medico-physica*, Hagae Comitum, 1681. Tractatus IV, *de Motu musculari et spiritibus animalibus*, p. 318 以下.

ボンテクー

(139)　*Nouveaux éléments de médecine ou Réflexions physiques sur les divers états de l'homme*, Paris, 1698. オランダ語からの仏訳, 1er Partie, chapitre XXV, p. 105.

ブールハーフェ

(140)　Boerhaave, *Praelectiones academicae in proprias Institutiones rei medicae* edidit, et notas addidit Albertus Haller, Göttingen, 1743, Vol. IV, §574 [p. 451].

ラ・ペロニー

(141)　La Peyronie, *Sur le siège de l'âme dans le cerveau, Histoire de l'Académie royale des sciences*, Année 1741, Paris, 1744, p. 39. Observations par lesquelles on tâche de découvrir la partie du cerveau où l'âme exerce ses fonctions, Mémoires, 同, p. 199 [引用は p. 212-213, (　) 内の挿入はスーリィによる].

ロリィ

(142)　Lorry, Sur les mouvements du cerveau. Second mémoire. Sur les mouvements contre nature de ce viscère et sur les organes qui font le principe de son action. *Mémoires de mathématique et de physique, présentés à l'Académie royale des sciences. par divers savants*, ..., Tome III, Paris, 1760, p. 352-4, p. 370, p. 373, p. 376-7.

ハラー

(143)　Alberto von Haller, *Elementa physiologiae corporis humani*, Lausanne, 1762, Tomus IV, Liber X, Sectio VIII, § XXIII, p. 393.
(144)　[原本ではここに, 本文の少し前にあげられているハラーの問いに相当するラテン語

が載せられているが，それは *Elementa physiologiae*, Tomus IV, Liber X, Sectio VIII, § XXVI の標題そのものである］．

ハートリー

(145) 『プリンキピア』の結論の中で，ニュートンはきわめて微細な流体の存在を認め，その作用によって凝集，微細粒子の引力，電気的な引力と斥力，そして光と熱のあらゆる現象が作り出されるとしている．しかしさらに，この流体の振動は，感覚性の刺激を脳まで伝播させることで，感覚作用を作り出し，さらに運動性の刺激を脳から筋肉に伝達することで，随意運動が成立する条件となる，ともしているのである．*Philosophiae naturalis Principia mathematica*, Tomus III, [Geneva, 1742,] p. 676, Liber III. De mundi systemate. Propositio XLII. Problema XXII. Scholium generale. Jules Soury, *De hylozoismo apud recentiores*, Paris, 1881, p. 46-47 参照．

(146) *De l'homme et de ses facultés*, Tome I, Paris. 1802. Proposition IV, Sicard による翻訳で p. 16 ［ただしスーリィはその仏訳を用いているわけではない．英語原著 *Observations on man, his frame, his duty, and his expectations*, London, 1749 では p. 11］．

ヒューム

(147) Thomas Huxley, *Hume sa vie – sa philosophie*. traduit Gabriel Compayré, Paris, 1880 [, p. 106. 英語原著 *Hume*, London, 1879 では p. 78］．

(148) David Hume. *The philosophical Works*, [Vol. I,] Edinburgh, Adam Black et William Tait, 1826, 4 vol. in-8. *Treatise of human Nature*[『人間本性論』]. Book I. Of the Understanding. Part II. Of the ideas of space and time, p. 88-89 ［本文の注が置かれた引用文の出典］. Part IV. On scepticism with regard to the senses of philosophy, p. 272［直後の文の出典．以下はその原文］... All our perceptions are dependent on our *organs*, and the disposition of our nerves *and animal spirits*［本文の次の《 》に囲まれた引用は p. 316，さらにその次の引用は Part III. Of the reason of animals, p. 232].

　デイヴィッド・ヒュームが，彼自身我々に教えてくれているように，『人間本性論』を書いたのは，フランスに隠棲中，最初はランス，次いで特にアンジュー地方のラ・フレーシュにいた間のことである．3年間の《この国での非常に心地よい滞在》を終えて，彼は1737年ロンドンに戻り，1738年末に，『人間本性論』を出版した．*My own Life*, [*The philosophical Works*, Vol.] I, p. v ［この注の中の直前の文の典拠．1875に刊行された Essays. moral, political, and literary, Vol. I, では p. 2．そこに

はさらにこの箇所に注が付されていて『人間本性論』の刊行年については，Vol. i. and ii., in 1739. Vol. iii. in 1740 とされている］．

(149) *Essais philosophiques sur l'entendement humain* [『人間知性研究』] [Hume の *Philosophical Essays Concerning Human Understanding*, 1748（後に改題 *An Enquiry Concerning Human Understanding*, 1758）の仏訳], IXe Essai. De la raison des animaux[Sect. IX. Of the reason of animals], Mérian 訳, Charles Renouvier と François Pillon による改訳［*Psychologie de Hume*, 1878 所収］参照［本文でこの注が置かれている《 》に入れられた引用の出典は *The philosophical Works*, Vol. IV, Edinburgh, 1826, p. 122-123].

René-Antoine Ferchault de Réaumur, *Mémoires pour servir à l'histoire des insectes*. Paris, 1734, Tome I, p. 21 以下参照［以下の引用は p. 22].《こうした話をされるのであれば……われわれは，昆虫にも環境がそう求めるときには，方策を変えることを知っているものがいることを，何度でも指摘するだろう》．

Abraham Trembley, *Mémoires pour servir à l'histoire d'un genre de polypes d'eau douce, à bras en forme de cornes*, Paris, 1744, Tome I, p. 231［原本には 228 とあるのを訂正］．《こうした事実から，……私は，ポリープがある感覚をもっていて，それによって彼らは獲物を見つけ出しているのだと推測している》．

Etienne Bonnot de Condillac, *Traité des animaux*［『動物論』], 1755, *Oeuvres philosophiques*, Tome III, Parme, 1792. ビュフォンを論破した論争文．《仮に獣類が感覚しているなら，彼らは我々と同じように感覚しているということ．獣類は比較し，判断していること，彼らは観念や記憶をもっているということ》(p. 199 [この頁にも *Traité des animaux* 全体を探してもひと続きの文としては見つからないが，最初の文が Première partie, chapitre II, それより後の文が chapitre V のタイトルとなっている．そうだとするとそれぞれ p. 200, p. 223])．動物はものごとを考えつくし，改良もする (p. 267-9)．動物の言語，本能および理性 (Part. II, chap. IV et V). 本能は熟考を欠いた習慣であるが，《実を言えば，熟考することによって，獣類はそれを獲得するのである》(p. 289)．しかし，それはけっして間違わないというものではない．《本能はまた獣類も欺くのである．[……] 仮に我々の熟考が動物のものと同じように制限されたものであったとすれば，我々はそうした本能をもっていることになるであろうし，それしかもっていることはないであろう．仮に我々が獣類と同じようにわずかしか判断しないとしたら，我々は彼らと同じように確実な判断をするであろう．我々が彼らより多くの誤りに陥るのは，我々がより多くの知識を獲得しているからでしかない．あらゆる被造物の中で，誤るのが最も少ないように作られているのは，もっている知性の部分が最も小さいものなのである》([Part. II. chap. V.] p. 292).《理解力と意志というのは，思考すなわち精神の操作を 2 つの類に区分する抽象的な 2 つの用語にすぎない．……そしてこれらの魂の 2 つのはたらきは，感覚作用の中に一つの共通の起源をもつのである》([Part. II, chap. X], p. 352-3).

注　pp. 153-166

プロハースカ

(150) 彼は次のように述べている．《我々は，動物精気が脳の実質あるいは前部脳室の中で形づくられると考える人々の意見には与しない》．

　　　C. バルトリンは，それでも，白質と灰白質とははっきりと区別している．《これら［……］2つの実質は腐敗した死体では〈連続している〉ように見えるとしても，殺されたばかりの傷んでいないものでは，それらは区別されており，……したがって，〈実際に両者を分離することができるのである〉》．しかし，ガレノスに従い，〈エラシストラトスの言うことに反対して，彼が認めるのを拒否しているのは，脳回が《知性のために作られたということで．というのも，そうするとロバが知能をもつことになるからである》》［下記＊にあげられた刊本，p. 262］．脳回の《目的》と《用途》はこれとはまったく別のものであり，《それらが存在するのは，脳の血管がこれらの脳溝を通っていくのに，より安全に，そして，〈脳が頭蓋の中で大きく膨れる満月の間はとりわけそうであるが〉，脳の絶え間のない運動によって切れる危険のないようにするためなのである》（同，p. 262）．《〈感覚に割りあてられる〉動物精気が作られ加工された後に，倉庫のようにして，貯えられるのは，本来の脳すなわち皮質の中》である．〈運動に割りあてられる〉動物精気はどうかというと，それが貯えられるのは頭部や脊髄の髄全体の中である．《〈脳ないし皮質が感覚の方により寄与しているとすれば，脊髄は運動の方により役立っているのである〉》（同，p. 265-6）．

　　＊ *Institutiones anatomicae*, Leiden, 1641, Liber III, caput III, p. 259. *De cerebro ejusque medulla in genere*.

(151) Georgii Prochaska. De functionibus systematis nervosi. *Adnotationum academicarum. Fasciculus tertius*, Prague, 1784; *Opera omnia*, II, 1800; Introd., sect. VIII; *Lehrsätze aus der Physiologie des Menschen*. Wien, 1797, Band I, [XXXIII. Die Nervenkraft.] §166 [p. 103] 以下．

(152) Kurze Nachricht von der Zergliederung eines jungen Elephanten, §21, *Sämmtliche kleinere Schriften*. Leipzig, 1784, Band I, p. 87.

(153) 　Georg Christoph Lichtenberg（1742-1799）は，ゲッティンゲンの哲学教授で，そこで数学，物理学，天文学および気象学を講じていた人であるが，脳機能局在論の先駆者の中に数えることができるとしてもほとんど差し支えないであろう．彼は次のように書いていたのである．《私にとって確からしく思われるのは，あらゆる思考は，ある特別な仕方で，脳の一定の領域を運動させているが，ある場合には，そうした運動を頭部の他の部分全体に，ある人では他の人よりも大きな強度で伝え，他の場合には，頭部の全体にではなくて，ある人では他の人よりも大きな範囲に伝える，ということである．夢の中で観察される一連のことはこのように説明することができる》．*Deutsche National-Litteratur*, 141 Band, Berlin, 1886, p. 45.

(154) *De sedibus et causis morborum per anatomen indagatis*, Paris, 1762.

(155) *Observationes medicae, incisionibus cadaverum anatomicis illustratae*, 1762, *Thesaurus Dissertationum*, Eduardus Sandifort, Volumen III, Leiden, 1778, p. 29 ［本文のこの注が置かれている引用の出典］参照.

ヴィック・ダジール

(156) De la sensibilité, *Oeuvres de Vicq-d'Azyr*, Tome V, 1805, p. 33 ［引用箇所は p. 36］.
(157) Jacques Louis Moreau de la Sarthe, Discours Préliminaire, *Oeuvres de Vicq-d'Azyr*, Tome VI, Paris, 1805, p. 11 ［ただし引用箇所は注の置かれたものが p. 23, その前が p. 21, 少し先のものが p. 24］.
(158) Mémoire sur la structure du Cerveau des Animaux, comparée avec celle du Cerveau de l'Homme, *Oeuvres de Vicq-d'Azyr*, Tome VI [p. 211 以下. 本文の一つ前のパラグラフからこの注が置かれたパラグラフまでの典拠].
(159) Vicq d'Azyr, *Traité de l'anatomie du cerveau*. nouvelle édition, Paris, 1813, in -4°, p. 22, *Traité d'anatomie et de physiologie*, Tome I, Paris, 1786, in-folio 参照.

カバニス

(160) Cabanis. *Rapports du physique et du moral de l'homme*, 1796-1797. publié en 1802, Paris, 1843, p. 85-6, p. 128, p. 137-8, p. 487-8.

ビシャ

(161) Xavier Bichat, *Recherches physiologiques sur la vie et la mort*, 1re édition, Paris, p. 58 ［§ I「理解力にかかわるすべてのものは動物的生命に属する」と題した節の最初の頁］, p. 71-3 ［この注が置かれたパラグラフに含まれる《　》に入れられた引用の出典についてこの版での頁を本文に［　］に挿入してあげておく］, § III.「情念はその座を有機的生命の中にもつにもかかわらず, いかにして動物的生命のはたらきを変化させるのか」参照.
(162) 《狂気の座を腹部内臓に置くという奇妙な考えは, いくつかの神秘的な考えが生理学全体の基礎を作っていた時代に誕生した》. マジャンディの注解. *Recherches physiologiques sur la vie et la mort*, 5e édition, revue... par F. Magendie, Paris, 1829, p. 301 ［本文にあげられた引用箇所に付された注］.

注　pp. 168-177

(163) 《性格と呼ばれるものを構成しているのは，動物的生命が現実にはたらいている状態に諸々の情念が及ぼす影響であり，これは，気質と同様に，明らかに有機的生命に属すものである》同，p. 100, p. 300 も参照．
(164) 同，p. 34 以下．
(165) 同，p. 96, p. 476-8 [この注が置かれた引用とその一つ前の《　》に入れられた引用の出典]，p. 511 [次の《　》に入れられた引用の出典]．
(166) Philippe Pinel, *Traité médico-philosophique sur l'aliénation mentale ou la manie*, Paris, an IX. section III. La manie consiste-t-elle dans une lésion organique du cerveau? p. 106.
(167) Jean-Étienne Esquirol, *Des maladies mentales*, Bruxelles, 1838, Tome I, p. 38.
(168) François-Emmanuel Fodéré, *Essai de physiologie positive*, Tome III, Avignon, 1806, p. 410 以下 [注が置かれた引用の出典は p. 410，少し先の引用は p. 412-413]．

ゼンメリング

(169) 実際には，脳室の腔所は下等脊椎動物，さらには下等哺乳類では，人間の場合よりもより広々としており，有袋目，貧歯目，齧歯目では大きいが，大脳前部の容量が増大するとともに減少する（ゲーゲンバウアー）．ここではやはり個体発生が系統発生を追認していて，脳室は，脳総量が増大し発達するとともに容量が減少していくのである．レツィウスは次のように書いていた．《脳室は，胚の場合の方が，胎児や成人の場合よりも，はるかに大きく広々としている》（*Das Menschenhirn*, p. 10）．
(170) 液の生理学的産出，そして結局のところ，脳脊髄腔における量は，逆の見解があったにもかかわらず，ミーアが実証したように，幼児の最初の2年の方が，それ以後よりもはるかに大量なのである．Giuseppe Mya, Sulla quantità e qualità del liquido cefalo-rachideo in rapporto all'età e ad alcuni stati morbosi, *Rivista di patologia nervosa e mentale*, Firenze 1898, septembre, p. 385-407 参照．

カント

(171) Immanuel Kant, *Zu Sömmerring über das Organ der Seele*[『魂の器官について』]，1796. *Sämmtliche Werke* herausgegeben von G. Hartenstein, VI Band, 1868, p. 455 [Ak-XII31] [本文の引用ではテレンティウスの喜劇『宦官』からの引用がカントの原典で引かれているよりも前の部分も含まれている．一応その部分の訳も（　）に入れて載せておいた]．VIII Band, 1868, p. 800 [Ak-XII30, 41, 320]，カントからゼンメリング

近　代

への 3 通の手紙（1795-1800）も参照．
(172)　Immanuel Kant, *Versuch über die Krankheiten des Kopfes* [『脳病試論』], 1764. *Sämmtliche Werke*, II Band, 1867, p. 224-25 [Ak-II270-271]．
(173)　Immanuel Kant, *Kritik der reinen Vernunft* [『純粋理性批判』], herausgegeben von Erich Adickes, Berlin, 1889, p. 336-8. Widerlegung des Mendelssohn'schen Beweises der Beharrlichkeit der Seele [[「魂の持続性についてのメンデルスゾーンの証明に対する反駁」]] [Ak-III270-272, 1787 年刊行の第 2 版の p. 413-415 にあたる．なお引用中の最後の一文は p. 337, Ak-III271, 第 2 版 p. 415 の注の中の文である]．
(174)　Immanuel Kant, *Träume eines Geistersehers erläutert durch Träume der Metaphysik* [『形而上学の夢によって解明された視霊者の夢』], 1766. *Sämmtliche Werke*, II Band, 1867, p. 332 [Ak-II324].
《脳のかなりの部分の欠損をひき起こし，しかもその人の生命や思考は失われることがないという病変の例はよく知られている．私がここで引用する通常の見解に従うのであれば，脳の一つの原子が失われたり衝撃を受けたりすると，ただちに人間から魂が奪われる（entseelen）ということになるだろう．魂に脳の中の一つの場所を割りあてる（der Seele einen Platz im Gehirne anzuweisen）という支配的な見解は，精神を強く集中している場合に，脳の神経が緊張する（die Gehirnnerven angestrengt）のがはっきり感じられるということに，とりわけその起源があるように思われる．しかしこの推論が適切なものであるとするなら，それは，魂がさらに他の場所も占めていることもまた証明していることになるだろう．不安になったり喜んだりしている場合には，感覚作用は心臓の中にその座があるように思われる．多くの情念，それどころかその大部分は，横隔膜にその主要な効果を表す．同情は臓腑を動かし，その他の衝動も他の諸々の器官の中に起源があり，その中に感覚されるのである．人が脳の中に思考する魂（die nachdenkende Seele）を感覚すると考える主要な原因は，おそらく次のようなことであろう．熟考するすべての場合で，想念をひき起こして，それらがともに随伴し合い保たれていくのに必要な明晰さの度合いを獲得するように，諸々の記号が介入してくるということが要請される．ところで，我々の表象作用の記号は主として，聴覚もしくは視覚によって受け取られるものであるが，この二つの感覚は印象によって運動を与えられるのが脳の中なのである．というのも，それらの器官はこの部分に最も近いところにあるのだからである．したがってもし，デカルトが「イデア・マーテリアーリス [質料的観念]」と呼ぶこうした記号がひき起こされることが，本来，かつ感覚作用を作り出したのと同じ運動をひき起こすように神経が刺激されることであるとすれば，脳の組織（das Gewebe des Gehirns）は，思考の際に，先行する印象と調和して振動する（beben）ように強制されることになり，そのために疲労することになるだろう．なぜなら，思考が同時に諸々の情動状態を伴っている場合には，たんに脳の緊張や疲労が感じられるだけではなく，刺激されている部分もまた，さらに情念の支配のもとに置かれた魂の諸々の表象と交感するので，やはり動揺させられているからである》[同，p. 333-334, Ak-II325-326 の注欄]．

注　pp. 177-183

そういうわけで他の場所でカントは，外部感覚器官と照らし合わせて「センソーリウム」を定義している.《よくそう呼ばれる，魂の「センソーリウム」ということで，私が言わんとしているのは，哲学者たちがそう考えているように，その運動が通常あらゆる種類の思考する魂の心像および表象を伴う，脳の部分である［ドイツ語原典では，最初の部分は,「私がそれ（「器官」）で言わんとしているのは，外部感覚器官ではなく，人がそう名づけている魂の「センソーリウム」のことであり，すなわち，……」である］》(同, p. 347 [Ak-II339]).

(175)　《宇宙空間を満たす死んだ物質は，その固有の本性によって，惰性の状態にあり，運動を欠いている．それは堅固さ，延長および形態をもっていて，それらが示す諸々の現象も，そうした基礎のすべてに基づくもので，物理学的な説明を与えることが可能であるが，その説明は同時に数学的でもあり，また機械的とも呼ばれるものでもある》．他方でもし，《宇宙の中にあって生命の始原を含むような種類の存在》というものによく注意を向けているなら，《非物質的存在が実際に存在していることを（おそらく証明という明快なものによることなしに）確信することになるであろうが，そうした非物質的存在の特殊な作用法則がプネウマ的［霊魂的］と呼ばれ，それが物質的な世界において作用を及ぼす場合に，物体的な存在が媒介的な原因となっているときには，有機的と呼ばれるのである》．これらの非物質的存在は，その活動が自動的な始原であり，実体であり，それ自身で存在する本性のものであるから，そこから結論することができるのは，そうしたものはおそらく，一つの大きな全体，一つの大きな共和国を構成していて，そこでは，個々の存在はその種に属するすべての存在と直接的に結合していて,関係を取り合うために異質な本性をもった存在，すなわち物体的存在の媒介を必要としない，ということで，この非物質的世界は,「ムンドゥス・インテリギビリス［可想界］」と呼ぶことができるであろう. *Sämmtliche Werke*, herausgegeben von G. Hartenstein, II Band, p. 337 ［この注の典拠．Ak-II329. 原本の文章の文末の引用符は，閉じられているだけで開かれていない．最後の方の文章はカントの原典の忠実な訳とは言えないので．その引用符は削除した］. p. 348 [Ak-II341,「一つの大きな共和国」という語句の出典］.

(176)　*De mundi sensibilis atque intelligibilis forma et principiis* ［『可感界と可想界の形式と原理』］, 1770, *Sämmtliche Werke*, II Band, p. 405 [Ak-II398]. Sectio III. Sensualium itaque datur Scientia, p. 420 [Ak-II413] も参照. *Kritik der reinen Vernunft*, *Sämmtliche Werke*, III Band, 1867, p. 606 [Ak-IV239, 1781 年刊行の初版の p. 382 にあたる].「こうして，合理的心理学は人間理性の力のすべてを踏みこえる学となり，［その全体が崩れさってしまう］……」── *Welches sind die wirklichen Fortschritte, die die Metaphysik seit Leibnitz's und Wolf's Zeiten in Deutschland gemacht hat?* ［「ライプニッツとヴォルフの時代以来ドイツにおいて形而上学がなした実際の進歩とはどのようなものであるのか」,（「形而上学の進歩にかんする懸賞論文」)] *Sämmtliche Werke*, VIII Band, p. 538 [Ak-XX277] および p. 555 [Ak-XX293]).「ヌーメノン［仮想的存在］についての認識は与えられない」「しかし，超感性的なものについてはいかなる理論的独断的認識も存在しない」.

362

近　代

(177) 「しかしもの自体が何であるかということについては,我々は何も知らない,我々はただもの自体の現われであるところの現象がいかなるものであるかを知るにすぎない．換言すれば,ものが我々の感官を触発して我々のうちに生ぜしめる表象が何であるかを知るだけである」*Prolegomena zu einer jeden künftigen Metaphysik...*, 1783. *Sämmtliche Werke*, IV Band, 1867, p. 37〔Ak-IV289〕．*Kritik der reinen Vernunft, Sämmtliche Werke*, III Band, p. 591, p. 599〔Ak-IV225, 232 初版 p. 357, p. 370〕参照．

(178)〔*Sämmtliche Werke*, IV Band, p. 8, Ak-IV260. ここには本文にある引用のドイツ語原文が載せられているが,本文に仏訳されたものより先の部分まで載せられている．その部分の訳を本文の方に〔　〕に入れて挿入し,ここに載せられたドイツ語原文は省略した〕．

(179)〔本文の引用のドイツ語原文が載せられているが省略．*Allgemeine Naturgeschichte und Theorie des Himmels*〔『天界の一般自然史と理論』〕, *Sämmtliche Werke*, I Band, 1867, p. 334. Ak-I356〕．

(180) Immanuel Kant, *Sämmtliche Werke*, I Band, p. 207. *Allgemeine Naturgeschichte und Theorie des Himmels...*, 1755. Dritter Theil. Welcher einen Versuch einer auf die Analogien der Natur gegründeten Vergleichung zwischen den Einwohnern verschiedener Planeten in sich enthält. —— Anhang. Von den Einwohnern der Planeten〔Inhalt（目次）での表記．本文（p. 329）の方では「von den Bewohnern der Gestirne」となっている．「自然の類比に基づいてさまざまな惑星の住人を比較する試論——付論　異星の住人について」〕．〔p. 335-336, Ak-I357-358. 次のパラグラフの典拠は,同，p336-338, Ak-I358-360〕．

(181) *Anthropologie in pragmatischer Hinsicht*〔『実用的見地における人間学』〕, 1798. *Sämmtliche Werke*, VII Band, p. 429〔Ak-VII117〕以下．—— Welches sind die wirklichen Fortschritte, die die Metaphysik seit Leibnitz's und Wolf's Zeiten in Deutschland gemacht hat?〔「ライプニッツとヴォルフの時代以来ドイツにおいて形而上学がなした実際の進歩とはどのようなものであるのか」〕（1791年ベルリン科学アカデミーによって提出された問題．Dr. Fridrich Theodor Rink によって公刊された報告，1804年．*Sämmtliche Werke*, VIII Band, p. 570〔Ak-XX308〕以下）．

(182) ここはカントの原稿では空白のままである〔*Sämmtliche Werke*, VIII Band, p. 571〔Ak-XX308〕の注欄〕．

(183) カントの頭蓋は，C. Kupffer と F. Bessel Hagen が1881年6月に調査したところによると，重さが650グラムあった．骨は薄く，場所によっては透けて見えた．縫合はきわめて規則的で，前頭縫合は保存されており，横後頭縫合の痕跡が存在していた．頭蓋容量は著しいものであった（1740cc）；水平周囲〔Horizontalumgang, 眉間と後頭鱗の最も隆起した地点との間で測定したもの〕は547mm，矢状周囲〔Sagitalumfang, 鼻骨前頭縫合の中心から大後頭孔の後縁までの間で測定したもの〕は378mm，横断周囲〔Querumfang, 一方の耳道の上縁から頭頂を通って他方の耳道の上縁までを測定したもの〕は337mm．最大長：182 mm；最大幅：161mm；高さ：

363

注　pp. 183-184

130.5mm．したがって，この頭蓋は過短頭蓋［長さ対幅の比率によれば］，正常頭蓋［長さ対高さの比率によれば］，扁平頭蓋（幅対高さの比率によれば）であり，少々非対称であった．カントの頭蓋を本質的に特徴づけるのは，長さと高さは平均的であるのに幅が並外れて大きいことである．額は，高さと湾曲は平均的であるが，幅は広くない．こめかみの幅になるとすでに比較的高い値になる（133.5）．横から見ると，頭蓋の後部が強く発達していることが一目瞭然である．後頭鱗に相当する後頭弓領域はさらに小脳領域の倍発達している．最後に，前頭弓は頭頂弓よりも小さい（ドイツ人の頭蓋の大部分とは逆である）．

カントの身長は5ピエ［32.5cm×5＝162.5cm］を越えるか越えないかであり，虚弱な体格で，そして並外れて痩せていたことを考えるなら，このひどく広い頭蓋腔は，脳の容量が大きかったこと，そして《その脳塊の発達が優勢であったのは，高次精神機能と関連する部分が同じようにきわめて強力に発達していたのに対応するものであった》ことを証言している．C. Kupffer und F. Bessel Hagen, Der Schädel Immanuel Kant's, *Archiv für Anthropologie*, XIII, 1881, p. 359-410 参照．

ガルとシュプルツハイム

(184)　E. v. Selpert. *D. Gall's Vorlesungen über die Verrichtungen des Gehirns...*, Berlin, 1805 ― J. F. Ackermann, *Die Gall'sche Hirn-Schädel, und Organenlehre vom Gesichtspunkte der Erfahrung aus beurtheilt und widerlegt*, Heidelberg, 1806.
　　我々は，ガルの脳・頭蓋理論についてのビショップおよびフーフェラントの批判だけを再録しておく．手元にあるビショフの本は，1805年にすでに第2版を数えていた．この版には図版が一枚添えられている．
　　《知性のあらゆる特殊な機能は，その特殊な神経と特殊な器官をもっており，これはあらゆる感覚と同じである．脳は結局のところ，一つの魂の器官，つまり知性のあらゆる機能に共通の一つの器官というわけではなく，それは諸々の器官の，集結場所，集合体ないし連合体（*ein Sammelplatz von Organen*），なのである．魂の各々の力ないし能力がその特殊な器官を備えているという主張はすでにきわめて古くからある．というのもそのような主張なら，ブールハーフェ，ハラー，ファン・スウィーテン，シェルハマー，グラーゼル，ヤコビ，ゼンメリング，ティーデマンおよびプロハースカにも見られるからであるが，そうであっても，また，ディジョンのアカデミーが，さまざまな器官の座の決定を，賞をかけたものとして，コンクールにしたことがあるとしても，何よりもまず必要なのは，そうした器官が複数存在するのを証明する証拠を示すことである》．以下がその証拠となるいくつかの観察知見である．
　　1．いくつかの精神的能力の発現は停止したり欠如したりする．仮に脳塊全体が

364

知性の各々の機能に必然的に加わっているのでなければならないのだとしたら,こうしたことは不可能であろう.

2. 魂のさまざまな能力はお互いの間で,人間でも動物でも,一つの類に属すさまざまな個体において,多様に異なる関係を保っている.したがって,これらの能力の器官,すなわちそれらの能力がその活動性を明らかにする物質の部分は,それだけさまざまに異なっているのでなければならない.仮に,知性のすべての機能に対してただ一つの器官しか存在しないのだとしたら,例えば,一人の偉大な音楽家には,すべての器官が同等に卓越しているのでなければならないであろう.しかし,器官が複数存在するのであれば,発達の程度が異なることで,ある器官が他のものに対して優越するというのはありえることであり,また,ある個体が,同じ一つの類の動物に属すすべての個体は同一の器官をもっているのだとしても,他の個体から,知性のこれこれの能力がより優れた能力や輝きをもつということで,区別されるというのもありえることであろう.動物でも同じである.これこれの鳥はきわめてすばやく囀ることを覚える.同じ種で,同じ年齢でも,別のこれこれのものは,きわめてゆっくりと覚えるか,あるいはまったく覚えない.これこれの犬は飼い主にきわめて忠実できわめて献身的であるが,別のこれこれのものは誰にでもついていく,等々.

3. 知性の諸々の能力は,動物のさまざまに異なる類に不均等に配分されている.すべての動物は一つの脳をもっている.ただ,これらの能力はその脳の塊全体に依存しているわけではなく,脳のあるいくつかの部分,複数の器官に依存していて,その中のこれ,あるいはあれは,動物の一定の類にしか存在していない.

4. 知性のさまざまな力ないし機能は同じときに同じ段階に発達するわけではない.これは諸々の感覚も同様で,というのも感覚に対しても複数の器官が存在するからである.そうしたことは,仮にこれらの機能の器官がただ一つの同じ脳塊であるとしたら,不可能であろうが,仮に複数の器官が存在していて,その中のあるものは早期に発達し,他のものは遅れて発達するのであれば,可能である.これらの器官の活動性はまた,あるものではより早期に,他のものではより遅れて減退する.

5. 知性に諸々の部分的な損傷が,例えば脳が同じように部分的に損傷を受けた後に起こるということ,また同じように,知性が部分的にしか完成されないという場合もあること,こうしたことは,仮に,知性のすべての機能に対して,唯一の器官しか存在しておらず,複数の個別の器官が存在するのではないのだとしたら,不可能であろう.

この理論は,解剖学にも生理学にもまったく同じように基礎を置いていて,知性の諸々の機能を担う脳は,単一の器官ではなく,諸々の器官の連合ないしは結合であるとするものであり,この理論がなければ,ほとんど理解できないようなさらに多数の現象を説明してくれる.1. 覚醒とは,《動物的生命のすべての器官に自発性が広がった状態》である.2. 睡眠とは,動物的生命の諸々の器官の完全な休息である.こうして,これらの器官は,けっして疲れることのない有機的生命の器官と区別される.3. 夢とは,動物的生命の一つないしは複数の器官によって,他の器

注　pp. 184-188

官が休息している間に，ひき起こされる活動である．そうしたただ一つの器官の活動があればそれで，他のすべての器官の意識は十分に呼び覚まされるのである．意識とは，すべての器官がもつ全般的特性である．それは特別な器官をもつものではない．したがって，意識のない夢というものは存在しないが，それでも，ほとんどの場合我々は自分の夢を思い出すことがない．我々が夢と呼んでいる動物的生命の一つないし複数の器官のこのような活動は，ある種の病的状態の中で睡眠を伴わずに起こることがある．この活動はある種の患者の覚醒夢を作り出すのである，すなわち夢遊症である．このような状態では動物的生命全体が一つないしは複数の器官に集中しているために，並外れた力の発現が起こり，それによって，きわめて難しい諸々の問題の解決も可能になって，恍惚やそれに類する状態がひき起こされる．4.《動物磁気による夢遊症とは，《解体》（我々としては解離と呼びたいところである）の状態，すなわち，ただ一つの器官だけが活動している以外すべての器官が休息しているという状態である》．5. 狂気ないしは精神の混乱は，固定観念からなるものであり，この器官の極端な興奮あるいは過活動のために動物的生命の一つの器官に対する制御が失われたものにほかならない．C. H. E. Bischoff, *Darstellumg der Gallschen Gehirn und Schädel-Lehre. Nebst Bemerkungen über diese Lehre von Dr C. W. Hufeland*, Zweite Auflage, 1805, p. 40-44.

(185)　C. W. Hufeland, *Bemerkungen über Gall's Gehirnorganlehre*, 同，p. 117-147.

(186)　*Mémoires de la Classe des Sciences Mathématiques et Physiques de l'Institut*, 1808, p. 109, 150, 159 [本書 p. 185 で触れられている *Recherches sur le système nerveux en général et celui du cerveau en particulier* では，この注が置かれた引用は p. 237，一つ前の《　》で囲まれた引用は p. 189, p. 193（同じ趣旨の文がくり返されている），その一つ前の引用は p. 228 に載せられている]．

　　「ガルとシュプルツハイム両氏の論文に関する学士院報告」p. 5 について，ラマルクが注釈を加えていた．《脳の諸々の機能はまったく異なった領域に属している．すなわち，それらの機能とは，感覚の印象を，神経を介して受け取り，そして直接精神に伝達し，これらの印象の痕跡を保存し．そして，精神が自らの作用のためにそれらを必要とする場合や，観念連合の法則によってそれが蘇らされる場合には，……それらを再生し，最後にもう一つ，意志の命令を，やはり神経を介して，筋肉に伝達するということである．……》［先の「学士院報告」の引用］——これについてラマルクは次のように述べている．《私が問いたいのは，先に引いた箇所で精神と名づけられている特殊な存在，すなわち，言われているところでは，脳のはたらきと関連している，それも，この器官の機能が個体の他の諸々の器官の機能とはある別の領域に属すことになるような仕方で関連している，そのような特異な存在とはどのようなものかということである．その自然本性が私にいかなるモデルも提供しないような作為的な存在の中に私が見るのは，自然の法則を十分に研究していないので取り除くことができなかった，諸々の困難を解決するために想像で作り出された一つの方便でしかない．それは，自然が絶え間なく作り出しているあらゆる種類の変化の中で，その自然が用いている手段というものがいまだに知られていない

366

ために，我々が困惑している，いくつかの地質学的問題に答えるためにもち出される，全世界に起こったという天変地異とほとんど同じことである．……今や知性のはたらきというのは，もっぱら生体組織に起こる出来事であるというのを疑うことはできないであろう．というのも，人間は，その生体組織において動物にきわめて近く，その人間においてまさに，そうしたはたらきを産出する器官の混乱によって，当のそのはたらき（すなわち知性のはたらき）の産出や，それらの結果の本性そのものに，混乱がもたらされるのが認められるからである．……想念がどのようなものであるか，それらはどのようにして産出されるのか，どのように保存されるかを研究することは，主として諸々の器質的現象の研究に専念している動物学者に属すのである……》Lamarck, *Philosophie zoologique*, IIIe partie, éd. Ch. Martins, Tome II, 1873, p. 156 以下［最初の《 》に囲まれた引用の出典が p. 156，その後の引用は p. 158-159, 162, 161（最後の 2 箇所は引用する順序が逆になっている）］．

(187) このキュヴィエの報告を，ガルは才気煥発に《外交的［如才のない］》と呼んでいた．ナポレオンは，アントマルキ博士［François Carlo Antommarchi, ナポレオンの侍医］の回想録，*Mémoires du docteur F. Antomarchi, ou les derniers moments de Napoléon*, tome second, 1825, p. 29［1821年3月12日］の中では，特にガルの体系の，《かのゲルマン的な夢想》について，軽蔑の念をこめて語っており，『セント゠ヘレナ覚え書』［1816 年 7 月 22 日, le Comte de Las Cases, *Mémorial de Sainte-Hélène*, Tome V, Paris, 1823, p. 85］の中では，《私はガルの信用を失墜させるのに大いに貢献した．コルヴィサールはその熱心な信奉者だったし，彼やその同類たちは唯物論に大いに傾倒していたものだが》と語ったとある．ガルの方は次のように書いていた．《仮にナポレオンが，彼が言わんとするような，唯物論への傾向を破壊しようと望んだのであれば，たんに脳の生理学や解剖学の研究だけにとどまらず，物理学，博物学，人間の性格への栄養，季節，気候，温度などの影響の研究もまた禁じることから始めるべきだった．そして，見たり聞いたりするためには眼も耳も必要がなく，考えたり意志するためには脳なしですませることができると教えるように命じた後で，魂の機能を生体から完全に独立したものにするために，彼は30万本の銃剣と同数の大砲を用いなければならなかったであろう．

こうした勝利宣言が布告され承認されたのだとすれば，彼はアスクレピオスの一人のひ弱い息子によって教えられていた解剖学と生理学を滅亡させたということになっていただろう．しかし，医者や門外漢たちが騒がしく論争していても，人々はコーヒーを飲み，馬鈴薯を食べ，種痘をする．ガッサンディが反論をくり返していても，血液は循環する．教皇が破門制裁をしていても，地球は自転する．ソルボンヌの諸々の判定が下されていても，動物はもはや自動装置ではない．ドイツの医学者の脳の解剖学と生理学は，ナポレオンや彼を模倣する者たち，それに多数の彼を補助する集団が努力を重ねても，存続するし，これからも存続していくであろう》(Gall, *Sur Les Fonctions du Cerveau et sur celles de chacune de ses parties*, Tome VI, 1825, p. 387-8)．

すでにウィーン宮廷はガルとその学説を迫害していて，それは 1802 年にシャル

ル・ヴィレールが証言している通りである.《さて以上のようなものがこの理論で,ウィーン宮廷はこれを排斥し教えるのを禁じるのが適当と判断し,禁止命令を下しましたが,それは,この理論が唯物論を確立することを目指しているという理由からなのです.その点で,過剰な猜疑心をもち,かまうことなく検閲を行なうオーストリア政府は,自らきわめて出来の悪い形而上学者ぶりを見せてしまいましたが,これはほとんどすべての政府も同じです.仮に我々の魂,あるいは我々の魂のしかじかの能力が,特に我々の身体のしかじかの器官の援けによって発現すると考えるのが,唯物論者になるということだとするなら,魂全般が身体と一つに結合しているとか,その器官すべてを合わせたものによって発現するとか考えていても,やはり唯物論者になってしまいます.なぜなら,この場合部分に当てはまることは,同じく全体にも当てはまるからです……》.

《ウィーン内閣は,事態を精神性にきわめて有利な仕方で説明するには,それをひっくり返すだけですむということがわからなかったのです.我々はしかじかの器官をもつがゆえにしかじかの能力や性向をもつと主張するのではなくて,我々はしかじかの能力や性向をもつがゆえにしかじかの器官をもつのだと理論上では提示しなければならないのです.そうすれば,我々の能力は我々の器官に由来するのではなく,まさに我々の器官が我々の能力に由来するということになるでしょう.これこそ間違いなく生体組織というものについてのあらゆる心理学的理論の真実の観点なのです……》(*Lettre de Charles Villers à Georges Cuvier, …Sur une nouvelle théorie du cerveau; par le Docteur Gall; ce viscère étant considéré comme l'organe immédiat des facultés morales*. Metz, 1802, p. 78 [最初の引用が p. 78-79, 直前の引用が p. 79]).

ウィーン法廷やナポレオン一世とともに,王権と教権の聖なる戦線を結んで一人の学者に敵対していた,このような皇帝の仲間の中でベランジェ[Pierre Jean de Béranger, 1780-1857 フランスの詩人,シャンソン作者で国民的な人気を博したが,その詩の風刺的,社会的,政治的な内容のため投獄されたこともある]に出会うというのは皮肉なものであるが,その学者といえば,他のすべての臓器で扱っていたのと同じように脳の構造と機能を扱っていて,その際従っている科学的方法も当時受け入れられていたものであり,さらにその上,学者というものが職業としているのは,実体,したがってまた物質あるいは精神,といったものを知るということではなく,《諸々の現象》を確認し,ガル自身が言っているように,《それらが存在する自然な条件》を発見するということなのだから,他のいかなる領域と比べても,生物学的研究の領域で,より多く唯物論でも,より少なく唯物論的であるわけでもなかったのである.しかし,そうしたことは,ベランジェには,ナポレオン一世と同じで,理解可能なことではなかった.ただナポレオン一世は少なくともこのような哲学的精神の凡庸さに償いをつけていた.しかしベランジェの方は,薄っぺらな俗物で,《本能》から,ガルも,ダーウィンの精神的元祖の一人であるマルサスも同じように忌み嫌っていたのである.ジョセフ・プリュドム[19世紀の風刺画家,作家,俳優アンリ・モニエ(Henri Bonaventure Monnier, 1799-1877)が創造した人物で,当時

の俗物ブルジョワの典型〕と言うにふさわしい次のような語句，それもフルーランスのような唯心論者が，我々のためにそれを残し，賛同するしかなかった語句を熟考していただきたい．

フルーランスは次のように述べているのである（*De la phrénologie et des études vraiés sur le cerveau*, 1863, p. 125）．

《私は，ベランジェから来た一通の手紙の中から，次のような興味深くきわめて理にかなった語句を写し取っておく．それは以下のようなものである．

私はあなたに言っておかなければなりません．私が常に本能から戦いを挑んでいる 2 人の人物がおります，ガルとマルサスです．

後の方は最後には我々のもとから追い払われます．ガルがあとに残ります．貴方の御仕事の力により，ガルもまた栄光の台座から滑り落ちることを私は期待しております》．

(188) Flourens, *De la phrénologie et des études vraies sur le cerveau*, Paris, 1863, p. 188 〔この注が置かれた引用文の出典．ただしその前半部（「実際の脳を……知っていたので」）は，p. 169 からもってきた語句である．また一つ前の引用の出典は p. 144，後の引用の出典は p. 180〕．

(189) *Les Localisations cérébrales, ou la Tête de Bichat devant la Société anthropologique*, par le Dr. Pierre Foissac. Paris, 1878, p. 7-8 〔*Le matérialisme et le spiritualisme scientifiques, ou Les localisations cérébrales*, 2e éd. revue et considérablement augmentée, 1881, chapitre VII, p. 87〕．

(190) *Anatomie et physiologie du système nerveux en général et du cerveau en particulier*, par F. J. Gall et G. Spurzheim, avec 17 planches. 4 volumes, Paris, 1810-1819, volume I, p. XXVIII-XXIX. Gall, *Sur les fonctions du cerveau et sur celles de chacune de ses parties*, Paris, 1825, 6 volumes.

(191) *Sur les fonctions du cerveau...*, Tome III, p. 155, 199, 205-6, 379; Tome, VI, p. 176, 217 他〔この注が置かれた本文の引用は Tome III, p. 157〕．

(192) *Sur les fonctions du cerveau...*, Tome I, p. 192〔この注が置かれた本文の引用の出典，少し先の《 》に囲まれた引用の出典は p. 193〕，Tome II, p. 431, Tome III, p. 28.

(193) V. Magnan, *Recherches sur les centres nerveux*, deuxième série, Paris, 1893, p. 110-111〔この注が置かれた本文の引用の出典〕，p. 152.

ローランド

(194) *Saggio sopra la vera struttura del cervello e sopra le funzioni del sistema nervosa*, 1809; Seconda Edizione, Torino, 1828, Tomo Secondo, p. 222.

(195) 同, p. 9, p. 223 頁〔この注が置かれた本文の引用の出典はp. 11〕．*Archives générales de médecine*, Tome I, Paris, 1823, p. 359, Expériences sur le système nerveux de

注　pp. 203-234

l'homme et animaux publiées en Italie en 1809. Coster, D.-M. de la Faculté de Turin の論文も参照.

(196)　Luigi Luciani, *Il cervelletto*, Firenze, 1891, p. 247.

フルラーンス

(197)　P. Fleurens, *Recherches expérimentales sur les propriétés et les fonctions du système nerveux dans les animaux vertébrés*, Paris, 1842, seconde édition, p. XIV.

マジャンディ

(198)　F. Magendie, *Précis élémentaire de physiologie*, Paris, deuxième édition, 1825, p. 183［少し前の《　》に囲まれた引用の出典，その前の出典がp. 195, さらにその前がp. 194-15］.
(199)　*Journal de physiologie expérimentale et pathologique*, Tome III, 1er numéro. – janvier Paris, 1823, [p. 154].
(200)　*Anatomie comparée du cerveau: dans les quatres classes des animaux vertébrés*, Tome II, Paris, 1826, p. 662.

サルペトリエール学派

(201)　*Considérations sur la structure de l'encéphale et sur les relations du crâne avec cet organe*. Rapport fait a l'Académie de Médecine sur un mémoire du docteur Foville. Commissaires, MM. Bouillalud, Bouvier, Blandin rapporteur. 1840［次の注にあげられている Foville の著作のp. 97-102 に収載. その中の p. 100 参照］.
(202)　De la paralysie générale, *Annales médico-psychologiques*, 3e série, Tome I, Paris, 1855, p. 233. — Foville, *Traité complet de l'anatomie, de la physiologie et de la pathologie du système nerveux cérébro-spinal*, 1er partie, Anatomie, Paris, 1844, p. 42 参照 —Delaye, *Considérations sur une espèce de paralysie qui affecte particulièrement les aliénés*, Thèse, Paris, 1824, no 224.
(203)　*Recherches sur le ramollissement du cerveau*, Paris, 1823, seconde édition, p. 247［この注が置かれた本文の引用の出典は p. 248］.

(204) *Archives générales de médecine*, Tome II, Paris, 1823, p. 223 以下［このパラグラフの最初からここまでの典拠は p. 243］.

(205) Fodéra, Recherches expérimentales sur le système nerveux, *Journal de physiologie expérimentale et pathologique*, Tome III, 1823, [p. 191-] 参照.

セール

(206) *Archives générales de médecine*, Tome II, 1823, p. 629 ［少し前の《　》で囲まれた引用は p. 630］.

(207) *Anatomie comparée du cerveau dans les quatre classes des animaux vertébrés*, Tome II, Paris, 1826, p. 669, p. 683, p. 689, p. 693-4.

(208) *Mémoire sur les contre-coups dans les lésions de la tête*, 1768. IVe Observation, VIe Observation, *Prix de L'Académie Royale de chirurgie*, Tome IV, Paris, 1778, p. 398-407.

(209) *Anatomie comparée du cerveau dans les quatre classes des animaux vertébrés*, Tome I, Paris, 1824, p. xi 以下［注の置かれた引用の出典は p. lxi-lxiii, lxvi-lxviii］. Antoine Desmoulins, *Anatomie des systèmes nerveux des animaux à vertèbres*, 2e partie, Paris, 1825, p. 599 以下参照.

ルガロワ

(210) C. Legallois. *Oeuvres*, tome I, *Expériences sur le principe de la vie, notamment sur celui des mouvements du coeur et sur le siège de ce principe*, Paris, 1824, Avant-propos, p. 14 以下.

(211) Felix Semon and Victor Horsley, An experimental Investigation of the central motor innervation of the Larynx, *Philosophical transactions of the Royal Society of London*, vol. CLXXXI, 1890, p. 187-211. W. G. Spencer, *The Effect produced upon Respiration by Faradic Excitation of the Cerebrum in the Monkey, Dog, Cat and Rabbit*, 同, 1894, Vol. CLXXXV, 1894, p. 611 参照.

ラルマン

(212) Richerand, *Nouveaux Elémens de physiologie*, 7e edition. Tome II, Paris, 1817, p.

注　pp. 234-249

164.

ブルダッハ

(213) *Vom Baue und Leben des Gehirns*, Leipzig, 1819-1826, 3 Bände［Teil 1: 1819, 2: 1822, 3: 1826］, in-4.
(214) Caspard Bartholinus（1585-1630［1629とされることが多いようである］）, *Institutiones anatomicae*, Leiden, 1641, Liber III, caput III, p. 259［引用句などからはむしろp. 264-266とすべきか．注（150）のものがそのまま混入した可能性がある］．

アンドラール

(215) パリ学派の中で，脳局在学説，それも特に，器官学の精神的および知的能力に関する局在学説に最も抵抗していた人々は，師も弟子も，彼ら自身，ラファルグが，一時代を画した，純粋の臨床家たちの考えの趨勢をうまく要約した学位論文の中でそうであったように，大脳半球の疾患が随意運動に及ぼす影響について認識していなかったわけではなかった．ソースロットが大脳の一定の領域に損傷を与えて部分的な麻痺を作り出したことが忘れられていたわけでもなかった．ラファルグは次のように書いていたのである．《フルラーンス氏によれば，大脳半球は運動にはいかなる影響も及ぼさず，運動を活気づける始原はもっぱら延髄だけに座を占め，その調整装置は小脳にある．延髄の人為的損傷によって，移動運動に大脳半球の損傷以上に深刻な侵襲がもたらされることは疑いない．……しかし，大脳半球の一部で起こった卒中，軟化，形成不全が，たいていの場合に，けいれんや麻痺をひき起こすというのもまた確かである．そうだとすれば，大脳半球もまた運動に影響を及ぼすという結論に至る．仮に生体解剖でこれに反したことが示されているように思われたとすれば，それは大部分の場合，鳥類か齧歯類で行なわれたからであり，そうした動物の薄板状の大脳半球は，未発達な分だけ重要度が少ないのである．このような説明は，ソースロットの行なったいくつかの実験によって十分に正しいことが確認される．彼は，大脳半球の容積がより大きく，まさにこのことでより重要性をもっている，イヌの大脳の表面に損傷を与えて，部分的な麻痺を作り出したのである[*]》．マジャンディとフルラーンス，またガル，フォヴィルとピネル゠グランシャンらの行なった実験や観察の価値のなさを，熱をこめて，また非常に強い確信をもって明らかにした後，ラファルグは，病理解剖は実験（彼自身の）とともに，感覚能力および知覚，随意運動そして精神的機能の座に関するすべての局在論を斥けると結論した．彼は次のような言葉で締めくくっている．《これが私の証明したかっ

たことである》．

  * *Essai sur la valeur des localisations des fonctions encéphaliques, sensoriales et locomotrices, proposées pour l'Homme et les Animaux supérieurs*, Thèse, Paris, 1838, n° 115. p. 20.

(216) *Clinique médicale*, Tome V, Paris, 1833, p. 658 以下．
(217) *Anatomie et physiologie du système nerveux de l'homme et des animaux vertébrés*, Tome I, 1842, p. 769.

レリュ

(218) 我々の著書の第3版，*Jésus et la Religion d'Israël*, Paris, 1898 参照［スーリィの言う「我々の著書」の「初版」は*Jésus et les Évangiles*, 1878 で，彼はその中で，ユダヤ人という「人種」との関連を含めて「変質学説」の文脈で，キリストを論じたが，それが大きなスキャンダルとなり，当初は彼を念頭においてコレージュ・ド・フランスに新設された宗教史講座のポストを棒に振ったといういわくつきの著作である．第3版とされるものはここにあげられた著作の中に，その第1部として出版されている．スーリィはこの事件によほど懲りたと見え，『古代篇』の注で言及する際にも，初版については触れようとしていない．本文の以下に続く文章はキリストを論じたことに対する後悔のにじんだ弁明のようになっている．『古代篇』注（611），「ジュール・スーリィの生涯について」p. 426, 428, 434, 本書 p. 396 以下（ジュール・スーリィ「わが生涯」）も参照］．

(219) Lélut, *Du démon de Socrate, spécimen d'une application de la science psychologique à celle de l'histoire, augmenté de Mémoires sur les hallucinations et sur la folie*, Paris, 1836, p. 121.

(220) Calmeil, *De la folie considérée sous le point de vue pathologique, philosophique, historique et judiciaire*, Paris, 1845, 2 vol. in-8 ［次注 (221) にあげる Andral の著書の引用箇所に付された注をそのままもってきたものである］．

(221) Andral, *Cours de pathologie interne*, [deuxième édition,] Tome III, Paris, 1848, p. 36. ── Brierre de Boismon, *Des Hallucinations*, 1845 は，知られているように，別の意見であった．彼は，多くの著名な人物において，幻覚は生理学的なものだったと考えているのである．

(222) フォンテーヌは，サシの秘書であり，したがって事情によく通じていた人物であるが，この証言を追認している．*Mémoires pour servir à l'histoire de Port-Royal*, Tome II, Cologne, 1738, p. 55. *Recueil d'Utrecht* [*Recueil de plusieurs pièces pour servir à l'histoire de Port-Royal*, Utrecht, 1740] p. 253 参照［以上の2著はこの注が置かれた引用とともに F. Lélut, *L'Amulette de Pascal pour servir à l'histoire des hallucinations*, 1846, p. 134 に載せられた注にあげられているものである］．

(223) ヒステリー，心気症，てんかん，およびそれらに関連づけることのできる他のい

注　pp. 249-267

くつかの神経疾患（レリュによる注釈）[引用はLélut, 同, p. 136. 原典を参照して引用符が開かれる位置を少し後ろにずらした].

(224) この会見は，実際にあった歴史的な出来事で，1647年9月25日付けの書簡の中で，ジャクリーヌ・パスカルによって一部始終が思いやりと才気をこめて語られている． *Journal des Savants*, 1839, p. 554-559. 国立図書館, ms. fr. 12,988, p. 6以下参照 [*Lettre, Opuscules et Mémoires de Madame Périer et Jacqueline*, ...publiés sur manuscrits origineux, Paris, 1845 では p. 309-312].

マルグリット・ペリエの覚え書には，彼女の弟，したがってパスカルの甥に当たるルイについての，傍系血族の遺伝という観点から非常に興味深いいくつかの詳細な事柄が含まれている．《私の弟，ルイ・ペリエは私の家族の中で一番最近死んでいます．生まれたのは1651年9月27日でした．ごく幼い時は快活でひょうきんな性格でしたが，人が教え込もうとしたことはみんな茶化してしまい，とりあわなかったので，7歳になっても，自分の唱える主の祈りもほとんど覚えてはいませんでした．私の母は1658年になって，おじのところに弟を連れていって，この子には何も教え込むことができなかったと伝えました．私のおじは弟の教育を引き受けてくれ，この子はわずかな期間でとてもまじめになりました．しかし幼児期に何度も病気をしたせいで10歳から11歳までは勉強がはかどるということはありませんでした》．ms. fr. 12,988, p. 19 [同，p. 438. ただしテキストにはわずかな異同がある].

(225) 国立図書館, ms. fr. 12,998, p. 9 参照 [同，p. 52-53. テキストにはいくつかの異同がある．本文にはスーリィの載せるものをそのまま訳した].

(226) F. Lélut, Formule des rapports du cerveau à la pensée, *Annales Médico-psychologiques*, Tome I, 1843 [この注が置かれたパラグラフの中の《　》で囲まれた引用は p. 201, 203, 205-207 からとられている].

ロンジェ

(227) Longet, *Anatomie et physiologie du système nerveux de l'homme*, Tome I [原本にはII とあるのを訂正], Paris, 1842, p. 644.
(228) Vulpian, *Leçons sur physiologie générale et comparée du système nerveux*, Paris, 1866, p. 548.
(229) Cruveilhier, *Anatomie descriptive*, Tome IV, Paris, 1836, p. 668.
(230) Longet, *Anatomie et physiologie du système nerveux de l'homme*, Tome I, IIe partie, p. 691.
(231) *Manuel de physiologie*, traduit par A.-J.-L. Jourdan, deuxième édition revue et annotée par E. Littré, Tome I, Paris, 1851, p. 781 [原本780 とあるのを訂正].
(232) *Institutiones anatomicae*, Liber III, caput III, p. 259.

近 代

バイヤルジェ

(233) Recherches sur la structure de la couche corticale des circonvolutions du cerveau, *Mémoires de L'Académie royale de médecine*, Tome VIII, Paris, 1840, p. 154. pl. II, fig. 8.

(234) Baillarger, De l'étendue de la surface du cerveau et de ses rapports avec le développement de l'intelligence, *Annales médico-psychologiques*, Tome V, 1853, p. 1 以下. この論文の結論は次の通りである. 1° 人間の大脳では, 下方の白質が少しずつ取り除かれていき, ほとんど完全にひきつることなく襞が形成されるのが可能である. 2° こうして襞の形成された大脳の膜の面積は 1700 平方センチメートルである. 3° 人間の大脳の表面は, 容積と相対的にみると, その面積が下等哺乳類の場合よりもずっと小さい [立体の径が 2 倍になると容積は 8 倍になるが表面積は 4 倍にしかならない]. …… 5° [原本では 4° とあるのを訂正] 知能の発達の度合いは, 大脳の表面積と正比例するどころか, むしろ反比例するようにみえる [同, p. 9]. しかしながらこのことは, 知能の発達が脳回の数と表面積と正比例しないことを証明しているわけではない. 見かけはともかく, バイヤルジェは 2 つの命題が何ら矛盾しないことを明確にしたのである [大脳を一つの塊として見た, 脳溝を計算に入れない表面積と, 脳回の全表面積との区別を言っている].

(235) Claude Bernard, *Leçons sur la physiologie et la pathologie du système nerveux*, tome I, Paris, 1858, p. 3 [本文の引用の出典は p. 4]; Tome II, 1858, p. 2-3.

パルシャップ

(236) *Du siège commun de l'intelligence, de la volonté et de la sensibilité chez l'homme*, Paris, 1858, p. 21 [引用文には途中の省略があるので, それを明示し, 最後の方は正確な引用ではなく, スーリィが要約したものなので, 括弧を閉じるのを少し前に移動させた].

(237) *Recherches sur l'encéphale, premier mémoire*, Paris, 1836 参照.

ブイヨ

(238) Rapport sur le livre de M. Charcot: Leçons sur les localisations dans les maladies du cerveau, *Compte Rendus hebdomadaires des séances de l'académie des*

注　pp. 267-295

sciences, tome XCII, janvier-juin 1881, Paris, 1881, p. 587 以下［引用は p. 588］.

(239)　Note sur un article de M. Pinel fils ayant pour titre Quelques recherches sur le siège des altérations cérébrales, *Journal de physiologie expérimentale et pathologique*, 1er numéro.-janvier 1826. Tome VI. 1826, p. 28, 注［(　) に入れられた挿入はスーリィによる］.

(240)　Léon Rostan, *Recherches sur le ramollissement du cerveau, seconde édition*, Paris, 1823［原本には，著者名をあげず，*Recherches sur le ramollissement de l'encéphale* という少しだけ異なったタイトルがあげられているが，おそらくケアレスミスであろう］.

(241)　Mémoire sur les contre-coups dans les lésions de la tête. *Mémoires sur les sujets proposés pour le prix de l'Académie royale de chirurgie*, Tome IV, Paris, 1778, p. 485.

(242)　*Traité clinique et physiologie de l'encéphalite*, Paris, 1825. p. 277.

(243)　*Journal de physiologie expérimentale et pathologique*, 1er numéro.-janvier 1826. Tome VI. 1826, p. 19 以下［注 (239) にあげられた論文．引用の出典は p. 29-30］.

(244)　Recherches expérimentales tendant à prouver que le cervelet préside aux actes de la station et de la progression, et non a l'instinct de la propagation, *Archives générales de médecine*, Tome XV, 1827, p. 64 および p. 88 ［最初に示されている頁はこの論文の最初の頁，後者はこのパラグラフの典拠，および一つ前のパラグラフの《　》で囲まれた引用の出典となる頁を示す］.

(245)　Recherches cliniques tendant à réfuter l'opinion de M. Gall sur les fonctions du cervelet, et à prouver que cet organe préside aux actes de l'équilibration, de la station et de la progression, 同，p. 225 以下．

(246)　*Journal de physiologie expérimentale et pathologique*, janvier et avril 1830, Tome X, 1830, p. 36 以下 ［前記の箇所を確認することはできなかったが，この論文は，同年，Paris の J. B. Baillière から一冊の書籍としても刊行されていて，その表紙には，*Journal hebdomadaire de médecine*, du 27 mars 1830 からの抜粋となっている］.

(247)　Jules Soury, *Les fonctions du cerveau*, deuxième édition, revue et corrigée, Paris, 1892, p. 1-145, Doctrines de l'Ecole de Strasbourg.

(248)　*Bulletin de l'Académie royale de médecine*, Tome IV, Paris, 1839-1840, p. 282-328.

(249)　Mémoire sur quelques observations de physiologie pathologique tendant à démontrer l'existence d'un principe coordinateur de l'écriture et ses rapports avec le principe coordinateur de la parole, *Compte rendus des séancee et Mémoires de la Société de biologie*, Tome III, Année 1856, Paris, 1857, p. 93 以下［本文のパラグラフのこの注が置かれた箇所までの典拠は p. 113-114］.

(250)　*De la valeur des écrits des aliénés au point de vue de la sémiologie et de la médecine légale*, Paris, 1864 参照．

(251)　*Bulletins de la Société d'anthropologie de Paris*, Tome II, Paris, 1861, p. 209 以下．

近 代

(252) *Considérations sur les localisations cérébrales et en particulier sur le siège de la faculté du langage articulé*, Paris, 1863 [本文でこの注が置かれたパラグラフの典拠となるのは p. 24-25].
(253) *Physiologie philosophique des sensations et de l'intelligence*, Paris, 1846, p. 10.
(254) 1841年8月フランス学士院に提出された報告. *Clinique chirurgicale de l'Hôtel-Dieu de Montpellier*, Tome II, Montpellier, 1852-1858, p. 278 以下参照.
(255) *Clinique médicale de l'Hôtel-Dieu de Paris*, Tome II, Paris, 1885, p. 723.
(256) *Bulletin de l'Académie de médecine*, 2e série – Tome VI, Paris, 1877, p. 534および p. 539.

ブロカ

(257) Remarques sur le siège de la faculté du langage articulé suivies d'une observation d'aphémie (perte de la parole), *Bulletins de la Société anatomique de Paris*, 1861, 2e série – Tome VI, 1861, p. 330-357 [*Mémoires d'anthropologie de Paul Broca*, Tome V, Paris, 1888, p. 4-32].
(258) [Recherches sur les fonctions cérébrales.] *Mémoires d'anthropologie de Paul Broca*, Tome V, Paris, 1888, p. 61 [本文の一つ前の《 》で囲まれた引用の出典は前注 (257) にあげられた論文で, 同, p. 14 (*Bulletins de la Société anatomique de Paris*, 1861, p. 339)].
(259) [Sur le volume et la forme du cerveau suivant les individus et suivant les races, 1861,] *Bulletins de la Société d'anthropologie*, Tome II, 1861. *Mémoires d'anthropologie de Paul Broca*, Tome I, Paris, 1871, p. 155 [少し後の《 》に囲まれた引用の出典は同, p. 213-214].
(260) Leuret et Gratiolet. *Anatomie comparée du système nerveux considéré dans ses rapports avec l'intelligence*, Tome II, Paris, 1839-1857, p. 241-.
(261) [Armand Fleury.] *Recherches anatomiques, physiologiques et cliniques sur l'inégalité dynamique des deux hémisphères cérébraux*, 1874. W. Ogle, On dextral preeminence, [*Medico-Chirurgical Transactions*, volume LIV, London, 1871, p. 279] 参照.

グラシオレ

(262) *Observations sur le poids et la forme du cerveau*, lues à la Société d'anthropologie dans la séance du 18 avril 1861, Paris, 1861, p. 36 [*Bulletins de la société d'anthro-

注　pp. 295-327

pologie de Paris, Tome II, Paris, 1861, p. 271].

ミュラー

(263) *Manuel de physiologie*, traduit par A.-J.-L. Jourdan, deuxième édition revue et annotée par E. Littré, Tome I, Paris, 1851, p. 779以下 [p. 779-781]. Tome II, Paris, 1851, p. 503[-505], p. 508 [Johannes Müller, *Handbuch der Physiologie des Menschen für Vorlesungen*, Coblenz, 1833, 1834, 1840 の仏訳].

ヴュルピアン

(264) *Leçons sur la physiologie générale et comparée du système nerveux*, Paris, 1866, p. 710以下 [本文のこの注が置かれたパラグラフのここまで《　》で囲まれたいくつかの引用の出典は p. 719, p. 711, p. 712].
(265) *Mémoires d'anthropologie de Paul Broca*, Tome V, Paris, 1888, p. 30 [少し先の《　》に入れられた引用の出典は，同，p. 22].

脳局在の発見
フリッチュとヒッツィヒ

(266) Fritsch und Hitzig, Ueber die elektrische Erregbarkeit des Grosshirns, *Reichert's und du Bois-Reymond's Archiv* [*Archiv für Anatomie, Physiologie und wissenschaftliche Medicin*], Leipzig, 1870, p. 300-332 [*Untersuchungen über das Gehirn* (次注参照), p. 1-31. 以下この論文については，この論文集における頁が出典としてあげられている．訳者があげる頁もこれにしたがう．以下 p. 312 まで，この論文に沿って論じられている].
(267) Hitzig, *Untersuchungen über das Gehirn*, Berlin, 1874, p. IX-XIII [引用箇所の出典は p. XI-XIII].
(268) 同，p. 9. Ueber die beim Galvanisiren des Kopfes entstehenden Störungen der Muskelinnervation und der Vorstellungen vom Verhalten im Raume, 同，p. 196-247 参照.

(269) Ueber einen interessanten Abscess der Hirnrinde, 同, p. 114以下［少し前に症例提示の要約がのせられているヨーゼフ・マッソーの症例を論じた論文で, その症例提示は, 同, p. 115-120. 直前の「ヒッツィヒの言葉」の典拠となるのは p. 124］.

(270) Ueber äquivalente Regionen am Gehirn des Hundes, des Affen und des Menschen, 同, p. 126 以下［この注が置かれているパラグラフの中の3つの《　》に入れられた引用の出典は, 順に p. 134, p. 137, p. 146］.

(271) Ueber Production von Epilepsie durch experimentelle Verletzung der Hirnrinde, 同, p. 271 以下［本文少し先の《　》で囲まれた2つの引用の出典は, p. 272, p. 276］.

(272) [Untersuchungen über das Gehirn,] *Centralblatt für die medicinischen Wissenschaften*, 1874, p. 548.

(273) [Zur Physiologie des Grosshirns,] *Archiv für Psychiatrie und Nervenkrankheiten*, XV Band, Berlin, 1884, p. 270 以下.

(274) François Franck, *Leçons sur les fonctions motrices du cerveau*, Paris, 1887, p. 36.

(275) Ueber Funktionen des Grosshirns. *Biologisches Centralblatt*, VI Band, Erlangen, 1887, p. 569 ［論文そのものは p. 562 から始まっている］.

(276) Untersuchungen zur Physiologie des Grosshirns, *Reichert's und du Bois-Reymond's Archiv* [*Archiv für Anatomie, Physiologie und wissenschaftliche Medicin*], 1873 [, p. 425] [*Untersuchungen über das Gehirn*, Berlin, 1874, p. 61].

(277) Ein Kinesiaesthesiometer nebst einigen Bemerkungen über den Muskelsinn, *Neurologisches Centralblatt*, Leipzig, 1888 [p. 283-. この注が置かれているパラグラフ全体の典拠. 少し前の《　》に入れられた引用の出典は p. 285].

(278) Zur Physiologie des Grosshirns, *Archiv für Psychiatrie und Nervenkrankheiten*, XV Band, Berlin, 1884, p. 270 以下［注 (273) と同じ］.

(279) Hermann Munk, *Über die Functionen der Grosshirnrinde*, zweite vermehrte Auflage, Berlin, 1890, p. 59 ［この注の置かれた引用の出典］以下.

(280) Ueber die elektrische Erregbarkeit des Grosshirns, 1870, *Untersuchungen über das Gehirn*, Berlin, 1874, p. 31 ［注 (266) 参照］.

(281) Untersuchungen zur Physiologie des Grosshirns, 1873, 同, p. 56-58 ［注 (276) にあげられているのと同じ論文］.

(282) [Zur Physiologie des Grosshirns,] *Archiv für Psychiatrie und Nervenkrankheiten*, XV Band, Berlin, 1884, p. 274[-275] ［注 (273) にあげられたのと同じ論文］.

わが生涯

　私は1842年5月28日，サン゠ジュリアン゠ル゠ポーヴル通り[1]の古い家に生まれた．オテル゠ディュー病院の庭の上空を通り過ぎる雲が見え，その庭には年を経た楡の木が植えられていて，そこを一日のさまざまな時刻に，サン゠ヴァンサン・ド・ポールの修道女や病み上がりの人々が，柘植の木々で縁取られた砂利の道をゆっくりとした足取りで散歩していた[3]．これが私の前に開けた最初の眺めであった．

　私の大きな楽しみの一つは，空高く流れていく白い群雲や私の周りに暗く立ち込める低く動こうとしない雲が，絶えず形づくられては崩れていく様を見ていることだった．私はしばしば，こうした空中を漂う存在が演じてみせる優雅な田園詩や雄大な叙事詩に子供らしい音楽の伴奏を付けていた．それらが漂っていく姿形を私の想像力から生まれる全エネルギーを使って活気づけたのだ．私の内部の声は，大気の息吹の声，ある時はやっと感じられるほどで，生暖かく，撫でるようであり，ある時は粗く冷え冷えとして，うなるような叫びや，嘆きの声や，ざわめきに満ちている，そのような声と交わった．

　7歳になって，フワール通り[1]で，ドゥロッシュという名の世俗の教師がやっていた小さな学校に連れていかれた．それと知らずに，私は，パリ大学の学芸学部の在俗の教師たちがガルランド通りとフワール通り[1]の学生たちに哲学を教えていたのと同じ場所で，読むことを学んだのだった．13世紀に，そうした教師たちの中で最も著名であったのは，ダンテが天国に入れた，シジェール・ド・ブラバン[4]で，彼は，私自身がやがてそうなることになった者，カトリックにして無神論者だった．

　私たちの家庭はとても貧乏だった．我々の今の時代では，最も貧しい人々でさえ，生活上の便宜や贅沢のための設備に囲まれていて，前世紀の初めの3分の2にあたる時期に，庶民がまだどのようなみすぼらしく屈辱的な生活を送っていたか，もう思い浮かべられることもない．シテ島の住人がセーヌの右岸にかかる橋を渡ることはめったになく，彼らは噂でしか，フォーブール・サン゠トノレのホテルやラフィット通りの銀行家たちの奢侈な生活ぶりを知ることは

381

なかった．私の父がそうであったような，実直でまじめな，一人のまったくの職人の稼ぎは 2 フランに届くか届かないかだった．私の母と子供たちは何スーかで生活していた．私にはまだ小さい頃に肉を食べたとかワインを飲んだとかの記憶がない．それはまだ今の我々の言う田舎の農民の生活だったのである．

　キリスト教的な謙虚さというものが私たちにこの世での私たちの存在理由を与えてくれた．私たちがこの地にやって来たのは，権利を要求するためではなく，私たちに課せられた義務を果たすためであり，沈黙の中で苦労し困窮するためであった．それでも自尊心が強くて嘆くこともできなかった．私の祖父母代の多くが施療院で，サルペトリエール病院で，ビセートル病院で，プティット・スール・デ・ポーヴル修道会で死んだ．他の人々も病院で他界した．たとえ家庭の古びたベッドで生きることから解放されるのを待つ余裕があったとしても，そうだったのである．

　いとこに一人の女性がいて，生まれつき病弱であり，彼女のために私はひそかにサント゠ジュヌヴィエーヴの聖遺物箱に，8 歳の小さな子供の手で，藁と黒いラシャで作った奉納の冠をもって行ったものだったが．この女性がそんなふうに病院のことしか頭になかった．母親の姉妹からちょっとした財産を相続していたが，彼女はそれを貧乏な人々のための資産と考えていて，使おうとはしなかった．私たちの願いを聞き入れず，彼女はアンフェール通りのカルメル修道女たちの家の中にもっていた小さな部屋を離れて，自分の番として，父親と母親にならって，病院に死ににやって来たのである．高額の遺産をパリの多くの教会に譲渡して．

　一生涯にわたって，彼女は，私自身が現にそうであるが，固定観念にとり憑かれていたのだ．彼女の父親は，一介の眼鏡職人であったが，博物学にはきわめて広い知識があり，諸々のコレクションをもっていて，それを私に残してくれた．というのも，私をとても愛してくれていたからだ．彼は，パイプをふかしながら，自分の娘が遊んでいるのを見つめて，果てしもなく夢想しているのだった．彼女のシルエットは，私たちの家族が，カンパーニュ゠プルミエール通りに，地代を払って借りていた広い庭の中で，茨の茂みのまばらな葉叢の上に踊っていた．1848 年の革命に先立つ数年の間のことである．私たちは，彼が食事をせずにすませて書物や顕微鏡標本を購入しているのを知っていた．彼の夜は研究に費やされていた．彼を照らす蠟燭は冷ややかな曙の淡い光が入ってくるまで消えることはなかった．彼が私をとても愛してくれたことはくり返し言っておく．私の幼年期はさらに言いようがないような深い諸々の愛情に囲まれていた．私は家族の地下埋葬所に，私を愛してくれた人々の霊を平穏のう

ちに残しておきたいと思う．その中に私もまもなく永遠に一つになるであろう．世間は彼らを知ることはなかった．彼らは知られることがないままであればよいのだ，我々は皆いつかそうならなければならないのだから．私は，この叔父のことを思って，神が与えたもうた務めは宿命に抗しては何もなしえないのだということを今日ほどよく理解したことはけっしてない．いくつかの都合の良い状況がなかったなら，私の運命も彼と同じだったろう．私は宿命に打ち克ったわけではない．私はそれを受け入れたのだ．成長しあるいは枯れていく他ないから，生きあるいは死んでいく，そのようなあらゆる幼芽のように．

　私は，善良な両親が入れてくれた小さな学校では，ものを覚えるのが，ひどくむずかしく，とりわけひどく遅かった．私は1854年にそこを出たが，信じがたいほど無知なままだった．私が学校をさぼって遊びまわっていたというわけではない．ビュシュリー通り[1]もガランド通り[1]も私を真っすぐの道から逸らせるようなものではなかった．私は最初の方の道を通っていたが，その通りはさらにオテル＝デュー病院の前を横切っている．その染みだらけの壁は病院の死者を収容する部屋にだけ開いていて，その前には，一日に二度貧乏な人々用の霊柩車が来て並ぶのだった．キリスト教家庭の，例を挙げて説教する良い教えがなかったら，また，私が最初の聖体拝領をした，サン＝ニコラ＝デュ＝シャルドネ教会[10]で，司祭が我々に与えてくれた教理問答や教育がなかったら，私はどのような道徳的な訓練も，名誉とか国家といったどのような観念も自分のものにはなっていなかっただろう．私が算術とか正書法を習得したというようなときがあったとしても，そうした知識は，同意を得られると思うが，フランスの一人の子どもにあって，あらゆる道徳や宗教の教育の欠如をほとんど補ってくれはしなかっただろう．私はその一つをずっと後にならなければ学ぶことはなかったし，もう一つの方はけっして学んだことがない．

　私は，言い表しがたいほどの忍耐心をもって，解放される時を待っていた．学校を離れること，私が教えられた何についても，おそらく先生の過失はなかったと思うが，何一つとしてけっして理解することがなかった小さな教室を逃げ出すこと，それが昼も夜も私が夢見ていたことだった．そうなれば私もついに晴れて自由になるということがわかっていたのだ．私は，私の時代の庶民の子どもがそうであったように，第2学年で，そうなった．

　私はすぐに，一人のガラス製精密器具，すなわち，温度計，気圧計，比重計などの製作者のもとに修業に入りたいと言った．私の両親は，学校の月謝を払っていたが，私の新しい師匠の，ルイ・ボドゥールにも必要な金額を払ってくれた．オルロージ河岸通り[11]から，彼は新しい警視庁が建設されたときに出て行

かなければならず，ドーフィヌ広場にある館に移り住んでいた．その館は今でも残っているが，アンリ四世様式で，これは私の両親がこの時代に，眼鏡職人として居を定めた館も同じだった．ルイ・ボドゥールは，ワルフェルダンのような，その時代の物理学者には，そうした学者の理論的な考えを実現する技量をもっていることでよく知られていて，考案者が彼に頼んだガラス製器具の制作には真の職人意識がもたらされていた．彼には文学的教養があり，とりわけ一つ書庫をもっていて，私はその隅から隅までを知っていた．

　夜は，私の職業にとって有益な国立工芸学校の物理学と化学の講義に出て，昼間は，急ぐ手作業がない時間には，ラ・アルプの文学講義を読みつづけていた．私は，他のものを知っていたわけではないが，この案内書が大好きで，私はやがて，この本のおかげで，我々のために残された古典演劇，講壇や法廷に立った演説家，17世紀や18世紀の哲学者や詩人のテキストそのものに親しむようになった．著作全集がなかったりそれを読むことが許されないようなときには，サント゠ジュヌヴィエーヴ図書館の夜の開館時間に行っていた．早い時間に着いて，しばしばコレージュ・ド・サント゠バルブの学生たちの最後の休み時間の騒ぎにさらされながら，私はヴォルテールやルソーやビュフォンの素晴らしい四つ折り版に読みふけっていた．

　私は，新参者の限りない誠実で敬虔な態度で，これらの19世紀の思考の父親たちを読んだのであるが，幸運なことに，彼らこそ我々の言語の最も明晰な天才だった．私にはデカルトもパスカルも理解することはできなかっただろう．なぜか．それは，私には，我々固有の言語の骨組み，それはいたるところで表層にまで貫き出ているのだが，それがわからなかったからである．私はラテン語ができなかったのだ．このような私の知識の欠落は，ラ・アルプの講義の最初の方の巻に目を通したときに，私にはすでにきわめてはっきりとわかるものだった．そこで私はラテン語の勉強を始めた．パリ市民が死ぬほどの退屈を味わっている日曜日の長い昼間をそれにあてた．私なりに曲用と活用がわかると，自分でいくつかラテン語作文をやり，フランス語への翻訳はたくさんやった．ある修業中の若い同僚の父親がちょうどショワジー゠ル゠ロワの寄宿学校の元教師だったが，運の巡り合わせが悪くて謝礼を取って授業をしなければならなくなっていたのである．私はその男に授業をしてくれるように頼んだ．というのも私もいくらかはお金を稼ぎはじめていたからである．1854年11月から1858年の終わりまで続いた私の修業の最後の数か月を終了していたのである．それからは私は，自分で生き，いつかは，老いた両親の生活費を捻出する手助けをしなければならない境遇だった．

わが生涯

　それでも私はひどく気が沈んでいた．このような最初の段階，それは最終的なものと考えることもできたのであるが，そうした段階にたどり着いたとたんに，ある漠とした欲望が私を，まだ私にもよくわからないが，私のものである一つの途に入っていくように突き動かしたのである．不安で私は息が詰まりそうになり，消耗していった．母はよくわかっていた．父に話をしてくれ，その父もいつものやさしさで同意してくれた．私はリセの授業を受けることを許されたのである．

　1859年に授業を受けに戻り，私は，17歳で，ルイ゠ル゠グラン校[18]の第6学年に入学した．自分のつもりでは，もっと期待が大きかったのを隠すわけにいかない．私は第5学年に入りたかったのである．しかし，当時このクラスの一つの長の座にあったミシェル・ブレアル氏[19]は，私が未熟すぎるとみて，即座に第6学年に落とすようにと適切な助言をしてくれたのである［フランスの学年の呼び名は学年が上がるごとに数字が少なくなる］．3年間の古典の勉強で私が全過程を履修することがなかったのは，修辞学とこのクラスだけである．

　私は以前よりもまして，この第6学年で未来の私の知識の構築を支えることになる要石が据えられたと確信している．比肩する者のない，厳格で冷徹，理路整然として，他人にも自分自身にも厳しく容赦することがなく，まれな教養を身につけ，ほとんどジャンセニスト的な精神の堅固さをもった一人の師が，言語の規則そして思考の継続や連鎖の中には秩序や法則があるのを明らかにしてくれたのである．この師こそが，サン゠ジュリアン゠ル゠ポーヴルの古い病院のもの悲しい庭の上を流れていた雲のように，まだふわふわとして移ろいやすい当時の私の精神を根底から鍛えてくれたのだった．4年前，私は，アンフルヴィル゠スゥ゠レ゠モン[20]まで，シャンボン氏の棺につき従った．彼が墓を掘らせていた険しい丘を，両肩に私の最初の教授の長い襞のある黒いトガ［教授が着用する古代ローマ風の式服］をまとわせて，敬虔な気持ちで登った．

　私は，同じようにルイ゠ル゠グラン校で，学年度で第4学年は，ブルサン氏と，第3学年は，デュクロ氏のもとで学んだ．この2人の師の思い出は私にはいつまでも大事なものだ．この時期，私は覚えているが，デュコスの勧めで，時間を作ってあまたのフランス詩を書き留めていた．この人は繊細で洗練された教養人で，我々にアルフレッド゠ド゠ミュッセのほとんどすべての詩を読み聞かせてくれた．しかし休暇が近づく頃には，私はユゴー賛美者になっていた．そしてこのことは，この時代の大学の世界に私が進んでいく上では妨げとならずにはいなかったのである[21]．ルイ゠ル゠グラン校の校長が，私のいく人かの師の勧めに従って，第2学年を済ませずに，修辞学のクラスに入りたいという私

385

の希望に何か反対であるというので，私は，サン゠ルイ校[22]に移り，エティエンヌとド・ラ・クロンシュの厳しい指導の下に入った．

　エティエンヌ爺さん，我々はそう呼んでいたが，この人は私に目をかけてくれた．私は準備をきちんとしてクラスではいつも説明を求めて質問をした．その上，私のラテン語作文のキケロばりの長文は力強さと調和を欠くことがなかったのである．エティエンヌは私にラテン語作文で賞を与えてくれ，それを私は手放さずにもっていた．ペリッソンとドリヴェの『アカデミー・フランセーズの歴史』，Pellisson et d'Olivet, *Histoire de l'Académie française* である．私の躓きの石はフランス語作文だった．ド・ラ・クロンシュ氏と私との間には，当時よくわからない抜き差しならぬ対立があって，我々は敵対し，ほとんど敵同士だった．ヴィクトル・ユゴーに対する私の崇拝，宗教的感情がきわめて悪く作用したのだ．私には審美眼がないのだった．どこから見てもはっきりしたことだった．そうでなかったら，どうして，多くの模範がいる中で，よりによってユゴーを選ぶなどということになったのか．私は私の情熱に固執した．攻撃されたときは熱狂的になった．

　だからと言って，実際にはド・ラ・クロンシュにいく分かの表面上の正しさがなかったというわけではない．実直な人々の日常的な言語では，『アイスランドのハン』，*Han d'Islande*［ユゴーの最初に刊行された小説］とは別の文体で書くのが適切なのである．私は復活祭の休暇まではとても気が滅入っていたが，その休暇中に，情愛のこもった，また説得力のある対話の中で，私の師は私の眼からうろこを落としてくれたのだった．しかしヴィクトル・ユゴーは私にとってフランスの最も偉大な詩人でありつづけた．ちょうど，シャトーブリアンが最も見事で最も崇高な散文作家であるのと同じように．この修辞学の年（1862年）の最後に，私は，ソルボンヌで，文系大学入学資格者試験に合格した．私は20歳になっていた．

　私は，休暇の大部分を5幕からなる長編韻文戯曲を書くのにあてた．古代ローマの貴族で，10世紀の終わりにローマ共和国の再興を企て，そして民衆から執政官に選出されたクレスケンティウスが，この古代ローマを舞台にした戯曲の題材だった．サン゠タンジェロ城，皇帝オットー，グレゴリウス5世が，サント゠ジュヌヴィエーヴ図書館で私が書き写してきた，頁が黄色く変色した年代記から，不思議な立体感をもって私の前に現れ出てきていた．後になって私は原稿を注意深く最小の小片にまで破り捨ててしまった．それでもクレスケンティウスやステファニア［クレスケンティウスの妻］という名はまだ私の記憶の中で遠くから歌いかけている．

私はもっと有用な，少なくとももっと賞賛に値する作品を作っていた．夜間の長い時間をガラス製の精密用具の作製にささげていたのである．琺瑯引きの軸のある温度計や液体比重計のようなもので，私の父の商売に役立てることもできた．私が当時記したノートの中には，良いガラス職人として，私が吹いて作っていた，さまざまな物理学の用具の専門用語が書きつけてあるのが見つかるが，一方で私は文系入学資格を得るための準備もしていたのである．私はこの試験をやはりソルボンヌで，1863年10月29日に受けた．

　学問の道に進むのを選択するにしても国立の高等専門校に入る準備をするにしても，時間が迫っていた．私の善良な父は，当時ボルドーの文学部の学部長をしていた彼のいとこ，ダバス氏の意見を聞くことにした．父はこの老いたいとこや，教育の使命に献身していた彼の姉妹たちの話をよくした．彼らとは子どもの頃，文字当て遊びをして遊んでいたのである．私自身も毎年，この遠方に住む親族に長く仰々しい手紙を書いていた．しかしここでもまた，私のユゴー賛美が，この審美眼をもった人，この大学人には私の立場を損なうものとなった．彼は，私的な間柄では情愛があり善良でも，自らの信仰の公然たる敵に対しては，不寛容で高飛車になるカトリック信者であったが，同時代の文学に，それがキリスト教的ではないというのでない限り，すっかり閉じこもる人であった．フランスでは，推薦がない限り近づかない，さもなければ身を守って近づくというのが公認の信条である．父のいとこ，ボルドーの学部長の学者が，こんな助力を私にしてくれたことは一度もなかった．父が彼に宛てて出した手紙への返事はすぐに届いた．私に高等師範学校に入ることを勧めるものであった．これはおそらくかつてひとが私に与えてくれた最良の助言である．師範学校生になっていて，私がこれまで公刊した書籍，そして30年前から雑誌や定期刊行物に発表している論文があれば，私はどんなものにもなっていただろう．少なくとも何ほどかの者にはなっていただろう．

　しかしそれには親の家から離れなければならなかった．師範学校は寄宿制だったのだから．私にはまだ思い浮かぶ．父が，いとこの手紙を手にして，私に知らせを告げたときの，抑えた悲しみで落ち窪んだ表情で，やさしさを込めて私をじっと見つめ，涙をあふれさせていた姿を．私の選択は即座に決まった．両親にさらにおとらず，私は一瞬たりとも，このようなことが起こりえるなど想定したことがなかったのである．この日以前にも以後にも，私はけっして両親から離れることはなかった．

　私は帝室古文書学校に入学した．この学校の校長は当時ラカバヌ氏だった．人のよさそうな微笑を浮かべて，この老人が初対面で話をしたときに私に宣言

したのは，古文書学校はどこにも連れていってはくれないよ，というものだった．私は，正直に言うと，とても驚いた．というのも，ヴィクトル・ル・クレール[26]，E. エッジェール[27]，ブレアル[19]，ルナン諸氏[28]は私にとても熱心にこの学校を推薦していたからである．私は 1863 年から講義に規則正しく出席しはじめた．4 年後，1867 年に古文書学士の免状を得てそこを卒業した．私の学士論文は，概要が同じ年に小冊子のかたちでシモン・ラソン書店で印刷出版されたが，標題が「中世西欧キリスト教世界におけるヘブライ語および聖書注釈の研究について」，*Des Etudes hébraiques et exégétiques au moyen âge chez les chrétiens d'Occident*, 1867 という．これが私の最初の公刊物となった．

II

ではどのようにして私は聖書注釈やヘブライ語について書くことができるようになったのか．

私にこのような重要な研究の手ほどきをしてくれたのは，ルナンその人であった．この古文書学校にいた年月の間，私はこの学者教授が，思考と教育の自由に対するおぞましい侵害によってコレージュ・ド・フランスの講座から遠ざけられて以来[29]，ヴァンノー通りの自宅で行なっていた公開講義[30]を受講していたのである[(1)]．

しかしルナンに私は，たとえ高度な研究ではすべてが首尾一貫しており，あらゆる科学の領域で真理に至るための方法は同一なのだとしても，ヘブライ語学者そして聖書注釈者としての何らかの知識というより以上のものを負っている．私がルナンに負っているのは，批判的に感覚し思考する習慣である．批判的感覚というものは，分別があり，洞察力をもっていて，そして広い教養を備えたあらゆる精神において発達しえるものであることは明らかであるが，大部分の人間においては，それでもあいまいな状態にとどまり，さらには頓挫してしまうものである．知性のこのような能力の芽もまた，芽生えが伸びていって一つのしっかりした植物になるためには，育てていかなければならない．ソクラテスと同じように，ルナンは精神の産婆術を手にしていて，彼の聴衆に，それまで彼ら自身知らずにいた能力や素質を意識させるすべを知っていた．少なくともそのようなことが，ヴァンノー通りの講義の中で，そして，我々，師と弟子が，ルナン氏が一年のある期間住んでいたセーヴルの森[31]を散策しながら，一緒に行なった，いつも充実していて高度な内容の対話の中で，私に起こったことなのである．

1865年，すなわち私の古文書学校の第2年目，私は，帝室図書館[32]の写本部門の管理者であるナタリス・ド・ウェリィ氏[33]の自発的な意思で呼び出されて，この部門のいくつかの報酬付きの仕事に参加することになった．以後この大きな館に帰属しつづけることになったが，そこでは私以前にルナンやブレアルが過ごしていたのである．これは，貧しいガラス職人見習いの昔からの夢の一つの実現であった．毎日私は，今日でもまだそうしているように，あのロマネッリの数々の優雅なフレスコ画で飾られたマザランの陳列室[34]を通ったものだ．そこには，我々のフランス，ルイ一四世のまだ輝かしかったフランスの多くの追憶が高いところに浮かび，その下に，人間精神のきわめてまれな知的生産活動が写本としてまた印刷されて残されたものの宝庫が，巨大な聖遺物箱に入れられているかのようにして，我々皆がそうするように，眺め入っては通り過ぎていく人々の敬虔な心と好奇心とに向けて陳列されているのである．

　ルナンは彼の『イエス伝』，*Vie de Jésus* を出版していたし，すでに『使徒』，*Les Apôtres* と『聖パウロ』，*Saint Paul* の資料も収集していた．『キリスト教の起源』，*Origines du christianisme* というこの長大な叙事詩のいわば第一歌は書かれていたが，他の歌を作る前に，彼には，伝統と歴史によりイエスの多少とも直接的な弟子たちが福音を告げ説きながら旅したとされている，小アジアとギリシアの諸々の都市を再び巡ることが必要と思われていた．これがルナンの中近東諸国への二度目の旅行だった．私は心臓が強く締めつけられることなしに彼の出発を見送れなかった．私には，生存中の人だろうと物故した人だろうと，感服するが好きではなかったというのはけっしてありえないことだった．ディケンズ，サッカレー，ウォルター・スコット，シャトーブリアンとは，我々の時代の如何なる人とくらべても，私ははるかに親密に生きている．しかし，このような深い感受性をもった人間，かくもまれな天才をもった著作家が我々の中にまだ存在しているというとき，私は告白するが，私の感服の念はさらにもっと，情愛の念，使徒や聖殉教者という意味での，熱烈な犠牲願望と混じり合うのである．私は，この学者教授の罷免が諸々の学校の中にひき起こした混乱の際に，ルナンの友人の一人にすでにたしかにそのような心づもりをこめて手紙を書いていたように思う．以後，陰に隠れてどのようなことがありつづけようと，私はこの魅惑する人，比べる者のない魂をかき立てる人を間近で見つめてきた．ここにあげるのはアテネから私に書いてもらった手紙である．

《親愛なるスーリィ様

わが生涯

あなたのすてきなお手紙で私に大きな喜びがわき上がりました．私はそれをエペソスの廃墟の上にいて受け取りましたが，そのときは小アジアの内奥への長い旅を始めるところでした．何頁か読むうちに，活気と詩情に満たされて，その後何日かは私の休息の時間に心を占める最良のものとなりました．私はあなたの中にある，まれで得がたい才能すべてをよく知っておりました．しかしこのような，考えることと感じることとの完璧な一致は，私にはとても心地よい驚きとなりました．

大事なあなたのお手紙の頁の中には，私の最も内密な考えの反響があるのがわかりました．それがすべて完璧に語られています．私はかくもよく理解されたことを幸せに，そして誇りに思います．そして一度ならず，この旅で出会った危険に際して私は，死が私に不意に訪れるようなことになったとしても，あなたのおかげで，私自身の最良の部分が生きつづけるだろうと考えたものです．

セーヴルで私はこの夏も過ごすでしょうし，6週間前には再び居を構えることになるでしょうから，一緒にあなたの手紙で触れられていた難しい数々の問題を取り上げることにしましょう．あなたは大いなる途についています．あなたの明敏で奥深い精神が，あらゆるものごとのつながりや，きわめてさまざまな研究の共通点をあなたに示してくれているのです．

あなたが個別研究や文学史研究から始めているのはまったく正しい．あなたの「ピュタゴラス」には大いに期待しています．私はあなたと同じように，伝説によってこの古い人物像はよくわからないものになっていますから，ほとんどあらゆる点で，不確実なところにとどまらざるを得ない，と考えています．あなたの「リールのニコラス」も劣らず価値あるものになるでしょう．こうした釈義の最初の復活がラビ［ユダヤの律法博士］の影響のもとにあることに気がつくということはきわめて重要なことでした．あなたがこれらの中で私に述べていることはどれも新鮮で，興味深く，そして決定的なものです．あなたが発見した一節は，私に言わせるなら，問題に決着をつけるものです．この論文によってまず何よりもあなたは数いる批評家の中でも抜きんでたランクに位置づけられるということを確信してください．私の名前が，あなたが私に献じてくださった2つの学位論文でその冒頭にあるのを見てとても誇らしく思ったことを，あなたに言う必要があるでしょうか．

私のかわいいアリィについてくださった良い知らせは私には特別な喜びとなりました．私はこの子の体の組織の神秘的な発達をひどく心配しながら注意深く見守っているのです．少し前の時期から私にくる手紙はどれも私に期待をもたせてくれていました．しかし，神よ，何という苦悶，そして何というつらい考えを私に強いてきたことでしょうか．

我々の旅は，この数週間というもの，ひどく過酷で危険なものでした．私は，エフェソス，トラレス，アフロディシアス，コロッサイ，ラオディケイア，ヒエラポリス，フィラデルフィア，サルデイスを見てきました．これらの国の無政府的で困窮した状態は，ほとんど考えが及ばないものです．パトモスを見るために私が行なった試みは不首尾に

終わりました．聖ヨハネは私が彼の島に接近するのを禁じたのです．我々は，風向きが逆であったために，接近することができずに 52 時間もの間海上におりました．
　ここで，私はすでに冬の期間の 6 週間をともに暮らしていた，比べるもののない数々の驚異的な技をあらためて見出すことになりました．このようなギリシアの芸術は真に完璧な美であり，真摯さ，真面目さ，忠実さの永遠の教えとなるものです．明後日には我々は，アルゴス，ティリュンス，ミュケナイ，ネメア，コリントスを見に出発します．今月の 25 日には，最終的にギリシアを離れることになるでしょう．てばやくテッサロニケーとフィリッポイを見て，最後にコンスタンティノープルを一目見ることにしようと思います．それから帰還の途につくことにします．
　ヴィクトル・ル・クレール氏やエッジェール氏に会うようなことがあったら，私の知らせを伝えて，もうすぐ帰還すると告げてください．ブレアル氏に私からのあいさつをお願いします．
親愛なる友に，深い情愛を込めて．

E．ルナン．》

　この小アジアとギリシアへの旅行から帰還して，我々は，図書館と古文書学校の講義から暇になったときには，セーヴルとムードンの森での対話と散歩を再開した．ある日，ルナン氏は私に，『フランス文学史』，*Histoire littéraire de la France* のためにドゥンス・スコトゥスについての仕事を準備するように提案した．これは，私の考えるところ，この『文学史』を続けている学士院の委員会のメンバー全員によって実践されている，学識のある若者にこのジャンルのいくつかの個別研究を提示して育てていくという，すばらしい慣習だった．
　ルナンの手紙では，私がすでに文系博士論文の主題を選択していたのがわかるが，私は後になって別の主題を論じることにした．1866 年と 1867 年は，ということで，部分的にはドゥンス・スコトゥスついての注釈の作成にあてられた．この名高い精妙博士 [Doctor Subtilis] は，「小さな同胞団」が，聖トマス・アクィナスというドミニコ修道会派の典型的な博士 [Doctor Angelicus，「天使博士」「神の使いのような博士」と呼ばれる] に対立させていた人物である．著作の完璧な校訂版が，ワッディングによって刊行されていて，それには，二つ折り判で 12 巻も含まれていたが，私がほとんどすべてをペンを手にして読んだのは言うまでもない．この修道士の生涯ないし伝説についての研究はさらにもっと骨が折れるものだったと言えるかもしれない．原稿を，慣例にならってそれに手を入れ署名することになっている，師のもとにもって行ったときには，賞賛する良い言葉をもらったにもかかわらず，私の仕事の褒賞を受け取るのを，

わが生涯

この表現の真の意味で，強いられるということが，ひどく重荷だった．無理強いされて，私は私の報酬に手を触れ，5枚の青い紙幣［1864年に出された50フラン紙幣］をもっていかなくてはならなかった．私には今日でもよく理解できないのであるが，なぜ私のような貧乏な人間が，自分が夜を徹して働いた給金を受け取るのに辱めを受けているように思ったのだろうか．ルナン氏に紹介されて，何年か後に『両世界評論』誌，*Revue des Deux Mondes* と『ル・タン』紙，*Le Temps* の執筆者になったときには，もう同じようなためらいを覚えることはなかった．私のした最初の活動はこのお金を使ってケルンに行くことだった．そこにドゥンス・スコトゥスは，東方三博士の聖遺物がおかれた教会［ケルン大聖堂］の近く，フランチェスコ修道院の中に埋葬されたのである．私はたしかに出発したが，ケルンの「小さな同胞」の修道院［フランチェスコ修道院］そのものの中や書店で，このアイルランドの哲学者の伝説や著作について書かれた，興味深いあるいは珍しいいくつかのものを収集した後，すぐに帰ってきた．

第二帝政も，7月の長い一日のように，茜色に染まる日没の黄金色のほこりの中で終わりを迎えた1868年から1869年までは，フランスではよい生き方ができていた．我々はまさしく共和政の中にいた．30年前から現に存在しているもの［1870年に成立した第三共和政］とは違って，名前はつけられていないがそのものを手にしていたのである．戦争の間は，私は，ナポレオン三世がカエサルの生涯を書くのに役立てるために，テュイルリーで歴史的性格をもつ文書を収集する任務を任せられていた．これらの書類は，私の手で分類され目録に載せられ，監督庁によって国立図書館に送られ写本部門に委託された．私の「ユリウス・カエサルの伝記の著者に役立てられるあらゆる種類の書類および文書に関する報告」，*Rapport sur les Papiers et Documents de toute sorte dont s'est servi l'auteur de l'Histoire de Jules César* は1870年10月11日の官報に発表された．

パリ・コミューン[37]の間は，我々，私の両親と私は，4月の最初の日からパリを離れていた．母が我々を彼女の兄弟の家，セーヌ・エ・マルヌ[38]の小さな農家に連れていってくれたのである．その村は，モン・ヴァレリアン[39]の大砲の音が絶えたばかりで，まだドイツ兵に占拠されていた．私はほぼ毎日，ヴェルサイユに，フォンテーヌブローに，と情報収集に行っていた．コミューン政府は私を解任していた．

私は今回も私の家族に救われたのだ．もし私が世間でたった一人であったとしたら，おそらく私はこのパリ・コミューンのメンバーの一員になりたいと思っていただろう．そこには，ラウル・リゴー[40]からラ・セシリア[41]まで，私には多くの友人がいた．その中には，こうして名をあげている大通りで活躍する者か

392

ら，カフェのテーブルで政治論を闘わせる者までが含まれる．カミーユ・ペル
タン[42]は，私の古文書学校の若い仲間で，私を芸術家や詩人が集まるいくつかの
会に紹介してくれたが，そこにはアナトール・フランス[43]，コッペ，ヴェルレー
ヌ，ヴァラド等々が足繁く通っていた．私はまた政治的宴会，中でも，グルネ
ル地区[44]の選挙人がガンベッタ[45]に提供したというものにも出席していた．このよ
うな集会，政治的会合から私がもち帰った印象といえば，いつも深い退屈だっ
た．芸術家であれ学者であれ，人間が集まる会合の中では，個人はその固有の
価値のほとんどすべてを失う．人は，自分が考え知っていると思うもののすべ
てを，ただ一人で，孤独な作業の中で，自分だけになって沈思黙考する習慣の
中で見出すのである．コミューンは政府を樹立しようとする以前にもう，大義
を失った存在であった．共和国は，たとえ9月4日に起こったような蜂起から
生まれたものであっても[46]，実際に存在するためには，自身が置き替わるのだと
主張する制度と同じ機関――行政機構，軍隊，そして教会という機関を利用し
なければならない．その無秩序の原則，議会のもつ奇跡的力への抜きがたい信
仰をもってしては，パリ・コミューンはいわば，あらゆる発達の前に頓挫せざ
るをえない未熟な機関しか備えていなかったということになる．

III

　私は5月の最後の日にパリに戻り，すぐにふたたび国立図書館のささやかな
職務についた．『両世界評論』誌と『ル・タン』紙に，私の最初の大きな論文
が発表されたのは，1871年[3]，1872年，1873年等のことだった．私はまたすぐ
に，レオン・ガンベッタが創刊したばかりの『フランス共和国』紙, République
française にも加わった．まず歴史科学論評に協力したが，この欄は私の同僚の
アンドレ・ルフェーヴル[47]が指揮をとっていた．彼はルクレティウス流の哲学者
詩人で，このルクレティウスを仏訳した．次いで同じ新聞の科学評論にも加わ
ったが，このときはポール・ベール[48]が私に，彼が運営するこの雑誌の刊行にあ
ずかるという大きな名誉を与えてくれた．
　古文書学校はあらゆるところに連れていってくれるのだ．私は今日でも特に
この学校には感謝している．とりわけ私の師の中でも最も高名な人，ジュー
ル・キシュラ[49]には，私を文書の扱いの手ほどきをしてくれたことに感謝してい
る．たしかに，証文や特許状などの記録集であろうと，動物や植物の細胞であ
ろうと，結晶であろうと，その他何であろうと，方法は観察に基づくあらゆる
学問で同一なままなのである．1865年以来，私はサルペトリエール病院で，

わが生涯

　私の師，オーギュスト・ヴォワザンとジュール・リュイ[50]のもとで，中枢神経系の顕微鏡解剖と肉眼解剖を学んだ．こうしたものをめぐる思考の領域は，私の批評家および歴史家としての仕事全体を領することになり，何年かするとついには，私がこれからその由来を報告するつもりでいる特別な教育のせいで，すっかり私の心を奪ってしまい，とうとう，私の生涯の最終的な著作，『大脳』，*le Cerveau* と『中枢神経系』，*le Système nerveux central* の着想を与えることになったのである．

　オーギュスト・ヴォワザンの精神疾患の臨床，そして彼の神経系の病理解剖の供覧によって，私は初めて，こうした研究が知性の科学の刷新にとってもつ非常に大きな重要性を垣間見た．結局のところ，ただ一つの問題しかない．感覚作用と思考の問題である．ただ，科学的心理学，すなわち生命の諸々の現象の心的側面を研究する学問だけが，人間にとって，認識のアクロポリス［城砦］になるのである(4)．

　残りのすべてはそこにアプローチするという仕事でしかない．それにしてもどのようにして城砦の中に入るべきなのか．どのような時代にも，工夫を凝らした研究法，武器，英雄的な攻撃にはこと欠かなかった．私はこの攻囲戦の歴史を書いたのである．

　ジュール・リュイは私に，私の肉眼解剖学となるものを教えてくれたが，それは彼が自分の活躍した時代にその一部を作り上げた，そのような解剖学であった．リュイは長い年月の間，フランスでもヨーロッパでも，最もよく脳解剖を知っている人であった．この学者を，頭蓋内の移動性についてとか，薬物の遠隔作用についてといった，学者ぶった奇矯な説を発表していた時期にしか知ることのなかった人々は，ライェール[52]，シャルル・ロバン[53]そしてクロード・ベルナール[54]がきわめて高く評価していた，この偉大な研究者の影の部分にしか気がつかなかったのである．この時期から，私もこの私の古くからの師から遠ざかりはじめた．彼の古文書学校での部局にも足を向けなくなった．彼はそこでサルペトリエールの神経疾患の臨床のいくつかの有害な伝統を復活させようと試みていたのである．実践の面では，リュイは何の批判力もなかった．一生涯彼は，彼を利用する人々，解剖室の下働きをする者たちから，想像可能な，また想像の及ばないあらゆる状態で彼が丹念に写真をとった《選ばれた人士》の被験者たちにいたるまでの人々に騙されていた．

　リュイは解剖学者でしかなかった．この偉大な科学的専門分野さえあれば，彼が一生専念するには十分であったに違いないのである．彼が，ドイツやイギリスで，シャルコー[55]という一人の天才臨床家の得たあらゆる種類の成功から遠

394

く離れて生きていたとすれば，彼もこの学問に忠実なままであったろう．このシャルコーへの競争心が彼を迷わせてしまったのである．しかし，彼の最初の大著，『脳・脊髄神経系研究』，*Recherches sur le système nerveux cérébro-spinal* によって，また『神経中枢の写真図譜』，*Iconographie photographique des centres nerveux* によって，リュイは依然としてヴィック・ダジール以後最も名をあげられる価値があることにかわりはない．このヴィック・ダジールよりも，彼は私にはずっと優れているように思われる．[56]

10年前から，われわれ，私の老いた師と私は，講義の際や病院の剖検室でも，ほとんど遠くから目を交わすだけになっていた．そんなとき，彼の死ぬ何ヶ月も前，彼は手紙で私ともう一度話がしたいと言ってきた．

次にあげるのが，私がジュール・リュイ博士から受け取った手紙である．

《1896年5月5日

親愛なる友よ

年月は去りましたが，思い出は残っています．私たちの過去のつながりを思い浮かべると私にはよい思い出しかありません．あなたと私の間には，心からの親近感がありましたが，なぜなのか本当によくわかりませんが，鎖が途切れてしまいました．

引退して3年近くになりますが，私は，精神的なものの世界に作られていくものの道筋をいく分見失っています．それをあなたは十分よくご存じです．

こうしたすべてについて，現在のことも過去のことも，あなたと話したいと切に願っています．私に，あなたにお会いして鎖の輪を結びなおせるようにできる日と時刻を指示していただければ嬉しく思います．

私の健康は十分なものではありません．胃の調子が悪く，弛緩してしまい，その弛緩症を中枢の領域にまき散らしています．要するに，不老期が減弱してきていて，私は，達観して，神経活力を生み出す要素が緩慢に段階的に解体していくのに立ち会っているのです．

あなたに同じことが起こっておりませんように．

ジュール・リュイ．》

私はこの著名な学者に返事を書き，彼に会える最初の日に私の義務を果たしにいくと約束し，敬愛の念と変わらぬ感謝の気持ちをはっきりと述べた．しかし，私がそう言っているのに，彼はまず私に会いにくることに固執した．彼はやって来た．私にはまだ目に浮かぶ．彼が私の作業机の前にぐったりかがみこみ，やつれて力なく，森の中で打ち倒された樫の木のように横たわっているのを．彼は私に，悲しみ，年齢からくる不如意，老いという彼にとっての《生命

の摩滅》について話した．彼は，各々の器官や装置の中の，破壊の進行を記述し，私に，まるで最期の講義ででもあるかのようにして，すでにそこに在る死の疑いのない徴候を，示してみせたのである．

私はもう一度，ジュール・リュイに，彼の住んでいる，グルネル通り[57]にある彼の大邸宅の豪奢な大広間で会った．彼は私に，元気なときのように彼の新しい解剖のプレパラートを示した．その解釈は，しかし，以前と同じままのものであった．しばしば私は彼が，医学アカデミーの会員であった時期に，サン＝ジェルマン大通りのベンチに，ぼんやりした目つきで，口の中には何もないのに咀嚼運動で顎を律動的に動かしながら，穏やかな飾り気のない態度で，座っているのに出会った．世間でそして科学界でも成功を収めていた時期には，《イギリス卿》と呼ばれていた彼も，年老いた良きジェントルマンとなっていた．小さな子供たちが，母親やお手伝いと一緒に，この微笑を浮かべた気品のある老人と同じベンチに座りたがったものだ．ジュール・リュイはいつも私にとっては立派な人であった．彼は，私を教育し，情愛で包み込み，生涯の最期の最期まで見守ってくれたのだ．私は私の師を愛していた．私は，私の最期の日まで，フランスの科学にとって輝かしい彼の遺徳，彼の貴重な尊敬すべき思い出を呼び起こすことだろう．(5)

『19世紀』紙，Le XIX siècle に協力していた時期に，エドモン・アブー[58]との閑談で話し合ったことに従って，私はこの新聞に，私に不幸をもたらすことになった著書，『イエスと福音書』，Jésus et les Évangile の最初の概略を載せた．私の聖書解釈の仕事と中枢神経系の正常および病理解剖に関して私がすでに述べたことがこの著作の起源を明らかにしてくれている．私の歴史家としての研究と神経学者としての研究のある種の総合なのである．カルメイユ[59]，レリュ[60]そしてモロー（・ド・トゥール）[61]以後，歴史心理学は我々の国では，ドイツでもイギリスでも，またイタリアでもやはりそうであったように，大いに評価されていた．現代神経学者の中でも，メービウス[62]，アイアランド[63]そしてロンブローゾ[64]といった，この領域でヨーロッパで名声を獲得した名前をあげれば十分である．こうした，天才あるいは才能をもった人間に関する回顧的心理学のすべては要するに，モロー（・ド・トゥール）の言い表す次のような原則に基づいている．

《一人の人間が他の人間から，思考や考え方の独創性によって，常軌を逸したところや情動的な能力のエネルギーによって，知的能力の超越性によって区別されるような事態を作り出す，精神の諸々の傾向の起源は，狂気と知的障害がその最も完璧な表現である，さまざまな精神障害と同一の器質的な条件の中

にある[6]》.

　この傑出したフランスの医師のこのような言葉のもつ意味によく留意するなら，そこに天才あるいは才能をもった人間は精神異常者であるということを読み取れると考えるような人々の粗雑な間違いに陥ることはないだろう．同一の器質的な条件から，ちょうど同一の幹からのように，知的障害，狂気あるいは天才が，さまざまに分かれる枝のように出てくるということは，そのまま端的に支持されることである．精神障害がほとんどすべての偉大な人間において指摘されるということが，必要なら，そうした人間を，彼らの実のいとこである，知的障害者や狂人に結びつける血縁関係があることの，大きな証明としてあげられるだろう．才能をもっているということ，とりわけ天才を備えているというのは，見たことのない不思議な色をしたある種の希少な花のようなものなのである．大衆は通りすがりに感嘆し，好奇心をもつ．しかし，いく人かの園芸家がこれと同じ種類の花を作り出した栽培や選別の方法を考える人はきわめてごくわずかしかいない．さらにこの同じ種類の花のように，ほとんどすべての傑出した人間は子孫を作る能力がない．彼らの天才あるいは才能の秘密に入り込み，そのまだ知られていない生成と発達を見つけ出すためには，我々の言っている選別の方法を知らなければならない．端的に言えば，ここでは自然が，直接あるいは傍系遺伝，時に隔世遺伝が，そしてもう一つ最後に社会環境が，そうした園芸家，それも無意識の園芸家なのであって，それらが作り出す見たこともないような作品はそれだけ驚異的なものなのである．同時に，人々が現に生きている天才に対して常に覚える真の共感がきわめて少ないということも説明される．彼らは天才に感嘆するというよりももっと彼を恐れているのである．本能的に彼らは，自分たちが，自然が作りだした異常，奇形学の一例，恐るべき神経症あるいは精神病を前にしている，と感じているのである.

　したがって，まさにイエスの精神的な能力が傑出しており宗教的に偉大であることが理由で，ルナンが聖パウロについてそう考えたのと同じように，私には，病的遺伝と神経性の病気とを示すいくつかの疾患特異的な症状を認めることができると思われたのである．レリュによって，プラトンやクセノポンの中から，ソクラテスの病気を診断するために集められた諸々の症状にあいまいなところがないのは，確実に，私に，共観福音書に語られていること，特にマルコの語りの中に見つけることができるように思われた症状も同じであった.

　サルペトリエールとビセートル病院の医師たちは，その直接の弟子の多くが私の師であったことになるが，その彼らが開いた途に連れ出されて，私は，彼らの例にならい，ソクラテス，ムハンマドあるいはルターだけではなく，アレ

クサンドロス，カエサル，ナポレオンに対しても試みられていたものを，イエスに対して行なおうとしていたのである．

たしかに，卓越した人間の多数のものがそうであるような，類てんかん性のあるいは慢性の狂気を伴う変質者について，今日よく知られていることが明白なかたちで実証しているのは，精神異常者（この用語は私には厳密に，てんかん者およびヒステリー者を指しているとさえ思われる）はしばしば，いわば，病気によって，自分の知的ないし精神的卓越性を埋め合わせている，ということである．そうした卓越性を示すときには，彼は，強く対立的な反応によっては，彼の神経中枢の病的状態を表現していないのである．カルメイユ，レリュそしてモロー（・ド・トゥール）によって，それもロンブローゾよりずっと前に，我々の思想の性格や世の出来事の流れを程度の差はあれ深いところで変える運命にある人間において，忘我状態や幻覚がもつ重要性は明らかにされていた．一人のてんかん者の幻視が，おそらくは世にコーランという，仏教とキリスト教以後人類のもった最も重要な宗教の書をもたらしたのである．

天才を備えた人間，英雄，使徒あるいは聖者，そうしたすべての人間において，幻覚，固定観念，忘我，抵抗し難い衝動といったものを見つけて驚くにはまったくあたらず，純粋に学識豊かな人間は皆次のようなことを認識しているに違いない．すなわち，これらの現象はこうしたまれな体質の必然的な帰結であり，そうした体質が達成する偉大な事柄の成立条件なのであって，狂気，私が言うのは確固とした狂気，錯乱，マニーあるいはメランコリー（言うまでもないが，デメンチアは違う）といったものであるが，そうした狂気が実際に現れた状態から，しばしば人間の魂の最も高度で最も華々しい発現が生み出されるのである．

したがって我々は，今度は，イエスについての我々の本でも，他の著作でと同じように，身体組織に，感覚能力の器官および思考の器官の構造と機能に，人間の感覚と観念の生成においてそれらの発現に帰せられる部分を割りあてるのを試みたのである．我々は，遺伝によってあらゆる生きた組織が内蔵している萌芽が開いていくのを追跡していくことに専念した．さらにもう一度，心情と知性の高次の発現の神経障害的な起源を示したいと思っていたのである．

我々とイエスとの間にある隔たりからして，また，我々にまで届いている文書（同時代人からのものにせよ，イエス以後の第一世代あるいは第二世代に生きていた人間からのものにせよ，新約聖書の真正な述述には直接の証言がただの一つも存在しない）によっては，このナザレの人についての正常ないし病理心理学に基づくあらゆる診断はまったくむなしいものとなる．このような歴史

的文書の不確実さは，一般的に言って，将来においても，歴史家や心理学者の取り組みを阻止していくことになるのであろうか．我々はそう考えている．しかしこれは我々の批評家としての確信にすぎない．真正な文書，諸々の記載書類，証書，書簡，本人による手記といったものが存在するときには，事態はまったく異なってくる，と考えられる．イエスの場合には，ソクラテスの場合にもそうであるが，あきらめて知らずに通す方がよい．

したがって，1898年には私は，自分が30年前［Jésus et les Évangile の初版が出たのは1878年で，それを指すのだとすると20年前］にナザレのイエスの心理状態に関して下していた回顧的診断はやはり，レリュのソクラテスに関する診断と同様，信憑性が出てくる機会は少ないと，よく熟慮して，このような仮説を問題にした私の本は，変更するのではなく，そのすべての頁を破棄するのが適切だと考えた．私が厳密なものと考える，カルメイユ，レリュ，モロー（・ド・トゥール）の，天才と神経障害との必然的な関連に関する一般的な主張については何も譲歩しないが，私は，この個別の場合では，どのような同時代の歴史的文書からも確実に個人的な行為を再構成することができず，直接あるいは傍系遺伝からでも同様であるような人物に，このような原則を適用する意図を決定的に捨て去ったのである．ある伝説の形成を追求したり，それを構成する要素を研究したりすることはできる．ちょうどダーフィト・シュトラウスとルナンがイエスに対して行なったように．そこで手に入れられているものは，私に言わせれば，医学心理学的な診断の材料ではない．そうしたことは同時代の人間に対してでさえ一つにまとめるのは困難なのである．それゆえ，歴史のこの時点で，科学的学説の地点でというわけではないが，私は撤回という古くからある方法に立ち返る，しかしこれまでなされてきたよりも徹底的に立ち返るべきだと考えた．私は私のイエスについての本の第2版で残っていたものを買い戻し，破り捨てた．第3版は，『イエスとイスラエルの宗教』，Jésus et la religion d'Israël というタイトルのもとで出版された．

私は公式に認め，すすんでくり返し述べているが，この病態心理学の試みを後悔している．分かちもつという慰めはもっていなかったとしても，親に対する愛情から私が尊敬の念を懐いていた宗教的な信念を，それが傷つけたからである．しかし宗教というものは，私のつまらない意見によれば，教義や啓示への信奉の中というよりは，生活していく上での戒律の中，カトリックの，使徒伝来の，ローマの教会，私がそこで生まれ，そしてそこで死ぬであろう教会によって作り上げられ，何世代にもわたって伝えられてきた道徳意識の中にあるのである．

わが生涯

　信仰，といっても聖職者的な見解やカトリック的な伝統の，ということであるが，そのような信仰をもたないことで，私は，自分の死が，名だたる無信仰者が他界したときにいつも同じかたちでくり返し現れた古びた歴史の，新しいヴァージョンが作られる機会にならないようにと願っている．私の遺体は，私が遺言書でその意志を表明している通りに，私の教区の教会に送られるだろう．だから，私は前もって，私が入れられている棺を前にして，死者への祈禱文を朗読してくださる司祭様には，ささやかな感謝の祈りをささげる．しかし，私もまた臨終の秘跡を受けたのだと伝えられることのないように．それはきわめてひどい冒瀆になるのだから．仮に，瀕死の状態あるいは死ぬというときに，司祭が私のところまで来て，終油の秘跡の儀式に似たことをするのだとすれば，私は前もって抗議したい．死出の旅立ちのための臨終の聖体拝領を受けることになるのは死骸なのだ．こうした公式の表明が私の最期の瞬間と私の記憶をきっと安らかにしてくれるようにと願っている．

　我々が，信仰をもった人々の伝道活動，そして彼らの信仰の真摯さを理解しようと努め，そして，私の考えでは，現に理解しているというときに，そうした人々の方が，彼らが信仰していることを信仰することができない人もいるということ，また信仰者もいれば無信仰者もいるのだということを理解しようとしない，というのは耐え難いことだ．無神論者が，生存者であろうと物故者であろうと，我々がその宗教的な信念を誇りとし尊敬する人々によって否定されるというのは，あってはならないことなのだ．そうした信心深い党派主義者そして残忍な迫害者の，死骸に容赦ない攻撃を向ける聖なる怒りが醜悪なのは，あのグラトリィがあのヴァシュロを告発し[66]，あのヴィクトル・デュリュイ[67]があのルナンに教壇につくのを禁じてそれを一人のユダヤ人に渡してしまう[29]というのが醜悪であるのと変わりはない．

　カトリックとして，私は自分の生まれた宗教の中で，カトリック教会の中で死んでいくであろうが，それは，くり返して言っておくと，私が信仰をもっているからではなくて，私が伝統，家族の伝統，国家の伝統を重んじ，愛しているからである．

　他方で，自由思想家ないしは自由な思想家というものも，やはり我々の用心深さを駆り立てる．世界に関する我々の科学的な考え方というのは，ここに述べている我々の思想の遺言の中でも我々の最初の本の中でも，言葉の古代的な意味において無神論的で唯物論的なものであるが，数いる自由思想家ないし自由な思想家というのは大部分，自然神教信奉者，合理主義者，実証主義者，目的論者，唯心論者，はては交霊術者であって，彼らときたら，神格化された野

蛮人に他ならない「人間」に備わるという「人権」の学説やフランス革命の原理を説教してまわる者たちの愚かしさについて考えをめぐらしながら，ただ一人で生きている，世捨て人の洞窟にほとんどいつも，通りすがりに，石を投げこまずにはいないのである．

そうした自由思想家ないし自由な思想家は，自分の思想が自然の普遍的な決定論からは逃れており，自由という語が小学校によくある愚かな言行とは別のものでありえると，自分が信じているのかどうかもまったく知らずにいるのである．

しかし，おそらく私に対しては，聖なる目的，それも俗人を教化するという目的ではたらきかけたくなるのであろう教会の人間たちとは逆に，自由思想家ないし自由な思想家は，私が，カトリックで政治的には教権支持の両親から生まれたこの私が，自分の死体を，私がそこで死ぬことになるであろう教区の教会に運ばれるようにするのだから，私の諸々の哲学的学説を捨てていたのだと，善意でくり返すのだろう．

ということは，自由思想家ないし自由な思想家というのは，生来の愚か者だということだ．

ランク[68]からフォンスグリヴ[69]まで，生命についての考え方は，民主主義者にあっては，しばしば異教的で，そして常に低級である．この後者の方は，フランスの聖職者の汚点であるが，政教協約賛同司教[70]の薫陶を受けた，社会主義者の司祭たちの指示に従っているのだから自分はキリスト教信者であると信じている人物で，まるで退廃期のエピクロス派でもあるかのように，苦しみも，痛みも，死も罵倒した．「エピクロス派の豚」[71]なのだ．ユグノー［フランスにおけるカルヴァン派］でもないのに，彼は私に対し，信仰からではないが伝統からするカトリックであり教権支持派である，という私の存在理由となっているものを無神論的であるとして《告発》した．この区別には，微妙なところは何もなく，シジェール・ド・ブラバンからガッサンディ[72]まで，カトリック教会の最も従順な息子たちにあらゆる世紀において見出されるのであるが，それがしかしながらアルチュール・ランク氏にもほとんど理解できないようなのである．道徳的自由ないしは自由意志，意志の優越性，理性の至高性そして科学の真理といったような，諸々の唯心論の学説で作り上げられているにもかかわらず，こうした人権宣言の学説を信奉する者たちの精神は無自覚を推し進めていって，その無自覚は果ては，無神論者そして唯物論者として，まさにこうした未開人の，密儀にあずかる者の，そしてフリーメイソンの，要するに新しい世俗の教会のあらゆる迷信を否定している哲学者たちに対照させて，自らを自由な思想

家であると信じるというところにまで達する．しかし唯心論というのは，エドモン・シュレールはくり返し述べ，さらには一部を印刷にも付していたが，生まれたばかりの世界によくある愚かな言行なのである．

　ルイ・パストゥールは次のように書いていた．《無限が存在すると主張する人々は，また誰もそうしないでいることはできないのではありますが，この言明の中に，あらゆる宗教のあらゆる奇跡の中にあるよりももっと超自然的なものをつめ込んでいるのです．何故なら無限は，不可避なものであるというのと理解不能なものであるというのと二重の性格をもつからです．……無限という観念．……それを通して，超自然的なものがあらゆる心の根底にあるのです．神の観念は，無限の観念の一形式なのです》（アカデミー・フランセーズ入会演説［1882年4月27日］）．

　このような学説が《批判的精神》の躓きの石なのであって，これにパストゥールは絶えず言及し，次のようにくり返していた．《これなしではやっていけなくなる》，なぜなら《それが常に勝利を得る》からである．こうした子供じみた無限の観念を嫌うのは，たんにアリストテレスや世界に関する我々の種族のすべての哲学的考え方ばかりではない．科学というものは，奴隷の，見せしめの酒飲み奴隷［スパルタの奴隷は子供に酒の害を教えるために多量の酒を飲まされた］のする違反として，これらの《超自然的なもの》とか《奇跡》といった，パストゥールがあえて書き記している言葉を軽蔑する．《超自然的なものがあらゆる心の根底にある》と言うのは，「あらゆる天空において」間違っている．我々は，古いイオニア学派の古代ギリシア哲学者とともに，超自然的なものは未開人や野蛮人に委ねることにする．我々もその聖なる震えを知る．無限の観念は，《神の観念の一形式》ではなさすぎるので，神の観念を否定するのである．無神論者が無限の観念をもつのは神の観念をもたないからであり，そのような観念とは他のすべての存在と同様に，有限の必要性から出てくるものなのである．その他では，世界についての無神論者の考え方というものは，法廷と，祝祭と供儀を備えた，宇宙の完全君主制といったものにならった，実際的なものということになるだろう．神の観念はしたがって無限の観念の一形式などではない．それは卑賤な有限の観念なのであり，神人同形説の中の一変種なのである．《信じそして期待する》のはパストゥールのもつ権利ではあった．彼はこの領域ではすべての《証明》には常に欠けたところがあるだろうと告白していたのだから．しかし細菌が死ぬようには死にたくはないということが我々にどのような重要性があるというのか．こうしたものは，きわめて偉大な学者にとって，まったくつまらない虚栄というものだ．人間であれ細菌であれ，パス

トゥールよ，死んでいく，それも名もなく死んでいくのだ．

　無神論者は，情状酌量して罪の許しを見出そうとしてくれている，事大主義のカトリック神学者やカルヴァン主義者たちがほのめかすように，自然神教信奉者でも，汎神論者でも，一元論者でもない．我々は，いかなる意味でエピクロスのような無神論者が多神論者でありえるのかということについて言及してきた．現代の詩人たちが純粋にダンディズムによって無神論者を自称するということがあったのはかまわない．無神論者がけっしてそうではなかったもの，それは一神教者である．《真の神》《ただ一人の神》といったものはセム族の考え方であり，ユダヤ人のゴミ入れの中の残りものなのであって，とりわけ我々の種族の天才には無縁のものである．アーリア人は永遠で無限のものごとの大海のうねりの一つであるにすぎないという意識をもっている．銀行家に清算を求めるようにして，宇宙に清算を求めるようなことはしないし，意識というものは感覚能力と思考の一つの状態であり，水と土と空気という基本要素の化学的な組み合わせから結果として出てくる一つの現象であって，このような束の間の組み合わせは，おそらくは自分を知ることのない鉱物の場合と同じように必然に従ったものであることを知っているのである．

　ものごとの目標，計画，目的あるいは理由といったものは，どれも世界には存在しない．古代ヘブライ人の精神のような偏狭で利己主義の精神だけが，この世界が管理されているということを，各々が台帳に書きこまれた講座をもっているというような銀行のイメージで考えることができるのである．「ヤハウェ・エロヒーム[74]」というのはゲットーのシャイロックなのだ．

　唯物論という語は，無神論という語と同じく憎まれているようだ．私はそれでも常に隠すことなくこれら2つの学説を公言してきた．たしかにそうであるが，それは，哲学的な意味で言われていたのである．それを納得するには，私の初期の本や最近の本を開いてみれば十分だろう．例えば，1878年に刊行された，私の『宗教的批判試論』，*Essais de critique religieuse* は次のような言葉で始まっている．《無神論と科学的唯物論がこの研究を生み出した．それらがこの研究の中を循環する精気であり，それを活気づける息吹なのである》．しかし最初の頁から，私はまったく誠実にも，自分がこの，無神論と同様に現実性というものを欠く，唯物論という語で言わんとしていることを説明していたのである．というのも，神あるいは物質というものについては，仮にそうしたものが存在するとしても，おのずと理解されるということを断念しない限りは，何も言うことができないからである．

　《物質については，それが存在しているということ以外，何も知られていな

いし，知ることができないのは明らかである．人間にとっては，宇宙の森羅万象は常に主観的な一現象でしかないだろう．それでもそれは存在する．物質とは，我々の感覚能力に作用を及ぼし，我々が空間および時間の持続の中に存在するものとして表象する，そのようなすべてのものの理念的な基体なのである》．[8]

　それではつまるところ正しい意味での，すなわちこの語の古い意味での，無神論とは何なのであろうか．それは神が存在しないと表明するようなものではない．というのも，定義上，科学，世界についての科学そして人間の悟性についての科学というものは，観察と実験を越えたものについては否定も肯定もすることができないからだ．無神論者は，それを信じているということを理由にして，神の存在を肯定するという，信仰者の誤りに陥ったりはしない．無神論者は神の存在を否定しているのではなく，それを無視するのである．それは，今日でも，古いギリシアの思想家が初めて万物の自然本性について思索を巡らしていた遠い昔の時代でも，まったくなしですむ一つの仮説なのである．アーリア人の宗教に見られる多神教は，私が語っている無神論と相いれないものではない．無神論はただ，物質が，ユダヤ人の宗教の中でのように，先行する存在の創造物などではけっしてなく，むしろ物質の方が，その無限の懐の中から，宇宙の進行しては退行していく無限の満ち引きの初めも終わりもない流れのくり返しから見れば，滅ぶべき，束の間の存在として，星の群れとともに，植物や，動物や，人間や，神々そのものも，取り出してくるという，そのような宇宙発生論の中にしか存在しないのである．

　反道徳な存在とは，父祖の作り上げた道徳律を自分が侵犯しているということを知っている者のことである．無道徳な者はそうした道徳律について何の意識ももつことはないし，他の人々であればそれによって起こる，侵犯行為の後にひきつづく後悔の念ももたない．私の言っている意味での無神論者は，確実に彼らの同胞の宗教感情がわかっているし，祖先の儀式にならって同胞とその感情を分かち合う．しかし彼は信仰と科学，信念と批判とを混同したりはしないのである．彼はスピノザあるいはダーウィンと同じように無信仰というわけではない．彼は寺院にも教会にも，あるいはユダヤ教会堂にも行くのである．彼が同胞たちの信じるものを信じないとすれば，それは思い上がりからというよりはへり下りからなのである．彼は自分の知性の限界，自分の理性の無力さ，自分の無価値のはなはだしさをよりよく知っているのである．仮に祈ることがあるとすれば，無神論者の祈りというものは最も純粋であろう．というのもその祈りは最も無私のものであろうから．誰もマルクス・アウレリウスのように

祈り崇めたりすることはなかったのである.

　私は毎年，サント゠ジュヌヴィエーヴの9日間祈禱を，わが丘[サント゠ジュヌヴィエーヴの丘]に登り，クロヴィスとクロティルドによって建てられたメロヴィング期の古い教会堂の思い出が残る場所から目と鼻の先で，行なうことを欠かさない.我らがフランドルの教会群も好きだ.私の心から愛する都市，ブリュージュの教会を訪れることも絶やさない.宗教的献身の美点とは，本性の理解しがたい何がしかの教義への形而上的な信仰などではなく，それは先祖伝来の所作であり，崇拝の姿勢，聖堂の床への跪拝，十字を切ること，何の変哲もない聖水盤の水の生ぬるさ，意味も思い浮かべずに唱えられる儀式の言葉，ロザリオの祈りの気持ちを和らげるつぶやき，修道女の魂が結びつき一体となる祈りなのである.

　私は告白すると，パスカルの語る無神論者の絶望というものを知らない.自らの悲惨さは知っているが，また贖い主なしで済ませることも知っているのである.私は存在しなくなることを切望しているが，救われることは望んでいない.救済，それは無になること.意識的な生命の消滅，解脱である.私は，恩寵や限りない慈悲に恵まれることで私に授けられるというような永遠の至福は望まないだろう，それに，そのようなものは，この私が，人が突入して手に入れる町，力づくで奪取する広場のようにして勝ち取ることができるようなものではなかっただろう.

　我々が過ちを洗い流すにはそれを贖うことによる他はない.私は公の告白，改悛の業の敵であるわけではない.我々の母となるような神が存在するのだとすれば，この世にいく分かの慈悲というものもあるのだろう.しかし現にそのようなものはありはしない.なぜなら，そうした神はいないからだ.苦悩と悔恨はそれでも存在していて，我々の運命より以上の意義をもった，ある漠然とした意識を我々に与えている.

IV

　1879年7月28日の下院[Chambre des députés, 第三共和政期の議会, 現在の国民議会 Assemblée nationale にあたる]の審議で，コレージュ・ド・フランスの講座，宗教史の講座の創設に関する修正案が審議され評決にかけられた.この講座については，いく人かの重要な政治家，ガンベッタやポール・ベールと意見が一致して，世論も，報道では6か月間は，私を指名していた.私が『フランス共和国』紙の創刊時以来の協力者の一人であったことはすでに言及した.ガンベ

ッタとP. ベールはこのようにして，長い年月の間に，私の中にすすんで認めてくれていた才能に，敬われるべき地位を割りあてようとしたのである．当然のことながら，下院でも元老院でも，右派や中道右派の弁士は演壇で私の書いたものを告発した．たんに宗教史の講座の創設に対してだけでなく，将来その座につく者の選出に対してもカトリックが行なった反対ほど当然至極なものはない．仮に私が相談を受けていたとしたら，私が創設を勧めたであろうものはこのような講座ではない．この講座は，コレージュ・ド・フランスにおいて，インドやペルシア，中国，アラビア，ヘブライ，アッシリアその他の言語や文学的あるいは宗教的文化財を研究する任務にあたる諸々の講座と，明らかに二重，三重となる役割をもつものであった．しかしわかり切ったことだが，政府が新しい講座を創設するときに考えているのは，実際にはただ一つのことでしかない．つまり一個人が政治に，科学に，あるいは文学にもたらした貢献に報いるということなのだ．したがって，政府の長が大臣の同意を得て，国会に評決を求めるというのは，このような新たな教育（不可欠なこととして予算委員会に必ずかけることになる）に対してというよりは，一人の個人に対してのことなのである．

　ガンベッタとポール・ベールが当時の公教育大臣［ministre de l'Instruction publique, 現在は国民教育大臣，ministre de l'Education national. わが国の文部大臣にあたる］ジュール・フェリィ[78]を前にして尻込みするということがなかったとしたら，私も最後には右派の元老院議員たちのような尊敬すべき人士たちの反対も打ち破っていたであろう．私はコレージュ・ド・フランスにいるいく人かの理解者を当てにしていたのである．ジュール・クラルティ氏[77]は，1881年5月27日の『ル・タン』紙に次のように書いていた．《一ヶ月前，論文「イエスの生涯の物語批判」，Critique des récits de la vie de Jésus の中で，優れた人物であるエルネスト・アヴェ氏[79]は，栄光の資格ともなる賛辞とともに，若い批評家が生理学的観点からイエスを研究するということをあえて行なったと指摘していた．アヴェ氏はさらにつけ加えて《そして，これについては彼の行なったことに感謝しなければならない．というのは哲学者というものは，いかなる検証も避けて通ってはならず，常識に反することであっても，その常識に反することが真実であると信じているなら，それを前にして尻込みすることがあってはならないからだ》と述べていた》．クラルティ氏は続けてこう述べた．《エルネスト・アヴェ氏のようなあまり冒険を好まない，一人の学者，ユマニスト，モラリストのこのような証言は，今回自分が理解されたと感じたジュール・スーリィ氏を喜ばせたに違いない》．

しかしジュール・フェリー氏は，そして彼とともに，当時コレージュ・ド・フランスの学長であり，元老院議員であったラブレィ氏は警戒を怠らなかった．彼らの背後にはこのコレージュのメンバーがひしめいていて，まさにユダヤ教長老会議，衆議院とでもいうべきものをすでに組織していた．私は犠牲に供された．指名されたのは，プロテスタントの牧師，ディエップ生まれの，元ロッテルダムのワロン教会牧師である，A. レヴィル氏だった．

1881 年 5 月 27 日，私はソルボンヌで，博士資格の審査に通った．フランス語の学位論文は，エルネスト・ルナンに献じられ，タイトルは「古代における世界および生命に関する自然主義的理論」，*Théories naturalistes du monde et de la vie dans l'antiquité*，ラテン語の学位論文は，私のもう一人の古くからの師，古代ギリシア文明研究者，エミール・エッジェールに献じられ，近現代の物活論学説を論じていた（「輓近の物活論について」，*De hylozoismo apud Recentiores*）．

その後になって私は自分の運命と決着をつけた．私は大学の教師や博士になりたかった．私はそうなった．まるでフワール通りを一度も離れなかったかのようだ．その肩書をもって，独身のまま（今もそうであるように），私は 13 世紀や，もう少し後の教会であれば，司祭でも修道士でもないまま，そこに属していたことだろう．何と幸福な時代だろう．在俗の教師がそのまま，世間と離れて，大聖堂の陰に隠れた修道院の静寂の中で生活することができた．鐘の音で寝起きし，オルガンや聖歌隊の歌声の遠い響きを聞きながら好きなだけ夢を見る，ということができたのだ．私は一人の哲学者のためにつくられた住居として，シジェール・ド・ブラバンが死を待っていたような，教皇庁の異端糾問所の独居房以上によくできたものを知らないが，私も，もう一度くり返すと，カトリック伝統の教権支持的無神論者と，逆説的なところなどないが，呼ばれるような者であるのなら，そこに入る何らかの権利はあるだろう．

ポール・ベールが，その後まもなく亡くなることになるガンベッタの《強力内閣》の期間に大臣となっていたとき，私のことを忘れずにいて，私を，ソルボンヌの高等研究院に派遣され現代生理学的心理学学説史の講義を行なう，という任につかせた．アルベール・デュモン副書の上，大臣の命令が下ったのは 1881 年 11 月 30 日のことだった．私は，同じこの高等教育施設の研究部門主任に指名される以前に，1898 年 12 月 30 日まで，17 年間教えなければならなかった．このときの大臣令には，ジョルジュ・レイグの署名があるが，この公教育大臣がそもそも私が生存していたことを知っていたと考えるような幻想に私は陥ったりしない．10 年以上の間私の講義を手助けしてくれた，学院の中で最も古参で最も学識のある教授の一人，マルセル・テヴナンに，私にあふれ

るほど礼儀正しさと配慮を示してくれた，我々の部門を主宰するガブリエル・モノー氏[84]に，そして最後に，そのほぼ3分の1がまた私の同業者である私の同僚たちの支援にこそ，私はこの幸運を負っていたのである．

　もし私がコレージュ・ド・フランスの講座で教鞭を執っていたとしたら，高等教育にもっと重要な貢献をもたらすことができていた，というのはありそうなことではある．ド・ラヌサン氏[85]は，かつて私が協力していた人であるが，ある日私にこう言った．《ポール・ベールがあなたに与えなければならなかったのは講義ではなくて，教授としての地位ですよ》．きっとそうなのだろう．しかし，ポール・ベールは，仮に最初の目論見にたち返ったとしても，それを果たすことはできなかっただろう，すぐにガレー船団の指揮艦とともに沈没してしまったのだから．私は時おり，現内閣で，ド・ラヌサン氏が海軍大臣であるのを残念に思う気持ちになったものである．公教育大臣であれば，おそらく，私に対して運命の不正を埋め合わすことに何よりも熱意を燃やしてくれたであろうから．

　それでも，このことをよく考えてみた後では，私が宗教史を教える任についていなかったのはよいことだったと考えている．ウジェーヌ・ビュルヌフ[86]，マックス・ミュラー[87]，クリスティアン・バウア[88]そしてエルネスト・ルナンの後で，私以前にすでに言われたのでないことを，それも比類のない能力をもって，述べるということができていたであろうか．

　抜擢されて一つの教育を継続するのではなくて，私は一つの教育を創始したのである．

　私のために，一人の生理学者，ポール・ベールによって創設された，このささやかな現代生理学的心理学説史の講義は，たしかにこの研究ジャンルを，フランスにおいて，高等教育の中で創始したのである．

　この講義はきわめて実践的な性格をもっていて，もともとはほぼ，登録されたいく人かの聴衆に向けたものでしかなかったので，私には，脳の機能の基盤，私が言いたいのは，神経中枢の解剖学的構造および組織，ということだが，その実際の研究を行なうことが許されている．そしてこれは，私個人の観点からすれば，本来の意味での解剖学や生理学の領域をはみ出すというようなものではない．これらの科学の基本的なデータは，ヨーロッパやアメリカの多くの大学で今日教えられているような，科学的心理学の進歩に向けて，実り多いやり方で，仕事をしていきたいと望んでいる人々にはよく知られていると想定されるものだからである．

　このような理解のもとでは，心理学は，社会学や経済学と同様に哲学とは区

別される科学である．むしろそれらの科学のように，生物科学の中に基礎をもつのである．現代心理学は，魂抜きの心理学なのである．観察や実験に託された科学は，定義上，感覚の中に入らない，あるいは経験の対象にならないものは何も知らないし，知ることはできない．ということは，形而上的ないし宗教的信念を肯定しあるいは否定するというようなことはけっしてせず，この科学はそうしたものを無視するのである．そこにこそ，この科学の前進の原因，現在の圧倒的な力の理由，やがては支配的になることへの約束があるのである．

このようなものが，20年の間，高等研究院での私の教育方法であったし，今もなおそうである．今日になって私が講義で話をしている，新しいソルボンヌの素晴らしい講義室は，古いソルボンヌの《小さな高く造られた講義室》を思い起こさせるものはほとんどないが，その講義室は，本来は学部長であったヴィクトル・ル・クレールの昔の書斎だった．そこでアナトール・フランスが私を次のようにして紹介してくれたのだった．《メスを手に，脳をテーブルに置き，静かに，えり抜きの生徒に脳の神経支配装置の複雑なはたらきについて教え，局在論学説を論じていく》．大作家はこのようにして，あのボナあるいはエンネルの手になるような，とりわけ大衆のものとなる肖像を完成していく．

アナトール・フランスは次のように書いていた．《この教室でこそ，彼を見，聞かなければならない．一人の画家がいたとして，年齢のせいでなく（スーリィ氏はまだ若いのである）頭を使う仕事のせいで禿げ上がり光っている頭蓋や，小さな人を射抜くような眼や，言葉を発すると活発に動く重々しい頬や，簡潔で穏やかな振る舞いや，禁欲的生活によってずんぐりとしているが，座ったままの仕事と知的な思索のために向けられた並々ならぬ体の活力を明かしてもいる，そのような体形，といったものがもつ力強い性格をつかんでいれば，一つの見事な肖像画を描くことになるだろう．私が望みたいのは，その画家が，あのやや短いがきれいな指，白色あるいは灰白色の不可思議な実質の中に差し込まれた後，供覧のために，まるでその手の中にいっぱいになっていた諸々の真実が逃れ出てくるかのようにして開かれる，あの指に，十分な光を当ててもらいたいということだ．それは真に一つの見事な構図になるだろう．そしてすべてが，テーブルに散らばる脳や小脳の断片にいたるまで，知的な意味をもち，科学が自然に刻印する高貴さのしるしを明らかにしていることだろう．

教職にあった10年間に，ジュール・スーリィ氏は，1870年，すなわちフリッチュとヒッツィヒの発見以来，脳局在理論についてヨーロッパで出された業績の総合をやってのけた．彼は自らの講義の素材を一巻にして出版し，それは出たばかりである［『脳の機能』，*Les Fonctions du cerveau*, 1891を指す］》．

わが生涯

　アナトール・フランスがあげていた，フリッチュとヒッツィヒという名前は，たしかに，脳の構造と機能に関するあらゆる伝統的な学説を根底から変えてしまうことになった学説，現在の脳局在学説の父親たちの名前である．その学説は大脳皮質の興奮性の発見から生まれた．それは1870年のことで，とりわけ生理学的実験と解剖・臨床的方法に由来するものであった．

　ところで1870年はH. テーヌの素晴らしい本，『知性論』[92]，*De l'intelligence* が世に出た年である．H. テーヌが，バイヤルジェのいた時代に，精神疾患の研究[93]を行なったのと同じいくつかの教室で，私は，サルペトリエール病院でのことであるが，オーギュスト・ヴォアザンとジュール・リュイの正常および病理解剖学の講義を受けていた．テーヌ氏はしたがって，先行する研究によって，彼が最もよく考察したと告白する重要な主題を扱う準備はきわめてよくできていたのである．彼は，自分の力強い精神の原動力があんなに多くの年月みなぎっていた，長く続いた努力の十全の報いを受け取ることにはなっていなかった．テーヌには運がなかったのである．彼は自著『知性論』を世に出して，その中で脳は，そのすべての構成部分が本性として均一であるような，同じものがくり返された器官，ポリープ群体のようなものとみなされているのであるが，くり返すと，その著書が出版されたのと同じ年に，フリッチュとヒッツィヒは，大脳皮質の興奮性を発見して，きわめて多数の実験そして臨床的および解剖・病理学的観察を手段にして，逆に脳は，そのすべての部分が機能的に不均一の器官であることを明らかにしたのである．テーヌの従った学説は，フルラーンス[94]によってパリ大学医学部の公式教育として遺されていたものである．この哲学者は，ロバン[53]は言うにはおよばないが，とりわけロンジェやヴュルピアン[95]の著書から想を得ていたのである．仮に彼が，彼において多くの場合に明晰さから発したものであって，彼に直観的に文学や歴史の法則の主要な要因を発見させることにもなった，あの批判本能にすっかり頼っていたとしたら，要するに，ヴュルピアンの言うことを聞くのではなくて，ブイヨ[97]によって，そしてとりわけブロカ[98]によって失語症で明らかにされていた病変の方にもっと目を向けていたとしたら，テーヌは自分の力で，人間の脳の構造および機能に関する古典的な考え方を改革していたであろう．大脳の精神的機能に関する最初の科学的局在論は，たしかに1861年［ブロカの論文「一例の失語症の観察から得られた発語言語の能力の座に関する考察」が発表された年］に始まっている．それは，右利きの人では，発語言語の局在が，左側の第3前頭回の下部にあるというものであった．これはブロカによるもので，失語症の臨床観察および病理解剖から出てきたものである．この時期に，ブロカ自身が表現するように《脳局在の原理》が，

現実に永遠のものとして，脳の解剖学，生理学そして病理学に基づいて構成されたのである．

　少なくともテーヌは，正常解剖学および実験生理学の考察が，脳の機能に関する科学的解釈にとっては今日までまったく経験的なものでしかない，脳疾患，精神異常および精神病の研究に先行しなければならないということを理解していた．この専門職において彼に続き，彼のあげた成果に続いていくことを主張したフランスの心理学者たちには，彼のもっていた認識も彼のような精神の透徹した力もなかった．彼らはまさに，彼の方法の正反対の立場をとっていた．彼らはただちに，脳という一つの器官の病理学に取り組んだのであるが，それについて正常解剖学も生理学も根本的に何も知ってはいなかったのである．彼らは精神疾患の古典的な概論から抜粋していくつかの逸話集成をまとめ，それらが世間の人々や哲学の教授たちの好奇心を呼び覚まし，刺激した．そうした人々は，無気力とか二重意識といった現象について長々と論じることができるというのに驚嘆したのである．

　不幸にも，フランスでは，もはやいかなる自制も意見を述べるのにはたらかなくなっている．そして，批判も，伝統に対する尊敬の念の最後の痕跡とともに，歴史への軽蔑ないしは侮蔑とともに，ほとんど消滅してしまった．たしかに，科学という分野においても，他のすべての分野でも，どのような師の言葉も誓いにかけてはならない．私が自分自身でも，権威に対する嫌悪は，哲学的精神の持ち主にとって，叡智の始まりであり科学的知識の達成である，と書いたのは［『中枢神経系・古代篇』，「総序」，p. XX 参照］，この意味でなのである．少なくともある種の公的な精神ないしは意見が存在して，生命の精神的な機能に関する，退廃した理性の最も悪質な詭弁に対して，そして多くの場合に未開人や野蛮人の最も低級の迷信に対して，各々が警戒を怠らないようにする，ということでなければならないだろう．我々のフランスではもはやそうなってはいない．精神科学，実験心理学その他の名のもとに，もはやイギリスやアメリカだけではなくフランスまでが，ヨーロッパにおける人間の知性の全般的な衰退の効果を受け入れているのである．

　いく人かのまれなフランスの学者がなお，こうした新たな野蛮の侵入が進行するのに対抗している．しかし，こうした声が沈黙していくときには，どのような学派が我々の中で科学と理性の偉大な伝統を継続していくのだろうか．私の言っている批判的精神の全般的欠如は時に，学識のある臨床家でも神経疾患に関してきわめて信じがたい想像力をほしいままにさせることがある．もはや（ガレノスも知っていた）《不可能》な事柄が存在しているということ［『中枢神

経系・古代篇』, p.296 参照], そして, 自然の中には偶発的なことは存在しないということ, 要するに, 諸々の現象についての決定論, すなわち世界についての機械論的な考え方によってすべてが説明されることはない（そして科学は実際には何でも説明するという使命を負っているわけではない）としても, 決定論なしには, 観察や実験に関して何一つ理解されないのだ, ということが知られなくなっているのである. またおそらくは, リュイの努力にもかかわらず, フランスでは, 50 年前からというもの, 中枢神経の構造や組織の研究は, それらがもつ機能の研究のためのものとしては, あまりにおろそかにされてきた. このような学問を知ることのない精神の持ち主がもっぱら, 脳解剖の重要性が理解できずにいるのである. 彼らは神経系の機能の知識が前進することができたのは, また将来前進することができるのは, 中枢神経の解剖がより前進させられてきたからであり, これからより前進させられるという限りでしかない, ということが理解できないのであろう.

　職業上の心理学者が, いくら努力しても, そしていくら奮い立っても, また誓いを立てて取り組んでも無駄なのである. 彼らは, 今後は感覚能力や知性の諸々の現象の研究と解釈において, 神経系の肉眼的および顕微鏡的解剖学のデータを尊重していくと誓うことにおいては真摯であるが, 解剖の組織切片や, さらには神経学の図譜を前にするとなると, 彼らはそうしたものの構造や組織と, 観念作用, 意志, 感覚, 感情および情念といった機能との関係を自分自身で見出すことはできない. 一個の脳は彼らにとっては, その色, 形態, 硬さといった特性を記憶の中にもち去る一つの対象にすぎない. しかしそれにしても, 彼らに示される脊髄, 菱脳, 中脳, 間脳そして終脳ないし前脳の間のきわめて複雑な結合にもかかわらず, その光景の中から残るのは, 具体的な対象の感覚やイメージの束でしかなく, これらのものはそうした心理学者にとって, 何であれ悟性の能力とは, 直接的で理解可能ないかなる結びつきも, それも想像できるすべてのレベルにおいて, もってはいないのである.

　本能的に私はいつも, 生理学的に考えるためには, まず解剖学的に考えなくてはならないとくり返してきた. これは私のもつ精神的な本性についた襞, 癖のようなものである. これまで一度も私は, 解剖学的要素が作りだす構造や組織に基づいているのが認められないような心理学の主張については, どのようなものであっても何も理解することができなかった. 魂, 知性, 意志, 記憶, 想像力その他といったものも, 彼らが名前をあげている諸々の現象の器質的な条件の考察から切り離され孤立してしまうと, 私にとっては何の意味ももたないのである.

私のもつ本性のこのような襞，癖のようなもの，私の精神のもつ克服しがたい傾向は，私の中にある遺伝的なものなのであろうか．我らがフランス系フランドル地方に，私は，教区記録簿の中で私の母方の家系の祖先たちが残した跡を追ったことがある．その中に特に私の曾祖父で，J. B. ワストないしヴァーストという，1742 年に，アラス近郊の，アブランゼヴェルで生まれた《外科の先生》で，ボワヌで 1807 年に死んだという人物がいた．彼の十字架はまだ今日でも，ボワヌからボワ＝コマンに向かう街道の一本の道の分岐点に立っている．私はそこで，彼の名前と死亡の日が青銅の十字架に輪郭のぼやけた字体で刻まれているのを見つけたのである．私はこうした家系があることを，1865 年頃に大脳の構造と機能の研究を始めた頃には知らなかった．私はそのことを知らなかったのである．しかし，このもう一人の私，いわば非人称的で，生理学者のエクスナーが，哲学者リヒテンベルクにならって，Es denkt in mir ［それが私の中で考える］という句の中の不定代名詞《それ [Es]》によって示している，このもう一人の私に照らしてみて，意識的なこの私とは何なのであろうか．我々の感情や我々の考えの本性を決定し，我々の性向や素質をあらかじめ定め運命づけているのは，《私は考える》に知られることのない，この《それが考える》なのである．ところで，この外科医が，彼の技術の実践においては，ほとんど常に解剖学的に考えているのだとすると，子孫が，この祖先において行為としてすでに無意識で自動的なものになってしまっていたある種の教育のようなものを介して，同じようないくつかの習慣や傾向を受け継ぐこともありえる，ということを認めたくなるのではあるまいか．これは，そう思われるように，仮説でしかなく，ある純科学の著書の中では眠らせたままにしておいたのであるが，それでも，とりわけヴァイスマンや他の学者の，ダーウィンやスペンサーの例証や議論に対する反対が私に決定的なものだと思われたというわけではない．

　ある神経中枢の諸々の機能の本性を解釈するには，その器官のもつ構造，とりわけ結合を知ることから始めなければならない．これは獲得するのにきわめて長くかかり困難であった知識であって，そもそも神経系組織の基本的な部分を固定し染色する現在の方法が発見される前にはほとんど知識であることは可能ですらなかったのである．正常なものであれ病理的なものであれ，個体の場合でも種の場合でも，発達しあるいは衰退していくすべての段階において，ある状態についての知識をもたらす研究は，常に比較に基づくものでなくてはならず，そうではないというような状態は存在しないのであるから，解剖学者である以前に自分が心理学者であると述べ，あるいはそう信じるというのは，現

に困難であり，あるいはますます困難になっていくであろう，ということがわかるのである．

それにこのことは，哲学者であると同時に医者であったガレノスの証言するところによれば，古代においては慣例であり慣習であったのであり，そのガレノスにとっては生理学とは，慣用となった表現によれば，生きた，活動をもった解剖学にほかならなかった．そしてこの伝統は17世紀にも廃れてはいなかったのであって，それは，ガッサンディの[72]，デカルトの[106]，マルブランシュの[107]，ボシュエその人の[108]，かの多くの概論，章，頁の数々に明らかな通りである．

科学的探究を行なう際のこのような習慣の落とし穴は，善意の心理学者や哲学者を間違った方向に導くということであると思われ，彼らは，我々としては，ものごとについてたんに，知られている，すなわち観察され実験の対象になった，いくつかの成立条件を示しているにすぎないのに，我々が説明しているのだと，前もって思いこんでしまうようなのである．しかし科学は実は何も説明してはいない．そのようなことを職務としてはいないのである．脳は一つの計算機械であり，時間と空間の中での関係を確定し，精密性と拡張性における価値がその価値である，観察と実験をたんに一般化したものである法則をひき出す機械なのである．これは，ものの本性を知るということではなくて，それらの目に見える発現のいくつかを表象するということなのである．そしてそうした現象は，生体の外部に原因をもつのだから，常に我々にとっては，最終的には，我々の身体の変化にすぎないのであり，それによって我々の中枢神経は二次的に影響を受け，それをシンボルあるいは記号というかたちで解釈しているのである．

ヴィユサンス[109]，ヴィック・ダジール[56]，ビシャ[110]，フルラーンス，セール[94]，フォヴィル[111]，[112]というフランスの偉大な解剖学者たちの業績を，フランスにおいて継承したということは，私の最初の師ジュール・リュイの，ブロカの，デジュリーヌ[113]の永遠の栄誉となるだろう．大脳皮質の機能的不均一性という現代の学説には，大脳半球の外套［皮質］の構造と組織の対応する不均一性の証明よりも確実な基礎づけはない．仮に実験生理学と臨床観察が，クロード・ベルナールや，ブラウン＝セカール[114]の影響のもとで，それ自身にしか係わりのないような装いを見せることがあったとしても，そうしたかすかな独立性の気配はすぐに消え去ったのである．解剖学的要素，例えばニューロンに関する考察は，感覚作用，心像，観念あるいは概念といったものが，それ自体としてどのようなものであるのかということについて，我々に何も教えることはできないであろうが，あらゆる精神的表象が，たんに解剖学的基盤が存在することを前提として

いるというだけでなく，その基盤の状態とともに，またそれを構成する要素の質や量とともに，その形態とともにさまざまに変化する，それも，発達していく時期であれ衰退していく相であれ，この基盤が継続するいかなる瞬間でもそうである，ということは確固とした事実でありつづけるのである．

　ある機能が，原生動物以外のすべての動物において，ある器官，あるいはある器官群の活動でしかないのだとすれば，一方を知らずに他方を研究すると主張するというのは，とりわけその器官が知られている，あるいは知られるのが可能である場合には，理解しがたいことである．残念なことに，神経系の機能の解釈に解剖学のデータなしですませられると考えている心理学者の数は多い．こうした機能を彼らはまだ，交霊術者や唯心論者流に，ある種器官とは区別される実体として考えているのである．彼らはこうして，知性，意識，意志などについて，まるでスコラ哲学の神学者が，人間一般とか石一般とかについて語っていたように（スピノザの評言）語るのである．何と多くの生理学者や臨床家自身がまだこのような言葉を語り，どれほど大勢の哲学者が，彼らにならって，良い指導を受けられたと思って，こうした悪習をいつまでも続けていくのだろう．

V

　生きていくのに私に残されたもの，私が私の恩寵の年月と呼ぶものは，私の科学的活動をまとめた主著を書くのにあてられた．アナトール・フランスがそれが世に現れるのを告げてくれた，『脳の機能』，*Les Fonctions du cerveau*, ...は，その多くの章が最初は，リュイの『脳』誌，*L'Encéphale* やシャルコーの『神経学誌』，*Archives de neurologie* に発表された後，ポール・ベールへの献辞とともに刊行された本であるが，その本が出た後に，シャルル・リシェ教授の，私にはきわめて名誉となる，好意に満ちた懇請に折れることになった．教授は私に，彼の『生理学事典』*Dictionnaire de Physiologie* に，脳の項目の部分を執筆するように要請してきたのである．私はこの重要な仕事に全力を尽くし，そこには，諸々の主題の〈大海〉，「マレ・マグヌム」の中に，おそらくはいくつかの見解と言えるものも含まれているだろう．

　最後に，私は 1899 年 10 月，『中枢神経系．構造と機能．理論と学説の批判的歴史』，*Le Système nerveux central. Structure et fonction. Histoire critique des Théories et Doctrines* を公にした．無脊椎動物および脊椎動物の中枢神経系の構造と機能についての解剖学的および生理学的歴史，これこそまさしく，地上の生き物が

進化していく過程におけるそのメカニズムとその構造，したがってまたその機能も継承するものである，人間精神の自然史なのである．感覚器官，脳の投射中枢そして連合中枢についての比較研究は，大脳に生じている一つの現象とみなされる宇宙についての我々の考え方の最も高度な源泉でありつづけている．そうしたことを述べたのがこの，科学アカデミーと医学アカデミーがその価値を長く讃えるべきであると認めた本である．

とにかく以下に，この本にモンティヨン賞（内科学および外科学）を授与した科学アカデミーの委員長［エティエンヌ゠ジュール・マレ，Étienne-Jules Marey (1830-1904)］の報告のただ一文だけの言葉をあげておく．

《J. スーリィ氏の著作は，それに匹敵するものがどの国にもなく，並外れた知識の活用と幅広さを示すものである．このようなことを企てるには，ただたんに同時に言語学者であり哲学者である，また心理学者であり神経学者であることが必要であったというだけではなく，さらにそれを首尾よく成し遂げるには，深い学識と分析能力を備えていなければならなかったのである．こうしたことはずいぶん長い間この学者の仕事を特徴づけるものであった．

スーリィ氏の著作を読んだ後になって，この著者によって彼の世代にもたらされた膨大な貢献というものに気づかされる……》．

Comptes rendus de l'Académie des sciences, tome CXXXI, no 25, 17 décembre. 1900, p.1079-80［萬年甫著「ジュール・スーリィの生涯について」に全文の訳が載せられている．『中枢神経系・古代篇』p.418］．

1900年に医学アカデミーによって授与された賞の全体報告から，私はすぐれた報告者ヴァラン博士の[116]，次のような発言だけを取り出しておく．

《……それでも名誉は保たれたのである．賞獲得争いの中に，競争者として，スーリィ氏のような，傑出した一人の哲学者，生理学者，碩学，知識人がいるのだから．彼は，フランスの第一級の人物であり，魂，知性そして精神を考えるためには，脳の解剖学および生理学，脳疾患，精神異常者および思考や理性の倒錯者の臨床を研究することから始めなければならないということを理解していた．……ランドゥジィ氏はこの本を次の[117]ように形容している．《その幅広さによっても精密さによっても人を驚嘆させる学識を駆使した，何ものにも拘束されない批判から作りだされた著作》．この現代哲学の最も傑出した指導者の一人の著書は，終わりを迎えるこの世紀の後半の間に現れた学説の検証においてなされた努力を要約したものとしてこれからも残り続けるであろう》（「サン

トゥール賞」, Prix Saintour). *Bulletin de l'Acaémie de médecine*, tome XLIV, Paris, 1900, séance du 18 décembre. 1900, p.729 et 746.

　私はこの著作を私の両親の思い出に献呈したが，さらに献呈した人々があり，そうした人々とは，私というものが彼らの，我々は皆そうであるにすぎないのであるが，実体的な連続にすぎない人々である．それはまた，遺伝として伝えられる行為，習慣そして反応といったものを伴った，まだ生きている思考や言葉ということでもあり，それらによって，死者は生者をつなぎとめているのであって，そしてそれゆえに，数世紀来の変異から生まれた，フランスのフランス人を異国人とは異なったものにしている，固有の，民族的および国民的な，諸々の性格というものが，比喩ではなくて，我々の神経中枢の解剖学的要素，ニューロンという，個人が誕生してから死亡するまでけっして増殖することも再生することもなく存続する，身体の唯一の要素を作る素材と同じように，現実的な現象となるのである．ここにこそ，心理学的遺伝の反駁することのできない証言があり，ここにこそ，我々の死者への崇拝，そして彼らが生き苦しんだ大地への崇拝，祖国の宗教の基礎となるものがある．

　私がこの著作を献じたのは，私がそれを執筆していた夜の時間，この本の頁の上にその影が広がっていた人々であり，眠気が私の意識を曇らせかき消すかに思われるときに，その意識の奥底にあって目を覚まさせる人々，くり返すなら，まだ私によって考えまた語っている，そして，私の心臓の最後の拍動とともにでなければ，すっかり死ぬ，というのも死は必ず訪れるからであるが，死ぬということのない人々なのである．

　この生は恐ろしい．まったく無意味で苦痛であり，さらに理由も理解できる目的もない．我々は幸いなことに，この生には必ず終わりがあること，そして，我々が生まれた後では，我々が自分自身について主張できることはそれだけだ，ということを知っている．我々は生まれそして死んでいく．それですべてだ．生きることの目標は死体になることなのだ．我々がその間に紡ぎ，そして，多少とも明晰な我々の思考の中や，多少とも意識的な我々の行動の中に反映される，数知れぬ夢も，確実に，海の波の戯れと同じように無意味なものだ．いったい何になるというのか，何になるというのか……．ああ，いっそ存在していなければよかった．それはむなしい願いというものだ．我々は現に存在しているのだから，ではもう存在しなければよい．この願いは，少なくとも無意味なものではない．いずれ聞き入れられるであろうから．そして我々の心臓の各々の拍動がもたらす存在の衰微は我々にとっては，体験された各瞬間がもうそう

ではありえない，我々の一部がもう存在しない，たしかに永遠に死んでしまっている，ということの一つの説得力のある証明となっている．

　生命が形づくられるのは，結局のところ，こうした死の小片からなのである．ベルナールは正しい．生きることとは，死んでいくことなのである．

　私は，92年前に私の母がこの世に生を受けた小さな貧しい集落で何がしかの形見を受け取ることを期待して，そこをしばしば訪ねた．私は，私の母がそうであった大きな自然の力を前にすると，自分がひどく弱い，実に取るに足らないものであることを感じる．母はしかし，この知られていない，そして知ることのできない宇宙の中に，現れてもただ消えてしまうだけの，すべてのかたちあるものと同じように，逝ってしまい消え去ってしまった．今度は私の番で，私も逝き解体し，日ごとに，「テラ・インコグニタ［未知の大地］」により似たものに戻っていき，そこで我々はついに我々自身の忘却を手に入れることになるのである．

　降りてくるこの大きな夜の中にも，すでに過去のものである暗闇に覆われた砂漠の中にも，淡い微光がある．運よく私が母の唇に生まれさせた，満足しきった安らぎの微笑，父の情愛のこもった握手，祖母の眼に浮かぶぼんやりとした臨終の眼差し．それですべてだ．もう，何も言うことはない，そうハムレットが言っている．[118]

　自然の順番だとはいえ，人間にとって自分の母親を失うこと以上の不幸はない．このような切断から，人はけっして癒えることがない．存在の解体過程はやはり停止することはなく，加速されていき，ついには，どのような論証よりもはっきりと，今度は我々の衰微した生の方が消滅するということを我々に明かすのである．生きた年数など少しも重要ではない．それ自身で満ち足りた確実な生存は，水源から水が送られてくる大河のように，その流れは低くなり遅くなる．誰が死ぬといって，母親が死ぬのだということぐらいはよくわかっているが，それが信じられないのだ．我々は自分の精一杯の身勝手さで母が生きているよう願った．死なれてしまうと，我々の方も少し死ぬのが早まる．母親とともに自分自身の一部が永遠に失われてしまったように感じるのである．世界の局面がまったく異なったものになる．初めてそれが我々に，通り過ぎていくだけのありきたりの宿泊所のように見えてくる．何も我々には残されていない．習慣で生きつづけている，それもできる限りの努力をして生きつづけているが，それは我々を愛してくれていたただ一つの存在の大切な思い出を偲んでいくためである．

　私以上に，婚姻の神聖さ，そしてそれが生きることにもたらす尊厳に敬意を

懐いている者はいない．家族の中で父親は，古くからそうであったような，祭司でありつづけるのでなければならない．母親は家族の情愛と崇拝によって押し上げられているあまりに高い領域に浮かんでいるので，神への冒瀆となることなく，彼女にふさわしい名前を見つけようとしてもそれができない．私の父と母の家にいて知ることを学んだ，こうした婚姻への感情があるにもかかわらず，私は毎朝，私が年寄りになって，私の人生がついに終わるというときでなければ，両親が私から離れることなく，その私も彼らからけっして離れることがなかったのを許してくれた運命に，感謝している．

私はこうして，若い頃の嵐も成人になってからの難破と言うべきものも知らずに，老境という，安らぎの港に入った．私には自分の運命を嘆かなければならないようなことは何もない．そのように言うことのできる人間は千人に一人といないと思う．人は皆，それに付き合っていくことで，人生は生きる努力をするに値しなかったということを知らされるのだ．

だから，死を蔓延させ苦痛を永続させたということなく，ほとんどすべての人間の生存の枠組みの中に入り込んでいる罪と恥と絶望の総和を増加させたということなく，この悲惨と苦悩の世界を離れるというのは私には大きな慰めである．シャトーブリアンは次のように書いていた．《生まれるという不幸の後では，私は一人の人間を生むというより大きな不幸を知らない》[119]．

VI

私は世界と生命に関する思想と学説の歴史家であったし，現にそうであるし，これからもそうでありつづけるだろう．それ以上の何ものでもない．諸々の現象ではなく，実体が問題とされるなら，私はもう何も知らない．もっとも私は，誰もそれを知らないし，これからも知ることはないであろう，ということの説得力のある証拠を手にしている．というのは，信じるということは知るということではないからである．だから，ある学派に属すとか，唯物論や唯心論を主張するというのは空しいことなのである．形而上的ないし宗教的な信念というものは，私は，どのような段階のものであれ，当然のこととしてもつことはありえないだろう．私が無神論者と呼んでいるのは，すでにわかる通り，神が存在しないことを人々に証明しようと企てる人々のことではない．というのも，本性が神ないし神々についてなされてきた記述に対応するという，私がその存在を知らないものから，それが存在しえないという帰結は出てこないからである．デモクリトスとエピクロスは，最も完璧な無神論者であったが——そして

私は彼らを，私がずいぶん愛読した，優れた主任司祭，我らが神父様ガッサンディに結びつけてみるように小声で人に勧めているのであるが——彼らは神々の存在を否定しはしなかった．その存在を考えるのは彼らの感覚主義的なドグマには必然でさえあった．

　人々が超自然的な存在の現実性を主張し，そうした存在を目にしたことがあるとさえ証言している以上は，そのような存在はどこかに，中間界[120]にでも存在するのでなければならなかったのである．だからといって，宇宙についての機械的な，そして根本的に唯物論的また無神論的な考え方には何一つ変わるところはない．

　この点に関して私は，告白すると，デモクリトス，エピクロスあるいはルクレティウスほどには，他の人間たちの信仰を気にかけてはいない．私は信仰の対象でしかありえない科学でないものについては思弁するのを差し控えるのである．しかし，良いことをなすすべての動機，つまり心のうちの平穏，生きることの苦しみの甘受，といったものであるが，そうした動機は常に我々の宗教の中に得ている，素朴な心の持ち主，繊細で純粋な魂の持ち主に，生活の実践の中で，眉を顰めさせる思いをさせるのは，私にはきわめて嫌なことだ．私が生を受けた人々がそうであったよりも学があるように見えたいと思うのは，私には恥ずかしいことだろう．最終的な事柄である信仰について，仮に彼らが誤っていたとして，その誤りも，彼らが願っていたことも，私には神聖なものであり，それは彼らの使っていた祈禱書と変わりはなく，その祈禱書を私は，魂を高く保つために，そしてこの2世紀の間の我々のフランスの教区の人々の感嘆すべき言葉を忘れずにいるために，しばしば読んでいる．それによって私の，人間的思想の昔の師たちが言わんとしていた意味での，無神論あるいは原子論は，もっとも原子はモナドであってもまったくかまわないが，より堅固なものになるだけのことなのである．

　おそらく，フランス人以上に自分を知らない人間はいないだろう．彼らはまた普通には，ものごとの本性について，世界について，そして生命について熟考することもない．私は，最終的な事柄について私に自分の考えの奥底を示したという人をほとんど知らない．そのような人々のきわめて深い慎み深さというものを信じるほど私は単純ではない．彼らは何も言わない．なぜならおそらく言うべきことが何もないからだ．私はこの最終的な事柄を常に熟考し，私のすべての著作の中で好んで論じた．公的な教育の中でもこの主題に関する私の考察の成果を，20年も前から，発表しているのである．

　そこから私がひき出した，生きていく規範は，次の2つの原則に基づいてい

る.

　第一は，あらゆる形態における伝統を尊重するとともに，宇宙と生命に関する自然的探究の分野では権威を嫌悪すること．
　第二が，俗悪な人間の低級で通俗的な生き方や考え方を遠ざけること．
　俗悪な人間というのは，教養がない人間というよりは，軽薄な人間のことで，そうした人間は自分の怠惰という奴隷の悪徳であるものを懐疑主義という言葉で覆い隠すが，その言葉の意味をわかって使っているわけではない．なぜなら，懐疑主義とは，パスカルの精神であって，ヴォルテールの精神ではないからだ．生きていくことのあらゆる悲劇はまさに，この古代的な言葉に集約されているようなものだ．生きるということにおいては，それはまたシェイクスピアのハムレットの精神でもあるが，彼の語る独白の詩句は，付随するものとともに，我々の思考全体を支えるものであるに違いない．思考する人間は少ししか行動しない，とはよく言われる．実際には，これまで世界を導いてきたのはいく人かの孤独な人々の沈思黙考なのである．
　私はしばしば，ヘラクレイトスの血筋の貴族主義者だと非難される．そのような貴族主義とは痛恨，悲嘆と自尊心とでできたものである．たしかに私には快活さはないし，私も，昔のエペソスの自然学者と同様，民主制支持者ではない．フランス人の愛すべき欠陥をもっていないのだ．最も低い生まれの，これは最もつましいという意味であるが，そうした最もひ弱で貧しい子供も，フランスでは，あのルナン[28]にもあのヴィヨ[121]にもなることができる．このきわめて異なった天才，それでもともに同じように，言葉の，正しい韻律の，語法の師たちになることができるのである．ところがこの2人の粗野な平民は大いに貴族主義者だった，それも，我々の見解からするなら，唯一の真の貴族主義者だったのである．一人の貴族主義者は尊大であって，世間の人々と名づけられるものに対する高慢な態度はいく分かの皮肉なところを伴わずにいるわけにはいかない．社会主義者たちが世俗の学校の中に，兵舎の中に，また工場の中に導き入れた不作法より以前には，この貴族主義者は，民衆の中に，労働者，卑しめられた人々や貧乏な人々のさ中にいなければ，自分の家にいるようにくつろげなかったのである．貧困の中で育てられ養われた，貧乏な家庭の子供は，通常は貧乏なまま死んでいた．ルナンも，ヴィヨと同様で子供の頃は，パルトーという，昔からの裁断の仕方や色合いが近所の住人にはよく知られたある種のコート一着しかもつことはほとんど一度もなかったのである．
　祖先から伝えられた徳，キリスト教的な慈悲の徳の栄光を崇拝し，その徳を遵守していくこと，すなわち，土地を獲得し，大地を開墾し，国有財産の境界

を記した，そしてまた，英雄的な犠牲への情熱，自らの種族の道徳的理想から人間を引き離すあらゆるものを断念する流儀を我々に伝えた，父や祖父たちの全行動を，思考と行為において，沈思黙考し，復興させることを，永続的に高みにもたらしていくのが生きるということである，と理解している人々にしか生きるということの意味はない．

遺伝によって高貴なものになっていくというのはこのようなことであり，それが，他の脊椎動物と同じような低級で獰猛な本能をもった哺乳類から，長い年月の経過の中で，そこに生まれた動物相や植物相の生命というのはそこでのたんなる小さな一出来事でしかないこの大地の上に，一つの無限に伸びていく稲妻を出現させた．それが，想念の王にして司祭，人間なのである．

ジュール・スーリィ

原　注

(1) 私は，リセ，ルイ゠ル゠グラン校で，第5学年のとき，数日前から生徒として教えを受けていたミシェル・ブレアル氏に，ルナンを紹介されたのである．私はヘブライ語の講義を受講するのを許可してもらえるように願い出た．私はルナンが我々に『創世記』の第1章について与えた説明に同意することを記した不格好な手帳を手放さずにもっていた．ある講義は，毎週セム語で書かれた碑文についてのものだった．後になると，バルジェス神父 [Jean-Joseph-Léandre Bargès (1810–1896)] の教えに与ることができた．彼はソルボンヌのカトリック神学部のヘブライ語，カルデア語およびシリア語の教授でもあった．しかし私はけっしてオリエント研究者になることはなかった．言語学者としてではなく，歴史家として，私はこれらの研究を利用して，古文書学校の学位論文を書き，そして「ルター，旧約聖書の注釈者」，*Luther, exégète de l'Ancien Testament* の研究を行ない，これは『両世界評論』誌，*Revue des Deux Mondes* に発表された．
(2) [この注の意図がわかりやすいように，本文中でこの注が置かれている位置をすこしずらした．] このことから，おそらく何人かの人は，私がルナン氏の秘書であったと考えるようになるのかもしれない．そういった断定は1898年になっても，『ラ・プレス』紙，*La Presse* の一人の編集者によっても発せられていて，私はこの雑誌に，1898年5月12日付で，訂正するよう手紙を送った．その手紙は次のような言

葉で終わっていた.

《私は，エルネスト・ルナン氏の秘書であるという栄誉をもちあわせてはいませんでした．さらにほかの誰についてもそうです》．

私の手紙は多くの定期刊行物に転載された．その中にはとりわけ 5 月 14 日刊の『黎明』紙，*L'Aurore*［スーリィもかかわっていた「ドレフュス事件」でゾラが同じ 1898 年 1 月 13 日号に「私は弾劾する」を寄稿した当の新聞である］がある．

私がこのような間違いを指摘しなければならないと考えたのは，私の貧しい両親が，私が国家公務員になった日まで私の完全な自由を守るためにいかに犠牲となっていたかを知っていたからである．

私は，すでに言及したが，1865 年，私の古文書学校 2 年目の年に，帝室図書館に入った．私はナタリス・ド・ウェリィ［訳注 (33) 参照］が私に，この件では，くり返しておくが，自発的な意思で書いてきた手紙をなくさずもっている．

パリ，1885 年 7 月 28 日．
次の木曜日に帝室図書館（写本部門）に寄るお暇があったら，あなたに適切かもしれない仕事についてお話ししなければならないと思っております．
格別の感情をこめて．

N. ド・ウェリィ

私は，私の生涯の最も重要な点について公の場で強調したことは正しいと感じている．私の両親は，相変わらず私がしているように異を唱えることには賛成してくれるだろうと思う．

(3) 1871 年，『両世界評論』誌での私の最初の論文，「ルター，旧約聖書の注釈者」，*Luther, exégète de l'Ancien Testament* が発表された．

(4) デモクリトスのある古いテキストには，脳，髄膜および頭蓋に関するその時代の解剖学的観念が保存されているが，そこでこのアブデラの哲学者はこう自分の考えを表現している．《大脳は，身体を保護し監視する任にあてられた，身体の上端すなわち城砦となるところを，歩哨のように見張っている》．ジュール・スーリィ『中枢神経系・古代篇，構造と機能，理論と学説の批判的歴史』，みすず書房，p. 83, Jules Soury, *Le Système nerveux central. Structure et fonctions. Histoire critique des Théories et Doctrines*. Paris, 1899, I, p. 83 参照．

(5) リュイとオーギュスト・ヴォアザン，私の 2 人の尊敬に値する師は，2 人ともユダヤ人ではなく，フランスのフランス人であった．それで一人は医学アカデミーに入ることはできなかったし，もう一人は，2 度の失敗の後，医学部の教授資格者になることを断念しなければならなかった．この時代には，このような事態は驚きでありスキャンダルでもあった．今日ではそのようなことにもう用心もしなくなってしまった．選抜はユダヤ人のために行なわれ，アカデミーはゲットーだ．

(6) J. モロー（・ド・トゥール）は，ビセートル病院の医師．『歴史哲学との関連からみた病態心理学，または，知的力動への神経障害の影響について』，*La psychologie*

morbide dans ses rapports avec la philosophie de l'histoire, ou de l'Influence des névropathies sur le dynamisme itellectuel, Paris, 1859.

(7) 撤回［Rétractions］と言ったが，正確には修正［remaniments］という意味である．私は，第3版では，私には力が足りないと思われた福音書のテキストの解釈に基づいた医学・心理学的診断をそこから消去したという意味で，この著作を修正したのである．私はこの言葉の神学的な意味でなされるいかなる撤回もしなかったし，残念ながらしていなかったのである．私はこのことを序文で表明しておいた．つまり，このような撤回は我々の聖なる書物の真理を肯定したり否定したりすることとは，いかなる共通するところもまったくない．信仰というものは，歴史批判や聖書注釈に取り組むことを越えたところにありつづけるのである．信仰をもつ人もいればもたない人もいる．私はもっていない．だから，私をよく知るあるいは私のものを読んだことのある人々，エドゥアール・ドリュモン［Édouard Drumond (1844-1917)］のような人は，私を《無信仰者》と呼んでいる．

(8) 『宗教的批判試論』，*Essais de critique religieuse*, par Jules Soury. Paris, Leroux, 1878, p. v.

(9) この題材は，私の老いていた師，その情愛のこもった力強い，美しい響きをもった声がいつまでも耳に響いている，エッジェールには，強い興味をひくようなものではなかったに違いないが，それでも私は，彼が私の試論のラテン語の用い方を褒めてくれたのを思い出す．私は，白状すると，そのことを今でも少し誇りに思い，少し感激する．何と多くの見栄が，人間の心の襞にまどろんでいるのだろう．

(10) 1896年12月10日には副主任に指名されていた．

(11) アナトール・フランス．「文学的生活．ジュール・スーリィ氏」，La Vie littéraire. M. Soury.『ル・タン』，1891年11月8日，*Le Temps*, 8 novembre, 1891.

(12) 1 vol: in-8° de 470 page, 2e édit. 1892. Paris, librairie du Progrès medical.

(13) *Dictionnaire de Physiologie*, tome II, gr. in-8°, 311 pages［スーリィの勘違いであろうか，同書は全体で978頁ある］．Paris, Alcan, 1896のCerveauの項目参照［同項目はp. 547から始まるが，そこにはRichetによる次のような注が付されている．「大脳機能の歴史については，これからご覧になるように，この『事典』の構想で一般的に含まれるよりずっと多くの細部まで論じられている．しかし，我々は，傑出した共同執筆者にすべてをお任せしたいと考えた，その結果，大脳の機能に関するこのきわめて多くの学識がそそがれた歴史的論考は，全神経系の，またある観点からすると，生理学全体の歴史と言えるものになっている」．そしてその論述は，途中120頁ほどの他の著者によるものを挟んで，この事典本文の最後のp. 976まで及んでいる］．

(14) 2 vol. gr. in-8°, d'ensemble x-1870 pages, avec figures. Paris, Georges Carré et C. Naud. 科学アカデミーと医学アカデミーから賞を得た著作．

わ が 生 涯

訳　注

多くの地名，人名が載せられ，歴史的事実が説明なしに前提とされて話が進んでいるので，読者に内容の理解に役立つと思われる事項について注を加えた．注作成にあたって，それぞれの注の中で明記したものの他，*Le Petit Robert des noms propres, nouvelle édition refondue et augmentée*, 2004, 『近代フランスの歴史』谷川稔・渡辺和行編著，ミネルヴァ書房，2006 の他，Wikipédia 等，インターネット上の記事を参考にした．簡単なものは ［　］ に入れて本文内に挿入した．

[1] パリ第 5 区ソルボンヌ地区に位置する通り．ソルボンヌ地区には，Robert de Sorbon によって，貧しい神学生や恵まれない教区付聖職者のために，共同生活をしつつ神学を学ぶように 1257 年に設立された，パリ大学の学寮があった．これが発展し，1890 年代には，文部大臣ジュール・フェリーによる数次の改革で，学部を統合した近代的な大学としての地位を与えられていく．

[2] l'Hôtel-Dieu, 651 年に建てられたパリ最古の病院．貧しい人々に医療を施す慈善と保護の施設であった．1878 年までは，シテ島のノートルダム寺院の南側と左岸とに 2 つの建物があって，橋（le Pont au Double）でつながっていた．

[3] Saint-Vincent de Paul (1581-1660) は貧者に尽くしたカトリック教会の司祭．わが国では一般に聖ヴィンセンシオ・ア・パウロと呼ばれる．彼が 1663 年にルイーズ・ド・マリヤック，Louise de Marillac（1591-1660）の支援で設立したのが聖ヴィンセンシオ・ア・パウロの愛徳姉妹会，Filles de la charité de Saint-Vincent-de-Paul で，その修道女たちは，病人，障害者，高齢者，孤児たちの世話をするために，病院，施設で奉仕活動にあたった．この時期フランスでは，女子修道院の発展が目覚ましく，看護師，教師として社会に出て活動する修道女の数も飛躍的に増加していた．

[4] Siger de Brabant (1235頃-1281頃) はパリ大学の教授でアヴェロエスの信奉者．1277 年には異端の疑いで投獄された．そのことをふまえて，ダンテ『神曲』天国篇には，次のように歌われている「さて君の視線が私に戻る前にひとり残されている光は／深刻な想いの中で死の到来の／遅さを感じた魂の光だ．／それはシジェールの永遠の光だ．／彼はフワール街で講義中に／三段論法で真理を証し妬みを買った」（第十歌，133-138 行，平川祐弘訳『完全版　神曲』，河出書房新社，2010）」．

[5] いろいろな換算の仕方があり，一概には言えないようであるが，スーリィについて論文（Jules-Auguste Soury (1842-1915): A Centennial Call to Mind, *Europian Neurology*, 2016, Vol. 75, p. 12-25）を書いている Triarhou は当時の 1 フランを 4 ユーロと計算しており，それにならうと，1 フランは現在の日本円にしておおよそ 500 円，1 スーは 25 円ほどということになろうか．

[6] サルペトリエール病院，Salpêtrière，ビセートル病院，Bicêtre は，フランス革命のさなか，ピネルが収容されていた精神障害患者に解放的な処遇をしたというこ

とで知られる病院で，貧しい人々が多く収容されていた．プティット・スール・デ・ポーヴル修道会，Les Petites Sœurs des pauvres は，貧しく孤独な老人を受け入れ保護する活動で知られる修道会．

[7] サント゠ジュヌヴィエーヴ，Sainte-Geneviève（420 頃 -502）はパリ市の守護聖人で，その聖遺物箱は大きな災難時などにパリ市中の礼拝行進を行なった．

[8] パリ第 14 区のモンパルナス地区に位置する通り．

[9] わが国では「2 月革命」と呼ばれている，ルイ・フィリップの 7 月王政が倒れ，第二共和政が成立した革命．

[10] パリ第 5 区にある教会．教権主義を標榜する伝統的カトリック信仰運動のパリにおける拠点であった．

[11] パリ第 1 区シテ島に位置する通り．

[12] パリ第 1 区シテ島の西側に位置する広場．

[13] François Hippolyte Walferdin（1795-1880）．フランスの物理学者，政治家，文人．

[14] Cours de Littérature ancienne et moderne, Paris, 1798-1804．スイス生まれのフランスの劇作家，批評家 Jean-François de La Harpe（1739-1803）が，リセで行なった 12 年間の講義を 18 巻にまとめたもの．

[15] パリ第 5 区，サント゠ジュヌヴィエーヴの丘の上，パンテオンの北側に位置する大図書館．1851 年，アンリ・ラブルースト，Henri Labrouste（1801-1875）によって建てられた．

[16] パリで最も古い学校の一つ．1460 年に設立され，1844 年に拡張が行なわれた際に，サント゠ジュヌヴィエーヴ図書館に隣接するようになった．現在は廃校となり大学図書館となっている．

[17] イル゠ド゠フランス地域圏，ヴァル゠ド゠マルヌ県のコミューン（フランスの地方自治体の最小単位．日本の市町村にあたる）．

[18] パリ第 5 区，ラテン地区（「カルチェ・ラタン」．パリ第 5 区と 6 区にまたがっている）にある公立中等教育機関．1550 年，イエズス会の学校として設立された．

[19] Michel Jules Alfred Bréal（1832-1915）．フランスの言語学者．現代意味論の創始者とされる．神話研究，古典語教育にも業績を残した．

[20] ノルマンディー地域圏，ウール県のコミューン．

[21] この時期はナポレオン三世の第二帝政期にあたり，彼に対立するユゴーは亡命を余儀なくされていて，第二帝政が瓦解した 1870 年までは帰国できなかった．

[22] パリ第 6 区，ラテン地区にある公立中等教育機関．設立は 1280 年．

[23] grande École．フランス独自の教育制度で，一般の大学とは別の系統の，各職業分野でのエリート養成を目的に設立された高等教育機関．1747 年にルイ 15 世の勅命によって国立土木学校が創立されて以後続々と整備されていった．

[24] L'École impériale des chartes．現在の国立古文書学校，L'École nationale des chartes．当時は第二帝政期であったのでこう呼ばれる．高等専門学校の一つ．

[25] Léon Lacabane（1798-1884）．フランスの歴史家，図書館司書，古文書学者．

[26] Joseph-Victor Leclerc（1787-1865）．フランスの，修辞学，古代ローマ雄弁術の研

究者，パリ大学文学部教授，学部長を勤めた．
[27] Auguste-Émile Egger (1813-1885). フランスの古代ギリシア文明研究者，パリ大学文学部教授．
[28] Ernest Renan (1823-1892). フランスの思想家，宗教史家，文献学者．実証主義的立場から，キリスト教の歴史科学的研究を行なった．
[29] コレージュ・ド・フランスのヘブライ語講座主任教授に就任したルナンは1862年2月22日の開講講義でイエスを「比類のない人間」，homme incomparable と語ったことで，キリスト教信仰を侮辱したとされ，講義は4日で中止された．さらに翌1863年に出版された『イエス伝』，Vie de Jésus が神を冒瀆するものであるという理由で，1864年には教授の座を解任され，代わってその座にはサロモン・ムンク，Salomon Munk が就いた．
[30] パリ第7区にある通り．
[31] イル＝ド＝フランス地域圏，オー＝ド＝セーヌ県のコミューン．
[32] Bibliothèque impériale. 現在の国立図書館，Bibliothèque nationale. 当時は第二帝政期であったのでこう呼ばれる．
[33] Natalis de Wailly (1805-1886). フランスの歴史家，古文書学者，図書館司書．
[34] La Galerie Mazarine. ルイ13世，14世に仕えた枢機卿マザラン Jules Mazarin (1602-1661) の，自らの絵画，彫刻のコレクションを陳列したいという要請で，フランソワ・マンサール，François Mansart によって1644-1646年にかけて建造された，国立図書館の中でも最も古い陳列室の一つ．イタリアの2人の画家ジャン・フランチェスコ・ロマネッリ，Gian Francesco Romanelli とジャン・フランチェスコ・グリマルディ，Gian Francesco Grimaldi が装飾を任され，天井はマザランの希望でフランスに最初に導入された純粋のバロック様式が用いられている．
[35] 聖フランチェスコとその最初の弟子たちとの集まり．これが後に教皇に認可を与えられフランチェスコ修道会となる．ドゥンス・スコトゥスもこの修道会に属す．
[36] Luke Wadding (1588-1657). アイルランド出身のフランチェスコ派修道会士であり歴史家．ドゥンス・スコトゥスの12巻本全集は1639年リヨンで出版されている．
[37] 1870年9月2日，普仏戦争でナポレオン三世がプロイセン軍の捕虜となって降伏し，首都パリの包囲戦が始まる中，プロイセンと講和条約を結ぼうとしていた臨時政府に対立する国民衛兵やパリ市民，労働者が蜂起し樹立した自治政権．71年3月18日から5月28日まで続いた．5月21日から28日までの「血の一週間」と呼ばれる，ヴェルサイユに拠る臨時政府軍との凄惨な市街戦では，コミューン側には3万人にのぼる死者が出た．
[38] イル＝ド＝フランス地域圏，セーヌ・エ・マルヌ県のコミューン．
[39] オー＝ド＝セーヌ県の，パリから西およそ2kmに位置する高さ162mほどの丘．
[40] Raoul Adolphe Georges Rigault (1846-1871). フランスのジャーナリスト，政治家．コミューン政府の保安委員会責任者となったが，1871年5月24日政府軍により銃殺され25歳で死亡した．

わが生涯

[41]　Napoléon La Cécilia（1835-1878）．フランスの陸軍将校．コミューン軍の指揮官．コミューン崩壊後はロンドンに脱出した．

[42]　Charles Camille Pelletan（1847-1915）．フランスの歴史家，ジャーナリスト，政治家．

[43]　Anatole France（1844-1924）．本名 Jacques Anatole François Thibault．フランス第三共和国の時期の最も重要な作家の一人とされる．アカデミー・フランセーズ会員．1921年ノーベル平和賞受賞．

[44]　パリ第15区の中の一区域．

[45]　Léon Gambetta（1838-1882）．フランスの政治家．第二帝政の終焉期から第三共和制の初期にかけて共和主義推進派として活躍した，第三共和制を象徴するような人物．普仏戦争では徹底抗戦を主張し，1970年10月プロイセン軍に包囲されたパリを気球でトゥールに脱出し，その地で権限を備えた政府派遣団の一人として抗戦の指揮にあたったことでも知られる．

[46]　普仏戦争でナポレオン三世がプロイセン軍に降伏した直後の1870年9月4日，パリの民衆が緊急召集中の議会になだれ込み，それに呼応したガンベッタらが群集を率いてパリ市庁舎に向かい，そこで暫定国防政府を組織して共和制を宣言したという事件，これが第三共和制につながる．

[47]　André Lefèvre（1834-1904）．フランスの古文書学者，歴史家，翻訳家．

[48]　Paul Bert（1833-1886）．フランスの医師，生理学者，政治家．クロード・ベルナールの弟子で，コレージュ・ド・フランスの彼の後継者となった．

[49]　Jules Quicherat（1814-1882）．フランスの歴史家，古文書学者．古文書学校の教授，校長を務める．

[50]　Auguste-Félix Voisin（1829-1898）．フランスの精神医学者．ビセートル病院，ついでサルペトリエール病院で働いた．

[51]　Jules Bernard Luys（1828-1897）．フランスの神経学者，神経解剖学者，精神医学者．わが国では「ルイ」と呼ばれることが多い（「ルイ体（視床下核）」など）．

[52]　Pierre François Olive Rayer（1793-1867）．フランスの医学者．病理解剖と生理学の分野での業績で知られる．シャルコーを育て，クロード・ベルナールの仕事を後押しした．

[53]　Charles Philippe Robin（1821-1885）．フランスの医学者，生理学者，政治家．生物学および組織学に業績を残し，1862年には彼のためにパリ大学医学部に組織学の講座が創設された．

[54]　Claude Bernard（1813-1878）．フランスの生理学者．実験医学を創始した．コレージュ・ド・フランス教授．アカデミー・フランセーズ会員．

[55]　Jean-Martin Charcot（1825-1893）．フランスの医学者．1862年からサルペトリエール病院で多くの神経疾患の研究，さらにはヒステリーの研究にも従事．72年パリ大学病理解剖学教授．82年には彼のために新設されたサルペトリエール病院の神経病学教授となった．

[56]　Félix Vicq d'Azyr（1748-1794）．フランスの医学者，解剖学者，博物学者．比較

解剖学の創始者とみなされる．本書 p. 161 以下参照．
[57] パリ第6区および第7区に位置する通り．
[58] Edmond François Valentin About (1828-1885)．フランスの作家，ジャーナリスト，美術評論家．アカデミー・フランセーズ会員．
[59] Louis-Florentin Calmeil (1798-1895)．フランスの精神医学者，精神医学史家．主著に，『病理学的，哲学的，歴史的，司法的観点から見た，狂気について』，*De la folie, considérée sous le point de vue pathologique, philosophique, historique et judiciaire* (1845) がある．
[60] Louis Francisque Lélut (1804-1877)．フランスの精神医学者，哲学者．主著に『ソクラテスのダイモーン，心理学の歴史学への応用の一例』，*Du démon de Socrate, spécimen d'une application de la Science psychologique à celle de l'Histoire*, 1836，『パスカルのアミュレット，幻覚の歴史への寄与のために』，*L'amulette de Pascal, pour servir à l'histoire des hallucinations*, 1846 がある．本書，p. 247 以下参照．
[61] Jacques-Joseph Moreau (Moreau de Tours) (1804-1884)．フランスの精神医学者．精神薬理学の創始者として知られるが，原注 (6) にあげられたような著作も残している．
[62] Paul Julius Möbius (1853-1907)．ドイツの神経学者．1888年，まれな遺伝性疾患，「先天性かつ非進行性の両側性顔面神経麻痺および外転神経麻痺」(「メービウス症候群」)を記載した．フロイトやジャネの先駆をなすヒステリーの研究も行なった．
[63] William Wotherspoon Ireland (1832-1909)．イギリスの医学者．各国語の文学，歴史に造詣が深く，その医学・心理学的知識を多くの著名人の生涯や活動の説明に応用した著作を残した．『脳のシミ，歴史および心理学研究』，*The Blot upon the Brain, Studies in History and Psychology*, 1885 では，ムハンマド，ルター，ジャンヌ・ダルク，スペイン王家，『象牙の門をくぐって，心理学，歴史研究』，*Through the Ivory Gate, Studies in Psychology and History*, 1889 では，スヴェーデンボリ，ウィリアム・ブレイク，バイエルン王ルートヴィヒ二世などを論じている．
[64] Marco Ezechia Lombroso (Cesare Lombroso) (1835-1909)．イタリアの精神医学者．『天才と狂気』，*Genio e follia*, 1864 で天才と精神病者との類似を論じ，『犯罪人論』，*L'uomo delinquent*, 1876 では生来性犯罪人説を唱えた．
[65] David Friedrich Strauss (1808-1874)．ドイツの歴史家，神学者，哲学者．27歳で，『イエスの生涯』，*Das Leben Jesu*, 1835 を著し，ヘーゲル哲学の影響の下に，福音書に徹底的な歴史的批判を行ない，そこに述べられた奇跡を「神話」として否定するなどしたため大きなスキャンダルとなった．
[66] Alphonse Joseph Auguste Gratry (1805-1872) はカトリック司祭の哲学者で，1844年以降エコル・ノルマルの施設付き司祭であったが，当時の学校長 Étienne Vacherot (1809-1897) の著作，『アレクサンドリア学派の批判的歴史』，*Histoire critique de l'école d'Alexandrie*, 3 vol., Paris, 1846-1851 がヘーゲル哲学に基づくもので，汎神論的で無神論的だと告発し，Vacherot が 1851 年には休職に追い込まれた．

[67] Victor Jean Duruy（1811-1894）．フランスの政治家，歴史家．1863年から1869年まで公教育大臣を務めており，ルナンをコレージュ・ド・フランスの教授の座から解任した（訳注［29］参照）．

[68] Arthur Ranc（1831-1908）．フランスのジャーナリスト，政治評論家．共和主義者で革命支持派．パリ・コミューンに短期間参加した．ブーランジェ運動に対抗して，「人権および市民の会」，Société des droits de l'homme et du citoyenを結成した．

[69] George Fonsegrive（1852-1917）．フランスの哲学者，小説家．戦闘的カトリックで，カトリック信仰は科学とも民主主義とも相いれないものではないことを主張した．

[70] préfet violet．文字通りには，「紫衣長官」ほどの意味で，政教協約賛同司教，Évêque concordataireの悪意を込めた呼び方．ここで言う，政教協約，コンコルダート，concordatとは，1801年，ナポレオンとローマ教皇ピオ7世の間で締結されたもので．これによって，在俗聖職者は国家から俸給を受け取る，いわば国家公務員となり，かわりに教皇は革命期に没収された教会財産の返還を求めないことに同意した．1802年にはカトリック教は「フランス人多数派の宗教」とされた．

[71] Epicuri de grege porcus．ラテン詩人，ホラティウス『書簡詩』第1巻，第4歌からの引用．『書簡詩』高橋宏幸訳，講談社学術文庫，2017参照．

[72] Pierre Gassendi（Pierre Gassend）（1592-1655）．フランスの哲学者，神学者，天文学者．本書p. 92以下参照．

[73] Edmond Henri Adolphe Schérer（1815-1889）．フランスの文学評論家，プロテスタント神学者，政治家．1843年，ジュネーヴの福音学校の教授の地位についたが，次第に宗教的リベラリズムの観点を強め，6年後に解任され，以後次第にプロテスタントから遠ざかった．著書に『信仰心批判』，*La Critique et la foi*, 1850がある．

[74] ユダヤ人の神は，ヘブライ語の4つの子音文字で表されるが，これは神聖文字とされ，「ヤハウェ」はそれの仮の発音であり，真の読み方は不明とされる．ユダヤ人は神の名をそのまま唱えるのを避け，便宜上「主人，主」を意味する「アドナイ」と発音する．「エロヒーム」は「神」を意味する普通名詞「エロハ」の複数形，しかしこれは神の威厳を表すための複数形であり，指しているのは唯一神である．新共同訳旧約聖書では，「ヤハウェ・エロヒーム」は「主なる神」と訳されている．

[75] クロヴィス，Clovis Premier（466頃-511）は，メロヴィング朝フランク王国の初代国王（在位481-511）．493年にはブルグンド王国の王女クロティルド，Clotild,（475-544）と結婚した．

[76] サント＝ジュヌヴィエーヴの丘，la Montagne-Sainte-Genevièveは，パリ第5区ラテン地区の大きな部分を占める小高い丘で，パリの守護聖人，サント＝ジュヌヴィエーヴが，今に「サント＝ジュヌヴィエーヴの丘通り」の名を遺す坂道を通って，すでに墓地のあったこの丘，mons Lucotitiusに祈りに通っていたとされる．ここに502年，クロヴィスと王妃クロティルドが聖使徒修道院，Monastère des Saints-Apôtresを建てた．その原型を唯一とどめるものとして，アンリ四世高等学校の敷

地内にクロヴィス塔が残っている.

[77] Arsène Arnaud Clarétie (Jules Claretie あるいは Jules Clarétie) (1840-1913). フランスの小説家, 劇作家, 劇評論家, 歴史家.

[78] Jules Ferry (1832-1893). フランスの政治家. 第三共和政下で二度内閣を組織した. 諸内閣で公教育大臣を務め, 教育の脱宗教化, 無償化, 義務化を進め, 「フェリー法 (1881-1882)」を成立させた.

[79] Eugène Auguste Ernest Havet (1813-1889). フランスの歴史家, 宗教史を専門としていた.

[80] Édouard Laboulaye (1811-1883). フランスの作家, 政治家. 1873 年から 1883 年まで, コレージュ・ド・フランスの学長を務めた.

[81] Albert Réville (1826-1906). フランスの神学者, 聖書釈義学, 宗教史を専門とした.

[82] 議会で共和派が多数派を占めたのを背景に, 大統領ジュール・グレヴィの指名を受けたガンベッタは, 左翼陣営を糾合し「強力内閣」を作ろうとしたが, 相次ぐ入閣辞退で思惑通りにはいかなかった. 結局このガンベッタ首班内閣は 1881 年 11 月 14 日から 1882 年 1 月 30 日まで 77 日しか続かず, ガンベッタもその年の大晦日, 一ヶ月前のピストル暴発事故で負った傷による盲腸周囲炎のため 44 歳で死亡した.

[83] Marcel Thévenin (1843-1924). フランスの歴史学者. 1871 年から死去するまで半世紀にわたって, 高等研究院で教えた.

[84] Gabriel Monod (1844-1912). フランスの歴史学者. 高等研究院の第 IV 部門の長を務めた.

[85] Jean-Marie Antoine Louis de Lanessan (Jean-Louis de Lanessan) (1843-1919). フランスの博物学者, 医学者, 政治家. ワルデック゠ルソー内閣, le cabinet Waldeck-Rousseau (1899-1902) で, 海洋大臣を務めた.

[86] Eugène Burnouf (1801-1852). フランスの言語学者, インド学者. コレージュ・ド・フランスでサンスクリット語および文学を講じた. 1822 年「アジア協会」, la Société asiatique を設立した.

[87] Friedrich Max Müller (1823-1900). ドイツの文献学者, 東洋学者. インド研究と比較神話学の創始者の一人.

[88] Ferdinand Christian Baur (1792-1860). ドイツのプロテスタント神学者. テュービンゲン大学で教え, 新約聖書の研究にまったく新たな方法で取り組んだ. ダーフィト・シュトラウスは彼の弟子にあたる.

[89] Léon Bonnat (Léon Joseph Florentin Bonnat) (1833-1922). フランスの画家, 版画家, 美術収集家. 同時代の人物の肖像画を多数描き, その中には本論文にも登場する. ルイ・パストゥール, ヴィクトル・ユゴー, イポリット・テーヌ, レオン・ガンベッタ, ジュール・フェリー, エルネスト・ルナンも含まれる.

[90] Jean-Jacques Henner (1829-1905). フランスの画家. 神話に題材をとった官能的な裸婦像で知られるが, 同時代人の肖像画でも評判をとった.

[91] Eduard Hitzig (1838-1907). ドイツの精神医学者, 神経科学者. Gustav Fritsch

わ が 生 涯

(1838-1927) ドイツの解剖学者，生理学者．本書 p. 303 以下参照．
[92]　Hippolyte Taine（1828-1893）．フランスの哲学者，批評家，文学史家．
[93]　Jules Gabriel François Baillarger（1809-1890）．フランスの精神医学者．本書 p. 260 以下参照．
[94]　Marie-Jean-Pierre Flourens（1794-1867）．フランスの医学者，生物学者．実験神経科学の創始者とみなされる．本書 p. 205 以下参照．
[95]　François Achille Longet（1811-1871）．フランスの解剖学者，生理学者．本書 p. 256 以下参照．
[96]　Edmé Félix Alfred Vulpian（1826-1887）．フランスの生理学者，神経学者．病理解剖学，実験病理学を推進した．本書 p. 299 以下参照．
[97]　Jean-Baptiste Bouillaud（1796-1881）．フランスの医学者．心臓学でも業績を残したが，神経学の分野では言語中枢が前頭葉にあることを主張したことで知られる．本書 p. 266 以下参照．
[98]　Paul Pierre Broca（1824-1880）．フランスの解剖学者，人類学者．失語症研究において，言語中枢が大脳左半球前頭葉第 3 脳回にあることを突き止めた．本書 p. 287 以下参照．
[99]　フランス北部，オー＝ド＝フランス地域圏，パ＝ド＝カレー県の県庁所在地．
[100]　パ＝ド＝カレー県のコミューン．
[101]　パリの南方，サントル＝ヴァル・ド・ロワール地域圏，ロワレ県のコミューン．
[102]　ロワレ県のコミューン．
[103]　Sigmund Exner（Sigmund Exner, Siegmund Exner-Ewarten, Siegmund Exner Ritter von Ewarten）（1846-1926）．オーストリアの生理学者．生理学的観点からする知覚心理学の研究で知られる．ウィーン大学生理学教授．
[104]　Georg Christoph Lichtenberg（1742-1799）．ドイツの哲学者，作家，物理学者．物理学者としては電気の研究を行なったが，さまざまな断片的考察を書き記した『控え帖』，*Sudelbücher* でも知られる．
[105]　Friedrich Leopold August Weismann（1834-1914）．ドイツの医学者，動物学者．ダーウィンの進化論に賛同したが，獲得形質の遺伝は認めなかった．
[106]　René Descartes（1596-1650）．フランスの哲学者，数学者，物理学者．本書 p. 55 以下参照．
[107]　Nicolas Malebranche（1638-1715）．フランスの哲学者，オラトリオ会修道士，神学者．本書注（85）参照．
[108]　Jacques-Bénigne Bossuet（1627-1704）．フランスの聖職者，説教家，神学者．本書注（85）参照．
[109]　Raymond Vieussens（1641-1715）．フランスの医学者，解剖学者．本書 p. 132 以下参照．
[110]　Marie François Xavier Bichat（1771-1802）．フランスの医学者，病理解剖学者．本書 p. 166 以下参照．
[111]　Antoine Étienne Renaud Augustin Serres（1786-1868）．フランスの医学者，解剖

学者.本書 p. 218 以下参照.
- [112] Achille-Louis-François Foville（1799-1878）. フランスの神経学者, 精神医学者. 本書 p. 213 以下参照.
- [113] Joseph Jules Dejerine（1849-1917）. フランスの医学者, 神経学者. 第3代パリ大学神経学教授.
- [114] Charles-Édouard Brown-Séquard（1817-1894）. フランスの生理学者, 神経学者.
- [115] Charles Robert Richet（1850-1935）. フランスの生理学者. 1913 年のノーベル生理学・医学賞受賞者.
- [116] Émile Arthur Vallin（1833-1924）. フランスの医学者. パストゥール信奉者で, フランス保健行政の先駆者とされる.
- [117] Théophile Joseph Louis Landouzy（1845-1917）. フランスの医学者, 神経学者. 医学アカデミー会員. シャルル・リシェとは義兄弟.
- [118] The rest is silence. シェイクスピア『ハムレット』第5幕第2場, ハムレット最後の言葉, この後に息絶える. 野島秀勝訳, 岩波文庫, 2002 参照.
- [119] フランスの小説家, シャトーブリアン, François-René de Chateaubriand（1768-1848）の小説,『墓の彼方の回想』, Mémoires d'outre-tombe 1849-1850, Première partie, Livre II からの引用.
- [120] intermonde, ラテン語 intermundia, ギリシア語 μετακόσμιος. エピクロスは,「世界が限りなくたくさんある」と主張し, そうした「諸世界のあいだにある拡がり」をこう呼んで, そこを神々の住処とした. 出隆・岩崎光胤訳『エピクロス, 教説と手紙』, 岩波文庫, 1959 およびディオゲネス・ラエルティオス『ギリシア哲学者列伝（下）』（第10巻第1章）, 加来彰俊訳, 岩波文庫, 1994 参照.
- [121] Louis Veuillot（1813-1883）. フランスのジャーナリスト. 熱烈なカトリック信者で, カトリック系の『宇宙』紙, L'Univers に拠った.

訳者あとがき

　本書は，Jules Soury, *Le système nerveux central   structure et fonctions   Histoire critique des théories et des doctrines,* Paris, Georges Carré & C. Naud, 1899 の p. 329 から p. 631 までの日本語訳で，先に翻訳出版した『中枢神経系　古代篇——構造と機能　理論と学説の批判的歴史』に続く部分である．ここまでで，ソクラテス以前哲学者から，ほぼ2500年後の，ブロカ，ヒッツィヒに至るまでの，「歴史学者」スーリィによる，中枢神経系をめぐる壮大な「科学史」的部分が構成されており，以降は，「神経学者」スーリィによる，19世紀後半のさまざまな学説の検討がじつに1000頁以上にわたって続いている．内容の上では，ここでいったん区切りが付けられていると言ってよいであろう．

　この「科学史」的部分の記述は，理論的，体系的というより，ある種「哲学者・神経学者列伝」風の体裁をとっている．そのようなものを要約することにそもそも無理があるが，2500年にわたる「中枢神経」をめぐる議論を本書に沿ったかたちであっても簡略に概説するのは，少なくとも訳者には不可能である．ここではいくつかの「訳語」について述べておきたい．

　まず les esprits animaux について．実は今回本書『中世・近代篇』の「中世」の部のラテン語文の翻訳をお願いした岸本良彦・明治薬科大学名誉教授に，『古代篇』でこの語に対して「動物精気」という訳語を用いていて困ったことをメールに記したところ，即座にご返事があり，「spiritus animalis の animalis は anima の形容詞として用いられており，animal の意味ではないので，「動物精気」という訳語は誤りであり，「霊魂精気」などと訳すべきである」とされ，川喜田愛郎著『近代医学の史的基盤』を参照するよう促された．

　同書には「πνεῦμα ψυχικόν ［「プネウマ・プシューキコン」］に当たるラテン語の Spiritus animalis［「スピーリトゥス・アニマーリス」］は anima の spiritus の意味……であったと考えられる．したがって，……ψυχή, anima というたいそう解釈のむずかしい言葉を一応定訳に従って「霊魂」としたからには，Spiritus animalis を「霊魂精気」と訳してしかるべきだと考えられるのに，「動物精気」

434

訳者あとがき

という訳が往々みうけられる．……この場合の animal はやはり anima の形容詞と取るべきで，動物の 'animal' ではないだろう——言葉のかたちの上ではラテン語の Spiritus animalis の animalis も animal（動物）の属格とみることはできるとしても——とわたくしは考える．……もっとも，この animal spirit がおおむね今日のいわゆる動物性機能を支配するという事実が，混乱の一つの源となっているという点を考慮すべきだろう」（同書，注 (4.45)）とある．

たしかに，近代の例えばデカルトの著作では「動物精気」という訳語がふつうに用いられてきている．最新の訳である『デカルト全書簡集』[2]や『デカルト医学論集』[3]でも同様であった．ただし後者の解説に収録されている香川知晶論文「『動物の発生についての最初の思索』『味覚について』解題」では，ガレノスの spiritus animalis には「霊魂精気」の訳語が与えられており，デカルトの『動物発生論』は「ガレノス生理学に基づいて書かれ」，「ガレノス生理学の再確認にほかならないように見える」が，「しかし，こうした先行思想との類似性は，少なくともデカルトの側から見れば，……「用語上の遺物」といった側面があることを見失ってはならないであろう」として，デカルトの esprits animaux を「動物精気」と訳すことについて，野田又夫訳『情念論』に付された次のような注[4]に言及されている．

「この［ガレノス以来の］伝統的な考えによれば，spiritus animales は，「動物精気」と訳すべきではなく「精神精気」とか「心的精気」とか訳すべきである．……ところで，……デカルトは，意識作用をまったく非物質的な精神の作用であると考えるから，ガレノスにおける「精神精気」spiritus animales は，デカルトでは意識作用の主体という意味をまったく失ってしまい，感覚神経と運動神経を流れる流体にすぎず，それだけでは意識をまじえない反射的行動（つまり「人間的」でない「動物的」行動）のみの説明原理となっている．それで，spiritus animales を「動物精気」と訳すのは，ガレノスの原義からいうと誤訳であるが，デカルト説そのものからいえばむしろ適訳なのである」[5]［文中 spiritus animales とあるのは spiritus animalis の複数形．もっぱら単数形が用いられるこの語になぜか esprits animaux, animal spirits という複数形の訳語が用いられてきていて，ここではそれに合わせて原ラテン語の方が複数形に変えられているのであろうか］．

要するに，ガレノスが論じられている場合の spiritus animalis を「動物精気」と訳すのが誤訳であることについては見解が一致しているのである．ただしデカルトの esprits animaux は，ガレノスの言う意味での πνεῦμα ψυχικόν とは意味内容が異なるので，（適訳かどうかは別として）「動物精気」という訳を用いることで，日本語の読者にはデカルトの言わんとすることがうまく伝わるという

435

訳者あとがき

ことのようである．川喜田も Willis を論じた箇所の注において「Willis もここでは animal spirits という伝統的な言葉で論を立てる．……言うまでもなく，この Willis の場合にはその animal spirits は粒子論的な物質のレヴェルで理解されているのではあるが．……話がここまでくると，むしろさきに躊躇された訳語，動物精気を採った方がむしろ適切かと思われるふしがないでもない」（注（13.49））と述べている．

さて本書の『古代篇』であるが，まず esprits animaux について，スーリィは「ガレノスにならってこれらの近世科学および近世思想の巨匠たち［デカルト，ウィリス，ヴィユサンス］が esprits animaux と呼んだものは，知られているように，あらゆる不純な要素を取り除かれた，動脈血なのであり……，それが脳の血管および腺によって高いところに上昇し，……脈絡叢と大脳皮質の微細な血管を通っていく間にあらゆる抽出を経て蒸留ないし精留されたにすぎないのである」（『古代篇』，p. 104）と概念規定している．そこでは訳として「動物精気」の訳語を用いた．ついでガレノスの学説を紹介するに際してはスーリィは πνεῦμα ψυχικόν に esprits animaux ではなく pneuma psychique という訳語をあてており，これは「精神プネウマ」と訳した．

ということからすれば，スーリィもガレノスが論じられている箇所ではその訳語 pneuma psychique,「精神プネウマ」を一貫して用いていれば問題はなかった，というよりそうすべきであったように思われるのである．しかし，少し先には，pneuma psychique,「精神プネウマ」と esprits animaux,「動物精気」とが混在して用いられている箇所が出てくる（同，p. 267-268, p. 275）．これにはフランス語原著の読者も困惑したのではないだろうか．やむなくそこ（同，p. 267）には，両者は「ガレノスが問題とされる限りでは，……同じものを指す語である」ことを注記したが，esprits animaux が用いられている場合には，スーリィとしては，近代になってからのデカルトやウィリスの言う意味も暗示するものとして読み取れということなのかもしれない．

ところが『中世・近代篇』では事情が異なる．もはやギリシア語の πνεῦμα ψυχικόν,「精神プネウマ」は登場しない．もっぱらラテン語 spiritus animalis とフランス語 esprits animaux を用いての議論となる．そして「中世」の部では，論者たちが言わんとするのは，ガレノスの πνεῦμα ψυχικόν の訳語としての spiritus animalis 以外にはありえない．したがってこれには「霊魂精気」の訳語を与えた．そして「近代」の部の，デカルト，ウィリス以後の，意味内容がガレノスの場合とは相当に異なっている esprits animaux の訳語には，首尾一貫せず折衷的ではあるが，先ほどの議論を踏まえ，「動物精気」を与えること

訳者あとがき

にした．読者のご寛容を乞う次第である．

しかし，このような事情になったのは，デカルトやウィリスの独創によるというわけではない．本書「中世」の部を読むとわかるように，すでに中世において，例えば，リールのアランなどによって，spiritus rationalis,「スピーリトゥス・ラティオーナーリス［理性的精気］」ないし spiritus incorporeus,「スピーリトゥス・インコルポレウス［非物体的精気］」といったものが導入され，spiritus animalis,「霊魂精気」は spiritus physicus,「スピーリトゥス・フュシクス［物質的精気］」に属すとされ，物体的，物質的なものの側に押しやられていたのである．むしろ，このような流れを「心身二元論」というかたちに完成させたのがデカルトである，と言うべきであろう．

この「魂と身体が松果腺を介して相互にはたらきかける」という，今では悪名高いデカルトの「心身二元論」では，魂の身体への作用について「魂の及ぼすすべての作用は，魂が何らかのことを意志するというただそれだけのことで，魂は，自らが密接に結びついている，かの小さな腺がその意志に一致する効果を作り出すのに必要とされる仕方で動くようにする，ということにある」［『情念論』第1部，41, AT, XI, 360］と述べられている．しかしこれは，スーリィが，ギリシア人ガレノスの嫌った「セム民族」の考え方として『古代篇』でも引用している「神が質料を秩序づけることを望んだというだけで十分なのである．すると質料は秩序付けられている」（『身体諸部分の用途について』Kuhn, III, 906）と酷似する（前者の「意志する」と後者の「望んだ」は，スーリィの載せるフランス語では同じ vouloir の活用形である）のは，皮肉としか言いようがない．

スーリィのデカルト評価も「彼［デカルト］は……スコラ哲学的な実体の分析をそれほど先に推し進めたというわけではないし，批判という点に関して，彼の才能は，彼の拠って立つ形而上学的二元論とキリスト教的唯心論のために，……デカルトは，ギリシア人たちと比べる場合には，世界と生命についての超自然的考え方を信じる時代の代表者なのであり，そのような考え方こそが，この惑星上の人間の理性の進歩を妨げ，デモクリトス，アリストテレス，ガレノスその人と，ガリレオ，ラヴォワジエ，ラプラス，ビシャとの間に暗黒の深淵を穿ったのである」（本書 p. 87）となかなか手厳しい．

さらに，「空気，気息」を原義とし，そこから「生命の始原，すなわち身体を活動させるもの」という意味を派生した当の anima を語源とする，フランス語 âme には，『古代篇』から「魂」を訳語とし『中世・近代篇』でも変更しなかったが，この語が表すものも，古代ギリシアの物活論的な考え方を背景にしたものと，近代的な「精神」と「物質」との二元論的思考を背景にするもの

437

訳者あとがき

とでは大きな違いがある．そして後者については，18世紀も末になると，カントによって「精神的存在」が問題とされる際に，「可感界」と「仮想界」，「現象〔フェノメノン〕」と「仮想的存在〔ヌーメノン〕」の区別，といった議論に基づいて，「魂〔カントの原文では Seele〕は精神（*Geist*）なのかどうか，というのもこの精神という語は，身体がなくとも，自分自身および自分自身の表象を意識することができる存在と理解されているからそう言うのであるが，そのようなことを知るのはま　っ　た　く　不　可　能　なのである」とされるに至る（本書 p. 183 参照）．このような機会をとらえて，スーリィは本書でヴァリエーションをもって何度となくくり返されるモットーをもち出すことを忘れていない．すなわち「感覚的なものについてしか科学は存在しないのである」（本書 p. 179）と．

もう一つのキーワードである，sensorium commune，「センソーリウム・コンムーネ〔共通感覚器官〕」については，スーリィは spiritus animalis の場合とまったく異なった扱いをしている．この語はもともと，アリストテレスによって『魂について』第 III 章で精緻な議論が展開されている κοινὸν αἰσθητήριον，「コイノン・アイステーテーリオン」のラテン語訳である．彼はそれを心臓に置いているが，以後さまざまな論者によって，視覚，聴覚等の特殊感覚に共通する，あるいはそれらを統合した「共通感覚」「一般感覚」を司る器官の意味で用いられ，もはや心臓ではなく脳のさまざまな部位に位置づけられていく．これを表すのにスーリィは一貫してラテン語形 sensorium commune を用いつづけているのである．したがってその訳語もそのまま「センソーリウム・コンムーネ」とした．多少読みにくくなったかもしれないが，以上のような次第なので，これも読者にはご諒解をお願いする．

les esprits animaux と sensorium commune は，長い間，主要な 2 つの概念でありつづけてきたが，神経が中空の導管（πόροι，「ポロイ」）であることをやめ，精神機能の座が，脳室から脳の実質，さらには大脳皮質へと移り，19 世紀になってガルの登場によって大脳皮質局在論の時代が幕を開けるとともに，中枢神経系をめぐる学説史の舞台からは退場していく．そしてついに 1861 年，ブロカがその失語症研究によって科学的に基礎づけられた脳機能局在論をもたらし，1870 年に，フリッチュとヒッツィヒが大脳皮質の電気的興奮性を明らかにする生理学的証明を行なって，現在にまで至る大脳研究の出発点が定められることになるのである．

本書には付録として，スーリィの自伝，*Ma vie*,「わが生涯」を併載したが，これは『古代篇』に収録されている，共訳者・萬年甫の論文「ジュール・スーリィの生涯について」の中で，「人物像を探る場合，その人物の『自叙伝』が

訳者あとがき

あれば必読すべきものであり，スーリィの場合も『わが生涯』(*Ma vie*) と題する自叙伝風の文書の存在することは，ムッソン・ラノーズの記述からも明らかである．……それは確かにパリ国立図書館に所蔵されているが，「ドレフュス事件」などを中心にフランスの歴史を研究している日本の研究者がコピーを請求しても，破損がひどくてコピーに耐えないという理由で断られる由で，察するになにか問題をはらむ文書らしい．さらばと筆者もさしあたってのコピーの入手を断念した」(『古代篇』p. 421) と残念そうに述べられている．当の『自叙伝』である．翻訳には *Campagne nationaliste, 1899-1901*, deuxième edition, Plon-Nourrit et Cie, 1902 に収載されたものを用いた．

タイトルの「ナショナリスト・キャンペーン」というのは，「ドレフュス事件」における反ユダヤ・キャンペーンのことで，たしかにこの書物は，スーリィのさまざまな反ユダヤ的な文章を集めたものであり，この冤罪事件においてドレフュス大尉をスパイに仕立て上げた陸軍側の責任者であるメルシエ将軍に献呈されていて，その献辞の中には「裏切り者のユダヤ人，アルフレッド・ドレフュス」という表現も見られる．この事件の顛末を知る現代の人間にはちょっと扱いに困るが，そもそもなぜこのような性格の書物に「自伝」を入れたのか理解に苦しむところでもある．たしかにその中には，ユダヤ人に対する悪罵（それもステレオタイプな）が 2, 3 箇所含まれているが，内容そのものは，19世紀後半という激動のフランス史を生き抜いた，かなり癖のある知識人の「自伝」というものからそれほど逸脱したものではない．伝記的事実のほとんどはすでに萬年論文で紹介されているが，スーリィの，気難しい，しかしどこか人をひきつけるところのある人となりが伝わる文体で綴られた，なかなか読み応えのあるものであると思うが，どうであろうか．

以下，少し今回の翻訳にまつわる個人的な事柄を述べさせていただく．2017年 6 月のことであったが，何とか本書の『古代篇』を翻訳出版することができ，当時訳者が勤務していた都立松沢病院に定期的に顔を出されている，元同病院院長の，松下正明・東京大学名誉教授に本を献呈しに伺ったときのことである．「やあやはりあなたでしたか，近刊予告で見てそうかと思っていました」と言われたが，さらに「この本の原書はもっていたんですよ．そうそう去年松沢に寄贈したんだった」と続けられたのにびっくりしていると，「見に行きましょう」と病院の図書館に促された．図書館の奥まったところに鍵のかかった貴重書籍が納められている書棚があり，松下先生はすぐにその本を見つけられた．たしかにずっしりと重い 2 冊のハードカバーの本は，1980 年代の終わりに共訳者の萬年甫先生（以下共訳者の一人を先生と呼ぶことをお許し願いたい）が東大

訳者あとがき

図書館ワルダイエル文庫で「発見」された（『古代篇』，「訳者まえがき」参照），その当の本であった．訳者が翻訳作業でパソコンのモニター画面上に見る，スキャンされた PDF 画像とは大違いで，細く鋭く刻印された活字が並ぶ各頁が美しく見えた．なかなかしゃれたことが起こるものである．本書 p. 308 に載せられている「図 1」はそこからとった．このような機会を与えていただいた松下先生に御礼申し上げたい．

そのようなことで，今回の『中世・近代篇』の翻訳にも弾みがついたが，その「中世」の部（原著で p. 329-361）の 4 割を占めようかというラテン語原文による引用は，訳者の能力ではどうにもならず，すでに萬年先生も訳を依頼されていた，岸本良彦・明治薬科大学名誉教授にあらためてお願いし，快くお引き受けいただいた．岸本先生のお力がなければ本書の翻訳はきわめて困難ものになっていただろう．ここに深い感謝の念を表す次第である．

2010 年 9 月に萬年先生に翻訳出版への協力の依頼をされて 8 年，2012 年 6 月に萬年先生の奥様である直子様にあらためて翻訳を続けるようにとの依頼をお受けして 6 年以上が経過してしまった．萬年先生も天上でずいぶんご心配だったのではなかろうか，今回奥様に完成のご報告をすることができ安堵しているところである．長い間お待たせしたことをお詫び申し上げたい．

At last but not least，みすず書房の守田省吾氏には，こうした読者の限られる本の出版をお引き受けいただいたことに心から御礼の気持ちを申し述べたいと思う．

2018 年 9 月

新谷昌宏

注

(1) 『近代医学の史的基盤（上）』川喜田愛郎著，岩波書店，1977.
(2) 『デカルト全書簡集』（全 8 巻），山田弘明他訳，知泉書館，2012-2016.
(3) 『デカルト 医学論集』山田弘明・安西なつめ・澤井直・坂井健雄・香川知晶・竹田扇訳，法政大学出版局，2017.
(4) 同，p. 229.
(5) 『世界の名著 デカルト』中央公論社，1967，p. 419（『省察・情念論』中公クラシックス，p.145-146）．

参考図書

訳出作業において参考にしたもの，引用を借用させていただいたものを載せる．

アラン（リールの）
『中世思想原典集成 8』上智大学中世思想研究所編訳・監修，平凡社，2002 ［アラヌス・アブ・インスリス「アンティクラウディアヌス」秋山学・大谷啓治訳］

アリストテレス
『新版 アリストテレス全集 4』［『自然学』］内山勝利訳，岩波書店，2017
『新版 アリストテレス全集 5』［『天界について』］山田道夫・金山弥平訳，岩波書店，2013

カント
『カント全集 2』［『脳病試論』］加藤泰文訳，『天界の一般自然史と理論』宮武昭訳］岩波書店，2000
『カント全集 3』［『形而上学の夢によって解明された視霊者の夢』植村恒一郎訳］岩波書店，2001
『カント全集 6』［『プロレゴーメナ』久呉高之訳］岩波書店，2006
『カント全集 13』［『魂の器官について』谷田信一訳，『形而上学の進歩にかんする懸賞論文』円谷裕二訳］岩波書店，2002
『カント全集 15』［『実用的見地における人間学』渋谷治美訳］岩波書店，2005
『純粋理性批判』熊野純彦訳，作品社，2012
『プロレゴメナ』篠田英雄訳，岩波書店・岩波文庫，2003

キケロ
『キケロー選集 12』［「トゥスクルム荘対談集」］木村健治・岩谷智訳，岩波書店，2002

ギヨーム（コンシュの）
『中世思想原典集成 8』上智大学中世思想研究所編訳・監修，平凡社，2002 ［「宇宙の哲学」神崎繁・金澤修・寺本稔訳］

ギヨーム（サン゠ティエリの）
『中世思想原典集成 10』上智大学中世思想研究所編訳・監修，平凡社，1997 ［「コン

参考図書

シュのギヨームの誤謬について——ベルナルドゥスへの手紙」高橋正行・矢内義顕訳〕

コンディヤック

『動物論』古茂田宏訳，法政大学出版局，2011

スピノザ

『エチカ―倫理学』（上・下）畠中尚志訳，岩波書店・岩波文庫，1951

『エティカ』工藤喜作・斎藤博訳，中央公論新社・中公クラシックス，2007

『知性改善論』畠中尚志訳，岩波書店・岩波文庫，1992

『知性改善論／神，人間とそのさいわいについての短論文』佐藤一郎訳，みすず書房，2018

『スピノザ往復書簡集』畠中尚志訳，岩波書店・岩波文庫，1958

聖書

『聖書　新共同訳』日本聖書協会，1987

デカルト

『デカルト著作集（増補版）』（全4巻）白水社，2001

『省察』山田弘明訳，筑摩書房・ちくま学芸文庫，2006

『情念論』谷川多佳子訳，岩波書店・岩波文庫，2008

『省察・情念論』井上庄七・野田又夫・森啓訳，中央公論新社・中公クラシックス，2002

『哲学の原理』井上庄七・小林道夫・水野和久・平松希伊子訳，朝日出版社・科学の名著　第Ⅱ期7，1988

『デカルト　医学論集』山田弘明・安西なつめ・澤井直・坂井健雄・香川知晶・竹田扇訳，法政大学出版局，2017

『デカルト全書簡集』（全8巻），山田弘明他訳，知泉書館，2012-2016

アドリアン・バイエ『デカルト伝』井沢義雄・井上庄七訳，講談社，1979

テレンティウス

『ローマ喜劇集 5』［『宦官』谷栄一郎訳］京都大学学術出版会・西洋古典叢書，2002

トマス・アクィナス

『神学大全　第6冊』高田三郎・大鹿一正訳，創文社，1962

ニュートン

『プリンシピア』中野猿人訳，講談社，1977

パスカル

『パンセ（下）』［「メモリアル」「イエスの秘儀」］塩川徹也訳，岩波書店・岩波文庫，2016

『メナール版パスカル全集 1　生涯の軌跡 1』白水社，1993/11/01

参考図書

ヒューム

『人間本性論　第一巻　知性について』木曾好能訳，法政大学出版局，1995（新装版 2011）

『人間知性研究』斎藤繁雄・一ノ瀬正樹訳，法政大学出版局，2004（新装版 2011）

ブロカ

『ブロカ　神経学の源流』［ブロカの論文の訳の他，フリッチュとヒッツィヒの論文，ダックス父子の論文の訳を含む］萬年甫・岩田誠編訳，東京大学出版会，1992

ベーコン

『ノヴム・オルガヌム（新機関）』桂寿一訳，岩波書店・岩波文庫，1978

ホッブズ

『物体論』本田裕志訳，京都大学学術出版会，2015

『リヴァイアサン 1』［ただし英語版からの訳］水田洋訳，岩波書店・岩波文庫，1992

『リヴァイアサン 1』［ただし英語版からの訳］永井道雄・上田邦義訳，中央公論新社・中公クラシックス，2009

『リヴァイアサン 1』［ただし英語版からの訳］角田安正訳，光文社・光文社古典新訳文庫，2014

ラス・カーズ

『セント゠ヘレナ覚え書』小宮正弘編訳，潮出版社，2006

ラマルク

『動物哲学』木村陽二郎編・高橋達明訳，朝日出版社・科学の名著　第II期 5，1988

ルクレティウス

『物の本質について』樋口勝彦訳，岩波書店・岩波文庫，1961

人名索引

原本第2巻の末尾にある Table alphabétique des auteurs から本訳書の範囲に該当する著作家名を選び出して載せた．それぞれカタカナで表した姓の（ ）に名・姓を原綴で挿入したが，ギリシアの著作家は，原本のフランス語綴りのままとした．中には，注の中に文献の著者として出てくるだけの人名もあるが，そのままとした．したがって，この索引の中でだけカタカナ表記され，該当箇所では原綴のままという場合（人名の後に＊を付した）もある．「注」の後の数字は注の番号を示す．

ア 行

アヴィケンナ（Avicennaはラテン名，アラビア名はIbn Sīnāあるいは Abu Ali Sina） 14, 34, 35, 38
アウグスティヌス（Aurelius Augustinus Hipponensis） 28, 35
アッカーマン（Jacob Fidelis Ackermann） 245; 注 184
アデラード（バースの）（Adelard of Bath） 4, 16, 23, 25, 26, 29
アベラール（Pierre Abélard） 18, 23, 26
アラビア人（les Arabes） 3, 14-16, 33, 35, 50, 57, 148, 153, 173
アラン（リールの）（Alain de Lille, ラテン名 Alanus ab Insulis） 22-30
アランツィ（Giulio Cesare Aranzi または Aranzio） 173
アリストテレス（Aristote） 3, 17, 22-24, 27, 33, 35-37, 40, 41, 46, 48, 55-57, 70, 87, 93, 96, 102, 140; 注17, 99, 101
アルカエウス（Franciscus Arcaeus）＊ 注38
アルキエ（Alexis-Jacques Alquié） 285
アルクィン（Alcuin of York） 28
アルノー（Antoine Arnauld） 251; 注66
アルベルト（Eduard Albert） 38
アルベルトゥス・マグヌス（Albertus Magnus）

33, 34
アレヴィ（Joseph Halévy）＊ 注25
アレタイオス（Arétée） 219
アンドラール（Gabriel Andral） 233, 245-248, 264, 280, 306

イェッセン（Peter Willers Jessen） 201
イサアク・デ・ステラ（Isaac de Stella） 25

ヴァルター（Johann Gottlieb Walter） 158
ヴァロリオ（Constanzio Varolio） 45-48, 123, 129, 148, 157, 162, 163, 172, 187, 190, 216, 221, 305; 注40, 42
ヴィック・ダジール（Félix Vic d'Azyr） 115, 158, 161-163, 173, 186, 191, 261; 注156-159
ヴュサンス（Raymond Vieussens） 117, 132-137, 141, 145, 147, 148, 156, 157, 172, 186, 187, 191, 241
ウィリス（Thomas Willis） 55, 114-123, 125-128, 131, 136-139, 141, 147, 148, 154, 156, 157, 162, 172, 186, 191, 220
ウィルクス（Samuel Wilks） 306
ヴィレール（Charles de Villers） 注187
ウィンズロー（Jacob Benignus Winslow） 144, 158, 186
ヴェサリウス（Andreas Vesalius） 36, 45, 62, 83, 84, 91, 164

人名索引

ウェーバー（Wilhelm Eduard Weber） 305
ヴェプファー（Johann Jakob Wepfer） 141, 153, 173
ウェルギリウス（Publius Vergilius Maro） 27
ウェルナー（Karl Werner）* 19
ヴェルナー（Adolph Wernher） 315, 316
ヴェルポー（Alfred Velpeau） 233
ウォートン（Thomas Wharton） 58, 59, 130
ヴォルタ（Alessandro Volta） 203, 204, 262
ヴォルフ（Christian Wolff） 183; 注176, 181
ウーゴ・デ・ルッカ（Ugo de Lucca） 16, 39
ヴュルピアン（Alfred Vulpian） 258, 266, 297, 299-301, 305
ウンツァー（Johann August Unzer） 154, 157
ヴント（Wilhelm Wundt） 201

エウスタキオ（Bartolomeo Eustachio または Eustachi） 141
エウデモス（Eudeme） 14
エクスナー（Sigmund Exner） 320
エスキロール（Jean-Étienne Esquirol） 165, 170, 192, 198, 213, 214
エックハルト（Conrad Eckhard） 305
エティエンヌ（Charles Estienne） 45, 54; 注48
エピカルモス（Epicharme） 注90
エピクロス（Epicure） 18, 80
エラシストラトス（Erasistrate） 49, 50, 127, 163; 注150

オイケン（Rudolf Eucken）* 注100
オディエ（Louis Odier） 316
オドン（カンブレーの）（Odon de Cambrai または Odon de Tournai） 25, 28
オーバーシュタイナー（Heinrich Obersteiner） 121
オービュルタン（Simon Alexandre Ernest Aubertin） 267, 282, 283, 290
オリヴィエ（・ダンジェ）（Charles-Prosper Ollivier d'Angers） 217, 264
オレオー（Jean-Barthélemy Hauréau） 23

カ 行

カーウ（Abraham Kaau-Boerhaave） 162
カゾヴィール（Jean-Baptiste Cazauvieilh） 256, 261
ガッサンディ（Pierre Gassendi） 92-99, 127; 注92, 187
ガッセル（Johann Laurentius Gasser） 157
カバニス（Pierre Jean Georges Cabanis） 164, 165, 190; 注160
ガリレオ（Galileo Galilei） 87
ガル（Franz Joseph Gall） 34, 161, 184-202, 210, 212, 221, 224, 231, 233-237, 239, 242, 246, 255, 259, 260, 263, 265-268, 270, 273-275, 279, 280, 283-286, 288-291, 294, 297, 299, 303, 306, 328; 注184, 186, 187, 215
カルキディウス（Calcidius） 23, 24
カルメイユ（Louis-Florentin Calmeil） 247, 248, 256, 260, 264, 265
ガレノス（Galien） 3, 4, 8, 9, 12, 14-16, 21, 22, 29, 33, 35, 36, 38, 40, 41, 45, 46, 50-52, 54, 55, 57, 59, 61-63, 85-87, 97, 116, 121, 127, 133, 141, 146, 153, 159, 163, 170, 173, 194, 239, 255; 注19, 150
カント（Immanuel Kant） 106, 107, 170, 173-181; 注111, 171, 175, 180, 182, 183
カンペル（Petrus Camper） 156, 157

キケロ（Marcus Tullius Cicero） 27; 注90
偽ディオニュシオス（Pseudo-Dionysius） 30
キュヴィエ（Georges Cuvier） 185, 186, 188, 190, 209, 284, 294; 注187
キュルリエ（Michel Cullerier） 282
ギヨーム（コンシュの）（Guillaume de Conches） 18-23, 26, 29; 注14, 16, 17, 22
ギヨーム（サン＝ティエリの）（Guillaume de Saint-Thierry） 29, 30

クーザン（ジャン）（Jean Cousin） 57
グージェ（Claude-Pierre Goujet）* 注86
クスマウル（Adolf Kussmaul） 316
クップファー（Karl Wilhelm von Kupffer）* 注183
グラシオレ（Louis Pierre Gratiolet） 282, 290, 295-297, 299
グラーゼル（Johann Heinrich Glaser） 注184
クラドニ（Ernst Chladni） 172
グリエルモ・ダ・サリチェト（Guglielmo da Saliceto） 16, 35
グリージンガー（Wilhelm Griesinger） 315

人名索引

クリュヴェイエ（Jean Cruveilhier）230, 233, 258, 280
クルージウス（Christian August Crusius）172

ゲーゲンバウアー（Karl Gegenbaur）注169
ケネー（François Quesnay）208
ケリカー（Albert von Kölliker）* 注133

ゴーティエ（サン=ヴィクトルの）(Gauthier de Saint-Victor）18
コメストル（Pierre Comestor）28
コルヴィサール（Jean-Nicolas Corvisart）注187
ゴルツ（Friedrich Goltz）278, 279, 320, 321, 324, 325
コレッラ（Rosolino Colella）201
コロンボ（Matteo Realdo Colombo）62
コンスタンティヌス・アフリカヌス（Constantinus Africanus）3, 4, 16, 29; 注17
コンディヤック（Etienne Bonnot de Condillac）* 注149
コント（Auguste Comte）195, 201, 202
コンラディ（Andreas Christian Conradi）159

サ 行

サバティエ（Raphaël Bienvenu Sabatier）185
サブロー（Jean Sabouraut）220, 269, 271
サン=シラン（Saint-Cyran, 本名 Jean Duvergier de Hauranne）254
サンディフォールト（Eduard Sandifort）159, 219; 注155

シェイクスピア（William Shakespeare）128
シェーファー（Edward Albert Sharpey-Schafer）227
ジェランドー（ド・）(Joseph-Marie de Gérando）34
ジェルディ（Pierre Nicolas Gerdy）258, 283
シェルハマー（Günther Christoph Schelhammer または Schellhammer）注184
シフ（Moritz Schiff）305, 307, 311, 316-320
ジャクソン（John Hughlings Jackson）306, 307, 316
シャーゲン（Fr. van der Schagen）84
シャルコー（Jean-Martin Charcot）116, 216,
300, 301
シャルレ（le Père Etienne Charlet）注62
シュヴァン（Theodor Schwann）注133
シュタール（Georg Ernst Stahl）147, 154
シュナイダー（Conrad Victor Schneider）118, 153
シュプルツハイム（Johann Caspar Spurzheim）34, 184-191, 193-195, 201, 210, 233-236, 289, 290; 注186
シュライデン（Matthias Jakob Schleiden）注133
ジュレ（Théophile Gelée）51
シューレ（Heinrich Schüle）201
シュレーダー・ファン・デル・コルク（Jacobus Schroeder van der Kolk）316
ショパール（François Chopart）220, 242, 244
ジョフロワ（Étienne-François Geoffroy）144
ショーリアック（Guy de Chauliac）16, 35, 36, 38, 39
ジョルジェ（Étienne-Jean Georget）193, 213
ジョン（ソールズベリーの）(John of Salisbury）29
シルヴィウス（Franciscus de le Boë, Jacobus Sylvius）37, 45, 58-60, 84, 116, 162, 287, 308, 314

スヴェーデンボリ（Emanuel Swedenborg）248
スカルパ（Antonio Scarpa）186
スコトゥス・エリウゲナ（Johannes Scotus Eriugena）23, 30
ステノ（Nicolas Steno, 生国のデンマーク名は Niels Stensen）191
スピノザ（Baruch Spinoza）87-91, 198; 注75-77
スペンサー（W.-G. Spencer）227
スホイル（Florent Schuyl）58, 61
スーリィ（Jules Soury）9, 37, 39, 69, 71, 74, 77, 91, 166, 257, 275, 288, 293, 310, 315, 325, 326; 注4, 11, 16, 19, 22, 42, 50, 68, 91, 96, 98, 111, 141, 146, 218, 225, 236, 239
スワンメルダム（Jan Swammerdam）248

セディヨ（Charles-Emmanuel Sédillot）274
セナック（Jean-Baptiste Sénac）159

人名索引

ゼノン (Zénon) 23
ゼーモン (Felix Semon) 226
セール (Étienne Renaud Augustin Serres) 115, 187, 195, 218-222, 230, 245, 246, 258, 259, 261, 269, 271, 274, 275
セルベト (Miguel Serveto) 45
ゼンネルト (Daniel Sennert) 60, 62
ゼンメリング (Samuel Thomas von Soemmerring) 153, 158, 159, 170-174, 184, 186, 190; 注171, 184

ソクラテス (Socrate) 248
ソースロット (Louis Sebastian Saucerotte または Nicolas Saucerotte) 205, 217, 219-221, 242, 257, 269, 271, 274; 注215
ソリヌス (Gaius Julius Solinus) 注19
ソルビエール（ド・）(Samuel de Sorbiere) 83

タ 行

ダックス (Gustave Dax) 283, 284
ダックス (Marc Dax) 283-285, 289, 292
タッソー (Torquato Tasso) 248
ダンテ・アリギエリ (Dante Alighieri) 294

ツィン (Johann Gottfried Zinn) 144, 158, 172, 186, 188, 205, 238, 259, 305
ツィンマーマン (Johann Georg Zimmermann) 162

ディオニス (Pierre Dionis) 59
ディグビィ (Kenelm Digby) 147, 172
ティソ (Samuel-Auguste Tissot) 146, 153, 157
ティーデマン (Friedrich Tiedemann) 187, 260; 注184
ディーメルブレック (Isbrand van Diemerbroeck) 194
テオドリコ (Teodorico de Borgognoni) 16, 38, 39
デカルト (René Descartes) 5, 55-65, 67-75, 77-87, 89, 91-93, 100, 108, 118, 134, 138, 139, 142, 147, 150, 154, 156, 172, 173, 249, 250, 252; 注26, 50-55, 57, 60-73, 84, 96, 174
デフォンテーヌ (René Desfontaines) 163
デムーラン (Louis-Antoine Desmoulins) 187, 217, 234-237, 258, 261, 294, 295

デモクリトス (Democrite) 18, 87, 165
デュヴァル (Mathias-Marie Duval) 156
デュヴェルネ (Joseph-Guichard Duverney) 144
デュプレ (Simon-Emmanuel Duplay) 301
デュレ (Henri Duret) 116
デュ・ローランス (André Du Laurens) 51, 60, 62
テレンティウス (Publius Terentius Afer) 174; 注171
テンナー (Adolf Tenner) 316

トゥノン (Jacques Tenon) 185
トゥルーソー (Armand Trousseau) 233, 286, 289, 301
トマス・アクィナス (Thomas Aquinas) 34
ドラフォルジュ (Louis De La Forge) 59
ドルランクール (Charles Drelincourt) 172
ドレイ (Jean-Baptiste Delaye) 213, 214, 216, 232, 260, 263, 264, 273
トレラ (Ulysse Trélat) 213, 214
トレンブリー (Abraham Trembley)* 注149

ナ 行

ナッセ (Hermann Nasse) 313
ニケーズ (Jules Edouard Nicaise) 36
ニコル (Pierre Nicole) 251
ニュートン (Isaac Newton) 149, 154, 181, 182; 注145
ネメシオス (Némésius) 15, 34
ノートナーゲル (Hermann Nothnagel) 304, 316, 318

ハ 行

バイエ (Adrien Baillet) 82; 注69
ハイデンハイン (Rudolf Heidenhain) 319
バイヤルジェ (Jules Baillarger) 236, 260-263; 注234
ハーヴィ (William Harvey) 45, 82, 86, 92, 108
バウムガルトナー (Matthias Baumgartner) 27
ハクスリー (Thomas Henry Huxley) 82, 149
バークリ (George Berkeley) 165
パスカル (Blaise Pascal) 27, 248-254; 注69, 224

447

人名索引

パスカル（ジャクリーヌ）（Jacqueline Pascal）249, 250, 253; 注224
バスティアン（Henry Charlton Bastian）322
バーダー（Joseph Baader）160
ハートリー（David Hartley）146, 148, 149
パネート（Joseph Paneth）320
ハラー（Albrecht von Haller）116, 144, 146-149, 153, 154, 157-159, 162, 163, 171, 172, 188, 205, 211, 259, 263, 305; 注143, 144, 184
パリセ（Étienne Pariset）223, 227
パルシャップ（Jean-Baptiste-Maximien Parchappe de Vinay）256, 260, 263-266
バルデンヒューワー（Otto Bardenhewer）23
バルトリン（Caspar Bartholin）153, 187, 190, 240, 260; 注150
パレ（Ambroise Paré）40, 41

ビアンキ（Leonardo Bianchi）201, 320
ビーヴォア（Charles Edward Beevor）227
ビシャ（Marie François Xavier Bichat）87, 165-169, 186, 191, 192, 212, 229; 注161
ビショッフ（Theodor Ludwig Wilhelm von Bischoff）184, 315; 注184
ヒッツィヒ（Eduard Hitzig）142, 201, 259, 303-307, 310, 311, 313-326, 328; 注266, 267, 269
ヒッポクラテス（Hippocrate）4, 40, 41, 45-47, 51, 131, 133, 140; 注41
ピートル（Albert Pitres）134, 163, 319
ピネル（Philippe Pinel）164, 165, 170, 185, 191, 192, 213
ピネル゠グランシャン（Félix Pinel-Grandchamp）213, 214, 216-218, 256, 263, 269, 271, 273, 274; 注215
ビュフォン（Georges-Louis Leclerc de Buffon）注149
ヒューム（David Hume）106, 150, 151, 180; 注148, 149
ヒルトル（Joseph Hyrtl）* 注12
ピレ（Pirey）（Pierre-François Percy？）274

ファラブーフ（Louis Hubert Farabeuf）160, 219
ファルレ（Jean-Pierre Falret）193
ファロッピオ（Gabriele Falloppio）45

ファン・スウィーテン（Gerard van Swieten）注184
ファン・デーン（Izaac van Deen）305
ファン・ヘルモント（Jan Baptist van Helmont）248
フィッシャー（Johannes Benjamin de Fischer）194
ブイヨ（Jean-Baptiste Bouillaud）220, 233, 235, 257, 259, 266-283, 285, 286, 288, 289, 301, 305, 306
フェリアー（David Ferrier）201, 306, 325
フェリュス（Guillaume Marie André Ferrus）214, 256
フェルネル（Jean Fernel）49-51, 153; 注45, 46
フォヴィル（Achille-Louis Foville）213, 214, 216-218, 220, 232, 246, 256, 257, 260, 263, 264, 269, 271, 273, 274; 注215
フォデレ（François-Emmanuel Fodéré）170
フォンテーヌ（Nicolas Fontaine）注222
フーゴー（サン゠ヴィクトルの）（Hugo de Sancto Victore）25
プーシェ（Félix Archimède Pouchet）34
フシュケ（Emil Huschke）239
ブージュレル（Joseph Bougerel）92
ブッゲ（Ludwig Julius Budge）305
プティ（Jean-Louis Petit）162, 242
フーフェラント（Christoph Wilhelm Hufeland）184, 185; 注184
ブブノフ（N. Bubnoff）319
ブラヴェ（Louis-François Bravais）306
フラカッサートゥス（Carolus Fracassatus）62, 128
プラクサゴラス（Praxagoras）146
プラター（Felix Plater または Platter）153
プラトン（Platon）18, 22, 23, 25, 27, 30, 33, 45, 49, 96, 129; 注22
ブランヴィル（Henri-Marie Ducrotay de Blainville）34
フランク（Charles-Émile François-Franck）319, 322
ブリエール・ド・ボワモン（Alexandre Brierre de Boismont）247
ブリソン（Mathurin Jacques Brisson）273
フリッチュ（Gustav Fritsch）142, 303-305, 307, 310, 311, 314-316, 318, 319, 323; 注266

448

人名索引

フルクロワ（Antoine-François Fourcroy） 158, 162
ブルセ（François Joseph Victor Broussais） 34, 191
ブルソネ（Pierre Marie Auguste Broussonet） 273, 284
ブルダッハ（Karl Friedrich Burdach） 233, 237-245, 263
ブールハーフェ（Hermann Boerhaave） 140, 141, 146, 153, 156, 157, 162; 注140, 184
プールフール・デュ・プティ（François Pourfour du Petit） 211, 217
ブルーメンバッハ（Johann Friedrich Blumenbach） 159, 186, 194
フルーランス（Pierre Flourens） 191, 192, 195, 199, 202-211, 216, 217, 219, 221, 236, 241, 246, 259, 268, 272, 274-277, 279, 295, 303-305, 326; 注187, 197, 215
フルリ（Armand de Fleury） 293
プレイストニコス（Plistonicus） 146
プレンピウス（Vopiscus Fortunatus Plempius） 78; 注73
ブロカ（Auguste Broca） 160
ブロカ（Paul Broca） 233, 235, 267, 282, 286-294, 296, 300, 301, 306, 307; 注257-259
プロクロス（Proclus） 27
プロハースカ（Jiří Procháska） 147, 152-161, 190; 注151, 184
フロモンドゥス（Libertus Fromondus） 78, 80
フワサック（Pierre Foissac）* 注189

ベイル（Antoine Laurent Bayle） 256, 264, 265
ベイル（François Bayle） 132
ペイレスク（Nicolas-Claude Fabri de Peiresc） 92
ベーダ・ヴェネラビリス（Beda Venerabilis） 18
ベッセル（Fritz Bessel Hagen）* 注183
ベネディクト（Noritz Benedikt） 201
ヘラクレイトス（Héraclit） 23
ベランジェ（Pierre-Jean de Béranger） 注187
ペリエ（マルグリット）（Marguerite Périer） 249, 251, 254; 注224
ペリエ（ルイ）（Louis Périer） 注224
ペリエ夫人（Mme Périer） 250, 251, 254

ベル（Charles Bell） 215
ヘルダー（Johann Gottfried von Herder） 190, 238
ベルナール（クロード）（Claude Bernard） 188, 224, 262
ベルナール（シャルトルの）（Bernard de Chartres） 25
ベルニエ（François Bernier）* 注91
ベロー（Bruno-Jacques Béraud） 201
ペロー（Claude Perrault） 147, 157
ヘロピロス（Hérophile） 7, 14, 45, 51, 153, 170, 175, 240
ベロンム（Jacques-Étienne Belhomme） 264
ベン゠シラ（Ben-Sira） 注25
ヘンケル（Joachim Friedrich Henckel） 171

ボーアン（Gaspard Bauhin） 153
ホイット（Robert Whytt） 157
ボイル（Robert Boyle） 注100
ボエティウス（Anicius Manlius Severinus Boetius） 23
ボシュエ（Jacque Bénigne Bossuet） 注85
ホーズリー（Victor Horsley） 317; 注211
ポセイドニオス（Poseidonius） 14, 15
ボーダンス（Lucien Baudens） 274
ホッブズ（Thomas Hobbes） 99-104, 106-108, 110-113; 注97-99, 103, 105, 108, 110
ボナフォン（Jean-Pierre Bonnafont） 274
ボネ（Charles Bonnet） 148, 159, 164, 172, 188, 190
ホフマン（Caspar Hoffmann） 153
ポルタル（Antoine Portal） 159, 185
ホールン（Hoorn, Johannes Van Horne） 58
ボワロー（Jean-Jacques Boileau） 252, 253
ボンテクー（Cornelis Bontekoe） 138-140, 144, 172

マ 行

マイネルト（Theodor Hermann Meynert） 50, 201, 220, 306
マイヤー（Johann Christoph Andreas Mayer） 156
マーシャル（John Marshall） 242
マジャンディ（François Magendie） 169, 173, 187, 188, 209-212, 215, 217, 218, 234, 236, 246,

人名索引

305; 注162, 198, 215
マッサ（Niccolò Massa）40
マッソー（Joseph Masseau）313, 316; 注269
マテウッチ（Carlo Matteucci）305
マニャン（Valentin Magnan）201, 202
マメルトゥス（Claudianus Mamertus）27
マリア（J. Maria）144
マルゲーニュ（Joseph-François Malgaigne）16
マルサス（Thomas Robert Malthus）注187
マルセ（Louis Victor Marcé）280, 281
マルタンス（Charles Martins）* 注186
マルピーギ（Marcello Malpighi）62, 128-132, 134, 137, 158, 187, 202; 注133
マルブランシュ（Nicolas Malebranche）92; 注56, 85
マンジアメレ（Vito Mangiamele）255
マンテガッツァ（Paolo Mantegazza）201

ミーア（Giuseppe Mya）注170
ミュラー（Johannes Peter Müller）258, 259, 297-299, 306; 注263

ムンク（Hermann Munk）201, 312, 317-320, 323-325, 327, 328

メッケル（Johann Friedrich Meckel）157, 158, 186, 261
メッツガー（Johann Daniel Metzger）156
メーヨー（John Mayow）136-138, 153
メルカトゥス（Ludovicus Mercatus）60
メルセンヌ（Marin Mersenne）82, 83; 注68, 70
メンデルスゾーン（Moses Mendelssohn）176; 注173

モール（Hugo von Mohl）注133
モルガーニ（Jovanni Battista Morgani）159, 164, 204
モロー（・ド・トゥール）（Jacques-Joseph Moreau de Tours）247
モンディーノ（Mondino de Luzzi）36; 注34
モンドヴィル（Henri de Mondeville）16, 36; 注35
モンロー（Alexander Monro）157, 163

ヤ 行

ヤコビ（Carl Wigand Maximilian Jacobi）注184

ラ 行

ライプニッツ（Gottfried Wilhelm Leibniz）104, 178, 183; 注56, 176, 181
ライマールス（Hernann Samuel Reimarus）148
ライル（Johann Christian Reil）159, 190, 238, 260, 286
ラーヴァター（Johann Kaspar Lavater）194
ラヴォワジエ（Antoine Lavoisier）87, 136
ラウル（ロンシャンの）（Raoul de Longchamp, ラテン名 Radulphus de Longo Campo）23
ラカサーニュ（Alexandre Lacassagne）201, 202
ラクランプ゠ルースト―（Jean-Baptiste Lacrampe-Loustau）271
ラバヌス・マウルス（Rhabanus Maurus）28
ラファルグ（Jules François Lafargue）259; 注215
ラプラス（Pierre-Simon de Laplace）87
ラ・ペロニー（François Gigot de Lapeyronie）142, 143, 156, 172, 217; 注141
ラマルク（Jean-Baptiste Lamarck）注186
ラルマン（Claude François Lallemand）230-233, 235, 241, 263, 264, 269, 280
ラレ（Dominique-Jean Larrey）274
ランゲ（Friedrich Albert Lange）注85
ランチーシ（Giovanni Maria Lancisi, ラテン名 Johannes Maria Lancisius）144, 156, 172, 186, 244
ランフランコ（Lanfranco da Milano）16, 35, 38, 39

リオネ（Pieter Lyonet）186
リオラン（Jean Riolan）51-54, 60, 153
リシェ（Charles Richet）55, 82
リシャール（サン゠ヴィクトルの）（Richard de Saint-Victor）25
リシュラン（Anthelme Richerand）233
リスベルク（Heinrich August Wrisberg）172
リトレ（Alexis Littré）7, 71, 247, 251

450

人名索引

リヒテンベルク（Georg Christoph Lichtenberg）* 注153
リュートー（Joseph Lieutaud）　159

ルゥポス（エペソスの）（Rufus d'Ephèse）　146
ルカ（Claude-Nicolas Le Cat）　259
ルガロワ（Julien Jean Cesar Legallois）　222-229；注210
ルクレティウス（Titus Lucretius Carus）　95；注90
ルソー（Jean-Jacques Rousseau）　248
ルチアーニ（Luigi Luciani）　203，315，320
ルッサナ（Filippo Lussana）　201
ルートヴィヒ（Carl Friedrich Wilhelm Ludwig）　159
ルナン（Joseph Ernest Renan）　16
ルボルニュ（Louis Victor Leborgne）　267，287，294，300
ルーレ（François Leuret）　191，247，255，259，261

レーウェンフック（Antonie van Leeuwenhoek）注133
レオミュール（René-Antoine Ferchault de Réaumur）* 注149
レカミエ（Joseph Récamier）　220
レギウス（Henricus Regius）　58，84
レジス（Pierre-Sylvain Régis）　134
レツィウス（Gustaf Retzius）　注169
レーバー（Theodor Leber）　158
レフラー（Gottfried Friedrich Franz Löffler）　315
レリュ（Louis-Francisque Lélut）　247-252，254-256，259，283，285，286；注219，222，223，226
レンツィ（Pietro Renzi）　201

ロスタン（Léon Rostan）　213，214，216，218，219
ロック（John Locke）　101，149，236；注100
ロバン（Charles Philippe Robin）　201
ロベルヴァル（Gilles Personne de Roberval）　250
ローランド（Luigi Rolando）　187，190，202-205，210，211，216，218，219，242，262，271，274，287，288，309，314
ロリィ（Anne-Charles Lorry）　144-146，156，170，205；注142
ロルダ（Jacques Lordat）　284，285
ロンジェ（François Achille Longet）　156，246，256-260，299，305；注227，230

著者略歴
(Jules-Auguste Soury)

1842年パリの貧しいガラス吹き職人の家に生まれる．当初学業は振るわず，同業のガラス吹き職人の見習いに出された．しかしそこで仕事の合間に図書館通いをするなど，勉学に目覚め，名門ルイ゠ル゠グラン高校，サン゠ルイ高校を経て，1863年には古文書学校に進んだ．そこでヘブライ語を学び，ルナンの知遇を得た．在学中の1865年から国立図書館で働きながら，同時にサルペトリエール病院のヴォアザン，リュイのもとで神経解剖，神経生理学を学んだ．1867年古文書学校卒業後，国立図書館勤務のかたわら『両世界評論』『ル・タン』『フランス共和国』等に執筆．1881年にはルナンに捧げた学位論文によりソルボンヌ大学で博士号を取得した．同年，時のガンベッタ内閣により国立高等研究院に新設された生理学的心理学講座に就任，そこで本書のもととなる講義を開講．この講義は多くの知識人を魅了し，その中にはモーリス・バレスもいた．1894年ドレフュス事件が勃発すると，そのバレスとともに反ドレフュス派の側に立ち論陣を張った．1915年逝去．著書は『イエスと福音書』(1978)『古代における世界と生命に関する自然主義的理論』(1881)『自然哲学』(1882)『大脳の機能』(1892)『中枢神経系』(本書 1899)『大脳解剖学と心理学』(1901)『ナショナリスト・キャンペーン 1899-1901』(1902)など多数．

訳者略歴

萬年　甫〈まんねん・はじめ〉1923年千葉県市川市に生まれる．1947年東京大学医学部卒．1954年東京大学大学院特別研究生前期および後期課程修了，東京大学助手，1953-1957年フランス給付留学生として渡仏．1957年東京大学講師．1959年同大学助教授．1960年東京医科歯科大学医学部助教授．1963年同大学教授．1989年同大学を定年退職し，名誉教授．昭和大学歯学部客員教授．東邦大学医学部客員教授．脳解剖学専攻．2011年12月27日逝去．主な著訳書　ジャック・ニコル『科学者パストゥール』(萬年徹共訳，みすず書房，1964)『神経学の源流　第1(ババンスキーとともに)』(訳編，東京大学出版会，1968)『神経学の源流　第2(ラモニ・カハールとともに)』(訳編，東京大学出版会，1969)『動物の脳採集記　キリンの首をかつぐ話』(中公新書，1991)『神経学の源流　第3　ブロカ』(岩田誠共編訳，東京大学出版会，1992)『脳を固める・切る・染める　先人の知恵』(メディカルレビュー社，2011)『滞欧日記　1955〜1957』(中山人間科学振興財団／中山書店，2016)．

新谷昌宏〈しんたに・まさひろ〉1951年山口県宇部市に生まれる．1978年東京医科歯科大学医学部卒．2014年より東京都立松沢病院副院長，2017年6月同病院退職．訳書　ジャン゠ピエール・シャンジュー『ニューロン人間』(みすず書房，1989)　エドワード・メスナー他編『治療者はいかに自分自身を分析するか──オートグノーシス』(共訳，金剛出版，1996)　アンリ・エー『幻覚2　精神病と神経症の幻覚』(金剛出版，2001)．

ジュール・スーリィ

中枢神経系
中世・近代篇
構造と機能
理論と学説の批判的歴史

萬年 甫・新谷昌宏訳

2018年11月9日　第 1 刷発行

発行所　株式会社 みすず書房
〒113-0033　東京都文京区本郷2丁目 20-7
電話 03-3814-0131(営業) 03-3815-9181(編集)
www.msz.co.jp

本文組版　キャップス
本文印刷所　平文社
扉・函印刷所　リヒトプランニング
製本所　誠製本

© 2018 in Japan by Misuzu Shobo
Printed in Japan
ISBN 978-4-622-08744-1
［ちゅうすうしんけいけいちゅうせいきんだいへん］
落丁・乱丁本はお取替えいたします

中枢神経系 古代篇 構造と機能 理論と学説の批判的歴史	J.スーリィ 萬年甫・新谷昌宏訳	20000
ニューロン人間	J.-P.シャンジュー 新谷昌宏訳	4000
シナプスが人格をつくる 脳細胞から自己の総体へ	J.ルドゥー 森憲作監修 谷垣暁美訳	3800
生存する意識 植物状態の患者と対話する	A.オーウェン 柴田裕之訳	2800
生物科学の歴史 現代の生命思想を理解するために	M.モランジュ 佐藤直樹訳	5400
人体の冒険者たち 解剖図に描ききれないからだの話	G.フランシンス 鎌田彷月訳 原井宏明監修	3200
皇帝の新しい心 コンピュータ・心・物理法則	R.ペンローズ 林一訳	7400
心の影 1・2 意識をめぐる未知の科学を探る	R.ペンローズ 林一訳	I 5000 II 5200

(価格は税別です)

みすず書房

書名	著者・訳者	価格
精神医学歴史事典	E. ショーター　江口重幸・大前晋監訳	9000
精神病理学原論	K. ヤスパース　西丸四方訳	5800
現代精神医学原論	N. ガミー　村井俊哉訳	7400
現代精神医学のゆくえ　バイオサイコソーシャル折衷主義からの脱却	N. ガミー　山岸洋・和田央・村井俊哉訳	6500
〈電気ショック〉の時代　ニューロモデュレーションの系譜	E. ショーター／D. ヒーリー　川島・青木・植野・諏訪・嶽北訳	5800
精神疾患は脳の病気か？　向精神薬の科学と虚構	E. S. ヴァレンスタイン　功刀浩監訳　中塚公子訳	5400
西欧精神医学背景史	中井久夫	2800
ヒステリーの発明 上・下　シャルコーとサルペトリエール写真図像集	G. ディディ＝ユベルマン　谷川多佳子・和田ゆりえ訳	各3600

（価格は税別です）

みすず書房